U0781964

全国中药资源普查成果
National Survey of Chinese Materia Medica Resources
中国中药资源大典

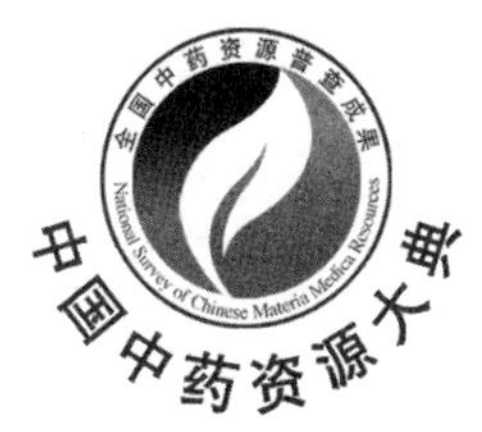

广东省
中药资源志要

潘超美　叶华谷　廖文波
主　编

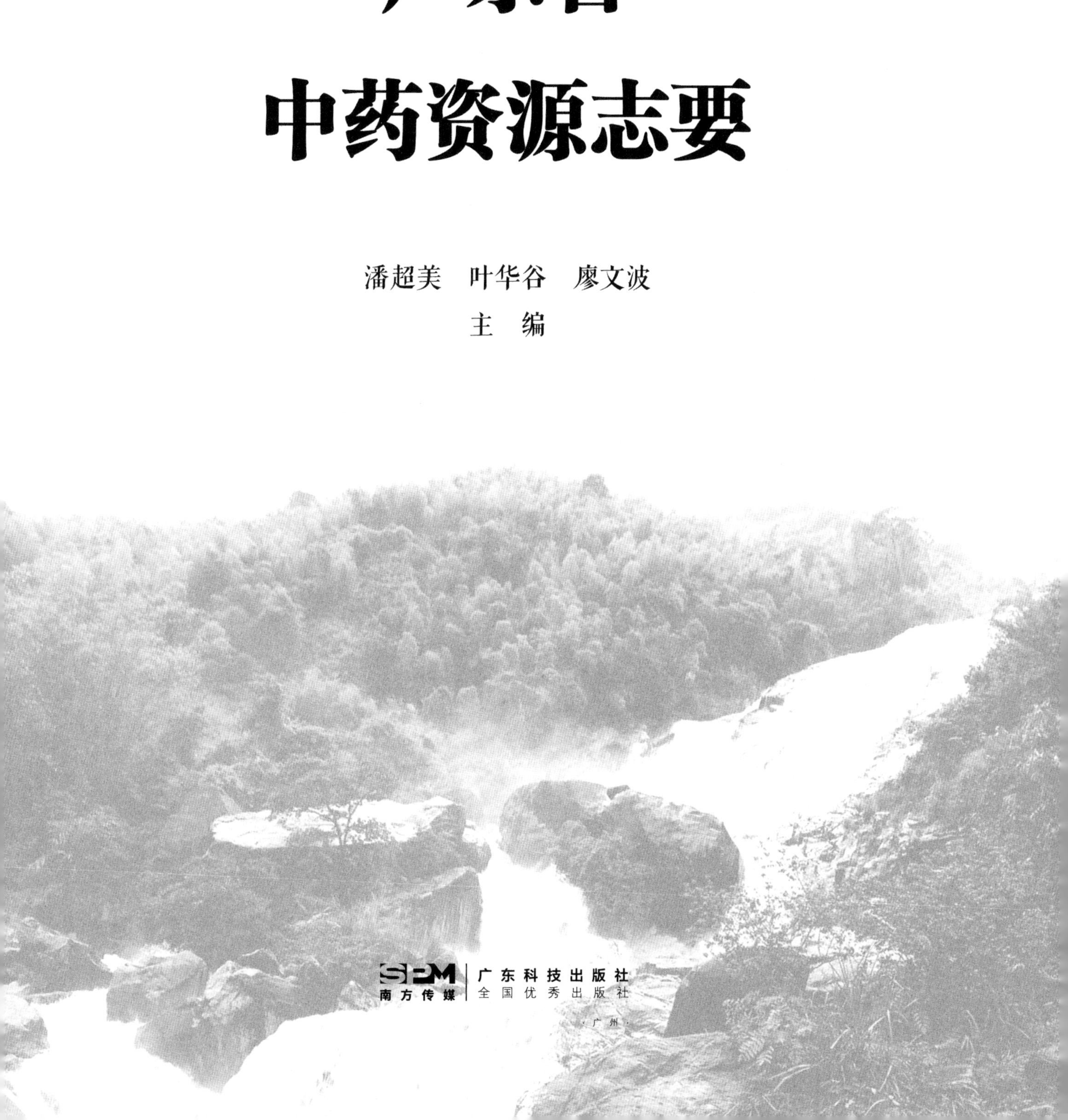

SPM 南方传媒
广东科技出版社
全国优秀出版社
·广州·

图书在版编目（CIP）数据

广东省中药资源志要 / 潘超美，叶华谷，廖文波主编. —广州：广东科技出版社，2024.1

ISBN 978-7-5359-7967-4

Ⅰ. ①广… Ⅱ. ①潘… ②叶… ③廖… Ⅲ. ①中药资源—中药志—广东 Ⅳ. ①R281.465

中国版本图书馆CIP数据核字（2022）第183257号

广东省中药资源志要

Guangdong Sheng Zhongyao Ziyuan Zhiyao

出 版 人：严奉强

责任编辑：黎青青

责任校对：李云柯　廖婷婷　曾乐慧

责任印制：彭海波

出版发行：广东科技出版社

（广州市环市东路水荫路11号　邮政编码：510075）

销售热线：020-37607413

https://www.gdstp.com.cn

E-mail：gdkjbw@nfcb.com.cn

经　　销：广东新华发行集团股份有限公司

排　　版：创溢文化

印　　刷：广州市彩源印刷有限公司

（广州市黄埔区百合三路8号）

规　　格：889 mm × 1 194 mm　1/16　印张37　字数800千

版　　次：2024年1月第1版

2024年1月第1次印刷

定　　价：298.00元

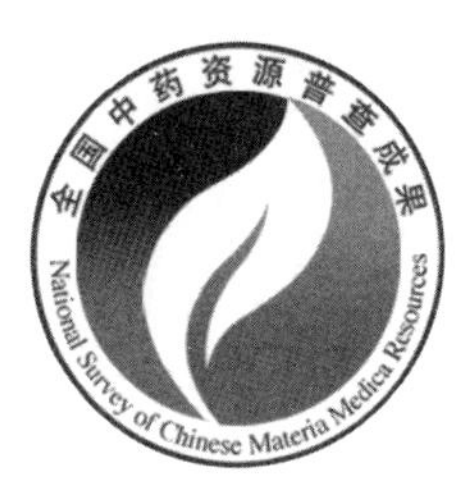

“第四次全国中药资源普查广东省成果系列丛书”编辑委员会

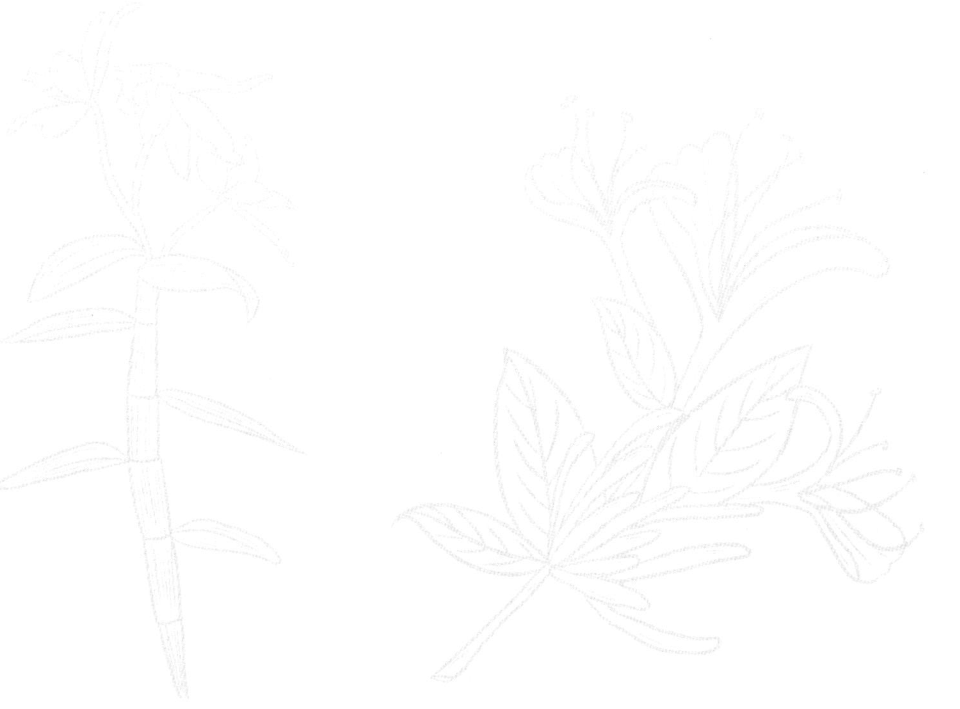

《广东省中药资源志要》审定委员会

《广东省中药资源志要》编委会

主　编：潘超美　叶华谷　廖文波

副主编：黄海波　彭泽通　李泰辉

编　委：（按姓氏笔画排列）

于白音　凡　强　王长龙　王发国　王利国
邓云飞　邓旺秋　叶　文　叶华谷　叶育石
邢福武　成夏岚　朱　慧　刘发光　刘基柱
许炳强　严寒静　苏家贤　李泰辉　李镇魁
杨和生　吴　兴　吴　钿　吴清韩　张荣京
张桂芳　陈　刚　陈　涛　陈秋梅　林大都
林哲丽　易琦斐　罗宝平　周良云　周劲松
赵万义　施　诗　秦新生　夏念和　晁　志
唐晓敏　黄晓霞　黄海波　黄崇才　黄意成
彭光天　彭泽通　蒋媛媛　童　毅　童毅华
曾飞燕　廖文波　廖富林　翟　明　黎海利
颜　健　潘利明　潘超美

本书的出版承蒙以下单位与项目的大力支持

主 管 部 门：国家中医药管理局

广东省中医药局

技术牵头单位：广州中医药大学

技术承担单位：

广州中医药大学

中国科学院华南植物园

广东海洋大学

中山大学

广东药科大学

华南农业大学

韩山师范学院

南方医科大学

嘉应学院

广东省科学院微生物研究所

韶关学院

深圳市仙湖植物园

肇庆学院

岭南师范学院

揭阳职业技术学院

广东省中药研究所

广东江门中医药职业学院

国家中医药公益性行业科研专项

我国水生、耐盐中药资源的合理利用研究暨第四次全国中药资源普查（试点）（201407002）

国家中医药公共卫生服务补助资金项目

中药原料质量监测体系建设项目（财社〔2014〕76号）

国家中医药公共卫生服务补助资金项目

药用植物重点物种保存圃建设项目（财社〔2016〕44号）

国家中医药公共卫生服务补助资金项目

全国中药资源普查项目（财社〔2017〕66号）

序

广东省地处中国大陆的最南端，位于北回归线两侧南岭地域，复杂多样的地形地貌与得天独厚的地理环境和典型的热带、亚热带气候特征，形成了具有岭南特色的丰富的药用资源。中药资源是中医药事业发展的物质基础，国家高度重视中药资源保护及其可持续利用。新中国曾分别开展了3次全国范围的中药资源普查，第四次全国中药资源普查试点工作起始于2011年。第四次全国中药资源普查广东省试点工作始于2014年，至2022年结束，历时8年时间，实现了广东省123个县（区、市）中药资源普查工作的全覆盖。广东省有17所高校、科研机构和企业共1 000多人参与了调查工作。本次普查完成了区域内中药资源重点调查样地4 449个，样带调查2 000多条，记录了广东省药用植物资源信息4 692种，确定广东省现有中药资源个体为3 587种，其中重点中药材265种；栽培品种185种。完成了腊叶标本制作44 649份，共3 972种；收集药材实物标本4 939份，共372种；种质资源2 315份，共279种。发现新物种8种，新分布属3属和新记录种3种，基本摸清了广东省中药资源种群分布情况和种类数量，以及中药资源利用现状，为广东省中药资源产业的发展和规划提供了依据。

由第四次全国中药资源普查广东省技术总负责人潘超美教授、中国科院学华南国家植物园叶华谷研究员、中山大学廖文波教授三位主编领衔编撰的《广东省中药资源志要》，在认真梳理和统计第四次全国中药资源普查广东省普查成果数据的基础上，吸纳了历次中药资源普查研究成果和相关文献资料，系统地统计、整理和研究后编撰了这本志要，该书全面反映了广东省中药资源领域的最新数据信息成果。《广东省中药资源志要》的出版发行，必将对广东及全国中药资源的保护和合理利用、开发、科研、教学及产业规划等方面发挥重要的指导作用。

在本书即将付梓之际，我非常乐意为之作序！

华南农业大学教授、博士生导师

李秉滔

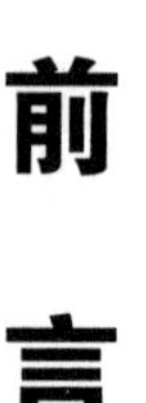

前言

QIAN YAN

广东地处我国大陆的最南端，全省陆地面积为17.98万km^2，约占全国陆地面积的1.87%；其中岛屿面积1 592.7km^2，约占全省陆地面积的0.89%。全省沿海共有面积500m^2以上的岛屿759个，数量仅次于浙江、福建两省，居全国第三位。大陆海岸线长和岛屿海岸线共10 863.8km，大、小海湾海岛1 269个，主要河流有珠江、鉴江、西江、东江、北江、韩江等。广东光、热、水资源丰富，四季常青，动植物资源种类繁多，得天独厚的地理环境和气候特征为植物的生长创造了优越的条件，药用资源非常丰富。

现有的文献资料统计显示，广东省具有真菌资源1 959种，其中食用菌185种，药用真菌97种。维管束植物289科、2 051属、7 717种；其中野生植物资源6 135种，栽培植物1 582种。国家Ⅰ级保护植物有桫椤、银杉和虎颜花等，国家Ⅱ级保护植物有白豆杉、水杉、野荔枝和观光木等24种。此外，国家Ⅰ级保护动物有华南虎、云豹、熊猴和中华白海豚等19种，国家Ⅱ级保护动物有金猫、穿山甲、猕猴和白鹇（省鸟）等95种。广东省非常重视对自然资源和环境的保护，全省有各等级森林公园1 086个。广东省地处欧亚板块与太平洋板块交接处，成矿地质条件优越，矿产资源种类较多，优势矿种集中度高，为稀有金属和有色金属之乡，有矿产116种，探明储量88种。其中高岭土、泥炭土、冶金用脉英石、水泥用粗面岩、锗、碲的储量列中国第一位，银矿、铅矿、铋矿、铊矿、铀矿、独居石、磷钇矿、玻璃用砂、油页岩、饰面用大理岩和辉绿岩列第二位。

据1983—1986年开展的第三次全国中药资源普查数据统计显示，广东省中药资源共约2 645种。其中植物药约2 500种，约隶属255科，1 175属；动物药120种，隶属89科；矿物药25种。与2020版《中华人民共和国药典》收载的616种药材和饮片品种做对比后，自然资源分布在广东省域的有282种，占药典种类总数的45.78%。

在国家中医药管理局、第四次全国中药资源普查办公室的主持和指导下，2011年我国启动了第四次中药资源普查试点工作，2017年在全国32个省市、自治区正式全面铺开中药资源普查工作。广东省有123个县（市、区）开展了第四次全国中药资源普查工作。2014年广东省启动了第四次全国中药资源普查试点工作，直至2022年11月全部结束。从第四次全国中药资源普查数据管理系统中导出的广东省中药资源普查数据和信息显示，至2022年11月止，全省野外一般调查：记录调查信息445 240条；收录野生资源物种信息4 692种，记录中药资源个体数种类3 353种。完成全省境内中药材生产的主产区和道地产区走访调查，调查中药材栽培面积214.58万亩（1亩≈666.667m^2），收载药用植物栽培品种185种、记录病虫害351种。调查中药材市场主流品种852种，记录传统知识信息629条。通过与现有典籍专著和文献记载广东省药用资源种类信息统计核对分析，结合本次广东省中药资源普查结果汇总整理，确定广东省现有中药资源种类为3 587种。野外重点调查数据显示：本次中药资源普查广东区域调查代表区域数量共368个，完成样地调查4 449个、调查样方套22 245个、记录重点中药材304种，记录中药材蕴藏量的种类321种，收集药材标本4 977份、中药材种质资源2 639份。此外，本次普查对广东区域内菌类和水生耐盐等专类资源进行了专题调研，专题调研收载大型药用真菌资源217种，隶属26科，46属。发现新种8种。记录水生药用植物资源共150种，隶属54科，90属；其中国家重点药材12种；耐盐药用植物资源248种，隶属63科，197属；其中国家重点药材22种。

广东省是中国南药生产的主产区，广东道地药材和岭南特色药材的生产现状与第三次中药资源普查结果相比较，已经发生了很大的变化。现行人工种植的道地药材品种主要有阳春砂仁、何首乌、广藿香、巴戟天、白木香、檀香、穿心莲、肉桂、广陈皮、何首乌、芡实、山柰、益智等，珍稀野生药材有金毛狗脊、青天葵、华南龙胆、蛇足石杉、金线兰等；具有岭南特色的品种还有广莪术、红豆蔻、草豆蔻、甘葛、广山药、猴耳环、溪黄草、凉粉草、草珊瑚、鸡骨草、广金钱草、牛大力、千斤拔、黑老虎、铁皮石斛、广寄生、广香附等。人工养殖的动物药品种有林麝、穿山甲、海马、乌鸡、东亚钳蝎、宽体金钱蛭、美洲大蠊、广地龙（参环毛蚓）等。

广东是中成药、中药颗粒剂、凉茶生产大省，每年消耗中药材原料达15万吨以上，而许多中药原料品种主要来源于野生资源，野生药用资源无论是品种数量还是单个品种的蕴藏量均急剧减少。近年来，中药颗粒剂生产许可权限放宽，各大药企、医院及市场对中药材的需求量急剧攀升，许多品种药材原料供不应求，为了保证国家基本药物所需中药材原料的可持续利用，部分药企已建立起自己的中成药原料基地，还拓展建立起野生中药资源转家种的药材原料基地，主要品种有黑老虎、吴茱萸、猴耳环、千里香、白花蛇舌草、溪黄草、紫茉莉、岗梅、毛冬青、两面针、三桠苦、草珊瑚、南板蓝根、山银花、鸡血藤、虎杖、龙脷叶、金樱子、金毛狗、钩藤、土牛膝、佩兰、千年健、山豆根、桃金娘、五指毛桃、无花果、地胆草、紫花杜鹃、裸花紫珠等稀缺原料药材资源，这些种植基地建立对本省药用资源的可持续利用起到了很好的保护作用。

在梳理第四次全国中药资源普查成果的基础上，为广东省中药材产业提供准确的资源信息，让已有的成果数据信息更好地为产业发展服务，同时也为区域内主管部门在制定相关法规政策和服务产业过程中，发挥中药资源普查成果数据的作用。我们把全省8年来的普查数据进行了系统、严谨的梳理和统计，并汇编成《广东省中药资源志要》。这是广东省第四次全国中药资源普查取得的重要成果，对促进区域内中药资源的可持续利用和保护，以及地方中药资源产业和国民经济的发展具有重要意义。

《广东省中药资源志要》编委会

2022年12月

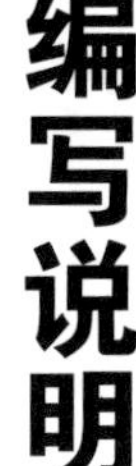

编写说明

本志要基于2014—2022年在广东省区域内开展的第四次全国中药资源普查工作成果数据，以于2022年8月从国家中药资源普查信息管理系统、中药资源普查实物管理系统中导出的4 692条广东物种信息数据为基础，参考记载广东省中药资源物种信息的现有文献资料，通过与《广东中药志》《中国药用植物》《华南药用植物》《广东植物志》《广东植物多样性编目》《广东药用植物手册》《广东药用植物简编》《广东省中药材标准》《新编中国药材学》《中华本草》《中华道地药材》《全国中草药汇编》《中国药用孢子植物》等文献的对比核查，统计和整理编撰出本省现有的中药资源物种信息编目，补充了因普查样地设置没有全面覆盖调查区域而遗漏的物种700种，这部分物种拉丁学名后有“*”标记。全书共收录广东省各类中药资源3 590种，其中植物药资源3 446种，动物药资源126种，矿物药资源18种。植物药资源共计304科1 445属3 446种，含藻类药用植物9科9属13种；菌类药用植物26科46属66种；苔藓药用植物苔类2科2属2种，藓类3科3属3种；蕨类药用植物47科96属230种；裸子药用植物10科21属33种；被子植物双子叶药用植物174科1 043属2 623种，单子叶药用植物34科227属476种。本志要中植物药科的排序，蕨类植物按秦仁昌1978年分类系统，裸子植物按郑万钧1975年分类系统，被子植物按哈钦松分类系统。少数类群根据最新研究成果稍做调整，属、种的排列按拉丁学名字母顺序排列。

每一物种信息包括以下核心内容：物种分类等级信息、物种名称、别名、药用部位、习性生境、产地、性味功效等。

物种分类等级信息：科、属、种的中文名称和拉丁学名。“▼”表示栽培种或逸生种。

物种名称主要参考《中国植物志》，以及英文版*Flora of China*。本书的植物拉丁学名采用《中国植物志》的格式，正名用正体加粗体，别名为斜体。正体加粗后，更能看清楚字，斜体则有明显的结构功能。例如：**白叶瓜馥木 Fissistigma glaucescens**（Hance）Merr.［*F. obtusifolium* Merr.］，中文名和拉丁学名为正体加粗，方括号内的是拉丁别名或曾用名，用斜体表示。在索引中看到正体加粗的就是正名，斜体的就是别名，正体不加粗的就是备注说明时的种类名称。

别名：依据《中国药典》《中药大辞典》《中华本草》《全国中草药汇编》《中药

材正名词典》《广东植物志》中收录的物种名称中选择大众熟悉的药材名称1～5个。

习性生境： 按中药材性质或来源记录，高等植物记录为木本、草本、藤本，藻类、真菌以及动物主要按所属门类记录；矿物类中药其习性直接记录为矿物。生境即记录其生长环境，或分布埋藏地。

产地： 主要记述物种在广东省域的分布信息，以第四次全国中药资源普查广东省各行政区域的普查队在国家中药资源普查信息管理系统上传的数据为依据，并通过核查《广东植物志》《中国植物志》，补充确认物种的自然分布范围。

性味功效： 以《中国药典》《广东中药材标准》《广东中药志》《中药大辞典》《中华本草》《全国中草药汇编》《世界药用植物速查辞典》《中国药用植物志》以及地方药物志等专著为参考依据，记述每一物种的味、性和功效。“味”分别描述为甘、辛、涩、甜、苦、酸、咸、淡等；“性”分别描述为寒、热、凉、温、平等。功效依据上述参考文献记载描述。

本书收录的物种其凭证标本已提交中国中医科学院中药资源中心标本馆（CMMI），可通过国家中药资源普查信息管理系统和中药资源普查实物管理系统数据库进行标本核查标本号。因省内各行政县市区物种重复较多，故本书不逐一注明物种标本号，在第四次全国中药资源普查中采集的标本不做标记，补充物种信息统一在物种名称后用“*”标识。补充收录的700种中药资源标本，除动物和矿物药用资源是引用《广东中药志》《广东省中药材标准》《中国药用动物志》等文献记录以外，菌类药用资源标本引用广东省科学院微生物研究所标本馆（GDGM）的标本，植物药用资源标本引用的均为中国科学院华南植物园标本馆（IBSC）的标本。未见标本但有文献记录的物种，在该物种分布信息中说明文献出处。本书也收载了部分属国家珍稀、濒危保护药用资源物种，仅说明本区域内具有这些自然资源的分布属性和人工种养现状，不代表资源使用许可。

本书在编写过程中得到中国科学院华南植物园标本馆、中山大学生命科学院植物标本馆、广东省微生物所大型真菌资源标本馆及省内所有参与中药资源普查技术单位的大力支持。在此，谨向为本书提供广东省中药资源普查数据信息和编辑出版工作做出贡献的单位和个人表示衷心的感谢！在编撰过程中，我们抱着严谨的工作态度，组织了叶华谷、廖文波、潘超美、夏念和、晁志、邢福武、严寒静、童毅华等8位专家构成的专家组对本次全国中药资源普查获得的广东省中药资源物种名录进行了复核、审阅，力求每一物种信息数据的准确和完整。但由于时间紧迫，普查采集的物种数量较多、数据信息繁多，少量标本图像不够清晰，腊叶标本缺乏生殖器官等鉴别特征，难以保证每份标本的鉴定无误，疏漏和错误在所难免，望各位同行和读者在使用本书过程中提出宝贵意见。

目录

MU LU

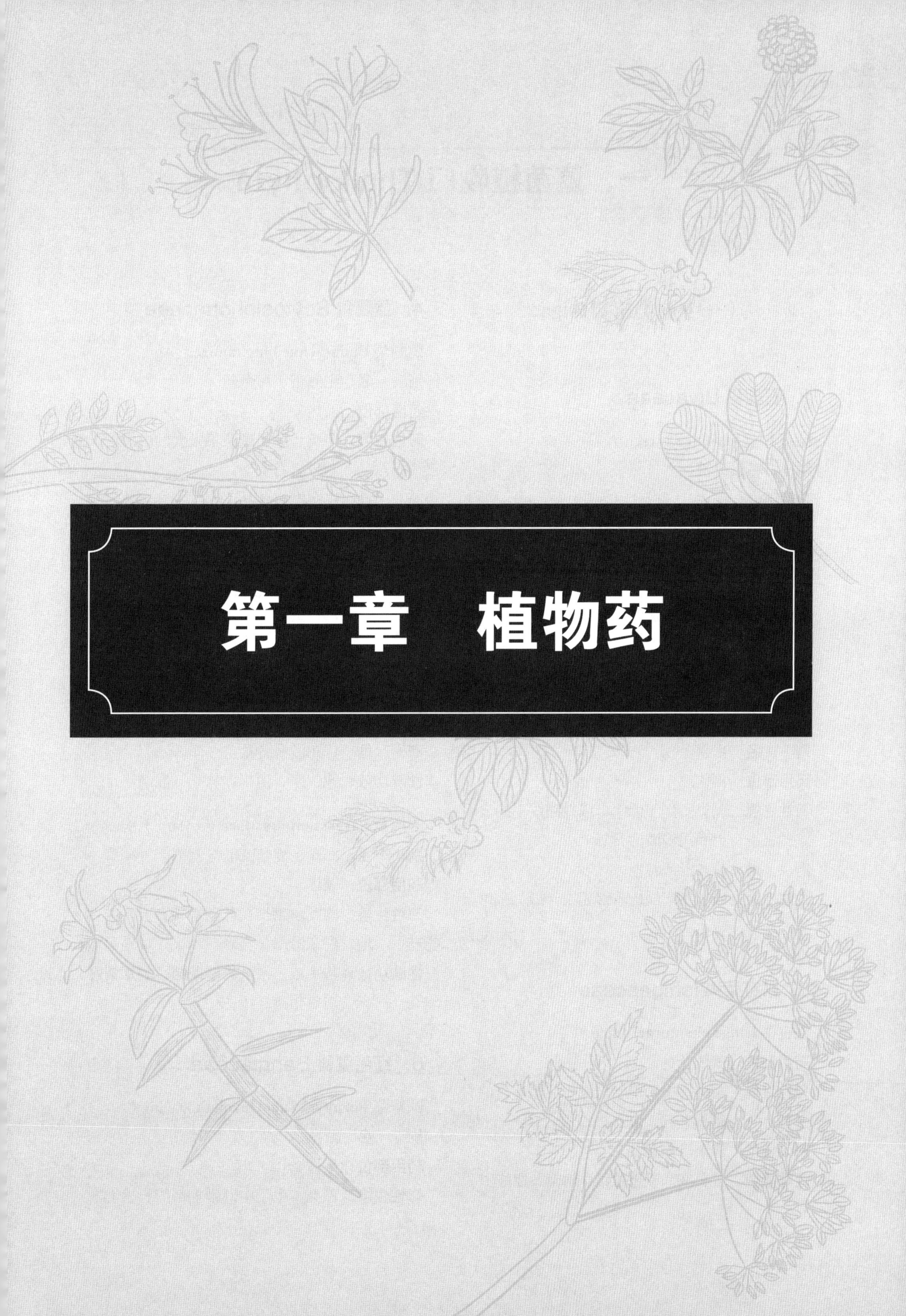

第一章　植物药

一、藻菌植物门 Thallophyta

（一）藻类植物 Algae

1. 石莼科 Ulvaceae

昆布 Ulva japonica Aresch. *

别　　名： 海带。

药用部位： 藻体。

习性生境： 藻类。生于低潮线下2～3m深处的岩石上或人工培植。

产　　地： 广东沿海各县。

性味功效： 咸，寒。消痰，软坚，散结。

2. 松藻科 Codiaceae

长松藻 Codium cylindricum Holm. *

别　　名： 水松。

药用部位： 藻体。

习性生境： 藻类。生于低潮带或低潮线下的岩石上和泥沙滩的石砾上。

产　　地： 广东沿海各地。

性味功效： 咸，寒。清暑解毒，利水消肿，驱虫。

3. 铁钉菜科 Ishigeaceae

铁钉菜 Ishige okamurae Yendo *

药用部位： 藻体。

习性生境： 藻类。生于中、低潮带波浪冲击的岩礁石上。

产　　地： 广东沿海各县。

性味功效： 咸，寒。软坚散结，解毒，驱蛔虫。

4. 萱藻科 Scytosiphonaceae

鹅肠菜 Endarachne binghamiae J. Ag.

别　　名： 土海带、海带丝。

药用部位： 藻体。

习性生境： 藻类。生于风浪不太大的内海湾，低潮带岩石上。

产　　地： 广东沿海各县。

性味功效： 咸，寒。清热化痰，软坚散结。

5. 马尾藻科 Sargassaceae

海藻 Sargassum fusifor（Harv.）Setoh. *

药用部位： 藻体。

习性生境： 藻类。生于低潮线海水激荡处的岩石上。

产　　地： 广东沿海各县。

性味功效： 咸，寒。消痰，软坚，散结。

羊栖菜 Sargassum fuusiforme（Harv.）Setch. *

别　　名： 海藻、鹿角菜、灯笼菜、玉海草。

药用部位： 藻体。

习性生境： 藻类。生长在低潮带岩石上。

产　　地： 广东沿海各县。

性味功效： 苦、咸，寒。软坚散结，利水消肿，泻热化痰。

6. 红毛菜科 Bangiaceae

圆紫菜 Porphyra suborbiculata Kjellm. *

别　　名： 紫菜。

药用部位： 藻体。

习性生境： 藻类。生于中潮带上部的石块上。

产　　地：广东沿海各县。
性味功效：甘、咸，寒。化痰软坚，利咽止咳，养心除烦，利水除湿。

长紫菜 Porphyra dentata Kjellm. *
别　　名：紫菜。
药用部位：藻体。
习性生境：藻类。生于中、高潮带风浪较大处的岩礁上。
产　　地：广东沿海各县。
性味功效：甘、咸，寒。化痰软坚，利咽止咳，养心除烦，利水除湿。

广东紫菜 Porphyra guangdongensis Tseng et T. J. Chang *
别　　名：紫菜。
药用部位：藻体。
习性生境：藻类。生于中潮带风浪较大处的岩礁上。
产　　地：广东沿海各县。
性味功效：甘、咸，寒。化痰软坚，利咽止咳，养心除烦，利水除湿。

7. 石花菜科 Gelidiaceae

鸡毛菜 Pterocladia tenuis Okam. *
别　　名：冻菜渣渣、浅水藻。
药用部位：藻体。
习性生境：藻类。生于中潮带的石块上或石沼中，或低潮带岩石裂缝隐蔽处。
产　　地：广东沿海各县。
性味功效：咸，寒。清热散火，软坚化痰。

8. 隐丝藻科 Cryptonemiaceae

蜈蚣藻 Grateloupia filicina（Wulf.）C. Ag. *
别　　名：海赤菜、冬家烂、膏菜。
药用部位：藻体。
习性生境：藻类。生于外海及浪较大的中潮带岩石上或石沼中。
产　　地：广东沿海各县。
性味功效：咸，寒。清热解毒，驱虫。

舌状蜈蚣藻 Grateloupia livida（Harv.）Yamada *
别　　名：海菜、面菜、佛祖菜。
药用部位：藻体。
习性生境：藻类。生于大干潮线附近的岩礁石上或低潮带的石上或石沼中。
产　　地：广东沿海各县。
性味功效：咸，寒。清热解毒，驱虫。

9. 红叶藻科 Delesseriaceae

美舌藻 Caloglossa leprieurii（Mont.）J. Ag. *
别　　名：乌菜、蛔虫菜、鹧鸪菜。
药用部位：藻体。
习性生境：藻类。生于咸、淡水相交的潮水带及波浪平静处的岩石上。
产　　地：广东沿海各县。
性味功效：咸，平。驱虫。

（二）菌类植物（真菌植物）Fungi（Eumycetes）

1. 虫草科 Cordycipitaceae

蛹虫草 Cordyceps militaris（L.）Fr. *
别　　名：蛹草、北虫草、北冬虫夏草、虫草花。
药用部位：子实体。
习性生境：真菌。生于鳞翅目昆虫的蛹上。
产　　地：肇庆、韶关。
性味功效：甘，温。补肺益肾，止血化痰。

粉被虫草 Cordyceps pruinosa Petch *
别　　名：茧草。

药用部位：子实体。
习性生境：真菌。生于林下枯枝落叶层及土壤中鳞翅目刺蛾科昆虫的茧上。
产　　地：肇庆。
性味功效：增强免疫功能，抗病原微生物。

蝉花 Cordyceps chanhua Z. Z. Li，F. G. Luan，Hywel-Jones，C. R. Li & S. L. Zhang *
别　　名：蝉花虫草、金蝉花。
药用部位：子实体。
习性生境：真菌。寄生在蝉类幼虫上。
产　　地：韶关、惠州（惠东）。
性味功效：甘，寒，无毒。疏散风热，透疹，息风止痉，明目退翳。

2. 炭团科 Hypoxylaceae

黑轮层炭壳 Daldinia concentrica（Bolton）Ces. & De Not. *
别　　名：炭球菌。
药用部位：子实体。
习性生境：真菌。生于阔叶树腐木和腐茎皮上。
产　　地：中山、深圳。
性味功效：治疗小儿惊厥，抗氧化。

3. 线虫草科 Ophiocordycipitaceae

下垂线虫草 Ophiocordyceps nutans（Pat.）G. H. Sung，J. M. Sung，Hywel-Jones & Spatafora *
别　　名：椿象草。
药用部位：子实体。
习性生境：真菌。寄生于半翅目蝽科昆虫的成虫上。
产　　地：韶关。
性味功效：补肺，益肾等。

小蝉线虫草 Ophiocordyceps sobolifera（Hill ex Watson）G. H. Sung，J. M. Sung，Hywel-Jones & Spatafora *
别　　名：小蝉草。
药用部位：子实体。
习性生境：真菌。寄生于蝉若虫上。
产　　地：梅州。
性味功效：清凉，退热，解毒，治疗糖尿病等。

蜂头线虫草 Ophiocordyceps sphecocephala（Klotzsch ex Berk.）G. H. Sung，J. M. Sung，Hywel-Jones & Spatafora *
别　　名：蜂头虫草、黄蜂草、球头虫草。
药用部位：子实体。
习性生境：真菌。寄生于黄蜂的成虫上。
产　　地：肇庆（封开）。
性味功效：补虚，保肺益肾，止血化痰。

广东虫草 Tolypocladium guangdongense（T. H. Li，Q. Y. Lin & B. Song）V. Papp *
药用部位：子实体。
习性生境：真菌。寄生于大团囊菌上。
产　　地：广东各山区县。
性味功效：抗疲劳，抗氧化，提高免疫力及治疗慢性肾衰竭。

分枝弯颈霉 Tolypocladium ramosum（Teng）C. A. Quandt，Kepler & Spatafora *
别　　名：分枝鹿虫草、分枝虫草、大团囊杈。
药用部位：子实体。
习性生境：真菌。生长于阔叶林内大团囊菌的子实体上。
产　　地：广东各山区县。
性味功效：民间常用于妇科止血。

4. 炭角菌科 Xylariaceae

黑柄炭角菌 Xylaria nigripes（Klotzsch）Cooke. *
别　　名：乌灵参。

药用部位：菌核。
习性生境：真菌。生于阔叶林中地上，通常深入地下与白蚁窝相连。
产　　地：韶关、深圳。
性味功效：甘，平。安神，止血，降血压。治失眠、心悸、吐血、衄血、高血压病、烫伤。

5. 木耳科 Auriculariaceae

毛木耳 Auricularia cornea Ehrenb. *
别　　名：粗木耳、黄背木耳。
药用部位：子实体。
习性生境：真菌。腐生于阔叶树的腐木上。
产　　地：广东各山区县。
性味功效：甘，平。补气养血，润肺止咳，止血降压，抗癌。

黑木耳 Auricularia heimuer F. Wu，B. K. Cui & Y. C. Dai *
别　　名：云耳、木耳。
药用部位：子实体。
习性生境：真菌。腐生于栎树、槭树、椴树或其他阔叶树的朽干上。
产　　地：广东各山区县。
性味功效：甘，平。补气养血，润肺止咳，止血降压，抗癌。

6. 牛肝菌科 Boletaceae

美味牛肝菌 Boletus edulis Bull. ex Fr. *
别　　名：大腿蘑、大脚蘑、白牛肝菌、山乌茸。
药用部位：子实体。
习性生境：真菌。生于针阔叶混交林下。
产　　地：广东各山区县。
性味功效：淡，温。祛风散寒，补虚止带。主治风湿痹痛、手足麻木、带下、不孕症。

黄粉末牛肝菌 Pulveroboletus icterinus（Pat. & C. F. Baker）Watling *
别　　名：黄蘑菇。
药用部位：子实体。
习性生境：真菌。生于阔叶林或针叶林中地上。
产　　地：韶关、清远、深圳、中山、广州。
性味功效：微咸，温。祛风散寒，舒筋活络，止血。

半裸松塔牛肝菌 Strobilomyces seminudus Hongo *
别　　名：松塔牛肝、黑麻蛇菌、绒柄松塔牛肝菌。
药用部位：子实体。
习性生境：真菌。生于阔叶林或针叶林中地上。
产　　地：韶关、清远、深圳、肇庆、广州。
性味功效：祛风祛湿，舒筋活络。治风湿关节痛、腰肌劳损。

点柄乳牛肝菌 Suillus granulatus（L.）Roussel *
别　　名：点柄黏盖牛肝、栗壳牛肝菌。
药用部位：子实体。
习性生境：真菌。生于松林或针阔叶混交林中地上。
产　　地：韶关、清远、肇庆。
性味功效：甘，温。散寒止痛，消食。主治大骨节病、消化不良。

7. 拟层孔菌科 Fomitopsidaceae

松生拟层孔菌 Fomitopsis pinicola（Sw.）P. Karst. *
别　　名：红缘拟层孔菌。
药用部位：子实体。
习性生境：真菌。生于多种针叶树和阔叶树的活树、倒木和腐朽木上。
产　　地：韶关、清远。
性味功效：微苦，平。祛风除湿，抑肿瘤。

▼茯苓 **Wolfiporia cocos**（F. A. Wolf）Ryvarden & Gilb. *

别　　名：茯苓皮、赤茯苓、茯神、白茯苓。

药用部位：菌核。

习性生境：真菌。生于针叶树特别是松树腐木上。

产　　地：广东各山区县有栽培或野生。

性味功效：甘、淡，平。利水渗湿，健脾和胃，宁心安神。

8. 灵芝科 Ganodermataceae

皱盖假芝 **Amauroderma rude**（Berk.）Torrend *

别　　名：假灵芝、皱盖灵芝、皱盖乌芝。

药用部位：子实体。

习性生境：真菌。生长于相思树林中地上，其基部附着于土中的腐木上。

产　　地：中山、深圳、广州、肇庆。

性味功效：淡，平。消积，化瘀，消炎，止血。治疗急慢性肾炎、消化不良等症。

南方灵芝 **Ganoderma australe**（Fr.）Pat. *

药用部位：子实体。

习性生境：真菌。生长于多种阔叶树的活立木、倒木、树桩和腐木上。

产　　地：韶关、珠海、中山、深圳、江门、广州、肇庆。

性味功效：抗肿瘤，调节免疫功能。

▼灵芝 **Ganoderma lingzhi** Sheng H. Wu，Y. Cao & Y. C. Dai

别　　名：赤芝、红芝。

药用部位：子实体、担孢子。

习性生境：真菌。多生于林内阔叶树的木桩旁，或木头、立木、倒木上。

产　　地：广东各山区县。

性味功效：甘、苦，平。扶正固本，健脾和胃，补益精气。主治心神不宁、失眠心悸、肺虚咳喘、虚劳短气、不思饮食。

重伞灵芝 **Ganoderma multipileum** Ding Hou *

药用部位：子实体。

习性生境：真菌。多生于阔叶树的木桩旁，或立木、倒木上。

产　　地：阳江。

性味功效：抗肿瘤，提高免疫力。

▼紫芝 **Ganoderma sinense** J. D. Zhao，L. W. Hsu & X. Q. Zhang

别　　名：黑芝、玄芝。

药用部位：子实体。

习性生境：真菌。多生于阔叶树腐木上。

产　　地：韶关、河源。

性味功效：甘，温。主耳聋，利关节，保神益精，坚筋骨。主治虚劳、咳嗽、气喘、失眠、消化不良、恶性肿瘤等。

热带灵芝 **Ganoderma tropicum**（Jungh.）Bres. *

药用部位：子实体。

习性生境：真菌。春夏季单生或叠生于大叶合欢、相思树的树桩、枯根上。

产　　地：深圳、中山、珠海、广州。

性味功效：微苦，平。滋补，强身，抗肿瘤。

假芝 **Sanguinoderma rugosum**（Bl. & T. Nees）Y. F. Sun，D. H. Costa & B. K. Cui

别　　名：血芝。

药用部位：子实体。

习性生境：真菌。生于阔叶林中地上或腐朽木上。

产　　地：广东各山区县。

性味功效：消炎，利尿，益胃，抑肿瘤等。

9. 钉菇科 Gomphaceae

美丽枝瑚菌 Ramaria formosa（Pers.）Quél. *

别　　名：粉红扫帚菌、扫帚菌、红帚把、刷把菌。

药用部位：子实体。

习性生境：真菌。生于阔叶林或混交林中地上。

产　　地：广东各山区县。

性味功效：和胃，祛风，破血，缓中。

10. 湿伞科 Hygrophoraceae

小红湿伞 Hygrocybe miniata（Fr.）P. Kumm. *

别　　名：朱红蜡伞、茶菌、小红蜡伞。

药用部位：子实体。

习性生境：真菌。散生或群生于阔叶林地上或草地上。

产　　地：广东各山区县。

性味功效：甘、咸，寒。益脾补中，解五脏六腑热结。主治慢性胃炎、燥热秘结等。

11. 锈革孔菌科 Hymenochaetaceae

硬红皮孔菌 Phellinus adamantinus（Berk.）Ryvarden *

别　　名：硬皮褐层孔菌、青冈木层孔菌。

药用部位：子实体。

习性生境：真菌。生于阔叶树死树或倒木上。

产　　地：广东各山区县。

性味功效：治疗胃病。

薄皮纤孔菌 Inonotus cuticularis（Bull.）P. Karst. *

别　　名：稀针孔菌、桂花菌。

药用部位：子实体。

习性生境：真菌。生于阔叶树死树或倒木上。

产　　地：广东各山区县。

性味功效：甘，平。顺气益神，祛风。

贝形木层孔菌 Phellinus conchatus（Pers.）Quél. *

别　　名：苦楝菌、密集毛木层孔菌。

药用部位：子实体。

习性生境：真菌。腐生于榆及楝的腐木上。

产　　地：广东各山区县。

性味功效：苦，凉。杀虫，解热，活血，解毒，抑肿瘤，增强免疫力。

裂蹄木层孔菌 Phellinus rimosus（Berk.）Pilát *

别　　名：裂蹄、裂褐层孔菌。

药用部位：子实体。

习性生境：真菌。生于阔叶树的死树和倒木上。

产　　地：广东各山区县。

性味功效：微苦，平。化癥散结，止血止带，健脾止泻。

12. 马勃科 Lycoperdaceae

铅色灰球菌 Bovista plumbea Pers. *

别　　名：铅色灰球。

药用部位：子实体。

习性生境：真菌。单生或群生于草地或林中草地上。

产　　地：韶关、清远、深圳、中山、广州。

性味功效：辛，平。消肿，止血，清肺利喉，解毒。

头状秃马勃 Calvatia craniiformis（Schw.）Fr. *

别　　名：头状马勃。

药用部位：子实体。

习性生境：真菌。单生或群生于草地或阔叶林中地上。

产　　地：广东各山区县。

性味功效：辛，平。清热解毒，生肌，消肿，止痛，止血。

紫色秃马勃 Calvatia lilacina Lloyd. *

别　　名：牛屎菇、杯形马勃、紫色马勃。

药用部位：子实体。
习性生境：真菌。腐生于竹林、树林、荒郊湿地上。
产　　地：广东各山区县。
性味功效：辛，平。清肺，利咽喉，解毒消肿。

13. 薄孔菌科 Meripilaceae

榆硬孔菌 Rigidoporus ulmarius（Sowerby）Imazeki. *
别　　名：榆拟层孔菌。
药用部位：子实体。
习性生境：真菌。生于榆及其他阔叶树活立木、死树、倒木和树桩上。
产　　地：广东各山区县。
性味功效：甘，温。补骨髓，固筋脉。治腰膝酸软、筋脉痿弱、跌打损伤。

14. 小菇科 Mycenaceae

鳞皮扇菇 Panellus stipticus（Bull.）P. Karst. *
别　　名：止血扇菇、山葵菌。
药用部位：子实体。
习性生境：真菌。群生于阔叶树枝条或伐桩上。
产　　地：广东各山区县。
性味功效：辛，温。止血消炎。主治外伤出血。

15. 类脐菇科 Omphalotaceae

点地梅裸脚伞 Gymnopus androsaceus（L.）J. L. Mata & R. H. Petersen *
别　　名：鬼毛针、安络小皮伞、点地梅小皮伞。
药用部位：子实体、菌索及发酵产物。
习性生境：真菌。生于植物残体，特别是枯树枝层上。
产　　地：韶关。
性味功效：微苦，温。通经活血，止痛。主治麻风病、关节痛、跌打损伤、骨折疼痛、三叉神经痛、风湿痹痛。

▼香菇 Lentinula edodes（Berk.）Pegler *
别　　名：香蕈、花菇。
药用部位：子实体。
习性生境：真菌。散生或单生于阔叶树倒木上。
产　　地：广东各山区县。
性味功效：甘，平。扶正补虚，健脾开胃，祛风透疹，抗肿瘤。

雷丸 Laccocephalum mylittae（Cooke & Massee）Núñez & Ryvarden *
别　　名：雷矢、雷实。
药用部位：菌核。
习性生境：真菌。腐生于竹林下。
产　　地：广东各山区县。
性味功效：苦，寒；有小毒。杀虫，除热。

16. 鬼笔科 Phallaceae

冬荪 Phallus dongsun T. H. Li，T. Li，Chun Y. Deng，W. Q. Deng & Zhu L. Yang *
别　　名：白鬼笔。
药用部位：子实体。
习性生境：真菌。生于阔叶林、针阔叶混交林及竹林中地上，有时也生于草地上。
产　　地：韶关、清远、广州。
性味功效：甘，温。祛风除湿，活血止痛，治风湿痛。

纯黄竹荪 Phallus luteus（Liou & L. Hwang）T. Kasuya *
别　　名：杂色竹荪、黄网竹荪、仙人打伞、黄裙竹荪。
药用部位：子实体。
习性生境：真菌。群生于竹林地上。
产　　地：韶关、清远、广州、深圳。

性味功效：燥湿，解毒，杀虫，止痒。治疗足癣湿烂。

纺锤爪鬼笔 Pseudocolus fusiformis（E. Fisch.）Lloyd *

别　　名：佛手爪鬼笔、佛手菌、爪哇尾花菌、三叉鬼笔。

药用部位：子实体。

习性生境：真菌。生长于林中腐殖质多的地上。

产　　地：广东各山区县。

性味功效：微苦，平。清热解毒，消肿。治疮肿、外伤出血。

17. 膨瑚菌科 Physalacriaceae

假蜜环菌 Armillariella tabescens（Scop.）Singer

别　　名：亮菌。

药用部位：子实体。

习性生境：真菌。腐生于阔叶树树干上。

产　　地：广东各山区县。

性味功效：苦，寒。清热解毒。

18. 侧耳科 Pleurotaceae

▼糙皮侧耳 Pleurotus ostreatus（Jacq.）P. Kumm. *

别　　名：平菇、蚝菇、蚝菌。

药用部位：子实体。

习性生境：真菌。腐生于阔叶树树干上。

产　　地：广东各山区县。

性味功效：辛、甘，温。追风散寒，舒筋活络，补肾壮阳。治疗腰腿疼痛、手足麻木、筋络不疏、阳痿遗精、腰膝无力。

菌核侧耳 Pleurotus tuber-regium（Fr.）Singer *

别　　名：虎奶菇。

药用部位：子实体。

习性生境：真菌。腐生于阔叶树树干上。

产　　地：韶关。

性味功效：辛、微苦，温。燥湿健脾，行气和胃，平喘，解毒。

▼鸡枞菌 Termitornyces albuminosus（Berk）Heim *

别　　名：伞把菇、鸡肉丝菇、鸡肉菌、鸡脚蘑菇。

药用部位：子实体。

习性生境：和白蚁共生的真菌。常见于混交叶林中地上、荒地上和乱坟堆、玉米地中，基柄与白蚁巢相连。

产　　地：广东各山区县。

性味功效：甘，平。健脾和胃，疗痔。

19. 光柄菇科 Pluteaceae

▼草菇 Volvariella volvacea（Bull.）Singer *

别　　名：美味苞脚菇、秆菇、麻菇、小包脚菇、南华菇、稻草菇。

药用部位：子实体。

习性生境：真菌。腐生于稻草等草堆上。

产　　地：广东各山区县。

性味功效：甘，寒。清热解暑，补益气血，降压。

20. 多孔菌科 Polyporaceae

毛蜂窝孔菌 Hexagonia apiaria（Pers.）Fr. *

别　　名：龙眼梳。

药用部位：子实体。

习性生境：真菌。腐生于多种阔叶树的枯枝、倒木和落枝上。

产　　地：广东各山区县。

性味功效：微苦、涩，微温。理气止痛，健胃。

漏斗多孔菌 Lentinus arcularius（Batsch）Zmitr. *

别　　名：漏斗大孔菌。

药用部位：子实体。
习性生境：真菌。生于多种阔叶树的死树或倒木上。
产　　地：广东各山区县。
性味功效：抑肿瘤，抗病原微生物。

桦褶孔菌 Lenzites betulinus（L.）Fr. *
别　　名：桦革裥菌。
药用部位：子实体。
习性生境：真菌。覆瓦状生长于桦、椴、槭、杨、栎等阔叶树腐木上。
产　　地：广东各山区县。
性味功效：淡，温。祛风散寒，舒筋活络。

红栓菌 Pycnoporus cinnabarinus（Jacq.）P. Karst. *
别　　名：红古菌、朱红密孔菌。
药用部位：子实体。
习性生境：真菌。腐生于枯死的枫香树或其他杂木树上。
产　　地：韶关、中山、深圳、肇庆、广州。
性味功效：涩、微辛，温。清热除湿，解毒止血，抗细菌，抑肿瘤，止痒。

雅致栓孔菌 Trametes elegans（Spreng.）Fr. *
别　　名：紫椴栓菌。
药用部位：子实体。
习性生境：真菌。生于阔叶树倒木和腐木上。
产　　地：广东各山区县。
性味功效：祛风，止痒。

毛栓孔菌 Trametes hirsute（Wulfen）Lloyd *
别　　名：毛革盖菌、碟毛菌。
药用部位：子实体。
习性生境：真菌。生于多种阔叶树倒木、树桩和储木上。
产　　地：广东各山区县。
性味功效：祛风除湿，清肺止咳，祛腐生肌。

东方栓孔菌 Trametes orientalis（Yasuda）Imazeki *
别　　名：灰带栓菌、东方云芝、东方栓菌。
药用部位：子实体。
习性生境：真菌。生长于阔叶树枯立木、腐木或枕木上。
产　　地：广东各山区县。
性味功效：微辛，平。祛风除湿，止咳平喘。

香栓孔菌 Trametes suaveolens（L.）Fr. *
别　　名：杨柳白腐菌。
药用部位：子实体。
习性生境：真菌。主要生于杨属、柳属的树木枝干上。
产　　地：广东各山区县。
性味功效：降气益肺，平喘止咳，安神定志，久食延年益寿。

云芝 Trametes versicolor（L.）Lloyd *
别　　名：云芝栓孔菌、青芝、彩纹云芝、彩云革盖菌、瓦菌、灰芝、黄云芝、杂色云芝等。
药用部位：子实体。
习性生境：真菌。生于多种阔叶树的倒木、树桩和储木上。
产　　地：广东各山区县。
性味功效：甘、淡，微寒。健脾利湿，止咳平喘，清热解毒，抗肿瘤。

21. 红菇科 Russulaceae

香乳菇 Lactariuscamphoratus（Bull.）Fr. *
别　　名：浓香乳菇。
药用部位：子实体。
习性生境：真菌。散生或群生于针叶林或阔叶林中地上。
产　　地：韶关、清远。
性味功效：甘、辛，平。健脾益肺。治疗脾虚证、肺气不宣。

臭红菇 Russula foetens（Pers.）Pers. *
别　　名：油辣菇、臭黄菇。
药用部位：子实体。
习性生境：真菌。散生或群生于针叶林或阔叶林中地上。
产　　地：韶关、清远、肇庆、深圳。
性味功效：辛、苦，温。治疗腰酸腿疼、手足麻木，抑肿瘤。

灰肉红菇 Russula griseocarnosa X. H. Wang, Zhu L. Yang & Knudsen *
别　　名：大红菇、葡酒红菇、红椎菌。
药用部位：子实体。
习性生境：真菌。散生或群生于针叶林或阔叶林中地上。
产　　地：梅州、韶关、清远。
性味功效：甘，温。调节免疫功能，抑肿瘤。

黑红菇 Russula nigricans Fr. *
别　　名：稀褶黑菇、火烧菌、稀褶红菇、老鸦菌。
药用部位：子实体。
习性生境：真菌。散生或群生于针叶林或阔叶林中地上。
产　　地：韶关、清远、肇庆、深圳。
性味功效：辛、微咸，温。祛风寒湿，舒筋活络。

22. 裂褶菌科 Schizophyllaceae

裂褶菌 Schizophyllum commune Fr. *
别　　名：八担柴、白参菌、树花、白花、鸡毛菌。
药用部位：子实体。
习性生境：真菌。生于腐木上。
产　　地：广东各地。
性味功效：甘，平。滋补强身，消炎，抑肿瘤，止带。治疗神经衰弱。

23. 硬皮马勃科 Sclerodermataceae

豆马勃 Pisolithus arhizus（Scop.）Rauschert *
别　　名：杂色豆马勃、彩色豆马勃、豆包菌。
药用部位：子实体。
习性生境：真菌。生于旷野沙砾地上、公路旁或林中地上。
产　　地：广东各地。
性味功效：辛，平。止血，解毒消肿。治疗消化道出血及外伤出血。

多根硬皮马勃 Scleroderma polyrhizum（J. F. Gmel.）Pers. *
别　　名：星裂硬皮马勃。
药用部位：子实体。
习性生境：真菌。生于公路旁、林中地上或草丛中。
产　　地：广东各地。
性味功效：辛，平。清热利咽，解毒消肿，止血。外治鼻衄，创伤出血，冻疮流水。

24. 银耳科 Tremellaceae

银耳 Tremella fuciformis Berk. *
别　　名：雪耳。
药用部位：子实体。
习性生境：真菌。腐生于栎树、槭树、椴树或其他阔叶树的朽干上。
产　　地：广东北部各山区县。
性味功效：甘、淡，平。滋阴润肺，生津，益气和血，补脑强心。

25. 口蘑科 Tricholomataceae

花脸香蘑 Lepista sordida（Schumach.）Singer *
别　　名：丁香蘑、花脸蘑、紫花脸。
药用部位：子实体。
习性生境：真菌。丛生或群生于草地或路边地上。

产　　地：广东北部各山区县。

性味功效：甘，平。养心安神，益气补血。

26. 假脐菇科 Tubariaceae

▼柱状田头菇 Cyclocybe cylindracea（DC.）Vizzini & Angelini *

别　　名：茶树菇、茶薪菇。

药用部位：子实体。

习性生境：真菌。丛生或群生于腐木上。

产　　地：广东北部各山区县。

性味功效：甘，平。利尿渗湿，健脾止泻，清热平肝。

二、苔类植物门 Marchantiophyta

1. 蛇苔科 Conocephalaceae

蛇苔 Conocephalum conicum（L.）Dumortier

药用部位：全草。

习性生境：草本。生于潮湿的林下碎石或湿土上。

产　　地：韶关（乳源、始兴）和广东各地山区县。

性味功效：辛、甘，微寒。消肿止痛，清热解毒。

2. 地钱科 Marchantiaceae

地钱 Marchantia polymorpha L.

别　　名：地浮萍、一团云、巴骨龙、脓痂草、米海苔。

药用部位：全草。

习性生境：草本。生于潮湿的林下碎石或湿土上。

产　　地：广东各地山区县。

性味功效：淡，凉。生肌，拔毒，清热解毒。

三、藓类植物门 Bryophyta

1. 泥炭藓科 Sphagnaceae

泥炭藓 Sphagnum palustre L. *

别　　名： 大泥炭藓、水藓、水苔、地毛衣。

药用部位： 全草。

习性生境： 草本。多生于沼泽及潮湿林地，或生于沟边水草地上。

产　　地： 肇庆、清远（连州、连南）。

性味功效： 淡、甘，凉。清热，明目，止血。

2. 真藓科 Bryaceae

暖地大叶藓 Rhodobryum giganteum（Schwaegr.）Par. *

别　　名： 一把伞、茴心草、回心草。

药用部位： 全草。

习性生境： 草本。多生于林下肥土、岩面薄土、腐殖质上。

产　　地： 韶关（乐昌、乳源、始兴）、清远（阳山）、茂名（信宜）、肇庆（封开）。

性味功效： 辛、苦，平。养心安神，清肝明目。

3. 金发藓科 Polytrichaceae

金发藓 Polytrichum commune Hedw.

别　　名： 土马鬃。

药用部位： 全草。

习性生境： 草本。多生于山坡路边或林地。

产　　地： 韶关（乳源）、肇庆（怀集、封开）、潮州（潮安）。

性味功效： 苦，凉。清热解毒，凉血止血。

四、蕨类植物门 Pteridophyta

1. 松叶蕨科 Psilotaceae

松叶蕨 Psilotum nudum（L.）P. Beauv. *

别　　名： 松叶兰、石刷把、石龙须、铁扫帚。

药用部位： 全草。

习性生境： 草本。生于潮湿的林中树干上或岩石上。

产　　地： 韶关（乐昌、乳源、新丰）、清远（连州、连山、连南）、惠州（博罗、惠东）、深圳、广州、云浮。

性味功效： 甘、辛，微温。祛风湿，利关节，活血通经。

2. 石杉科 Huperziaceae

千层塔 Huperzia serrata（Thunb.）Trev. *

别　　名： 蛇足石杉、金不换、虱子草、宝塔花。

药用部位： 全草。

习性生境： 草本。生于林下潮湿处。

产　　地： 韶关（翁源、乐昌、乳源、新丰、南雄、始兴、仁化）、清远（连州、连山、连南、阳山、英德）、河源（连平、和平、紫金）、广州（从化）、惠州（博罗、龙门）、梅州（平远、蕉岭、大埔、丰顺）、潮州（饶平）、揭阳（普宁、揭西）、深圳、肇庆（高要、封开）、阳江（阳春）。

性味功效： 苦、微甘，平；有小毒。清热解毒，燥湿敛疮，止血，定痛，散瘀，消肿。

龙骨马尾杉 Phlegmariurus carinatus（Desv.）Ching *

别　　名： 大伸筋草、大千金草。

药用部位： 全草。

习性生境： 草本。附生于海拔700m以下的山脊、山谷、丘陵密林中的石上或树干上。

产　　地： 云浮、阳江（阳春）、茂名。

性味功效： 苦，凉。祛风除湿。

福氏马尾杉 Phlegmariurus fordii（Baker）Ching

别　　名： 福氏石松、华南马尾杉。

药用部位： 全草。

习性生境： 草本。附生于树干上或岩壁上。

产　　地： 惠州（惠阳、博罗）、河源（连平、和平）、韶关（新丰、始兴）、梅州（蕉岭）、茂名（信宜）。

性味功效： 苦，凉。祛风通络，消肿止痛，清热解毒。

闽浙马尾杉 Phlegmariurus mingcheensis Ching *

别　　名： 大伸筋草。

药用部位： 全草。

习性生境： 草本。附生于山脊、山谷、丘陵密林中的石上或树干上。

产　　地： 韶关（乐昌、新丰）、清远（阳山）、肇庆（德庆、封开）、汕尾（海丰）。

性味功效： 苦，寒。清热解毒，消肿止痛。

有柄马尾杉 Phlegmariurus petiolatus（C. B. Clarke）H. S. Kung et L. B. Zhang *

别　　名：八股绳。

药用部位：全草。

习性生境：草本。生于溪旁、路边、山地林中的树干上或石上。

产　　地：清远（阳山）。

性味功效：辛、微苦，微温。活血通络，利湿消肿。

马尾杉 Phlegmariurus phlegmaria（L.）T. Sen & U. Sen

别　　名：细穗石松。

药用部位：全草。

习性生境：草本。附生于林中的树干上或岩石上。

产　　地：汕尾（海丰）、肇庆（鼎湖山）、茂名（信宜）、阳江。

性味功效：淡，凉。祛风止痛，解毒消肿。

3. 石松科 Lycopodiaceae

地刷子 Diphasiastrum complanatum（L.）Holub

别　　名：扁枝石松、伸筋草、舒筋草。

药用部位：全草。

习性生境：草本。生于疏林下和阳坡上。

产　　地：清远（连山、连南）、河源（连平）、梅州。

性味功效：微甘，温。祛风活络。

注：《中国植物志》已修订该物种学名，正名为"扁枝石松 Lycopodium complanatum L."。

藤石松 Lycopodiastrum casuarinoides（Spring）Holub

别　　名：伸筋草、石子藤、灯笼草。

药用部位：全草。

习性生境：草本。生于海拔300～1 200m的山顶疏林或灌丛中。

产　　地：韶关（翁源、乐昌、乳源、始兴、仁化、新丰、南雄）、清远（连州、连山、连南、英德、阳山）、河源（连平、和平、紫金）、惠州（龙门、博罗、惠阳）、梅州（平远、五华、蕉岭、大埔、丰顺）、潮州（饶平）、揭阳（揭西）、云浮（新兴、罗定）、阳江（阳春）、茂名（信宜、电白）、肇庆（怀集、高要、封开）、广州（从化）。

性味功效：微甘，温。舒筋活血，祛风湿。

石松 Lycopodium japonicum Thunb. ex Murray

别　　名：伸筋草、曲干草、大金鸡草。

药用部位：全草。

习性生境：草本。生于疏林下或灌木丛的酸性土壤中。

产　　地：韶关（乐昌、乳源）、清远（阳山、英德）、惠州（博罗、惠阳、龙门）、梅州（蕉岭、平远、丰顺）、潮州（饶平）、茂名（信宜）。

性味功效：甘、微苦，平。祛风利湿，舒筋活络。

垂穗石松 Palhinhaea cernua（L.）A. Franco et Vasc.

别　　名：铺地蜈蚣、灯笼石松。

药用部位：全草。

习性生境：草本。生于海拔1 300m以下的阳光充足、潮湿的酸性土壤中。

产　　地：粤西、粤中、粤东和粤北。

性味功效：苦、辛，温。祛风解毒，收敛止血。

4. 卷柏科 Selaginellaceae

二形卷柏 Selaginella biformis A. Braun ex Kuhn

药用部位：全草。

习性生境：草本。生于阴湿的岩石上。

产　　地： 韶关（乳源）、深圳、肇庆（德庆）、清远（连州）。

性味功效： 清热解毒，降火消肿。

蔓出卷柏 Selaginella davidii Franch. *

别　　名： 蔓生卷柏、澜沧卷柏、小过江龙。

药用部位： 全草。

习性生境： 草本。生于海拔200～600m的山地林下潮湿处。

产　　地： 清远（阳山）、珠海、云浮（新兴、郁南）、阳江（阳春）。

性味功效： 苦、涩、辛，温。清热利湿，舒筋活络。

薄叶卷柏 Selaginella delicatula（Desv. ex Poir.）Alston

别　　名： 地柏、岩卷柏、地柏桠。

药用部位： 全草。

习性生境： 草本。生于海拔200～800m的山地林下潮湿处。

产　　地： 韶关（翁源、乐昌、乳源、南雄、始兴、仁化、新丰）、清远（英德、阳山、连州、连山、连南）、河源（连平、和平）、广州（从化）、惠州（博罗、惠东、龙门）、梅州（蕉岭）、深圳、肇庆（高要）、云浮（新兴、罗定）、茂名（信宜）、阳江（阳春）。

性味功效： 甘，平。活血调血，清热解毒。

深绿卷柏 Selaginella doederleinii Hieron.

别　　名： 石上柏、地侧柏、梭罗草、地梭罗、多德卷柏。

药用部位： 全草。

习性生境： 草本。生于海拔200～850m的山地林下潮湿处。

产　　地： 韶关（乐昌、乳源、南雄、始兴、仁化、翁源、新丰）、清远（连州、连山、连南、英德、阳山）、河源（连平、和平、紫金）、惠州（龙门、博罗、惠阳）、广州（从化、花都）、梅州（五华、平远、蕉岭、大埔、梅县、丰顺）、揭阳（揭西）、深圳、云浮（郁南、罗定）、肇庆（德庆、怀集）、阳江（阳春）、茂名。

性味功效： 甘，平。清热解毒，抗癌，止血。

疏松卷柏 Selaginella effusa Alston *

药用部位： 全草。

习性生境： 草本。生于山谷、溪边林下。

产　　地： 韶关（乐昌）、肇庆（封开、怀集）。

性味功效： 微苦，平。清热利湿，解毒。

异穗卷柏 Selaginella heterostachys Baker

药用部位： 全草。

习性生境： 草本。生于山谷、溪边林下。

产　　地： 清远（连山、英德）、东莞、深圳、中山、江门（新会）。

性味功效： 微涩，凉。消炎解毒，凉血止血。

兖州卷柏 Selaginella involvens（Sw.）Spring

别　　名： 密叶卷柏、鹿茸草。

药用部位： 全草。

习性生境： 草本。生于海拔200～900m的山地林下潮湿处。

产　　地： 韶关（乐昌、始兴、仁化）、阳山、河源（连平）、梅州（平远）、惠州（惠东）、肇庆（高要）、阳江（阳春）。

性味功效： 苦，寒。清热润肺，止血。

细叶卷柏 Selaginella labordei Hieron. ex Christ

药用部位： 全草。

习性生境： 草本。生于山谷、溪边林下湿地。

产　　地： 韶关（乳源、乐昌）、河源（紫金）。

性味功效：微苦，凉。清热利湿，止咳平喘，止血。

江南卷柏 Selaginella moellendorffii Hieron.

别　　名：地柏枝、石柏、岩柏、百叶卷柏。

药用部位：全草。

习性生境：草本。生于海拔300～900m的山地林下潮湿处。

产　　地：韶关（乳源、新丰、翁源、仁化、始兴、南雄、乐昌）、河源（和平、连平、龙川、紫金）、梅州（蕉岭）、潮州（饶平）、深圳、珠海、清远（连南、连山、阳山、连州、英德）、肇庆（封开、高要）、云浮、阳江（阳春）。

性味功效：辛、微甘，平。清热利湿，止血。

伏地卷柏 Selaginella nipponica Franch. et Sav.

药用部位：全草。

习性生境：草本。生于山地林下潮湿处。

产　　地：韶关（乐昌）。

性味功效：微苦，凉。清热解毒，止咳平喘，凉血止血。

垫状卷柏 Selaginella pulvinata（Hook. et Grev.）Maxim. *

别　　名：还魂草、长生不死草、石松、岩花、一把抓。

药用部位：全草。

习性生境：草本。生于山地潮湿的石上。

产　　地：阳江（阳西、阳春）。

性味功效：辛，平。活血通经，炒炭止血。

疏叶卷柏 Selaginella remotifolia Spring

药用部位：全草。

习性生境：草本。生于山谷、溪边林下。

产　　地：广东东部和清远（阳山）。

性味功效：淡，凉。化痰镇咳，止喘，解毒消肿。

卷柏 Selaginella tamariscina（Beauv.）Spring

别　　名：生长草、还魂草、九死还魂草。

药用部位：全草。

习性生境：草本。生于山地潮湿的岩石上。

产　　地：韶关（仁化）、河源（紫金）、梅州（平远）、深圳、清远（连州）、阳江（阳春）、茂名。

性味功效：辛，平。活血通经，炒炭止血。

粗叶卷柏 Selaginella trachyphylla A. Br. *

别　　名：石上柏。

药用部位：全草。

习性生境：草本。生于山谷、溪边林下。

产　　地：梅州（大埔）、汕头、江门（新会）、阳江（阳春）。

性味功效：辛，平。收敛止血。

翠云草 Selaginella uncinata（Desv.）Spring

别　　名：剑柏、蓝地柏、伸脚草、绿绒草、绸缎草。

药用部位：全草。

习性生境：草本。生于海拔300～800m的山地林下潮湿处或阴湿的石灰岩上。

产　　地：韶关（乳源、新丰、翁源、仁化、始兴、南雄、乐昌）、河源（和平、连平、紫金）、梅州（平远、大埔）、清远（连州、连山、连南、英德、阳山）、惠州（龙门）、深圳、肇庆（高要、封开）、江门（新会）、阳江（阳春）。

性味功效：甘、淡，凉。清热利湿，止血，止咳。

5. 木贼科 Equisetaceae

节节草 Equisetum ramosissimum Desf.

别　　名：笔头草、锉草、木贼草、土黄麻。

药用部位：全草。

习性生境：草本。生于海拔100～700m的山谷河边或山涧旁的卵石缝隙中或湿地上。

产　　地：韶关（乳源、新丰、翁源、仁化、始兴、南雄、乐昌）、河源（连平、和平）、梅州（平远、大埔、丰顺）、惠州（龙门）、深圳、清远（连州、连山、连南、英德、阳山）、肇庆（封开、怀集）、云浮（郁南）、阳江（阳春）、茂名。

性味功效：甘、微苦，平。清热，利尿，明目退翳，祛痰止咳。

笔管草 Equisetum ramosissimum Desf. subsp. **debile**（Roxb. ex Vaucher）Hauke

别　　名：纤弱木贼、驳骨草。

药用部位：全草。

习性生境：草本。生于海拔100～700m的山谷河边或山涧旁的卵石缝隙中或湿地上。

产　　地：韶关（乳源、新丰、翁源、仁化、始兴、南雄、乐昌）、河源（连平、和平）、梅州（蕉岭、丰顺）、惠州（龙门）、珠海、清远（连州、连山、连南、英德、阳山）、肇庆（高要、怀集）、云浮（新兴、罗定）、阳江（阳春）、茂名（信宜）。

性味功效：甘、微苦，凉。清热，明目，疏表，利尿通淋，消积退翳。

6. 七指蕨科 Helminthostachyaceae

七指蕨 Helminthostachys zeylanica（L.）Hook. *

药用部位：全草。

习性生境：草本。生于低海拔山地林下潮湿处。

产　　地：肇庆（鼎湖山）。

性味功效：甘、淡，平。健胃消积，润肺化痰。

7. 阴地蕨科 Botrychiaceae

华东阴地蕨 Botrychium daucifolium（Wall. ex Hook. et Grev.）Y. X. Lin var. **japonicum** Prantl *

别　　名：日本阴地蕨、满天云。

药用部位：全草。

习性生境：草本。生于山地林下阴湿处。

产　　地：韶关（乐昌、乳源）、惠州（博罗罗浮山）。

性味功效：甘、苦，微寒。清热解毒，镇惊，平肝散结，润肺祛痰。

注：《中国植物志》已修订该物种学名，正名为“华东阴地蕨 Botrychium japonicum（Prantl）Underw.”。

阴地蕨 Botrychium ternatum（Thunb.）Sw.

药用部位：全草。

习性生境：草本。生于山地林下阴湿处。

产　　地：韶关（乐昌、乳源、新丰）、清远（连州、连山、英德）、茂名（信宜）。

性味功效：甘、苦，微寒。清热解毒，镇惊，平肝息风，润肺祛痰。

8. 瓶尔小草科 Ophioglossaceae

尖头瓶尔小草 Ophioglossum pedunculosum Desv. *

别　　名：一支箭、蛇须草、独叶一支箭。

药用部位：全草。

习性生境：草本。生于山坡灌丛中。

产　　地：韶关（乳源）、惠州（博罗）、广州、清远（连州）、阳江（阳春）。

性味功效：微甘、酸，凉。清热解毒，消肿止痛。

心叶瓶尔小草 Ophioglossum reticulatum L. *

别　　名：一支箭。

药用部位：全草。

习性生境：草本。生于山谷、溪边林下。
产　　地：梅州、清远（连州）。
性味功效：甘、微酸，凉。解毒消肿，止痛退翳。

瓶尔小草 Ophioglossum vulgatum L.
别　　名：一支箭、一支枪。
药用部位：全草。
习性生境：草本。生于林下或草地上。
产　　地：惠州、深圳、广州、清远（连州）、肇庆（鼎湖山）、阳江（阳春）。
性味功效：甘、微酸，凉。解毒消肿，止痛退翳。

9. 莲座蕨科 Angiopteridaceae

福建观音座莲 Angiopteris fokiensis Hieron
别　　名：峨眉观音座莲、江南莲座蕨、马蹄蕨、牛蹄蕨、地莲花。
药用部位：根状茎。
习性生境：多年生草本。生于海拔200～900m的山谷、溪边林中阴湿处。
产　　地：韶关（乳源、新丰、翁源、仁化、始兴、南雄、乐昌）、河源（连平）、梅州（蕉岭、大埔）。
性味功效：淡，凉。祛瘀止血，解毒。

10. 紫萁科 Osmundaceae

分株紫萁 Osmunda cinnamomea L.
药用部位：根状茎。
习性生境：多年生草本。生于沼泽地。
产　　地：广州（从化）。
性味功效：苦，微寒。清热解毒，止血杀虫，利尿。

紫萁 Osmunda japonica Thunb.
别　　名：贯众。
药用部位：根状茎。
习性生境：多年生草本。生于海拔300～1 100m的林下或溪边的酸性土壤中。
产　　地：韶关（乳源、新丰、翁源、仁化、始兴、南雄、乐昌、曲江）、河源（和平、连平）、梅州（平远）、惠州（龙门）、清远（连南、连山、阳山、连州、英德）、云浮、阳江（阳春）。
性味功效：苦，凉；有小毒。清热解毒，止血，杀虫。

华南紫萁 Osmunda vachellii Hook.
别　　名：贯众、牛利草。
药用部位：根状茎。
习性生境：多年生草本。生于海拔100～900m的山地、山谷、山坡的酸性土壤中。
产　　地：广东各地。
性味功效：苦、微涩，凉。清热解毒，止血，杀虫。

11. 瘤足蕨科 Plagiogyriaceae

镰叶瘤足蕨 Plagiogyria distinctissima Ching
别　　名：高山瘤足蕨、小贯众、斗鸡草。
药用部位：全草或根状茎。
习性生境：草本。生于海拔500～850m的山谷、溪边林下。
产　　地：韶关（乐昌、乳源、新丰）、河源（和平）、惠州（龙门）、清远（连州、连山、连南、英德）、肇庆（怀集）。
性味功效：辛，温。散寒解表，透疹，止痒。

华中瘤足蕨 Plagiogyria euphlebia Mett.
药用部位：全草或根状茎。
习性生境：草本。生于海拔600～1 400m的山地林下潮湿处。
产　　地：韶关（乐昌）、惠州（惠阳）。

性味功效：微苦，凉。清热利尿，疏风。

华东瘤足蕨 Plagiogyria japonica Nakai
药用部位：全草或根状茎。
习性生境：草本。生于山地林下潮湿处。
产　　地：韶关（乐昌、乳源、始兴）、河源（和平）、清远（连州、阳山、英德）、阳江（阳春）、茂名（信宜）。
性味功效：微苦，凉。清热利尿，消肿止痛。

两广瘤足蕨 Plagiogyria liankwangensis Ching *
药用部位：根状茎。
习性生境：草本。生于海拔900m的林下溪边。
产　　地：韶关（乳源）、惠州（惠阳）、深圳、广州（从化）、清远（连山、连南、阳山）。
性味功效：苦，凉。清热泻火。

耳形瘤足蕨 Plagiogyria stenoptera（Hance）Diels *
药用部位：全草。
习性生境：草本。生于山坡林下。
产　　地：深圳（内伶仃岛）。
性味功效：苦，平。清热利尿，消肿镇痛。治跌打损伤、感冒头痛、咳嗽。

12. 里白科 Gleicheniaceae

铁芒萁 Dicranopteris linearis（Burm. f.）Underw.
别　　名：芒萁骨、芒萁、小里白。
药用部位：全草。
习性生境：草本。生于海拔600m以下的疏林下，常见于酸性土质山区。
产　　地：梅州（大埔）、肇庆（鼎湖山）、阳江（阳春）、茂名，广东各地。
性味功效：苦、甘，平。清热利尿，散瘀止血。

芒萁 Dicranopteris pedata（Houtt.）Nakaike
别　　名：芒萁骨。
药用部位：全草。
习性生境：草本。生于山坡或山脚的强酸性土壤中，是酸性土壤的指示植物。
产　　地：广东各地。
性味功效：苦、涩，平。清热利尿，散瘀止血。

中华里白 Diplopterygium chinense（Ros.）Ching
药用部位：全草或根状茎。
习性生境：草本。生于海拔200～800m的林下或山谷、溪边。
产　　地：韶关（仁化、乳源）、梅州（大埔）、惠州（龙门）、深圳、广州（从化）、肇庆（怀集、封开）、清远（阳山、连山）、河源（和平）。
性味功效：微苦、微涩，凉。止血，接骨。

里白 Diplopterygium glaucum（Thunb. ex Houtt.）Nakai
别　　名：远羽里白。
药用部位：全草。
习性生境：草本。生于海拔300～1 000m的山谷、溪边林中。
产　　地：韶关（乳源）、梅州（平远）、惠州（博罗）、清远（阳山、连州、连南）、阳江、茂名（信宜）。
性味功效：微苦、涩，凉。行气散瘀，止血。

光里白 Hicriopteris laevissima（Christ）Nakai
药用部位：全草。
习性生境：草本。生于海拔500～1 000m的山谷、溪边林中。
产　　地：韶关（乐昌、乳源）、广州（从化）、清远（连南、连山）、阳江（阳春）。
性味功效：苦，凉。清热利咽，补益脾胃。

注：《中国植物志》已修订该物种学名，正名为“光里白Diplopterygium laevissimum（Christ）Nakai”。

13. 莎草蕨科 Schizaeaceae

莎草蕨 Schizaea digitata（L.）Sw. *
药用部位：全草。
习性生境：草本。生于低丘陵疏林或灌丛中。
产　　地：广东南部，湛江（徐闻）。
性味功效：微苦，凉。退热。

14. 海金沙科 Lygodiaceae

海南海金沙 Lygodium conforme C. Chr.
别　　名：掌叶海金沙、铺地蜈蚣。
药用部位：全草、孢子。
习性生境：草质藤本。生于低海拔山谷疏林或灌丛中。
产　　地：惠州（博罗）、广州、江门（台山）、阳江、茂名（高州）。
性味功效：甘，寒。清热利尿。

曲轴海金沙 Lygodium flexuosum（L.）Sw.
别　　名：柳叶海金沙。
药用部位：全草、孢子。
习性生境：草质藤本。生于海拔800m以下的山谷、路旁林缘中。
产　　地：韶关（乐昌、翁源）、河源、惠州（博罗）、深圳、广州、清远（连南、英德）、肇庆（德庆、怀集、高要）、云浮（新兴）、江门（台山）、阳江（阳春）、茂名（信宜）。
性味功效：甘、微苦，寒。清热利尿，止血。

海金沙 Lygodium japonicum（Thunb.）Sw.
别　　名：金沙藤、左转藤、蛤蟆藤。
药用部位：全草、孢子。
习性生境：草质藤本。生于山谷、灌丛、路旁、村边。
产　　地：广东各地均有产。
性味功效：甘，寒。利尿通淋，清热解毒。

小叶海金沙 Lygodium scandens（L.）Sw.
别　　名：转转藤、左转藤、斑鸠窝。
药用部位：全草。
习性生境：草质藤本。生于低海拔山地、山谷、疏林、灌丛、路旁。
产　　地：广东各地均有产。
性味功效：甘，寒。止血通淋，舒筋活络。

15. 膜蕨科 Hymenophyllaceae

华东膜蕨 Hymenophyllum barbatum（v. d. Bosch）Bak. *
别　　名：峨眉膜蕨、刺边膜蕨、黄山膜蕨、长叶膜蕨、小叶膜蕨。
药用部位：全草。
习性生境：草本。生于海拔500～1 280m的山谷、溪边林下阴湿处石上或树干上。
产　　地：韶关（乐昌）、惠州（博罗）、广州（从化）。
性味功效：微涩，凉。止血。

蕗蕨 Mecodium badium（Hook. et Grev.）Cop.
别　　名：波翅蕗蕨、栗色蕗蕨、齿苞蕗蕨。
药用部位：全草。
习性生境：草本。生于山地林下阴湿处石上或树上。
产　　地：韶关（乐昌、乳源、新丰、仁化）、梅州、惠州（惠阳、博罗、龙门）、广州（从化）、清远（连州、阳山）、阳江（阳春）、茂名（信宜）。
性味功效：淡、涩，凉。消炎生肌。

华东瓶蕨 Trichomanes orientalis C. Chr. *
别　　名：地枝莲。
药用部位：全草。
习性生境：草本。生于山谷林下阴湿处岩石上。
产　　地：韶关（乳源）、惠州（博罗）、广州（从化）、清远（连州、阳山）。
性味功效：微涩、微苦，凉。止血，消食和胃，清热解毒，止咳。

漏斗瓶蕨 Trichormanes striatum Don *
别　　名：长柄瓶蕨。
药用部位：全草。
习性生境：草本。生于山谷林下阴湿处岩石上。
产　　地：韶关（乐昌、乳源）、梅州（平远）、清远（英德）。
性味功效：淡、涩，平。健脾开胃，止血。

瓶蕨 Vandenboschia auriculata（Bl.）Cop. *
药用部位：全草。
习性生境：草本。生于山谷林下阴湿处岩石上。
产　　地：韶关（乐昌、翁源、新丰）、广州（从化）、清远（英德、阳山）、肇庆（怀集）、阳江（阳春）。
性味功效：微苦，平。止血生肌。

16. 蚌壳蕨科 Dicksoniaceae

金毛狗脊 Cibotium barometz（L.）J. Sm.
别　　名：黄狗头、狗脊、金毛狮子。
药用部位：根状茎。
习性生境：多年生草本。生于山谷、溪边林下。
产　　地：广东各地。
性味功效：苦、甘，温。补肝肾，强筋骨，壮腰膝，祛风湿。

17. 桫椤科 Cyatheaceae

大叶黑桫椤 Alsophila gigantea Wall. ex Hook.
别　　名：大黑桫椤、大桫椤、多脉黑桫椤。
药用部位：叶。
习性生境：树形蕨类。生于溪沟边的密林下。
产　　地：清远（英德）、肇庆（怀集）、茂名（信宜、高州）。
性味功效：涩，平。祛风除湿，活血止痛。

桫椤 Alsophila spinulosa（Wall. ex Hook.）R. Tryon
别　　名：飞天蠄蟧、刺桫椤、树蕨、龙骨风。
药用部位：茎。
习性生境：树形蕨类。生于低海拔山谷疏林中。
产　　地：韶关（新丰、乐昌）、梅州（蕉岭、五华）、惠州（龙门、惠东、博罗）、广州、清远（英德、连山）、肇庆（封开、怀集、鼎湖山）、云浮（郁南、新兴、罗定）、阳江（阳春）、茂名（信宜、高州）。
性味功效：微苦，平。祛风利湿，活血祛瘀，清热止咳。

18. 碗蕨科 Dennstaedtiaceae

碗蕨 Dennstaedtia scabra（Wall.）Moore
药用部位：全草。
习性生境：草本。生于林下、溪边湿地。
产　　地：韶关（乳源、始兴）、惠州（博罗）、广州、茂名（信宜）。
性味功效：辛，凉。祛风，清热解表。

华南鳞盖蕨 Microlepia hancei Prantl
别　　名：鳞盖蕨。
药用部位：全草。
习性生境：草本。生于林下、溪边湿地。
产　　地：河源（和平）、梅州（大埔）、广州、云浮（新兴、郁南、罗定）、阳江（阳春）、茂名。
性味功效：苦，寒。祛湿热。

边缘鳞盖蕨 Microlepia marginata（Houtt.）C. Chr.

药用部位： 全草。

习性生境： 草本。生于林下、溪边湿地。

产　　地： 韶关（乐昌、乳源、始兴、翁源）、河源（和平）、梅州（平远、蕉岭、大埔）、潮州（饶平）、清远（连州）。

性味功效： 微苦，寒。清热解毒，祛风活络。

粗毛鳞盖蕨 Microlepia strigosa（Thunb.）Presl

别　　名： 粗毛鳞蕨、新粗毛鳞盖蕨、线羽鳞盖蕨。

药用部位： 全草。

习性生境： 草本。生于林下。

产　　地： 韶关（乐昌、乳源）、河源（和平）、梅州（平远）、清远（连州、英德）、云浮（郁南）、阳江（阳春）。

性味功效： 微苦，寒。清热利湿。

19. 鳞始蕨科 Lindsaeaceae

鳞始蕨 Lindsaea cultrata（Willd.）Sw.

别　　名： 土黄连、还魂草、猪毛七。

药用部位： 全草。

习性生境： 草本。生于沟谷中阴湿处。

产　　地： 韶关（乳源、乐昌、新丰、仁化）、惠州（龙门、惠阳、博罗）、广州、清远（阳山）、肇庆（怀集）、云浮（罗定）、阳江（阳春）、茂名。

性味功效： 淡，凉。利尿，止血。

异叶鳞始蕨 Lindsaea heterophylla Dry. *

别　　名： 异叶双唇蕨、异叶林蕨。

药用部位： 全草。

习性生境： 草本。生于山谷、溪边林下。

产　　地： 韶关（翁源）、惠州（博罗罗浮山）、广州、肇庆（鼎湖山）、阳江（阳春）。

性味功效： 甘、微苦，温。活血止血，祛瘀定痛。

团叶陵齿蕨 Lindsaea orbiculata（Lam.）Mett.

别　　名： 圆叶林蕨。

药用部位： 全草。

习性生境： 草本。生于海拔500～1 100m的山地林下。

产　　地： 韶关（乐昌、始兴、翁源）、河源（和平、龙川）、梅州（平远、大埔）、惠州（博罗、龙门、惠东）、深圳、清远（英德）、肇庆（封开、怀集、高要）、云浮（新兴、罗定）、阳江（阳春）、湛江（徐闻）。

性味功效： 苦，凉。清热解毒。

乌蕨 Stenoloma chusanum Ching

别　　名： 乌韭、大金花草、金花草。

药用部位： 全草。

习性生境： 草本。生于山谷路旁或灌丛中的阴湿地。

产　　地： 广东西部、中部、东部至北部。

性味功效： 微苦，寒。清热解毒，利湿。

注：《中国植物志》已修订该物种学名，正名为“乌蕨 Odontosoria chinensis J. Sm.”。

20. 姬蕨科 Hypolepidaceae

姬蕨 Hypolepis punctata（Thunb.）Mett.

别　　名： 冷水蕨、岩姬蕨、云南姬蕨。

药用部位： 全草、叶。

习性生境： 草本。生于山谷林下阴湿处。

产　　地： 韶关（乐昌、始兴）、梅州（大埔）、清远（连山）、云浮（罗定）、阳江（阳春）。

性味功效：苦、辛，凉。清热解毒，收敛止痛。

21. 蕨科 Pteridiaceae

蕨 Pteridium aquilinum（L.）Kuhn var. **latiusculum**（Desv.）Underw. ex Heller

别　　名：蕨萁、蕨菜、如意菜、蕨粑、龙头菜。

药用部位：全草、叶。

习性生境：草本。常生于山地向阳的草坡上。

产　　地：韶关（翁源、乳源、乐昌）、潮州（饶平）、深圳、广州（从化）、清远（阳山、英德、连州）、肇庆、茂名（信宜）。

性味功效：甘，寒。清热利湿，消肿，安神。

毛轴蕨 Pteridium revolutum（Bl.）Nakai.

别　　名：密毛蕨、毛蕨。

药用部位：全草、叶。

习性生境：草本。常生于山地向阳的草坡上。

产　　地：韶关（乐昌、翁源）、清远（阳山）、肇庆（高要）、云浮（罗定、郁南）、阳江（阳春）、茂名（信宜）。

性味功效：甘，寒。清热利湿，解热利尿，驱虫。

22. 凤尾蕨科 Pteridaceae

狭眼凤尾蕨 Pteris biaurita L.

药用部位：全草。

习性生境：草本。生于稍干燥的疏阴地。

产　　地：汕头、清远（英德）和珠江口沿海岛屿。

性味功效：苦，寒。清热燥湿，解毒逐邪。

粗糙凤尾蕨 Pteris cretica L. var. **laeta**（Wall. ex Ettingsh.）C. Chr. et Tard.-Blot

药用部位：全草。

习性生境：草本。生于山谷酸性土中。

产　　地：韶关（乳源）。

性味功效：微苦、辛，凉。清热利湿，解毒消肿，活血止血。

凤尾蕨 Pteris cretica L. var. **nervosa**（Thunb.）Ching et S. H. Wu

别　　名：凤尾草、井栏边草。

药用部位：全草。

习性生境：草本。生于石灰岩地区灌丛中。

产　　地：清远（连州）、阳江（阳春）。

性味功效：淡，凉。清热，利湿，解毒，凉血，收敛，止血，止痢。

注：《中国植物志》已修订该物种学名，正名为“欧洲凤尾蕨 Pteris cretica L.”。

岩凤尾蕨 Pteris deltodon Baker

别　　名：凤尾草、粗金鸡尾、楚箭草。

药用部位：全草。

习性生境：草本。生于石灰岩壁上。

产　　地：珠江口岛屿。

性味功效：苦、甘，凉。清热解毒，敛肺止咳，定惊。

刺齿半边旗 Pteris dispar Kze.

别　　名：刺齿凤尾蕨。

药用部位：全草。

习性生境：草本。生于海拔950m以下山谷疏林中。

产　　地：韶关（乳源、翁源、仁化、乐昌）、河源、梅州（大埔、梅县）、惠州（龙门、博罗）、深圳、广州（从化、增城）、清远（连山、阳山、连州）、肇庆（怀集、德庆）、阳江（阳春）、茂名（信宜）。

性味功效：苦、涩，凉。清热解毒，凉血祛瘀。

剑叶凤尾蕨 Pteris ensiformis Burm. f.

别　　名：小凤尾草、三叉草。

药用部位： 全草。

习性生境： 草本。生于海拔1 000m以下的林下、灌丛中。

产　　地： 广东各地均有产。

性味功效： 甘、苦、微辛，凉。清热解毒，利尿。

傅氏凤尾蕨 Pteris fauriei Hieron.

别　　名： 南方凤尾蕨、冷蕨草。

药用部位： 全草。

习性生境： 草本。生于海拔800m以下的林下沟边酸性土壤中。

产　　地： 梅州（蕉岭、大埔）、广州、惠州（博罗、惠阳）、清远（阳山、英德）、肇庆（高要）、阳江（阳春）。

性味功效： 苦，凉。清热止痢，利湿退黄。

全缘凤尾蕨 Pteris insignis Mett. et Kuhn

别　　名： 鸡脚莲、井口边草、巴墙草、蒲山剑、铁蕨、五指草。

药用部位： 全草。

习性生境： 草本。生于海拔200～800m的山谷林下或水沟旁。

产　　地： 韶关（乳源、新丰、翁源、始兴、乐昌）、河源（和平）、梅州（大埔）、清远（连山、阳山、连州、英德）、肇庆（封开、怀集）、云浮（郁南、罗定）、茂名（信宜）。

性味功效： 微苦，凉。清热利湿，化瘀消肿。

井栏边草 Pteris multifida Poir.

别　　名： 井口边草、鸡脚草、金鸡尾、凤尾蕨。

药用部位： 全草。

习性生境： 草本。生于阴湿的墙壁、井边、石灰岩缝隙或灌丛下。

产　　地： 韶关（乳源、乐昌）、梅州（梅县）、广州（增城、从化）、清远（阳山、连山、连南）、阳江市（阳春）、江门（新会）、茂名（信宜）。

性味功效： 淡，凉。清热利湿，解毒止痢，凉血止血。

栗柄凤尾蕨 Pteris plumbea Christ

药用部位： 全草。

习性生境： 草本。生于海拔200～700m的石灰岩地区疏林下。

产　　地： 韶关（乐昌）、汕头、广州（从化）、清远（连州、英德）、肇庆（高要）。

性味功效： 微苦，凉。活血止血。

半边旗 Pteris semipinnata L.

别　　名： 半边蕨、单片锯、半边牙、半边梳。

药用部位： 全草。

习性生境： 草本。生于海拔850m以下的疏林下、溪边或岩石旁酸性土壤中。

产　　地： 韶关（乳源、翁源、乐昌）、梅州（蕉岭、平远、大埔、梅县）、潮州（饶平）、惠州、东莞、深圳、广州（增城）、佛山（顺德）、清远（连山、阳山、连州、英德）、肇庆（德庆）、江门（恩平、鹤山）、茂名（信宜、高州）、湛江（徐闻）。

性味功效： 苦、辛，凉。清热解毒，消肿止血。

蜈蚣凤尾蕨 Pteris vittata L.

别　　名： 蜈蚣草、长叶甘草蕨、舒筋草、牛肋巴。

药用部位： 全草。

习性生境： 草本。生于钙质土石灰岩的地方。

产　　地： 韶关（乳源、翁源、仁化、乐昌）、河源（和平）、梅州（梅县）、惠州、深圳、广州（从化、增城）、清远（阳山、英德）、肇庆（封开、高要）、云浮、阳江（阳春）、茂名。
性味功效：淡，平。祛风活血，解毒杀虫。

23. 卤蕨科 Acrostichaceae

卤蕨 Acrostichum aureum L.
别　　名：金蕨。
药用部位：根、叶。
习性生境：生于海岸边泥滩或河岸边。
产　　地：汕尾（海丰）、深圳、珠海、江门（台山）、阳江（阳春）、茂名（电白）、湛江（徐闻）。
性味功效：民间用治热病、痔、便秘。

24. 中国蕨科 Sinopteridaceae

银粉背蕨 Aleuritopteris argentea（Gmél.）Fée
别　　名：通经草、金丝草、铜丝草、金牛草、紫背金牛草、铁丝蕨 。
药用部位：全草。
习性生境：草本。生于石灰岩山地。
产　　地：韶关（乐昌、乳源）、清远（阳山、英德、连南）。
性味功效：辛、甘，平。活血调经，止咳，利湿，解毒消肿。

粉背蕨 Aleuritopteris pseudofarinosa Ching et S. K. Wu
别　　名：水狼萁、卷叶凤尾、白兰地草、白栖石。
药用部位：全草。
习性生境：草本。生于干燥石灰质石岩或破墙上。
产　　地：韶关（乐昌、乳源）、潮州（潮安）、清远（英德）、肇庆（怀集）。
性味功效：苦、微涩，温。止咳化痰，健脾燥湿，活血祛瘀。

毛轴碎米蕨 Cheilosoria chusana（Hook.）Ching & K. H. Shing
别　　名：舟山碎米蕨、细凤尾草、凤凰路鸡、铁线路。
药用部位：全草。
习性生境：草本。生于山谷林下或溪边石上。
产　　地：韶关（翁源、南雄、乐昌）、河源（连平）、汕头、惠州（惠阳）、清远（连州）、肇庆（高要）。
性味功效：微苦，寒。止泻利尿，清热解毒，止血散血。

碎米蕨 Cheilosoria mysurensis（Wall.）Ching & K. H. Shing
别　　名：毛轴碎米蕨 。
药用部位：全草。
习性生境：草本。生于灌丛或溪边石上。
产　　地：梅州（大埔、丰顺）、广州。
性味功效：微苦，凉。清热解毒。

薄叶碎米蕨 Cheilosoria tenuifolia（Burm.）Trev.
别　　名：狭叶蕨。
药用部位：全草。
习性生境：草本。生于海拔1 000m以下的溪边、田边或林下石上。
产　　地：惠州（博罗罗浮山）、汕头、广州、江门（恩平）、阳江（阳春），广东东南沿海岛屿。
性味功效：苦，凉。清热解毒，活血化瘀。

野雉尾金粉蕨 Onychium japonicum（Thunb.）Kuntze
别　　名：小野鸡尾、柏香莲、解毒蕨、日广东乌蕨、小金花草。
药用部位：全草。
习性生境：草本。生于海拔1 200m以下的林下、溪边石上。
产　　地：韶关（乳源、仁化、南雄、乐

昌）、梅州（蕉岭、平远）、惠州（龙门）、清远（连山、阳山、连州、英德）、阳江（阳春）、茂名（信宜）。
性味功效：微苦，凉。清热解毒。

栗柄金粉蕨 Onychium japonicum（Thunb.）Kze. var. **lucidum**（Don）Christ
药用部位：全草。
习性生境：草本。生于林下沟边石上。
产　　地：韶关（乳源、乐昌）、清远（阳山）。
性味功效：涩、苦，凉。清热解毒，祛风除湿。

25. 铁线蕨科 Adiantaceae

团羽铁线蕨 Adiantum capillus-junonis Rupr.
别　　名：团叶铁线蕨、猪毛针、翅柄铁线蕨、乌脚芒、岩浮萍。
药用部位：全草。
习性生境：草本。生于湿润石灰岩脚、阴湿墙壁基部石缝中或荫蔽湿润的白垩土上。
产　　地：韶关（乳源、翁源）、广州。
性味功效：微苦，凉。清热利尿，舒筋活络，补肾止咳。

铁线蕨 Adiantum capillus-veneris L.
别　　名：铁丝蕨、铁线草、水猪毛七、猪毛七、石中珠、乌脚芒。
药用部位：全草。
习性生境：草本。生于流水溪旁石灰岩或钙质土壤或石灰岩洞底和滴水岩壁上。
产　　地：韶关（乳源、乐昌）、清远（阳山）。
性味功效：淡，凉。清热解毒，利尿消肿。

条裂铁线蕨 Adiantum capillus-veneris L. f. **dissectum**（Mart. et Galeot.）Ching
别　　名：银杏蕨。
药用部位：全草。
习性生境：草本。生于流水溪旁石灰岩上或石灰岩洞底和滴水岩壁上。
产　　地：韶关（乳源、乐昌）、清远（阳山）。
性味功效：淡，凉。清热解毒，利尿消肿。
注：《中国植物志》已将该物种与铁线蕨归并，正名为“铁线蕨 Adiantum capillus-veneris L.”。

鞭叶铁线蕨 Adiantum caudatum L.
别　　名：有尾铁线蕨、过山龙、岩虱子。
药用部位：全草。
习性生境：草本。生于海拔1 200m以下的林下、山谷石缝中。
产　　地：韶关（乳源、仁化）、汕头（澄海）、深圳、清远（英德）、肇庆（封开）、阳江（阳春）、茂名（信宜）。
性味功效：苦，平。清热解毒，利湿消肿。

扇叶铁线蕨 Adiantum flabellulatum L.
别　　名：乌脚枪、过坛龙、铁鲁箕。
药用部位：全草。
习性生境：草本。生于旷野，阳光较充足的酸性红壤中。
产　　地：韶关（乳源、翁源、仁化、始兴、乐昌）、河源（和平）、梅州（蕉岭、平远、五华、丰顺、大埔）、潮州（饶平）、汕头、惠州、东莞、深圳、广州、清远（连山、阳山、连州、英德）、肇庆（德庆、封开、怀集）、云浮（新兴）、江门（恩平、台山）、阳江（阳春）、茂名（信宜）、湛江（徐闻）。
性味功效：微苦，凉。清热利湿，解毒，祛瘀消肿。

白垩铁线蕨 Adiantum gravesii Hance
别　　名：猪鬃草。

药用部位： 全草。

习性生境： 草本。生于潮湿的石灰岩壁或山沟白垩土上。

产　　地： 广东北部和西部，韶关（乳源、乐昌）、肇庆。

性味功效： 甘，凉。清热解毒，利水通淋。

假鞭叶铁线蕨 Adiantum malesianum Ghatak

药用部位： 全草。

习性生境： 草本。生于山坡灌丛下岩石上或石缝中。

产　　地： 佛山（三水）、清远（连州）、肇庆（高要），以及珠江口沿海岛屿。

性味功效： 苦，凉。清热解毒，利水通淋。

半月形铁线蕨 Adiantum philippense L.

别　　名： 菲岛铁线蕨。

药用部位： 全草。

习性生境： 草本。生于林下阴湿处。

产　　地： 韶关（乐昌）、梅州（大埔）、惠州（惠东、博罗、惠阳）、广州（白云）、肇庆（德庆）、阳江（阳春）、茂名（信宜、高州）。

性味功效： 淡，平。清肺止咳，利水通淋，消痈下乳。

26. 水蕨科 Parkeriaceae

水蕨 Ceratopteris thalictroides（L.）Brongn.

别　　名： 水松草。

药用部位： 全草。

习性生境： 草本。生于池沼、水田、水沟等的淤泥中。

产　　地： 韶关（翁源）、汕尾（海丰）、深圳、肇庆（德庆、怀集）、阳江、湛江（徐闻）。

性味功效： 甘、淡，凉。散瘀拔毒，镇咳化痰，止痢，止血。

27. 裸子蕨科 Hemionitidaceae

凤丫蕨 Coniogramme japonica（Thnub.）Diels

别　　名： 大叶凤凰尾巴草、散血莲、眉风草。

药用部位： 全草。

习性生境： 草本。生于湿润林下和山谷阴湿处。

产　　地： 韶关（乳源）、河源（和平）、梅州（平远）、清远（连南、连州）。

性味功效： 苦，凉。祛风除湿，活血止痛，清热解毒。

28. 书带蕨科 Vittariaceae

细柄书带蕨 Vittaria filipes Christ *

别　　名： 树韭菜。

药用部位： 全草。

习性生境： 草本。附生于树干或林下的岩石上。

产　　地： 韶关（乳源、乐昌）、梅州（蕉岭）、惠州（博罗）、广州（从化）。

性味功效： 辛，温。活血祛风，理气止痛。

注：《中国植物志》已将该物种与书带蕨归并，正名为“书带蕨 Haplopteris flexuosa（Fée）E. H. Crane”。

书带蕨 Vittaria flexuosa Fèe E. H. Crane

别　　名： 木莲金、九根索、马尾七、卷槽还阳、柳叶苇、晒不死、树韭菜。

药用部位： 全草。

习性生境： 草本。附生于树干或林下的岩石上。

产　　地： 韶关（乳源、新丰、翁源）、梅州（蕉岭、梅县）、惠州（龙门、博罗）、清远（阳山、英德）、肇庆（德庆、鼎湖）、阳江（阳春）、茂名（信宜）。

性味功效： 苦、涩，凉。清热息风，舒筋止痛，健脾消疳，止血。

平肋书带蕨 Vittaria fudzinoi Makino *

药用部位：全草。

习性生境：草本。附生于树干或林下的岩石上。

产　　地：韶关（乳源）。

性味功效：微苦，微温。活血，理气，止痛。

小叶书带蕨 Vittaria modesta Hand.-Mazz. *

别　　名：矮叶书带蕨。

药用部位：全草。

习性生境：草本。生于海拔400～600m的林缘岩石上。

产　　地：韶关（乳源、乐昌、翁源）、广州（从化）、阳江（阳春）。

性味功效：苦、涩，平。舒筋活络。

注：《中国植物志》已将该物种与书带蕨归并，正名为"书带蕨 Haplopteris flexuosa（Fée）E. H. Crane"。

29. 蹄盖蕨科 Athyriaceae

膨大短肠蕨 Allantodia dilatata（Bl.）Ching

别　　名：毛柄短肠蕨。

药用部位：根茎。

习性生境：草本。生于热带山地阴湿阔叶林下。

产　　地：韶关（翁源）、清远（英德）、汕头、肇庆（高要、怀集）、广州、云浮（新兴、罗定）、茂名（信宜），以及香港等沿海岛屿。

性味功效：微苦，凉；有小毒。清热解毒，燥湿驱虫。

注：《中国植物志》已修订该物种学名，正名为"毛柄双盖蕨 Diplazium dilatatum Bl."。

假蹄盖蕨 Athyriopsis japonica（Thunb.）Ching

别　　名：小叶凤凰尾巴草、东洋对囊蕨。

药用部位：根茎或全草。

习性生境：草本。生于林下湿地及山谷溪沟边。

产　　地：韶关（始兴、翁源）、清远（英德）、河源（紫金、和平）、广州、肇庆（高要）、阳江（阳春）。

性味功效：微苦、涩，凉。清热解毒。

华东蹄盖蕨 Athyrium niponicum（Mett.）Hance *

别　　名：日本蹄盖蕨、小叶鸡尾巴草、牛心贯众。

药用部位：根茎、叶柄残基及嫩叶。

习性生境：草本。生于山谷林下、溪边、阴湿山坡、灌丛或草坡上。

产　　地：广东各地均有产。

性味功效：苦，寒。清热解毒，祛湿，止血，驱虫。

软刺蹄盖蕨 Athyrium strigillosum（Moore ex Lowe）Moore ex Salom *

别　　名：糙毛蹄盖蕨。

药用部位：全草。

习性生境：草本。生于杂木林下阴湿处或山谷溪旁。

产　　地：广东各地均有产。

性味功效：微苦，凉。清热解毒，收敛止血。

厚叶双盖蕨 Diplazium crassiusculum Ching

药用部位：全株。

习性生境：草本。生于常绿阔叶林及灌木林下土壤或岩石上。

产　　地：韶关（乐昌）、汕头、珠海、惠州（博罗罗浮山）、清远（英德、连南、连州天光山）、肇庆（鼎湖山、怀集）、茂名（信宜龙头山）。

性味功效：微苦，寒。清热解毒，利尿，通淋。

双盖蕨 Diplazium donianum（Mett.）Tard.-Blot

别　　名：大羽双盖蕨、细柄双盖蕨。

药用部位：全草。

习性生境：草本。生于常绿阔叶林下溪旁。

产　　地：惠州（博罗罗浮山、惠阳）、清远

（阳山）、肇庆（鼎湖山）、茂名（信宜）。

性味功效： 微苦，寒。清热利湿，凉血解毒。

单叶双盖蕨 Diplazium subsinuatum（Wall. ex Hook. et Grew.）Tagawa

别　　名： 矛叶蹄盖蕨、篦梳剑、小石剑。

药用部位： 全草。

习性生境： 草本。生于溪旁林下酸性土或岩石上。

产　　地： 广东各地山区有产。

性味功效： 苦、涩，微寒。止血通淋，清热解毒。

裂叶双盖蕨 Diplazium zeylanicum（Hook.）Moore *

别　　名： 羽裂叶双盖蕨、锡兰双盖蕨、锡兰单叶双盖蕨。

药用部位： 全草。

习性生境： 草本。生于海拔800m的山谷常绿阔叶林林缘。

产　　地： 韶关（翁源）、河源（和平）、惠州（博罗）、云浮（新兴）。

性味功效： 微苦，凉。清热凉血，利尿通淋。

华中介蕨 Dryoathyrium okuboanum（Makino）Ching *

别　　名： 大久保横蕨。

药用部位： 全草。

习性生境： 草本。生于山谷林下、林缘或沟边阴湿处。

产　　地： 韶关（乳源）。

性味功效： 微淡、涩，凉。解毒，清热消肿。

注：《中国植物志》已修订该物种学名，正名为“大久保对囊蕨 Deparia okuboana Kato”。

30. 肿足蕨科 Hypodematiaceae

肿足蕨 Hypodematium crenatum（Forssk.）Kuhn

别　　名： 活血草、黄鼠狼、石猪鬃。

药用部位： 全草或根状茎。

习性生境： 草本。生于干旱的石灰岩缝中。

产　　地： 清远（阳山、连山）、肇庆、云浮、阳江（阳春）。

性味功效： 微苦、涩，平。祛风利湿，止血，解毒。

31. 金星蕨科 Thelypteridaceae

星毛蕨 Ampelopteris prolifera（Retz.）Cop.

药用部位： 全草。

习性生境： 草本。生于河岸溪边，常攀援于密林或灌木丛中。

产　　地： 佛山（顺德）、肇庆（高要）。

性味功效： 辛，凉。清热，利湿。

渐尖毛蕨 Cyclosorus acuminatus（Houtt.）Nakai

别　　名： 尖羽毛蕨、小毛蕨、毛蕨。

药用部位： 根茎或全草。

习性生境： 草本。生于田边、路旁、林下溪谷边或山谷灌丛阴湿处。

产　　地： 韶关（乳源、乐昌）、河源（和平）、梅州（蕉岭、大埔、梅县）、潮州（饶平）、深圳、广州、清远（阳山、英德）、肇庆（封开）、云浮（新兴）、阳江（阳春）。

性味功效： 微苦，平。清热解毒，祛风除湿，消炎健脾。

齿牙毛蕨 Cyclosorus dentatus（Forssk.）Ching

别　　名： 狭脚毛蕨、狭羽毛蕨、屏山毛蕨。

药用部位： 根状茎。

习性生境： 草本。生于山谷疏林下或路旁水池边。

产　　地：深圳、广州（增城）、清远（阳山）、肇庆、茂名（信宜）。
性味功效：微苦，平。舒筋活络，散寒。

毛蕨 Cyclosorus interruptus（Willd.）H. Ito
别　　名：间断毛蕨、不育带毛蕨。
药用部位：全草。
习性生境：草本。生于山谷溪旁湿处。
产　　地：韶关（曲江）、深圳、江门（台山）、广州。
性味功效：苦，平。祛风除湿，舒筋活络。

华南毛蕨 Cyclosorus parasiticus（L.）Farwell.
别　　名：金星草、东方毛蕨、寻乌毛蕨、石生毛蕨、高大毛蕨。
药用部位：全草。
习性生境：草本。生于山谷林下、溪边、路旁阴湿处。
产　　地：河源（紫金）、梅州（大埔）、汕头、惠州（龙门、博罗、惠阳）、广州、清远、肇庆（德庆、高要、怀集）、云浮（新兴）、江门（开平）、茂名（信宜）、湛江（徐闻）。
性味功效：辛、微苦，平。清热除湿。

戟叶圣蕨 Dictyocline sagittifolia Ching
药用部位：根状茎。
习性生境：草本。生于常绿林下及石缝中。
产　　地：韶关（乳源、仁化、乐昌）、河源（连平）、惠州（龙门）、广州（增城）、清远（阳山、连山、英德）、肇庆（怀集）、茂名（信宜）。
性味功效：甘，温。补脾和胃。

羽裂圣蕨 Dictyocline wilfordii（Hook.）J. Sm.
药用部位：根状茎。
习性生境：草本。生于海拔100～850m的山谷阴湿处或林下。
产　　地：韶关（乐昌、始兴、新丰）、惠州（龙门）、河源（和平、连平）、肇庆（鼎湖山）。
性味功效：甘，温。补脾和胃。主治虚痨内伤、小儿惊风。

普通针毛蕨 Macrothelypteris torresiana（Gaud.）Ching
别　　名：华南金星蕨。
药用部位：根及根茎。
习性生境：草本。生于海拔1 000m以下的山谷潮湿处。
产　　地：韶关（翁源、乐昌）、梅州（大埔）、河源（和平）、汕头（南澳）、深圳、惠州（龙门）、广州、清远（连州、阳山）、肇庆、云浮（罗定）、江门（台山）、阳江（阳春）。
性味功效：苦、辛，寒。清热解毒，祛瘀散结。

金星蕨 Parathelypteris glanduligera（Kunze.）Ching
别　　名：腺毛金星蕨、密腺金星蕨、水蕨菜、白毛蛇、毛毛蛇、篦子草。
药用部位：叶。
习性生境：草本。生于山谷、疏林下或路边。
产　　地：韶关（乐昌、乳源、仁化）、梅州（蕉岭）、深圳、清远（阳山、连山、英德、连州）、惠州（博罗、龙门、惠东）、肇庆（怀集、封开）、茂名（信宜）、阳江（阳春）。
性味功效：苦，寒。清热解毒，利尿，止血。

中日金星蕨 Parathelypteris nipponica（Franch. et Sav.）Ching *
药用部位：全草。
习性生境：草本。生于丘陵地区的疏林下。
产　　地：韶关（乳源）、河源（连平）、肇庆（高要）、阳江（阳春）。

性味功效：苦，寒。消炎止血。

延羽卵果蕨 Phegopteris decursive-pinnata（van Hall）Fée

别　　名：延羽针毛蕨。

药用部位：根状茎。

习性生境：草本。生于冲积平原和丘陵低山区的河沟两岸或路边林下。

产　　地：韶关（乐昌）、梅州（梅县、大埔）、惠州（龙门）、清远（阳山）、茂名（信宜）。

性味功效：微苦，平。利湿消肿，收敛解毒。

红色新月蕨 Pronephrium lakhimpurense（Rosenst.）Holtt.

药用部位：根状茎。

习性生境：草本。生于林下或沟溪边湿地。

产　　地：韶关（乳源、翁源、始兴、乐昌）、梅州（平远、大埔）、汕头、惠州（龙门、惠东、博罗）、广州、清远（连山、阳山、英德）、肇庆（怀集）、茂名（信宜）。

性味功效：苦，寒。清热解毒，祛瘀止血。

披针新月蕨 Pronephrium penangianum（Hook.）Holtt.

别　　名：鸡雪莲、地苏木、过山龙、蕨萁钻石黄。

药用部位：根状茎或全草。

习性生境：草本。群生于山谷疏林下或阴地水沟边。

产　　地：广东北部山区，韶关（乐昌）、清远（连州）。

性味功效：苦、涩，凉。活血调经，散瘀止痛，除湿。

单叶新月蕨 Pronephrium simplex（Hook.）Holtt.

别　　名：草鞋青、鹅仔草。

药用部位：全草。

习性生境：草本。生于阴暗、潮湿的密林下或山谷溪流附近。

产　　地：梅州（大埔）、惠州（博罗）、深圳、肇庆（德庆）、江门（台山）、阳江（阳春）、茂名。

性味功效：甘、微涩，凉。消炎解毒，利咽消肿。

三羽新月蕨 Pronephrium triphyllum（Sw.）Holtt.

别　　名：三枝标、蛇退步。

药用部位：全草。

习性生境：草本。生于山谷、溪边林下。

产　　地：韶关（翁源）、惠州（博罗）、深圳、清远（英德）、肇庆（封开）、云浮、江门（恩平）、阳江、湛江（徐闻）。

性味功效：微甘、辛，平。消肿散瘀，清热化痰。

32. 铁角蕨科 Aspleniaceae

华南铁角蕨 Asplenium austrochinense Ching *

别　　名：相似铁角蕨。

药用部位：全草。

习性生境：草本。生于海拔400～1 000m的林下湿石上或路旁石缝中。

产　　地：河源（连平）、汕头、惠州（惠阳、博罗）。

性味功效：甘、微苦，平。利湿化浊，消肿，止血。

剑叶铁角蕨 Asplenium ensiforme Wall. ex Hook. et Grev.

别　　名：阿西得、铁郎鸡。

药用部位：全草。

习性生境：草本。生于密林下的岩石上或树干上。

产　　地：韶关（曲江）、惠州（博罗罗浮山）、清远（英德）、茂名（信宜），珠江口沿海岛屿。
性味功效：甘，温。活血祛瘀，舒筋止痛。

切边铁角蕨 Asplenium excisum Presl
别　　名：剪叶铁角蕨 。
药用部位：全草。
习性生境：草本。生于密林下阴湿处或溪边乱石中或附生树干上。
产　　地：肇庆（高要、怀集）、茂名（信宜）。
性味功效：微苦，凉。舒筋活血。

厚叶铁角蕨 Asplenium griffithianum Hook. *
别　　名：旋鸡尾、丛叶铁角蕨。
药用部位：根状茎。
习性生境：草本。生于山地林下阴湿处石上或树上。
产　　地：肇庆（高要）、韶关（仁化）。
性味功效：微苦，平。清热利湿，解毒。

胎生铁角蕨 Asplenium indicum Sledge
别　　名：铁骨莲。
药用部位：根状茎。
习性生境：草本。生于山地林下潮湿处石上。
产　　地：韶关（乐昌）、梅州、潮州（饶平）、惠州（惠阳、博罗）。
性味功效：淡、微涩，凉。舒筋活络。

倒挂铁角蕨 Asplenium normale Don
别　　名：倒挂草、倒掛草、青背连、生芽铁角蕨、铁角蕨。
药用部位：全草。
习性生境：草本。生于林下石上或树干上。
产　　地：韶关（乳源、翁源、始兴、乐昌、曲江）、梅州（大埔、梅县）、潮州（饶平）、惠州（博罗）、广州、佛山（顺德）、清远（连山、阳山、连州、英德）、肇庆、云浮（新兴）、茂名（信宜）。
性味功效：微苦，平。镇痛止血，清热解毒。

北京铁角蕨 Asplenium pekinense Hance
别　　名：铁杆地柏枝、地柏叶、地柏枝。
药用部位：全草。
习性生境：草本。生于山谷岩石上或石缝中。
产　　地：韶关（乳源）。
性味功效：甘、微辛，平。化痰止咳，清热解毒，止血。

长叶铁角蕨 Asplenium prolongatum Hook.
别　　名：倒生莲、长生铁角蕨、定草根、水柏枝。
药用部位：全草、叶。
习性生境：草本。生于林中树干或潮湿岩石上。
产　　地：韶关（乳源、新丰、翁源、仁化、乐昌）、梅州（五华、大埔）、潮州（饶平）、惠州（龙门、博罗）、深圳、清远（连州、连山、阳山、英德）、肇庆（怀集）、阳江（阳春）、茂名（信宜）。
性味功效：辛、甘，平。清热除湿，活血化瘀，止咳化痰，利尿通乳。

假大羽铁角蕨 Asplenium pseudolaserpitiifolium Ching
别　　名：大羽铁角蕨、大黑柄铁角蕨、新大羽铁角蕨。
药用部位：根茎、全草。
习性生境：草本。生于林下溪边岩石上。
产　　地：韶关（翁源、始兴、乐昌）、惠州（博罗罗浮山）、清远（英德）、肇庆（鼎湖山）、茂名（信宜）。
性味功效：淡，平。祛风除湿，强腰膝。

岭南铁角蕨 Asplenium sampsoni Hance *
别　　名：肥蕨。
药用部位：全草。

习性生境：草本。生于山地林下潮湿处石上。
产　　地：佛山（南海）、肇庆（封开）、云浮、阳江（阳春）。
性味功效：微苦，凉。清热解毒、止咳化痰、凉血止血。

华中铁角蕨 Asplenium sarelii Hook. *
别　　名：孔雀尾、见血生、退血草、矮金花草。
药用部位：根状茎、全草。
习性生境：草本。生于潮湿岩壁上或石缝中。
产　　地：韶关（乳源）。
性味功效：苦、甘，凉。清热解毒，利湿，止血，生肌。

石生铁角蕨 Asplenium saxicola Rosent.
别　　名：石上铁角蕨、粤铁角蕨、藤夹莲、鸡心草、野黄连。
药用部位：全草。
习性生境：草本。生于密林下潮湿岩石上。
产　　地：清远（英德、连州）、肇庆（高要）、云浮、阳江（阳春）。
性味功效：淡、涩，平。清热润肺，通淋利尿，消肿解毒。

石生铁角蕨 Asplenium saxicola Rosent.
药用部位：全草。
习性生境：草本。生于潮湿岩壁上或石缝中。
产　　地：清远（连州、英德）、肇庆（高要）、云浮、阳江（阳春）。
性味功效：清热润肺，通淋利尿，消肿解毒。治疗肺痨发热咳嗽、热淋致尿频尿急尿痛、跌打损伤及疮痈。

铁角蕨 Asplenium trichomanes L.
别　　名：铁角凤尾草、石林珠、蕨蕨滕。
药用部位：全草。
习性生境：草本。生于林下山谷中的岩石上或石缝中。
产　　地：韶关（乐昌）。
性味功效：淡，凉。清热利湿，解毒消肿，调经止血。

变异铁角蕨 Asplenium varians Wall. ex Hook. et Grev *
别　　名：九倒生。
药用部位：全草。
习性生境：草本。生于杂木林下潮湿岩石上或岩壁上。
产　　地：肇庆（高要）。
性味功效：微涩，凉。活血消肿，止血生肌。

狭翅铁角蕨 Asplenium wrightii Eaton ex Hook.
别　　名：矮齿铁角蕨、莱氏铁角蕨、有翅铁角蕨、台湾铁角蕨、两广铁角蕨、疏齿铁角蕨、圆齿铁角蕨。
药用部位：全草。
习性生境：草本。生于林下、溪边或岩石上。
产　　地：韶关（乐昌、翁源、仁化）、河源（连平）、梅州（梅县）、惠州（博罗罗浮山）、广州、清远（英德、连南）、肇庆（怀集），珠江口沿海岛屿。
性味功效：苦，寒。清热解毒，消肿止痛。

巢蕨 Neottopteris nidus（L.）J. Sm.
别　　名：铁蚂蟥、台湾山苏花。
药用部位：根茎、全草。
习性生境：草本。成大丛附生于雨林中树干上或岩石上。
产　　地：惠州（惠阳）、广州、阳江（阳春）。
性味功效：苦，温。强壮筋骨、活血化瘀。

33. 球子蕨科 Onocleaceae

东方荚果蕨 Matteuccia orientalis（Hook.）Trev. *

别　　名：大叶蕨、马来巴。

药用部位：根状茎。

习性生境：草本。生于海拔600～1 500m的山谷、溪边林下。

产　　地：韶关（乳源）。

性味功效：微苦，凉。祛风湿，止血。

34. 乌毛蕨科 Blechnaceae

乌毛蕨 Blechnum orientale L.

别　　名：龙船蕨、冠羽乌毛蕨。

药用部位：根状茎。

习性生境：草本。生于海拔800m以下酸性土壤的山坡灌丛及较阴湿处。

产　　地：韶关（乳源、翁源）、河源（和平）、梅州（平远）、深圳、清远（阳山、连山、英德）、肇庆（封开、德庆、高要）、云浮（新兴）、江门（恩平）、阳江（阳春）、茂名（高州、信宜）。

性味功效：微苦，凉；有小毒。清热解毒，止血。

苏铁蕨 Brainea insignis（Hook.）J. Sm.

别　　名：贯众。

药用部位：根状茎。

习性生境：草本。生于山坡向阳处。

产　　地：韶关（乳源、翁源）、深圳。

性味功效：微苦，凉；有小毒。清热解毒，止血。

崇澍蕨 Chieniopteris harlandii（Hook.）Ching

别　　名：假狗脊。

药用部位：根状茎。

习性生境：草本。生于山地林下潮湿处或水沟边。

产　　地：韶关（乳源、翁源、乐昌）、惠州（龙门）、广州（增城）、清远（阳山、连山）、肇庆（怀集、封开）、茂名（信宜）。

性味功效：辛，温。祛风除湿。

荚囊蕨 Struthiopteris eburnea（Christ）Ching *

别　　名：象牙乌毛蕨、天长乌毛蕨、罗曼蕨。

药用部位：根状茎。

习性生境：草本。生于山地林下阴湿处石上。

产　　地：韶关（乐昌）。

性味功效：苦，凉。清热利湿，散瘀消肿。治疗淋症、疮痈肿痛、跌打损伤。

狗脊 Woodwardia japonica（L. f.）Sm.

别　　名：贯众。

药用部位：根状茎。

习性生境：草本。生于疏林下酸性土壤中。

产　　地：韶关（乳源、仁化、乐昌）、河源（和平）、梅州（平远、丰顺、大埔）、惠州（龙门、惠东、博罗）、深圳、广州（增城）、清远（连山、阳山、连州、英德）、肇庆（德庆、封开、怀集、高要）、云浮、茂名（信宜）。

性味功效：微苦，凉；有小毒。清热解毒，止血。

东方狗脊 Woodwardia orientalis Sm.

别　　名：贯众、镰狗脊。

药用部位：根状茎。

习性生境：草本。生于海拔约450m的山地林下潮湿处及路旁。

产　　地：韶关（仁化、乐昌）、梅州（平远）、深圳。

性味功效：微苦，凉；有小毒。清热解毒，止血。

胎生狗脊 Woodwardia prolifera Hook. et Arn.
别　　名：珠芽狗脊、胎生狗脊蕨、台湾狗脊蕨、多子东方狗脊。
药用部位：根状茎。
习性生境：草本。生于海拔600m以下的溪边或阴湿山坡。
产　　地：韶关（乳源、翁源、仁化）、河源（和平）、梅州（梅县、大埔、蕉岭）、潮州（饶平）、汕尾（陆丰）、广州（从化）。
性味功效：苦，寒。祛风除湿。

单芽狗脊 Woodwardia unigemmata（Makino）Nakai *
别　　名：生芽狗脊蕨、顶芽狗脊蕨。
药用部位：根状茎。
习性生境：草本。生于山地林下潮湿处。
产　　地：韶关（乳源）。
性味功效：苦，凉。清热解毒，杀虫。

35. 鳞毛蕨科 Dryopteridaceae

芒刺复叶耳蕨 Arachniodes aristatissima Ching *
别　　名：献鸡尾 。
药用部位：根状茎。
习性生境：草本。生于山谷林下石灰岩上。
产　　地：韶关（乳源）。
性味功效：苦，寒。清热解毒。
注：《中国植物志》已修订该物种学名，正名为“长尾复叶耳蕨 Arachniodes simplicior（Makino）Ohwi”。

中华复叶耳蕨 Arachniodes chinensis（Ros.）Ching
别　　名：半育复叶耳蕨、贯众叶复叶耳蕨、镰羽复叶耳蕨。
药用部位：全株。
习性生境：草本。生于山地杂木林下。
产　　地：韶关（乳源、乐昌）、梅州（丰顺）、惠州（龙门）、深圳、清远（阳山、连山、英德）、肇庆（封开）。
性味功效：清热解毒，消肿散瘀，止血。

刺头复叶耳蕨 Arachniodes exilis（Hance）Ching
别　　名：芒蕨。
药用部位：根状茎。
习性生境：草本。生于山地林下或岩石上。
产　　地：韶关（乐昌）、河源（连平）、梅州（大埔）、汕头（南澳）、深圳、广州、清远（连州）。
性味功效：微苦、涩，凉。清热解毒，敛疮。

斜方复叶耳蕨 Arachniodes rhomboidea（Wall. ex Mett.）Ching
别　　名：裂羽斜方复叶耳蕨。
药用部位：根状茎。
习性生境：草本。生于海拔80～200m的山谷林下。
产　　地：韶关（乳源、乐昌）、河源（和平）、清远（阳山）。
性味功效：苦，温。祛风止痛，益肺止咳。

异羽复叶耳蕨 Arachniodes simplicior（Makino）Ohwi
别　　名：长尾复叶耳蕨、稀羽复叶耳蕨、简单汝蕨。
药用部位：根状茎。
习性生境：草本。生于山谷林下、溪边湿地。
产　　地：韶关（乳源）。
性味功效：苦，寒。清热解毒。

镰羽贯众 Cyrtomium balansae（Christ）C. Chr.
别　　名：巴郎耳蕨、无齿镰羽贯众、小羽贯众。
药用部位：根状茎。
习性生境：草本。生于山谷林下、溪边湿地。

产　　地： 韶关（乳源、翁源、仁化、乐昌）、河源（连平）、梅州（平远、丰顺）、惠州（龙门）、深圳、广州（从化、增城）、清远（连山、阳山、连州、英德）、茂名（信宜）。

性味功效： 微苦，寒。清热解毒，驱虫。

注：《中国植物志》已修订该物种学名，正名为“巴郎耳蕨 Polystichum balansae Christ”。

刺齿贯众 Cyrtomium caryotideum（Wall. ex Hook. et Grev.）Presl *

药用部位： 根状茎。

习性生境： 草本。生于海拔400～1 200m的石灰岩土壤中。

产　　地： 韶关（乳源）。

性味功效： 苦，微寒；有小毒。清热解毒，活血散瘀，利水消肿。

披针贯众 Cyrtomium devexiscapulae（Koidz.）Ching

别　　名： 无齿贯众。

药用部位： 根状茎。

习性生境： 草本。生于海拔380～700m林阴处或石灰岩上。

产　　地： 韶关（翁源、乐昌）、清远（连州、阳山）。

性味功效： 清热解毒，活血散瘀，利水通淋。

贯众 Cyrtomium fortunei J. Sm.

别　　名： 小贯众、小金鸡尾、鸡公头、乳痛草。

药用部位： 根状茎。

习性生境： 草本。生于石灰岩缝、路旁或墙缝。

产　　地： 韶关（乳源、乐昌）、梅州（平远）、清远（阳山、英德）。

性味功效： 苦，微寒；有小毒。清热平肝，解毒杀虫，止血。

阔鳞鳞毛蕨 Dryopteris championii（Benth.）C. Chr.

药用部位： 根状茎。

习性生境： 草本。生于山坡疏林下或灌丛中。

产　　地： 韶关（乳源、仁化、南雄、乐昌）、河源（和平、紫金）、深圳、清远（阳山、连州、英德）、肇庆。

性味功效： 苦，平。清热解毒，止咳平喘。

桫椤鳞毛蕨 Dryopteris cycadina（Fr. et Sav.）C. Chr.

药用部位： 根状茎。

习性生境： 草本。生于山谷杂木林下。

产　　地： 韶关（乳源、仁化、乐昌）、潮州（饶平）、清远（阳山）、茂名（信宜）。

性味功效： 苦，寒。凉血，止血，驱虫。

黑足鳞毛蕨 Dryopteris fuscipes C. Chr.

别　　名： 深裂鳞毛蕨、蕨黑色鳞毛蕨、小鸡尾草、小叶山鸡尾巴草。

药用部位： 根状茎。

习性生境： 草本。生于林下或灌丛中。

产　　地： 韶关（翁源、乳源、乐昌）、河源（和平）、深圳、广州、清远（阳山）。

性味功效： 苦，寒。清热解毒，生肌敛疮。

齿头鳞毛蕨 Dryopteris labordei（Christ）C. Chr.

别　　名： 青溪鳞毛蕨。

药用部位： 根状茎。

习性生境： 草本。生于山地林下。

产　　地： 韶关（乐昌）。

性味功效： 微苦，凉。清热利湿，活血调经。

奇数鳞毛蕨 Dryopteris sieboldii（van Houtte ex Mett.）O. Ktze

药用部位： 根状茎。

习性生境： 草本。生于海拔400～900m林下或灌丛中。

产　　地：韶关（仁化、乐昌）、清远（阳山）。
性味功效：辛、酸，平。活血化瘀。

稀羽鳞毛蕨 Dryopteris sparsa（D. Don）Kuntze
药用部位：根状茎。
习性生境：草本。生于海拔500～1 000m林下溪边。
产　　地：韶关（乳源、南雄）、深圳、清远（阳山、英德）、云浮（新兴）。
性味功效：微涩，凉。清热止痛。

变异鳞毛蕨 Dryopteris varia（L.）O. Ktze.
别　　名：小叶金鸡尾巴草、小狗脊子。
药用部位：根状茎。
习性生境：草本。生于山地常绿阔叶林中。
产　　地：韶关（乳源、乐昌）、河源（紫金）、惠州（龙门、博罗）、深圳、广州（从化）、清远（阳山）、肇庆（德庆、封开、怀集）、茂名（信宜）。
性味功效：微涩，凉。清热，止痛。

对生耳蕨 Polystichum deltodon（Bak.）Diels
别　　名：蜈蚣草、灰贯众。
药用部位：全草。
习性生境：草本。生于石灰岩缝中。
产　　地：韶关（乳源）。
性味功效：酸、涩，微寒。活血止痛，消肿，利尿。

小戟叶耳蕨 Polystichum hancockii（Hance）Diels *
别　　名：蛇舌草 。
药用部位：全草。
习性生境：草本。生于山地常绿阔叶林下。
产　　地：韶关（乳源、仁化、翁源、乐昌）、清远（阳山）、茂名（信宜）。
性味功效：苦，凉。清热解毒。

黑鳞耳蕨 Polystichum makinoi（Tagawa）Tagawa *
别　　名：黑鳞大耳蕨、大叶山鸡尾巴草。
药用部位：嫩叶。
习性生境：草本。生于林下湿地、岩石上。
产　　地：广东北部、西部，韶关（乐昌）、茂名（信宜）。
性味功效：苦，凉。清热解毒。

戟叶耳蕨 Polystichum tripteron（Kze.）Presl
别　　名：小叶金鸡尾巴草、三叉耳蕨。
药用部位：全草。
习性生境：草本。生于山谷林下。
产　　地：深圳（宝安）、清远（连州）、茂名（信宜）。
性味功效：苦，凉。解毒。

36. 叉蕨科 Aspidiaceae

虹鳞肋毛蕨 Ctenitis rhodolepis（Clarke）Ching
药用部位：全草。
习性生境：草本。生于山地林下。
产　　地：韶关（始兴）、河源（连平）。
性味功效：祛风除湿。治痹证。

地耳蕨 Quercifilix zeylanica（Houtt.）Cop.
药用部位：全草。
习性生境：草本。生于林下或溪旁疏阴潮湿的地上或岩石上。
产　　地：惠州（博罗罗浮山）、深圳（宝安）、广州（白云山、从化）、佛山（南海西樵山）、肇庆（鼎湖山、高要）。
性味功效：微苦、涩，凉。清热利湿，凉血止血。

下延叉蕨 Tectaria decurrens（Presl）Cop.
别　　名：中间叉蕨、有柄三叉蕨、独角莲、一匹莲。

药用部位： 全草。

习性生境： 草本。生于山谷林下潮湿处。

产　　地： 韶关（翁源、新丰）、惠州（龙门）、深圳（宝安）、广州、清远（连南）、肇庆（高要、封开）、云浮（新兴）、茂名。

性味功效： 甘，寒。清热解毒。

三叉蕨 **Tectaria subtriphylla**（Hook. et Arn.）Copel.

别　　名： 三羽叉蕨。

药用部位： 叶。

习性生境： 草本。生于海拔100～450m的山地或河边密林下阴湿处或岩石上。

产　　地： 韶关（乳源、翁源、仁化）、潮州（饶平）、惠州（龙门、博罗）、深圳、珠海、广州、佛山、肇庆（怀集、高要、鼎湖）、云浮（新兴）、江门（恩平、台山）、茂名（高州）。

性味功效： 涩，平。解毒，止血，祛风湿。

37. 实蕨科 Bolbitidaceae

长叶实蕨 Bolbitis heteroclita（Presl）Ching

别　　名： 尾叶实蕨。

药用部位： 全草。

习性生境： 草本。生于林下或溪谷边石上。

产　　地： 深圳、肇庆（封开）。

性味功效： 淡，凉。清热止咳，凉血止血。治肺热咳嗽、咯血、痢疾、烧烫伤、毒蛇咬伤。

华南实蕨 Bolbitis subcordata（Cop.）Ching

别　　名： 海南实蕨。

药用部位： 全草。

习性生境： 草本。生于山谷水边密林下石上。

产　　地： 韶关（始兴、曲江）、梅州（大埔）、深圳（宝安）、清远（英德）。

性味功效： 微涩，凉。清热解毒、凉血止血。

38. 舌蕨科 Elaphoglossaceae

华南舌蕨 Elaphoglossum yoshinagae（Yatabe）Makino

药用部位： 根和根状茎。

习性生境： 草本。生于山谷岩石上或潮湿树干上。

产　　地： 韶关（乳源、新丰、始兴、南雄）、清远（阳山）、肇庆（鼎湖山）、茂名（信宜）。

性味功效： 苦，凉。利尿通淋，清热利湿。

39. 肾蕨科 Nephrolepidaceae

肾蕨 Nephrolepis auriculata（L.）Trimen

别　　名： 圆羊齿、天鹅抱蛋、篦子草、石黄皮。

药用部位： 块根。

习性生境： 草本。生于山地林中石上或树干上。

产　　地： 韶关（乳源、新丰、乐昌）、河源、梅州（蕉岭、五华、大埔）、潮州（饶平）、惠州、深圳、广州（从化）、清远（阳山）、肇庆（德庆、封开、怀集）、云浮（新兴）、江门（台山）、阳江（阳春）、茂名（信宜、高州）。

性味功效： 甘、淡、微涩，凉。清热解毒，润肺止咳，软坚消积。

注：《中国植物志》已修订该物种学名，正名为“肾蕨 Nephrolepis cordifolia（L.）C. Presl”。

毛叶肾蕨 Nephrolepis hirsutula（Forst.）Presl

药用部位： 全草。

习性生境： 草本。生于山地林中石上或树干上。

产　　地：韶关（翁源）、惠州（博罗）、深圳、广州（增城）、佛山（高明）、肇庆（德庆）、云浮（新兴）、江门（恩平）、茂名（高州、信宜）。

性味功效：淡，凉。消积化痰。

注：《中国植物志》已修订该物种学名，正名为“毛叶肾蕨 Nephrolepis brownii（Desvaux）Hovenkamp & Miyamoto”。

40. 骨碎补科 Davalliaceae

大叶骨碎补 Davallia divaricata Ching

别　　名：华南骨碎补、华南明碎补、云桂骨碎补。

药用部位：根状茎。

习性生境：草本。附生于海拔200～700m的沟谷林中树干或岩石上。

产　　地：汕尾（陆河）、深圳、清远（英德）、肇庆、云浮（新兴）、茂名。

性味功效：苦，温。活血化瘀，补肾壮骨，祛风止痛。

阴石蕨 Humata repens（L. f.）Diels

别　　名：红毛蛇、平卧阴石蕨、鳞叶阴石蕨、热带阴石蕨。

药用部位：根状茎。

习性生境：草本。生于山地林中石上或树干上。

产　　地：韶关（翁源、新丰、乐昌）、河源（连平）、梅州（大埔）、惠州（博罗）、深圳、广州（增城）、清远（阳山）。

性味功效：甘、淡，平。活血散瘀，清热利湿。

圆盖阴石蕨 Humata tyermanni Moore

别　　名：白毛蛇、百胖头、石祈蛇、上树蛇、白毛伸筋、石蚕。

药用部位：根状茎。

习性生境：草本。附生于村边或林中老树的枝干上和岩石上。

产　　地：韶关（始兴、翁源、乐昌、曲江）、惠州（博罗、龙门）、广州（从化）、清远（英德）

性味功效：微甘、苦，平。祛风除湿，止血，利尿。

41. 水龙骨科 Polypodiaceae

龙头节肢蕨 Arthromeris lungtauensis Ching *

别　　名：搜山虎。

药用部位：根状茎。

习性生境：草本。生于树干或石上。

产　　地：惠州（龙门）、清远（英德）。

性味功效：苦、涩，平。清热利湿，活血止痛。

掌叶线蕨 Colysis digitata（Baker）Ching

药用部位：全草。

习性生境：草本。生于山谷、溪边林下石上。

产　　地：珠海、云浮（郁南）、阳江（阳春）、茂名（高州）。

性味功效：微苦、涩，凉。活血化瘀。治跌打损伤，虫蛇咬伤。

线蕨 Colysis elliptica（Thunb.）Ching

药用部位：全草。

习性生境：草本。生于海拔100～1 500m的山谷、溪边林中石上。

产　　地：韶关（乳源、新丰、翁源、始兴、乐昌）、河源（连平）、梅州（平远、丰顺、大埔）、潮州（饶平）、惠州（龙门、博罗罗浮山、惠阳）、东莞、深圳、广州（从化）、清远（连南、连山、英德）、肇庆（封开、怀集、高要）、云浮、江门（新会）、茂名（信宜）。

性味功效：微苦，凉。清热利湿，活血止痛。

断线蕨 Colysis hemionitidea（Wall. ex Mett.）C. Presl

药用部位： 叶。

习性生境： 草本。生于山地、山谷林下石上或树干上。

产　　地： 韶关（乳源、翁源、乐昌）、河源（和平）、惠州（博罗）、深圳、清远（连山、阳山、英德）、肇庆（怀集、高要）、云浮（新兴）、茂名（信宜）。

性味功效： 淡、涩，凉。清热利尿。

胄叶线蕨 Colysis hemitoma（Hance）Ching

药用部位： 全草。

习性生境： 草本。生于山谷疏林下。

产　　地： 韶关（新丰、翁源、始兴、南雄、乐昌）、梅州（大埔）、汕头、清远（连山、连州、英德）、肇庆（高要）、阳江（阳春）。

性味功效： 微苦，凉。清热解毒。

矩圆线蕨 Colysis henryi（Bak.）Ching *

别　　名： 大石韦、篦梳剑、中狭线蕨、边那坡草、水剑草、剑刀草、岩卜扇、一叶青。

药用部位： 全草。

习性生境： 草本。生于山谷林下阴湿处或溪边。

产　　地： 韶关（乐昌、曲江）、清远（连山）。

性味功效： 甘，微寒。凉血止血，清热解毒。

宽羽线蕨 Colysis pothifolia（D. Don）C. Presl *

别　　名： 九龙盘、一包金、骨碎补。

药用部位： 根茎或全草。

习性生境： 草本。生于山谷、溪边林下阴湿的岩石上。

产　　地： 韶关（乳源、新丰、始兴、乐昌、曲江）、惠州（龙门）、深圳、清远（英德）、肇庆（怀集）、阳江（阳春）、茂名（信宜）。

性味功效： 微涩、淡，温。祛风通络，散瘀止痛。

褐叶线蕨 Colysis wrightii（Hook.）Ching *

药用部位： 全草。

习性生境： 草本。生于山谷、溪边林中石上或树干上。

产　　地： 韶关（新丰、始兴）、梅州（平远）、清远（连山、英德）、肇庆（封开、高要）、江门（台山）、阳江。

性味功效： 甘，平。行气祛瘀，补肺镇咳。

抱树莲 Drymoglossum piloselloides（L.）C. Presl

别　　名： 瓜子菜、飞莲草、抱石莲。

药用部位： 全草。

习性生境： 草本。附生于疏阴的树干上。

产　　地： 云浮（新兴）、广州。

性味功效： 甘、淡，微凉。消炎解毒，止血消肿。

丝带蕨 Drymotaenium miyoshianum（Makino）Makino *

别　　名： 木莲金。

药用部位： 全草。

习性生境： 草本。附生于林内树干上。

产　　地： 韶关（乳源）。

性味功效： 甘，凉。清热息风，活血。

伏石蕨 Lemmaphyllum microphyllum C. Presl

别　　名： 飞龙鳞、石瓜子、猫龙草、瓜子莲。

药用部位： 全草。

习性生境： 草本。生于山谷林下石上或树上。

产　　地： 广东各地均有产。

性味功效： 甘、微苦，寒。清热解毒，凉血止血，润肺止咳。

披针骨牌蕨 Lepidogrammitis diversa (Rosenst.) Ching

别　　名：万年青、克氏骨牌蕨。

药用部位：全草。

习性生境：草本。生于山谷林下石上或树上。

产　　地：广东各地均有产。

性味功效：苦、涩，凉。清热止咳，祛风除湿，止血。

抱石莲 Lepidogrammitis drymoglossoides (Bak.) Ching

别　　名：鱼鳖草、金龟藤、石瓜子。

药用部位：全草。

习性生境：草本。生于山谷林下石上或树干上。

产　　地：韶关（乳源）、清远（阳山、连山）。

性味功效：甘、苦，寒。清热解毒，祛风化痰，凉血祛瘀。

骨牌蕨 Lepidogrammitis rostrata (Bedd.) Ching

别　　名：上树咳、瓜核草、骨牌草。

药用部位：全草。

习性生境：草本。生于山谷林下石上或树干上。

产　　地：韶关（乳源、翁源、乐昌）、河源（连平）、广州、清远（阳山、英德）、肇庆（怀集）、茂名（信宜）。

性味功效：甘、苦，平。清热利尿，除烦清肺，解毒消肿。

粤瓦韦 Lepisorus obscure-venulosus (Hayata) Ching

别　　名：小金刀、叶下子、大茅镰、骨牌伸筋、独立枝生、剑丹、一枝枪。

药用部位：全草。

习性生境：草本。生于山谷林下石上或树干上。

产　　地：韶关（乳源、翁源、仁化、始兴、乐昌、曲江）、潮州（饶平）、惠州（惠阳）、清远（连南、连山、连州、英德）、茂名（信宜）。

性味功效：苦，寒。清热利尿，凉血，解毒，消肿。

鳞瓦韦 Lepisorus oligolepidus (Baker) Ching *

别　　名：剑刀草、镰刀草、两面刀、龙骨牌、七枝剑、大叶骨牌草、毛镰。

药用部位：全草。

习性生境：草本。生于山谷林下石上或树干上。

产　　地：广东各地均有产。

性味功效：涩、苦，平。清热解毒，止咳，健脾利湿，止痛，止血。

瓦韦 Lepisorus thunbergianus (Kaulf.) Ching

别　　名：七星剑、剑丹、小舌头草、细骨牌草、大金刀。

药用部位：全草。

习性生境：草本。附生于山坡林下树干或岩石上。

产　　地：韶关（乳源、乐昌）、河源（连平）、梅州（大埔）、深圳、广州（增城、从化）、清远（阳山、英德）。

性味功效：苦，寒。清热利尿，凉血，解毒，消肿。

鳞果星蕨 Microsorum buergerianum (Miquel) Ching & K. H. Shing ex S. X. Xu

别　　名：攀援星蕨、波氏星蕨、东南星蕨、一枝旗、灯火草。

药用部位：全草。

习性生境：草本。生于山谷、溪边林下、攀援树上或石上。

产　　地：韶关（乳源、翁源）、梅州（五华）、潮州（饶平）、惠州（龙门）、深圳、广州、清远（阳山）。

性味功效： 涩、微苦，凉。清热利湿。

注：《中国植物志》已修订该物种学名，正名为“鳞果星蕨 Lepidomicrosorium buergerianum（Miquel）Ching & K. H. Shing ex S. X. Xu”。

江南星蕨 Microsorum fortunei（T. Moore）Li Wang

别　　名： 大星蕨、福氏星蕨、大叶骨牌草、七星剑、一包针。

药用部位： 全草。

习性生境： 草本。生于山地、山谷林下石上或树干上。

产　　地： 韶关（乳源、乐昌）、河源（和平）、梅州（大埔）、潮州（饶平）、惠州（博罗）、东莞、深圳、广州（从化、增城）、清远（连山、阳山、英德）、肇庆（怀集、高要）、云浮。

性味功效： 甘淡、微苦，凉。清热利湿，凉血止血，消肿止痛。

羽裂星蕨 Microsorum insigne（Bl.）Copel.

别　　名： 箭叶星蕨、韩克星蕨。

药用部位： 全草。

习性生境： 草本。生于海拔300～800m的山地林下阴湿处石上或树上。

产　　地： 梅州（大埔）、清远（英德）、肇庆（怀集）、茂名（信宜）。

性味功效： 苦、涩，平。清热祛湿，活血散瘀。

有翅星蕨 Microsorum pteropus（Bl.）Copel.

别　　名： 三叉叶星蕨、铁皇冠。

药用部位： 全株。

习性生境： 草本。生于山谷溪涧旁。

产　　地： 韶关（翁源）、广州、佛山、清远（连山、英德）、肇庆（怀集）。

性味功效： 清热利尿。

星蕨 Microsorum punctatum（L.）Copel.

别　　名： 野苦荬、尖凤尾、二郎剑。

药用部位： 全草。

习性生境： 草本。附生于林中老树干或墙壁上。

产　　地： 汕尾（陆丰）、惠州（惠东、博罗罗浮山）、清远、肇庆、云浮（新兴）、阳江（阳春）、茂名。

性味功效： 苦，凉。清热利湿，解毒。

盾蕨 Neolepisorus ovatus（Bedd.）Ching

别　　名： 峨眉盾蕨、梵净山盾蕨、世纬盾蕨、希陶盾蕨、中华盾蕨。

药用部位： 全草。

习性生境： 草本。生于山谷石上。

产　　地： 韶关（乳源、乐昌）、梅州（梅县）、清远（连州）。

性味功效： 苦，凉。清热利湿，止血，解毒。

金鸡脚 Phymatopteris hastata（Thunb.）Kitagawa

别　　名： 鹅掌金星、鸭脚草、鸭脚掌。

药用部位： 全草。

习性生境： 草本。生于林缘土坎潮湿的地方。

产　　地： 韶关（乳源、乐昌）、梅州（蕉岭）、潮州（饶平）、惠州（博罗）。

性味功效： 苦、微辛，凉。祛风清热，利湿解毒。

注：《中国植物志》已修订该物种学名，正名为“金鸡脚假瘤蕨 Selliguea hastata（Thunberg）Fraser-Jenkins”。

光亮瘤蕨 Phymatosorus cuspidatus（D. Don）Pic. Serm.

药用部位： 全草。

习性生境： 草本。生于石灰岩林缘岸壁上。

产　　地： 惠州（博罗）、云浮、阳江（阳春）、茂名（信宜）。

性味功效：辛，温；有小毒。补肾，壮筋骨，活血止痛，接骨，消肿。

喙叶假瘤蕨 Phymatopteris rhynchophylla（Hook.）Pic. Serm. *

药用部位：全草。

习性生境：草本。附生于林中树干上。

产　　地：韶关（乳源）、惠州（博罗）、广州（从化）、清远（连山、阳山）。

性味功效：苦，寒。清热解毒。

注：《中国植物志》已修订该物种学名，正名为“全喙叶假瘤蕨 Selliguea rhynchophylla（Hooker）Fraser-Jenkins”。

友水龙骨 Polypodiodes amoena（Wall. ex Mett.）Ching

药用部位：根状茎。

习性生境：草本。生于山谷石上或树干上。

产　　地：韶关（乳源、乐昌）、梅州（梅县）、惠州（龙门、博罗）、深圳、广州（从化）、清远（连南、阳山）、茂名（信宜）。

性味功效：微苦，凉。清热解毒，消肿止痛，舒筋活络。

水龙骨 Polypodiodes niponica（Mett.）Ching

别　　名：日本水龙骨、石蚕、石豇豆、青石莲、青龙骨、光茎水龙骨。

药用部位：根状茎。

习性生境：草本。附生于山谷岩壁或树干上。

产　　地：韶关（乳源、乐昌）、潮州（饶平）、汕头、清远（连南、连山、连州、英德）。

性味功效：甘、苦，凉。解毒退热，祛风利湿，止咳止痛。

注：《中国植物志》已修订该物种学名，正名为“日本水龙骨 Goniophlebium niponicum（Mett.）Yea C. Liu，W. L. Chiou & M. Kato”。

贴生石韦 Pyrrosia adnascens（Sw.）Ching

别　　名：上树咳、石头蛇、上树龟、钙生石韦。

药用部位：全草。

习性生境：草本。生于海拔100～800m的树干或岩石上。

产　　地：潮州（饶平）、汕头（澄海）、汕尾（陆丰）、惠州（博罗）、深圳、广州、清远（英德）、肇庆、云浮（新兴）、江门（鹤山、新会）、阳江（阳春）、茂名（信宜）、湛江（徐闻）。

性味功效：涩，凉。清热解毒，利尿。

相近石韦 Pyrrosia assimilis（Bak.）Ching

别　　名：小石韦、相异石韦。

药用部位：全草。

习性生境：草本。生于海拔100～1 000m的山坡林下阴湿岩石上。

产　　地：韶关（乳源、翁源、仁化、乐昌）、梅州（梅县）、潮州（饶平）、惠州（博罗）、清远（阳山、英德）、茂名（信宜）、湛江（徐闻）。

性味功效：苦、涩，凉。清热解毒，镇静，调经。

光石韦 Pyrrosia calvata（Bak.）Ching

别　　名：光叶石韦、铁牛皮、尖刀七。

药用部位：全草。

习性生境：草本。生于林中树干或石上。

产　　地：韶关（乳源）、清远（阳山、连州）。

性味功效：甘、酸，平。清热止血，消肿散结。

石韦 Pyrrosia lingua（Thunb.）Farwell

别　　名：小石韦、石皮、石剑、金茶匙。

药用部位：全草。

习性生境：草本。生于石上或树干上。

产　　地：韶关（乳源、仁化、乐昌）、河源（连平、紫金）、梅州（蕉岭、大埔）、惠州（博罗）、深圳、珠海、广州（从化、增城）、清远（连山、阳山、连州、英德）、肇庆（封开、怀集）、阳江（阳春）、茂名（电白、信宜、高州）。
性味功效：甘、微苦，微寒。凉血止血，清热利尿，通淋。

有柄石韦 Pyrrosia petiolosa（Christ）Ching
药用部位：全草。
习性生境：草本。多生于裸露的岩石上。
产　　地：肇庆（怀集）、清远（连州）。
性味功效：甘、苦，寒。利水通淋，祛痰止咳，凉血止血。

庐山石韦 Pyrrosia sheareri（Bak.）Ching *
别　　名：大石韦。
药用部位：全草。
习性生境：草本。生于山谷林下石上或树干上。
产　　地：韶关（乳源、仁化、乐昌）、清远（阳山）。
性味功效：苦、甘，寒。清热化痰，利尿通淋。

石蕨 Saxiglossum angustissimum（Gies. ex Diels）Ching *
别　　名：拟石韦、卷叶蕨、鸭舌韦、石豇豆、石豆角。
药用部位：全草。
习性生境：草本。生于林中石上或树干上。
产　　地：韶关（乳源、乐昌）、潮州（饶平）、清远（阳山）。
性味功效：苦，平。清热利湿，凉血止血。
注：《中国植物志》已修订该物种学名，正名为“石蕨 Pyrrosia angustissima（Giesenh. ex Diels）C. M. Kuo”。

42. 槲蕨科 Drynariaceae

槲蕨 Drynaria roosii Nakaike
别　　名：猴姜、骨碎补、板崖姜、皮板药。
药用部位：茎叶。
习性生境：草本。生于山地林中石上或树干上。
产　　地：韶关（乳源、始兴、南雄）、河源、广州（从化）、清远（阳山、连州、英德）、肇庆（封开、怀集）、阳江（阳春）。
性味功效：微苦，温。补肾，壮骨，祛风湿，活血止痛。

崖姜蕨 Pseudodrynaria coronans（Wall. ex Mett.）Ching
别　　名：马骝姜、穿石剑、大碎补、肉碎补。
药用部位：根状茎。
习性生境：草本。生于山地林下石上或树干上。
产　　地：韶关（翁源）、惠州（博罗）、深圳、中山、清远、云浮（新兴）、阳江、茂名（高州）。
性味功效：苦、微涩，温。祛风除湿，舒筋活络。
注：《中国植物志》已修订该物种学名，正名为“崖姜 Aglaomorpha coronans（Wallich ex Mettenius）Copeland”。

43. 禾叶蕨科 Grammitidaceae

两广禾叶蕨 Grammitis lasiosora（Bl.）Ching *
药用部位：全草。
习性生境：草本。生于山谷、溪边林下岩石上或树干上。
产　　地：韶关（乐昌、乳源、翁源）、清远（连山）、惠州（博罗）、潮州（饶平）、广州（从化）、肇庆（高要、封开）、阳江（阳春）、茂名（信宜）。
性味功效：甘、酸，平。消食，止咳。

44. 剑蕨科 Loxogrammaceae

柳叶剑蕨 Loxogramme salicifolia（Makino）Makino *

药用部位： 全草。

习性生境： 草本。生于山谷、溪边林中岩石上或树干上。

产　　地： 韶关（乳源、仁化、新丰）、梅州（平远）、河源（连平）、惠州（龙门、博罗罗浮山）、广州（从化）、肇庆（怀集、封开）、阳江（阳春）。

性味功效： 微苦，凉。清热解毒，利尿。

45. 苹科 Marsileaceae

苹 Marsilea quadrifolia L.

别　　名： 田字草、田字苹、四叶苹。

药用部位： 全草。

习性生境： 草本。生于水田或沟塘中。

产　　地： 韶关（乐昌、乳源、始兴）、清远（连州）、梅州（梅县）、广州、阳江（阳春）。

性味功效： 甘、滑，寒。清热解毒，镇静，截疟。

46. 槐叶苹科 Salviniaceae

槐叶苹 Salvinia natans（L.）All. *

别　　名： 蜈蚣漂、蜈蚣萍、大浮草、包田麻。

药用部位： 全草。

习性生境： 草本。生于水田、沟塘和静水溪河内。

产　　地： 韶关（乐昌、乳源）、清远（连州）、梅州（梅县）、汕头（南澳）、广州、肇庆（鼎湖山）、江门（新会）、阳江（阳春）、茂名（信宜）。

性味功效： 辛，寒。清热除湿、活血止痛。

47. 满江红科 Azollaceae

满江红 Azolla imbricata（Roxb.）Nakai *

别　　名： 红浮萍、紫藻、三角藻。

药用部位： 全草。

习性生境： 草本。生于水田、沟塘和静水溪河内。

产　　地： 广东各地均有产。

性味功效： 辛、苦，寒。解表透疹，祛风利湿。

五、种子植物门 Spermatophyta

（一）裸子植物亚门 Gymnospermae

1. 苏铁科 Cycadaceae

▼**篦齿苏铁 Cycas pectinata** Griff. *

别　　名：龙尾苏铁、刺叶苏铁、华南苏铁。

药用部位：叶、花、种子、根。

习性生境：乔木。庭园有栽培。

产　　地：深圳引种栽培。

性味功效：甘、淡，平；有小毒。叶：收敛止血，解毒止痛。花：理气止痛，益肾固精。种子：平肝，降血压。根：祛风活络，补肾。

▼**苏铁 Cycas revoluta** Thunb.

别　　名：铁树。

药用部位：叶、花、种子。

习性生境：小乔木。庭园有栽培。

产　　地：广东各地均有栽培。

性味功效：微甘，微温；有小毒。活血，止血，燥湿。

▼**云南苏铁 Cycas siamensis** Miq. *

别　　名：宽叶苏铁、山菠萝、神仙米。

药用部位：叶。

习性生境：小乔木。庭园有栽培。

产　　地：广东各地有引种栽培。

性味功效：苦、涩，寒；有小毒。散瘀消肿，祛痰止咳，解毒。

2. 银杏科 Ginkgoaceae

▼**银杏 Ginkgo biloba** L.

别　　名：白果、公孙树、飞蛾叶、鸭脚子。

药用部位：种子、叶。

习性生境：乔木。各地山区有栽培。

产　　地：广东北部有栽培。

性味功效：甘、苦、涩，平；有小毒。杀虫，温肺益气，镇咳止喘，涩精，止带，抗缩尿。

3. 南洋杉科 Araucariaceae

▼**南洋杉 Araucaria cunninghamii** Sw.

药用部位：叶提取的南洋杉酊。

习性生境：乔木。栽培。

产　　地：广东各地均有栽培。

性味功效：治皮肤过敏。

4. 松科 Pinaceae

▼**马尾松 Pinus massoniana** Lamb.

别　　名：松树。

药用部位：松节、花粉。

习性生境：乔木。生于山地林中。

产　　地：广东各地均有产。

性味功效：苦、甘，温；有小毒。祛风除湿，散寒止痛。

▼**火炬松 Pinus taeda** L.

别　　名：松节油、松香。

药用部位：树脂。

习性生境：乔木。栽培于山地林中。

产　　地：广州、湛江（雷州）。

性味功效：苦、甘，温。祛风燥湿，排脓拔毒，生肌止痛。

▼**黑松 Pinus thunbergii** Parl.

别　　名：松花、日本黑松。

药用部位：叶、花粉。

习性生境：乔木。栽培于山地林中。

产　　地：韶关（乐昌）。

性味功效：甘，温。祛风，益气，收敛，止血。

5. 杉科 Taxodiaceae

▼**柳杉 Cryptomeria fortunei** Hooibrenk ex Otto et Dietr.

别　　名：长叶孔雀松。

药用部位：茎皮、叶。

习性生境：乔木。引种于庭园栽培。

产　　地：广东各地均有栽培。

性味功效：苦、辛，寒。解毒，杀虫，止痒。

▼**日本柳杉 Cryptomeria japonica**（L. f.）D. Don *

别　　名：孔雀松。

药用部位：根皮。

习性生境：乔木。栽培。

产　　地：广东各地均有栽培。

性味功效：苦、辛，寒。解毒，杀虫，止痒。

▼**杉 Cunninghamia lanceolata**（Lamb.）Hook.

别　　名：杉树。

药用部位：叶、种子、球果。

习性生境：乔木。栽培于山地林中。

产　　地：广东各地均有栽培。

性味功效：辛，微温。散瘀消肿，祛风解毒，止血生肌。

水松 Glyptostrobus pensilis（Staunt. ex D. Don）Koch

药用部位：夏枝、茎皮、叶、球果。

习性生境：乔木。生于沼泽、河边的潮湿地。

产　　地：广东东部及西部。

性味功效：苦，平。化气止痛，清热解毒。

▼**水杉 Metasequoia glyptostroboides** Hu et W. C. Cheng

药用部位：枝叶。

习性生境：乔木。庭园栽培。

产　　地：广州、深圳、珠海等地有引种栽培。

性味功效：辛，温。解毒杀虫，透表，疏风。

▼**落羽杉 Taxodium distichum**（L.）Rich.

药用部位：种子、树脂。

习性生境：乔木。庭园栽培。

产　　地：广东各地均有栽培。

性味功效：民间将树脂用作利尿剂、祛风药、疮伤药。

6. 柏科 Cupressaceae

▼**线柏 Chamaecyparis pisifera**（Sieb.et Zucc.）Endl. cv. **Filifera** *

别　　名：日本花柏。

药用部位：枝叶。

习性生境：乔木。庭园栽培。

产　　地：广州有引种栽培。

性味功效：涩，平。杀虫止痒。

▼**柏木 Cupressus funebris** Endl.

别　　名：垂柏、密密柏、柏香树、扫帚柏、香扁柏。

药用部位：果实、叶、树脂。

习性生境：乔木。生于温暖湿润的各种土壤地带，尤以在石灰岩山地钙质土中生长良好。

产　　地：广东北部。韶关（乳源、乐昌）、清远（连山、连南）。

性味功效：果实：甘、辛、微苦，平；祛风清热，安神，止血。叶：苦、辛，温；

止血生肌。树脂：淡、涩，平；解风热，燥湿，镇痛。

福建柏 Fokienia hodginsii（Dunn）Henry et Thomas

别　　名： 广柏、滇柏、建柏。

药用部位： 心材。

习性生境： 乔木。生于山地林中。

产　　地： 广东中部、北部，广州（从化）、韶关（乳源、乐昌）。

性味功效： 苦、辛，温。行气止痛，降逆止呕。

▼圆柏 Juniperus chinensis L.

别　　名： 刺柏、珍珠柏、红心柏、桧、桧柏。

药用部位： 枝、叶、茎皮。

习性生境： 乔木。生于山坡灌丛中。

产　　地： 广东中部和北部，广州、清远（连山）。

性味功效： 苦、辛，温；有小毒。祛风散寒，活血消肿，解毒利尿。

▼龙柏 Juniperus chinensis L. cv. **Kaizuca**

别　　名： 龙爪柏、爬地龙柏、匍地龙柏。

药用部位： 枝、叶。

习性生境： 乔木。庭园栽培。

产　　地： 广东有栽培。

性味功效： 涩，平。杀虫止痒。

▼刺柏 Juniperus formosana Hayata *

别　　名： 山刺柏、台湾柏、刺松、矮柏木、山杉。

药用部位： 根皮、枝、叶。

习性生境： 乔木。园圃栽培。

产　　地： 广东北部有栽培。

性味功效： 苦，寒。清热解毒，燥湿止痒。

▼侧柏 Platycladus orientalis（L.）Franco

别　　名： 扁柏、香柯树、香树、扁桧、香柏、黄柏。

药用部位： 枝梢及叶、种仁。

习性生境： 乔木。园圃栽种。

产　　地： 广东各地公园及庭园有栽种。

性味功效： 枝梢及叶：苦、涩，微寒；凉血止血，止咳祛痰，祛风湿，散肿毒。种仁：甘，平；养心安神，敛汗，润肠通便。

7. 罗汉松科 Podocarpaceae

鸡毛松 Dacrycarpus imbricatus de Laub. *

别　　名： 假柏木、异叶罗汉松、爪哇松、岭南罗汉松、爪哇罗汉松。

药用部位： 叶。

习性生境： 乔木。生于海拔400～1 000m的山谷、溪旁林中。

产　　地： 肇庆（封开、鼎湖山）、阳江（阳春）、茂名（信宜）。

性味功效： 淡、涩，微温。散热消肿，杀虫止痒。

竹柏 Nageia nagi（Thunb.）Kuntze

别　　名： 竹叶柏、大果竹柏、猪肝树、铁甲树。

药用部位： 根、茎皮、叶。

习性生境： 乔木。庭园景观、园林种植。

产　　地： 韶关（始兴）、梅州（蕉岭、丰顺、大埔）、汕头、惠州（龙门）、广州、肇庆、江门（台山）、湛江。

性味功效： 根、茎皮：淡、涩，平；祛风除湿。叶（外用）：止血，接骨，消肿。

罗汉松 Podocarpus macrophyllus（Thunb.）D. Don

别　　名： 土杉、罗汉杉。

药用部位： 种子、根皮、叶。

习性生境： 乔木。庭园景观、园林种植，野生极少。

产　　地：韶关（乳源、翁源）、深圳、珠海、广州、茂名。

性味功效：甘，微温。种子：行气止痛，温中补血。根皮：活血祛瘀，祛风除湿，杀虫止痒。叶：止血。

▼短叶罗汉松 Podocarpus macrophyllus（Thunb.）Sweet var. **maki** Endl.

别　　名：短叶土杉、小叶罗汉松、小罗汉松。

药用部位：根皮、种子、叶。

习性生境：乔木。栽培。

产　　地：惠州（博罗）、广州、清远（英德）。

性味功效：种子：甘，微温；行气止痛，温中补血。叶：淡，平；止血。

百日青 Podocarpus neriifolius D. Don

别　　名：肉托竹柏、大叶罗汉松、大叶竹柏、白松、油松、竹柏松。

药用部位：根、枝叶。

习性生境：乔木。生于海拔400～1 200m的山地林中。

产　　地：韶关（仁化、乐昌）、清远（连山）、肇庆（怀集）、茂名（信宜）。

性味功效：消炎利水、消肿。祛风，接骨。

8. 粗榧科（三尖杉科）Cephalotaxaceae

三尖杉 Cephalotaxus fortunei Hook.

别　　名：小叶三尖杉、山榧树、绿背三尖杉榧子、血榧、石榧。

药用部位：根、枝叶、种子。

习性生境：乔木。生于海拔200～1 000m的山地林中。

产　　地：韶关（乳源、仁化、乐昌、南雄）、河源（和平、连平）、梅州（丰顺、大埔）、潮州（饶平）、清远（连州）。

性味功效：根：苦、涩，平；抗癌，活血，止痛。枝叶：苦、涩，寒；有毒；抗癌。种子（血榧）：甘、涩，平；驱虫消积，止咳润肺。

篦子三尖杉 Cephalotaxus oliveri Mast. *

别　　名：阿里杉、梳叶圆头杉、花枝杉。

药用部位：枝叶、种子。

习性生境：乔木。生于山地林中。

产　　地：韶关（仁化）。

性味功效：苦、涩，寒。抗癌。治血液系统肿瘤及其他恶性实体瘤。

粗榧 Cephalotaxus sinensis（Rehd. et Wils.）Li

别　　名：榧子、中国粗榧、粗榧杉、中华粗榧杉、鄂西粗榧。

药用部位：根、枝叶、种子。

习性生境：乔木。生于高海拔的山谷林中。

产　　地：韶关（乳源）、潮州（饶平）、茂名（信宜）。

性味功效：平，甘。杀虫消积，润肺止咳，润燥通便。

9. 红豆杉科 Taxaceae

穗花杉 Amentotaxus argotaenia（Hance）Pilg.

别　　名：华西穗花杉。

药用部位：根、叶、种子。

习性生境：乔木。生于海拔300～1 100m地带的阴湿溪谷两旁或林内。

产　　地：韶关（乐昌、乳源、曲江、始兴、新丰）、清远（连州、英德、连山、连南、阳山）、梅州（大埔）、潮州（饶平）、惠州（龙门、博罗）、广州（增城）、深圳、东莞、肇庆（封开、高要）、阳江（阳春）。

性味功效：苦，温。根：活血，止痛，生肌。叶：清热解毒，祛湿止痒。种子：驱虫，消积。

南方红豆杉 Taxus wallichiana（Pilger）Rehd. var. **mairei**（Lemée et Lévl.）L. K. Fu & Nan Li

别　　名：血柏、红叶水杉、海罗松、杉公子、美丽红豆杉、蜜柏。

药用部位：茎皮、种子。

习性生境：乔木。生于山地林中。

产　　地：广东东部、北部。韶关（乐昌、乳源、仁化）、清远（连州、连山、连南）、肇庆（怀集）。

性味功效：苦、辛，温。消积杀虫，祛湿止痒。

10. 买麻藤科 Gnetaceae

罗浮买麻藤 Gnetum lofuense C. Y. Cheng

别　　名：买麻藤、大麻骨风、接骨藤。

药用部位：茎、叶。

习性生境：藤本。生于低海拔的山地林中。

产　　地：广东各地均有产。

性味功效：苦、涩，温。祛风除湿，行气健胃，活血接骨。

小叶买麻藤 Gnetum parvifolium（Warb.）C. Y. Cheng ex Chun

别　　名：大节藤、驳骨藤。

药用部位：藤茎、根、叶。

习性生境：藤本。常见于林中，缠绕于树上。

产　　地：韶关（翁源、南雄、乐昌）、河源（和平、连平），梅州（蕉岭、平远、五华、丰顺、大埔）、惠州（龙门）、深圳、广州、清远（连山、英德）、肇庆（封开、高要）、江门（台山）、茂名（高州）、湛江（徐闻）。

性味功效：苦、涩，温。祛风活血，消肿止痛，化痰止咳。

（二）被子植物亚门 Angiospermae

1. 木兰科 Magnoliaceae

▼鹅掌楸 Liriodendron chinense（Hemsl.）Sarg. *

别　　名：马褂木、双飘树。

药用部位：茎皮。

习性生境：乔木。园林栽培。

产　　地：广东中部、北部。

性味功效：辛，温。祛风除湿，止咳。

▼北美鹅掌楸 Liriodendron tulipifera L. *

别　　名：马褂木。

药用部位：茎皮。

习性生境：乔木。园林栽培。

产　　地：广州有引种栽培。

性味功效：辛，温。祛风除湿，止咳。

香港木兰 Magnolia championii Benth.

别　　名：长叶玉兰。

药用部位：茎皮、花。

习性生境：乔木。生于山坡、山谷林间及溪旁。

产　　地：深圳、肇庆（鼎湖山）、云浮（罗定）、江门（台山、新会）、阳江（阳春），珠江口沿海岛屿。

性味功效：行气止痛，通窍。

夜合花 Magnolia coco（Lour.）DC.

别　　名：夜香木兰、广东合欢花。

药用部位：花。

习性生境：乔木。生于气候温湿的林缘灌丛或山谷林下湿润处。

产　　地：韶关（乐昌）、惠州（惠阳）、珠海、深圳、广州、肇庆（高要）、江门（台山）。各地多有栽培。

性味功效：辛，温。行气祛瘀，止咳止带。

注：《中国植物志》已修订该物种学名，正名为

"夜香木兰 Lirianthe coco（Loureiro）N. H. Xia & C. Y. Wu"。

玉兰 Magnolia denudata Desr.

别　　名： 木兰、辛夷、应春花、白玉兰、望春花、迎春花、玉堂春。

药用部位： 花蕾。

习性生境： 乔木。生于海拔500～1 300m的山地林中。各地庭园常有栽培。

产　　地： 韶关（乳源、乐昌、南雄）、广州、清远（连州）。

性味功效： 辛，温。祛风散寒，通肺窍。

注：《中国植物志》已修订该物种学名，正名为"玉兰 Yulania denudata（Desr.）D. L. Fu"。

▼荷花玉兰 Magnolia grandiflora L. *

别　　名： 广玉兰。

药用部位： 茎皮、花。

习性生境： 乔木。园林栽培。

产　　地： 韶关（乳源、乐昌、南雄、始兴、仁化、翁源、新丰）、清远（连州、连山、连南、阳山、英德）、河源（连平、和平）、惠州（龙门）、广州、肇庆（高要）等地有栽培。

性味功效： 辛，温。祛风散寒，行气止痛。

▼厚朴 Magnolia officinalis Rehd. & Wils.

别　　名： 川朴、紫油厚朴。

药用部位： 根皮、茎皮、花果。

习性生境： 乔木。栽培。

产　　地： 韶关（乳源、乐昌）有引种栽培。

性味功效： 根皮、茎皮：苦、辛，温；温中理气、消积散满。花果：微苦，温；宽中利气。

注：《中国植物志》已修订该物种学名，正名为"厚朴 Houpoea officinalis（Rehder & E. H. Wilson）N. H. Xia & C. Y. Wu"。

▼凹叶厚朴 Magnolia officinalis Rehd. & Wils. subsp. **biloba**（Rehd. et Wils.）Cheng et Law *

别　　名： 厚朴。

药用部位： 根皮、茎皮、花果。

习性生境： 乔木。生于海拔300～1 000m的山地林中。

产　　地： 韶关（乐昌、乳源、南雄、始兴、仁化、翁源、新丰）、清远（连州、连山、连南、英德、阳山）、河源（连平、和平）、惠州（龙门）等地有产或栽培。

性味功效： 苦、辛，温。温中理气，消积除满，祛风镇痛。

注：《中国植物志》已修订该物种学名，与厚朴归并，正名为"厚朴 Houpoea officinalis（Rehder & E. H. Wilson）N. H. Xia & C. Y. Wu"。

木莲 Manglietia fordiana Oliv.

别　　名： 山厚朴、木莲果。

药用部位： 果实。

习性生境： 乔木。生于酸性土壤和常绿阔叶林中。

产　　地： 广东各地山区县均有产。

性味功效： 辛，凉。止咳，通便。

毛桃木莲 Manglietia moto Dandy

别　　名： 广东木莲。

药用部位： 茎皮、花。

习性生境： 乔木。生于海拔400～900m的山地中。

产　　地： 广东北部、中部及西部。韶关（乳源、仁化、乐昌）、惠州（龙门）、广州（从化）、肇庆（德庆、封开、怀集、鼎湖）、清远（连山、阳山、英德）、云浮。

性味功效： 茎皮：疏肝理气、通便止咳。花：散风寒、通鼻窍。

注：《中国植物志》已修订该物种学名，正名为

"毛桃木莲 Manglietia kwangtungensis（Merrill）Dandy"。

乳源木莲 Manglietia yuyuanensis Law
别　　名：狭叶木莲。
药用部位：果实。
习性生境：乔木。生于海拔700～1 200m的常绿阔叶林中。
产　　地：韶关（乳源）。
性味功效：淡，平。疏肝理气，通便止咳。

▼白兰 Michelia alba DC.
别　　名：黄桷兰、白兰花、缅栀、白缅桂。
药用部位：根、叶、花。
习性生境：乔木。喜生于温暖湿润，土壤疏松、肥沃的地方。
产　　地：广东各地均有栽培。
性味功效：苦、辛，微温。芳香化湿，利尿，止咳化痰。
注：《中国植物志》已修订该物种学名，正名为"白兰 Michelia × alba DC."。

▼黄兰 Michelia champaca L. *
别　　名：黄玉兰、黄缅桂。
药用部位：根、果实。
习性生境：乔木。喜生于温暖、湿润的地方。
产　　地：汕尾（陆河）、中山、广州、清远（阳山、连山）、深圳、汕头，珠江三角洲。
性味功效：苦，凉。祛风湿，利咽喉，健胃止痛。

紫花含笑 Michelia crassipes Y. W. Law *
药用部位：根、枝、叶。
习性生境：乔木。生于海拔300～700m的山谷林中。
产　　地：韶关（乐昌、乳源）、清远（连州、连山）、河源（连平）、肇庆（封开）、广州。
性味功效：苦，凉。活血化瘀，清热利湿。

▼含笑 Michelia figo（Lour.）Spreng.
别　　名：含笑花、香蕉花。
药用部位：花蕾。
习性生境：乔木。生于阴坡杂木林中，溪谷沿岸尤多；各地庭园常有栽培。
产　　地：广东各地均有栽培。
性味功效：苦、微涩，平。祛瘀生新。

金叶含笑 Michelia foveolata Merr. ex Dandy
别　　名：亮叶含笑、长柱含笑、灰毛含笑。
药用部位：茎皮。
习性生境：乔木。生于海拔500～1 800m的阴湿林中。
产　　地：韶关（乳源、新丰、翁源、仁化、始兴、乐昌）、河源（和平）、广州（从化、增城）、清远（连山、阳山、连州、英德）、肇庆（封开、怀集、广宁、高要）、茂名（信宜）。
性味功效：解毒，散热。

醉香含笑 Michelia macclurei Dandy
别　　名：展毛含笑、火力楠。
药用部位：茎皮、根、叶。
习性生境：乔木。生于海拔500～1 000m的山地林中。
产　　地：韶关（乳源）、惠州、广州（从化）、清远（连山）、肇庆（封开、怀集、广宁）、云浮（新兴）、阳江（阳春）、茂名（电白、信宜、高州）。
性味功效：苦、微辛，平。清热消肿。

深山含笑 Michelia maudiae Dunn
别　　名：光叶白兰。
药用部位：根、花。
习性生境：乔木。生于山地林中。
产　　地：韶关（乳源、新丰、翁源、仁化、始兴、乐昌、曲江）、河源（和平）、梅州（梅县）、揭阳（揭西）、惠州（龙门、博罗）、深圳、广州（从化）、清远（连山、阳山、连州、英德）、肇庆（高要）、阳江、茂名（信宜）。

性味功效： 苦，凉。活血化瘀，清热解毒，消炎，凉血。

野含笑 Michelia skinneriana Dunn

药用部位： 枝、叶。

习性生境： 乔木。生于海拔1 200m以下的山谷、山坡林中。

产　　地： 韶关（乳源、新丰、翁源、仁化、始兴、乐昌）、河源（连平）、梅州（平远、大埔、梅县）、惠州（龙门）、广州、清远（连山、阳山）、肇庆（德庆、封开、怀集、高要）、云浮（郁南、新兴）。

性味功效： 苦、辛，凉。活血化瘀，清热解毒。

观光木 Tsoongiodendron odorum Chun

别　　名： 香花木。

药用部位： 茎皮及根皮。

习性生境： 乔木。生于海拔100～1 000m的山地林缘或疏林间。

产　　地： 韶关（仁化、乐昌）、清远（英德）、肇庆（高要）、阳江（阳春）、茂名。

性味功效： 南方民间用于治疗癌症。

2. 八角科 Illiciaceae

红花八角 Illicium dunnianum Tutcher

别　　名： 樟木钻、山八角、红花茴香。

药用部位： 根。

习性生境： 乔木。生于海拔500～700m的山谷、溪边林中。

产　　地： 韶关（新丰、乐昌）、梅州（丰顺）、惠州（龙门）、广州（从化、增城）、珠海、肇庆、江门（台山、新会）、阳江（阳春）。

性味功效： 苦、辛，温；有大毒。祛风止痛，散瘀消肿。

红茴香 Illicium henryi Diels

别　　名： 红毒茴、披针叶茴香、莽草。

药用部位： 根、根皮。

习性生境： 乔木。生于丘陵、山地、盆地的密林、疏林、灌丛、山谷、溪边或峡谷的悬崖峭壁上。

产　　地： 广州华南国家植物园有引种栽培。

性味功效： 辛、甘，温；有大毒。活血止痛，散风祛湿。

披针叶八角 Illicium lanceolatum A. C. Smith

别　　名： 狭叶茴香、莽草。

药用部位： 根皮、根、叶。

习性生境： 乔木。生于海拔600～800m的山谷林中。

产　　地： 韶关（乳源、始兴、乐昌）、梅州（大埔）、潮州（饶平）、清远（连山、阳山）。

性味功效： 苦、辛，温；有大毒。散瘀止痛，祛风除湿。

大八角 Illicium majus Hook. f. et Thoms.

别　　名： 神仙果、野八角。

药用部位： 根、茎皮。

习性生境： 乔木。生于混交林、密林、灌丛或有林的石坡、溪流沿岸。

产　　地： 韶关（乳源、新丰、翁源、仁化、乐昌）、梅州（蕉岭）、潮州（饶平）、惠州（龙门）、广州（从化、增城）、清远（连山、阳山、英德）、肇庆（封开、怀集）、江门（台山）、阳江（阳春）、茂名（信宜）。

性味功效：辛，温；有毒。消痈散结，除痹止痛。

小花八角 Illicium micranthum Dunn

别　　名：树救主、山八角、野八角。

药用部位：根。

习性生境：乔木。生于山谷、溪边林中。

产　　地：惠州（龙门）、清远（连山、连州）、肇庆（德庆、封开、广宁）、阳江（阳春）、云浮（罗定）、茂名（信宜）。

性味功效：辛、微苦，温；有毒。行气止痛，散瘀消肿。

▼八角 Illicium verum Hook. f.

别　　名：大茴香、八角茴香。

药用部位：果实。

习性生境：乔木。野生或栽培，多生于温暖、湿润的山谷中。

产　　地：云浮（罗定）、茂名（信宜）。

性味功效：辛、甘，温，气香。祛风镇痛，化痰止咳，健胃，止呕。

3. 北五味子科 Sclisandraceae

黑老虎 Kadsura coccinea（Lem.）A. C. Smith

别　　名：冷饭团、臭饭团、钻地风。

药用部位：根、茎藤。

习性生境：木质藤本。生于山地林中。

产　　地：广东西部、中部、东部至北部各地。

性味功效：辛、微苦，温。行气止痛，祛风活络，活血消肿。

异形南五味子 Kadsura heteroclita（Roxb.）Craib

别　　名：大叶风沙藤、散血香、大钻骨风、凤庆南五味子、多子南五味子。

药用部位：根、藤、果实。

习性生境：木质藤本。生于疏林或沟谷旁的林中，攀援于树上。

产　　地：韶关（乳源、新丰、翁源、乐昌）、河源（紫金）、梅州（大埔）、惠州（龙门、惠东、博罗）、广州（从化）、清远（连山、连州、英德）、肇庆（封开、怀集、广宁、高要）、云浮、江门（新会）、阳江（阳春）、茂名（信宜、高州）。

性味功效：辛，微温。根、藤：祛风除湿，行气止痛，活血消肿。果实：补肾宁心，止咳祛痰。

南五味子 Kadsura longipedunculata Finet et Gagnep.

别　　名：紫金藤、小号风沙藤。

药用部位：根、茎、叶、种子。

习性生境：木质藤本。生于海拔1 000m以下的山坡、山谷林中。

产　　地：韶关（乳源、新丰、翁源、仁化、始兴、乐昌、曲江）、河源（和平、连平、龙川、紫金）、梅州（蕉岭、兴宁）、惠州（龙门）、广州、清远（连山、阳山、连州、英德）、肇庆（怀集）、云浮（罗定）。

性味功效：苦，平。益气生津，补肾宁心、平喘止咳。茎、叶、果实可提取芳香油。

冷饭藤 Kadsura oblongifolia Merr.

别　　名：饭团藤、狭叶五味子、吹风散。

药用部位：根、茎藤。

习性生境：木质藤本。生于海拔500～1 200m以下的山坡、山谷林中。

产　　地：韶关（仁化）、梅州（蕉岭、五华）、广州、清远（阳山）、肇庆（怀集、高要）、阳江（阳春）、湛江（徐闻）。

性味功效：甘，温。祛风除湿，行气止痛。

翼梗五味子 Schisandra henryi Clarke

别　　名：北五味子、黄皮血藤、西五味、药五味。

药用部位：根、茎藤、果实。

习性生境：木质藤本。生于山谷、溪边林中。

产　　地：韶关（乳源、乐昌、南雄）、清远（连山、阳山、连州）、茂名（信宜）。

性味功效：根、茎藤：微辛，微温；祛风除湿，活血止痛。果实：甘，酸，温；敛肺止咳，止汗涩精。

▼铁箍散 Schisandra propinqua（Wall.）Baill. var. **sinensis** Oliv. *

别　　名：狭叶五味子、小血藤、香巴戟、血糊藤。

药用部位：根、藤茎。

习性生境：木质藤本。生于山谷、溪边林中。

产　　地：广州华南国家植物园、深圳市仙湖植物园有引种栽培。

性味功效：辛，温。祛风活血，解毒消肿。

华中五味子 Schisandra sphenanthera Rehd. et Wilson

别　　名：南五味子。

药用部位：果实。

习性生境：木质藤本。生于湿润山坡边或灌丛中。

产　　地：广东中部、东部、北部。

性味功效：酸，温。敛肺滋肾，益气生津，敛汗，宁心安神。

绿叶五味子 Schisandra viridis A. C. Smith

别　　名：过山风。

药用部位：根、藤茎。

习性生境：木质藤本。生于山谷、溪边林中。

产　　地：广东中部、东部、北部。

性味功效：辛，温。祛风除湿，行气止痛。

4. 番荔枝科 Annonaceae

▼牛心番荔枝 Annona reticulata L. *

别　　名：牛心果、牛心梨。

药用部位：果实。

习性生境：乔木。引种栽培。

产　　地：广东南部。

性味功效：苦、甘，寒。清热止痢，驱虫。

▼番荔枝 Annona squamosa L.

别　　名：林檎、佛头果、释迦果、唛螺陀、洋菠萝、蚂蚁果。

药用部位：枝叶、果实。

习性生境：乔木。栽培。

产　　地：汕头、深圳、中山、广州、肇庆（高要）。

性味功效：甘，寒。补脾胃，清热解毒，杀虫。

▼鹰爪花 Artabotrys hexapetalus（L. f.）Bhandari

别　　名：鹰爪兰、五爪兰、鹰爪、莺爪。

药用部位：根。

习性生境：攀援灌木。引种栽培。

产　　地：汕头、惠州（博罗）、广州、肇庆（高要）、茂名（信宜）。

性味功效：苦，寒。抗疟。

香港鹰爪花 Artabotrys hongkongensis Hance

别　　名：野鹰爪藤、香港鹰爪、港鹰爪。

药用部位：根、果实。

习性生境：攀援灌木。生于密林下或山谷疏林阴湿处。

产　　地：韶关（乳源、始兴、乐昌）、惠州（博罗）、珠海、肇庆（封开）、云浮（郁南、罗定）、江门（台山、新会）、阳江（阳春）、茂名（信宜）。

性味功效：根：苦，寒；杀虫。果实：微苦、涩，凉；清热解毒。

假鹰爪 Desmos chinensis Lour.

别　　名：酒饼叶、鸡爪风、夜半兰、鸡爪笼。

药用部位：根、叶。

习性生境：攀援灌木。生于丘陵山坡、林缘灌木丛中或低海拔旷地、荒野及山谷等地。

产　　地：广东各地均有产。

性味功效：辛，微温；有小毒。祛风止痛，行气健脾，镇痛。

白叶瓜馥木 Fissistigma glaucescens（Hance）Merr.［*F. obtusifolium* Merr.］

别　　名：大棕古猩峡、大样酒饼藤、乌骨藤、确络风。

药用部位：根。

习性生境：攀援灌木。生于山地灌木丛或疏林中。

产　　地：韶关（乐昌）、梅州（大埔）、广州（从化）、清远（英德）、肇庆（德庆、封开、怀集、高要）、云浮（罗定）、阳江（阳春）、茂名（信宜）。

性味功效：微辛、涩，温。祛风除湿，通经活血，止血。

瓜馥木 Fissistigma oldhamii（Hemsl.）Merr.

别　　名：钻山风、飞扬藤、古风子、山龙眼藤、毛瓜馥木、藤龙胆。

药用部位：根、藤茎。

习性生境：攀援灌木。生于低海拔山谷疏林或水旁灌丛中。

产　　地：韶关（乳源、仁化、始兴、南雄、乐昌）、河源（和平）、梅州（蕉岭、平远、大埔、梅县）、潮州（饶平）、汕尾（陆河）、惠州（龙门、博罗）、深圳、广州（从化）、清远（连山、阳山、连州、英德）、肇庆（封开、怀集、高要）、云浮（罗定）、阳江（阳春）、茂名（信宜）。

性味功效：微辛，温。祛风活血，镇痛。

多花瓜馥木 Fissistigma polyanthum（Hook. f. et Thoms.）Merr.

别　　名：黑风藤、通气香、黑皮跌打、拉公藤。

药用部位：根、叶。

习性生境：攀援灌木。常生于山谷、路旁的林下。

产　　地：惠州（博罗）、广州（从化）、清远（连山）、肇庆（怀集、高要）、云浮（罗定）、茂名（信宜）。

性味功效：辛、微涩，温。根：祛风除湿，强筋骨，活血，消肿止痛。叶：治哮喘、疮疥。

陵水暗罗 Polyalthia littoralis（Bl.）Boerlage *

别　　名：落坎薯、黑皮根、土黄芪、黑皮芪。

药用部位：根、茎。

习性生境：灌木或小乔木。生于低海拔山地疏林中。

产　　地：湛江、雷州半岛。

性味功效：甘，平。补气壮阳，固精，补肾，健脾。

暗罗 Polyalthia suberosa（Roxb.）Thw.

别　　名：鸡爪树、老人皮、山观音、眉尾木。

药用部位：根、茎。

习性生境：小乔木。生于低海拔山地疏林中。

产　　地：湛江、雷州半岛。

性味功效：淡、微涩，平。补气壮阳，固精。

光叶紫玉盘 Uvaria boniana Finet et Gagnep.

别　　名：挪藤。

药用部位：叶、根。

习性生境：攀援灌木。生于丘陵，山地林中或灌丛中较湿润的地方。

产　　地：韶关（新丰、翁源、始兴）、河源（连平）、梅州（丰顺、大埔）、惠州（龙门、博罗）、清远（英德）、肇庆（封开、高要）、江门（台山）、阳江（阳春）、茂名（信宜）。

性味功效：苦、甘，微温。行气，祛风，止痛，健胃。

山椒子 Uvaria grandiflora Roxb.

别　　名：葡萄木、各骆子藤、山芭蕉罗、红肉梨、川血乌、大花紫玉盘。

药用部位：根、叶。

习性生境：攀援灌木。生于低海拔灌丛或疏林中。

产　　地：广东中部至南部。

性味功效：根：镇痛、止呕。叶：止痛消肿。

紫玉盘 Uvaria macrophylla Roxb.

别　　名：酒饼子、十八风藤、牛刀树、牛头罗。

药用部位：根、叶。

习性生境：攀援灌木。生于低海拔山地疏林或灌丛中。

产　　地：汕头、汕尾（陆丰）、惠州（博罗）、深圳、珠海、广州、佛山（顺德）、肇庆（德庆、封开、怀集、高要、鼎湖）、云浮（郁南、新兴）、江门（恩平、鹤山、台山）、茂名（高州）、湛江（徐闻）。

性味功效：根：苦、甘，微温；健胃行气，祛风止痛。

5. 樟科 Lauraceae

毛黄肉楠 Actinodaphne pilosa（Lour.）Merr.

别　　名：香胶木、老人木、毛樟、刨花、茶胶树。

药用部位：茎皮、叶。

习性生境：乔木。生于海拔500m以下的山地疏林中。

产　　地：韶关（仁化）、广州、阳江（阳春）、茂名（电白）、湛江（徐闻）。

性味功效：辛、苦，平。活血止痛，解毒消肿。

短序琼楠 Beilschmiedia brevipaniculata Allen *

药用部位：叶。

习性生境：乔木。生于山谷林中。

产　　地：阳江（阳春）、珠海。

性味功效：微辛，温。消炎消肿。

琼楠 Beilschmiedia intermedia Allen

别　　名：荔枝公。

药用部位：叶。

习性生境：乔木。散生于山谷和山腰的缓坡上或水边和溪旁。

产　　地：广东南部。

性味功效：苦，寒。解毒，活血。

无根藤 Cassytha filiformis L.

别　　名：罗网藤、无爷藤、无头草。

药用部位：全草。

习性生境：寄生缠绕草本。生于山谷、山坡灌木丛或疏林中。

产　　地：广东各地均有产。

性味功效：甘、微苦，凉；有小毒。清火解毒，利水消肿，凉血止血。

毛桂 Cinnamomum appelianum Schewe

别　　名：三条筋、山桂枝、香沾树、土肉桂、香桂子、山桂皮、假桂皮。

药用部位：茎皮。

习性生境：乔木。生于山地或谷地的灌丛和疏林中。

产　　地：韶关（乳源、新丰、乐昌、翁源）、惠州（龙门）、深圳、清远（连山、阳山、连州、英德）、肇庆（封开）、云浮（郁南）。

性味功效：辛，温。温中理气，发汗解肌。

▼**肉桂 Cinnamomum aromaticum** Nees［*C. cassia* auct. non Nees ex Bl.］

别　　名：玉桂、桂皮、桂枝、牡桂、菌桂、筒桂。

药用部位：茎皮、全株。

习性生境：乔木。常生于山坡或沟谷中，多为栽培。

产　　地：河源、高州、清远（佛冈）、肇庆（封开、高要、鼎湖）、云浮（罗定）、茂名（信宜）、湛江。

性味功效：辛、甘，温、热，气芳香。温中补肾，散寒止痛。

华南桂 Cinnamomum austro-sinense H. T. Chang

别　　名：华南樟、野桂皮、大叶樟、大叶辣樟树。

药用部位：茎皮、枝叶、果实。

习性生境：乔木。生于海拔430～700m的山坡或溪边的常绿阔叶林中或灌丛中。

产　　地：梅州（大埔、丰顺）、惠州（龙门）、清远（连南、英德、连州）、肇庆（封开）。

性味功效：辛，温、热，气芳香。温中，散寒止痛。

钝叶桂 Cinnamomum bejolghota（Buch.-Ham.）Sweet *

别　　名：大叶山桂、钝叶樟、香桂楠、老母楠、鸭母楠。

药用部位：根、茎皮、叶。

习性生境：乔木。生于山坡、沟谷的疏林或密林中。

产　　地：广东西南部，阳江（阳春）、茂名。

性味功效：辛、甘，热。暖脾胃，散风寒，通血脉。叶可提取挥发油。

阴香 Cinnamomum burmannii（C. G. & Th. Nees）Bl.

别　　名：香胶叶、小桂皮、大叶樟、野樟树、假桂树、山肉桂、桂树。

药用部位：茎皮、根皮、叶、枝。

习性生境：乔木。生于山谷林中。

产　　地：广东各地均有栽培。韶关（乐昌、乳源、南雄、始兴、仁化、翁源、新丰）、清远（连州、连山、连南、阳山、英德）、河源（紫金、连平、和平）、惠州（龙门、惠东、博罗）、深圳、广州、佛山、肇庆（封开、德庆、鼎湖、高要）、云浮（郁南、新兴）、江门（恩平、鹤山、新会）、阳江（阳春）、茂名（信宜、高州）、湛江（徐闻）。

性味功效：辛、微甘，温。祛风散寒，温中止痛。

樟 Cinnamomum camphora（L.）Presl

别　　名：香樟、樟木、乌樟、油樟、香通、芳樟。

药用部位：根、木材、茎皮、叶、果实。

习性生境：乔木。常生于山坡或沟谷中，多为栽培。

产　　地：广东各地均有栽培。

性味功效：辛，温。祛风散寒，理气活血，止痛止痒。

野黄桂 Cinnamomum jensenianum Hand.-Mazz.

别　　名：稀花樟、三条筋树、野桂皮树。

药用部位：茎皮、叶。

习性生境：乔木。生于山坡常绿阔叶林或竹林中。

产　　地：韶关（乳源、乐昌）、潮州（饶平）、惠州（龙门）、深圳、广州（从化、增城）、清远（连山、英德）、肇庆（封开）、茂名（信宜）。

性味功效： 辛、甘，温。行气活血，散寒止痛。

红辣槁树 Cinnamomum kwangtungense Merr. *

别　　名： 红叶辣汁树。

药用部位： 茎皮。

习性生境： 小乔木。生于阴坡上。

产　　地： 韶关（乳源）、惠州（龙门）、广州（从化）。

性味功效： 辛，温。温中健胃，活血止痛。

黄樟 Cinnamomum parthenoxylon（Jack）Meisn.

别　　名： 伏牛樟、海南香、香湖、猴樟、大叶樟。

药用部位： 根、叶。

习性生境： 乔木。生于常绿阔叶林或灌木丛中。

产　　地： 韶关（乳源、新丰、翁源、仁化、乐昌）、河源（和平、连平、紫金）、梅州（蕉岭、平远、五华、丰顺）、潮州（饶平）、惠州（龙门）、深圳、广州（增城）、清远（连南、连山、阳山、英德）、肇庆（德庆、封开、广宁）、云浮（罗定）、阳江（阳春）、茂名（信宜）。

性味功效： 微苦、辛，温。祛风利湿，行气止痛。

香桂 Cinnamomum subavenium Miq. *

别　　名： 细叶香樟、假桂皮、土肉桂、香槁树、香树皮。

药用部位： 根皮、根、茎皮。

习性生境： 乔木。生于海拔400～1 100m的山坡或山谷的常绿阔叶林中。

产　　地： 韶关（乳源、始兴、乐昌）、梅州（大埔）、清远（阳山、英德）、肇庆（怀集、封开）、阳江（阳春）。

性味功效： 辛，温。温中散寒，理气止痛，活血通脉。

川桂 Cinnamomum wilsonii Gamble

别　　名： 桂皮、臭马桂、桂皮香、山肉桂、桂皮树、臭樟木。

药用部位： 茎皮。

习性生境： 乔木。生于山谷的疏林中。

产　　地： 韶关（乳源）、惠州（龙门）。

性味功效： 辛、甘，温。温脾胃，暖肝肾，祛寒止痛，散瘀消肿。

▼锡兰肉桂 Cinnamomum zeylanicum Bl. *

别　　名： 斯里兰卡肉桂。

药用部位： 茎皮。

习性生境： 乔木。栽培。

产　　地： 广州华南国家植物园、湛江热带作物试验站有栽培。

性味功效： 辛，温。温中健胃，散寒止痛。

注：《中国植物志》已修订该物种学名，正名为“锡兰肉桂 Cinnamomum verum J. Presl”。

▼月桂 Laurus nobilis L. *

药用部位： 果实。

习性生境： 乔木。栽培。

产　　地： 广东有栽培。

性味功效： 祛风，解毒。治风湿痹痛、河豚中毒、疥癣、耳后疮。

乌药 Lindera aggregata（Sims）Kosterm.

别　　名： 天台乌、台乌、矮樟、猫药、细叶樟、千打锤。

药用部位： 根、茎皮。

习性生境： 灌木或小乔木。生于山谷、山坡疏林中。

产　　地： 韶关（乳源、新丰、翁源、仁化、始兴、南雄、乐昌）、河源（和平）、梅州（蕉岭、平远、大埔、梅县）、潮州（饶平）、惠州、东莞、广州

（从化）、清远（连山、连州）、肇庆（高要、鼎湖）、云浮（新兴）、江门（开平）、阳江、茂名（高州）。

性味功效：辛，温，气香。温中散寒，行气止痛。

狭叶山胡椒 Lindera angustifolia Cheng *

别　　名：鸡婆子、香叶子树、见风消、小鸡条。

药用部位：根、茎、叶。

习性生境：灌木或小乔木。生于山坡灌丛疏林中。

产　　地：韶关（乐昌）。

性味功效：辛、微涩，温。祛风解毒，舒筋活络，解毒消肿。

鼎湖钓樟 Lindera chunii Merr.

别　　名：陈氏钓樟、白胶木、耙齿钩。

药用部位：根。

习性生境：灌木。生于山谷、山坡疏林中。

产　　地：韶关（乳源）、惠州（龙门、博罗）、广州（从化）、清远、肇庆（德庆、封开、广宁、高要）、云浮（郁南、新兴、罗定）、江门（恩平）、阳江（阳春）、茂名（信宜）。

性味功效：辛，温。散瘀消肿，行气止痛。

香叶树 Lindera communis Hemsl.

别　　名：香叶樟、大香叶、香果树。

药用部位：叶。

习性生境：灌木或小乔木。生于疏林中。

产　　地：广东各地均有产。

性味功效：辛、微苦，温。散瘀止痛，止血，解毒。

红果山胡椒 Lindera erythrocarpa Makino *

别　　名：詹糖香、红果钓樟。

药用部位：茎皮或叶。

习性生境：灌木或小乔木。生于海拔1 000m以下的山坡、山谷、溪边、林下等处。

产　　地：韶关（乐昌、乳源）。

性味功效：辛，微温。祛风除湿，解毒杀虫，敛疮止血。

山胡椒 Lindera glauca（Sieb. et Zucc.）Bl.

别　　名：牛筋条、牛筋树。

药用部位：根、叶、果实。

习性生境：灌木或小乔木。生于山坡、林缘。

产　　地：广东中部、东部、北部各地。韶关（乳源、新丰、翁源、仁化、始兴、南雄、乐昌）、河源（和平、龙川）、梅州（蕉岭、平远、大埔）、潮州（饶平）、惠州（惠东）、清远（连南、连山、阳山）。

性味功效：根：苦、辛，温；祛风通络，理气活血，利湿消肿，化痰止咳。叶：苦、辛，微寒；解毒消疮，祛风止痛，止痒，止血。果实：辛，温；温中散寒，行气止痛，平喘。

黑壳楠 Lindera megaphylla Hemsl.

别　　名：枇杷楠、大楠木、鸡屎楠、猪屎楠、花兰、八角香。

药用部位：根、茎皮、茎枝。

习性生境：乔木。生于山谷或山坡常绿阔叶林中。

产　　地：韶关（乳源、新丰、翁源、始兴、乐昌）、河源（连平）、梅州（蕉岭、平远、大埔、梅县）、惠州（龙门）、广州（从化）、清远（阳山）、肇庆（怀集）、茂名（信宜）。

性味功效：辛、微苦，温。祛风除湿，消肿止痛。

滇粤山胡椒 Lindera metcalfiana Allen

药用部位： 茎皮、果实。

习性生境： 灌木或小乔木。生于山坡、林缘、路旁或常绿阔叶林中。

产　　地： 广东除海边外各地大部分山区县均有产。

性味功效： 辛、甘，温。补肝肾，暖腰膝。

香粉叶 Lindera pulcherrima（Wall.）Benth. var. **attenuata** Allen *

别　　名： 尖叶樟、假桂皮、山叶树、香粉叶钓樟。

药用部位： 茎皮。

习性生境： 小乔木。生于山坡、溪边林中。

产　　地： 韶关（乳源）、河源、惠州（龙门）、清远（阳山）、茂名（信宜）。

性味功效： 清凉消食。

川钓樟 Lindera pulcherrima（Wall.）Benth. var. **hemsleyana**（Diels）H. P. Tsui *

别　　名： 长叶乌药、关桂、香叶子、三条筋、皮桂、山香桂。

药用部位： 叶、根。

习性生境： 灌木或小乔木。生于山坡、灌丛中或林缘中。

产　　地： 广东各地山区县有产。

性味功效： 辛，温。止血，生肌，消食止痛。

山橿 Lindera reflexa Hemsl.

别　　名： 大叶钓樟、铁脚樟、生姜树、木姜子、甘橿、钓樟、野樟树。

药用部位： 根。

习性生境： 灌木或小乔木。生于海拔1 000m以下的山谷、山坡或灌丛中。

产　　地： 韶关（乳源、始兴、仁化、南雄）、河源（和平）、清远（阳山、连山、英德、连州）。

性味功效： 辛，温。祛风理气，止血，杀虫。

山鸡椒 Litsea cubeba（Lour.）Pers.

别　　名： 山苍子、木姜子、山胡椒、豆豉姜、澄茄子、毕澄茄。

药用部位： 果实、根、叶。

习性生境： 落叶灌木或小乔木。生于向阳的山坡、疏林、灌丛中。

产　　地： 广东各地山区县。

性味功效： 辛、微苦，温。祛风散寒，理气止痛。

黄丹木姜子 Litsea elongata（Wall. ex Nees）Benth. et Hook. f.

别　　名： 野枇杷木、黄壳楠、长叶木姜子、打色眼树、野枇杷木、毛丹公。

药用部位： 根。

习性生境： 常绿乔木。生于山坡、路旁、溪旁及森林中。

产　　地： 韶关（乳源、新丰、仁化、始兴、乐昌、曲江）、河源（和平）、梅州（蕉岭）、惠州（龙门）、广州（从化、增城）、清远（连山、阳山、连州、英德）、肇庆（封开、怀集、高要）、阳江（阳春）、茂名（信宜）。

性味功效： 祛风除湿。民间用于治疗胃痛、食积。

毛叶木姜子 Litsea mollis Hemsl.

别　　名： 清香木姜子、木香子、猴香子、野木浆子、香桂子、大木姜、毛梅桑。

药用部位： 果实。

习性生境： 落叶小乔木。生于山坡灌丛中或阔叶林中。

产　　地： 韶关（乳源）、河源（和平）、惠州（博罗）、广州（增城、从化）、清远（阳山、连山、英德、连州）、肇庆（广宁、怀集）、阳江（阳春）。

性味功效： 辛、苦，温。温中行气止痛，燥湿健脾消食。

潺槁木姜子 Litsea glutinosa（Lour.）C. B. Rob.

别　　名： 青野槁、胶樟、油槁树、潺槁树、香胶木。

药用部位： 根、皮、叶。

习性生境： 乔木。生于山地林缘、溪旁、疏林或灌丛中。

产　　地： 韶关（翁源）、汕头（南澳）、揭阳（揭西）、汕尾（陆河、陆丰）、惠州（惠东、博罗）、深圳（宝安）、广州（从化、增城、番禺）、佛山（南海）、清远、肇庆（四会、高要）、江门（恩平、鹤山、开平、台山、新会）、阳江（阳春）、茂名（信宜、高州）、湛江（雷州、遂溪、徐闻）。

性味功效： 甘、苦、涩，凉。清湿热，消肿解毒，止血，止痛。

假柿木姜子 Litsea monopetala（Roxb.）Pers.

别　　名： 假柿树、柿叶木姜、猪母槁、纳槁、山口羊、山菠萝树、假沙梨。

药用部位： 叶。

习性生境： 常绿乔木。生于低海拔山地疏林或灌丛中。

产　　地： 广东各地均有产。

性味功效： 微苦，温，气香。行气止痛，祛风消肿。

木姜子 Litsea pungens Hemsl.

别　　名： 木香子。

药用部位： 果实、叶。

习性生境： 落叶小乔木。生于溪旁和山地阳坡林中或林缘。

产　　地： 韶关（乐昌、南雄）、河源（和平）、清远（连州）。

性味功效： 果实：辛、苦，温；温中行气止痛，燥湿健脾消食，解毒消肿。叶：辛，温；散寒止痛，行气消食，透疹。

豺皮樟 Litsea rotundifolia Lévl. var. **oblongifolia**（Nees）Allen

别　　名： 圆叶木姜子、嗜喳木、假面果、硬钉树、白叶仔。

药用部位： 根、叶。

习性生境： 常绿灌木或小乔木。生于海拔800m以下的丘陵地下部的灌木林中或疏林中。

产　　地： 广东各地均有产。

性味功效： 辛，温。祛风除湿，行气止痛，活血通经。

轮叶木姜子 Litsea verticillata Hance

别　　名： 槁树、槁木姜。

药用部位： 根、茎皮、叶。

习性生境： 常绿灌木或小乔木。生于海拔1 300m以下的山谷、溪旁、灌丛中或杂木林中。

产　　地： 韶关（乳源、翁源、仁化、乐昌）、惠州（龙门）、珠海、广州（从化、增城）、清远（连山、英德）、肇庆（德庆、封开、怀集、高要、鼎湖）、云浮（郁南、新兴、罗定）、江门（鹤山、台山、新会）、阳江、茂名（信宜）。

性味功效： 辛，温。祛风通络，活血消肿，止痛。

黄绒润楠 Machilus grijsii Hance

别　　名： 黄楠、黄桢楠、香槁树、跌打王、香胶树。

药用部位： 茎皮、枝叶。

习性生境： 小乔木。生于灌木丛中或密林中。

产　　地： 韶关（乳源、始兴、乐昌）、梅州（大埔）、清远（阳山、英德）、肇庆（怀集、封开）、阳江（阳春）。

性味功效： 甘、微苦，凉。散瘀消肿，止血消炎。

薄叶润楠 Machilus leptophylla Hand.-Mazz.

别　　名： 华东润楠、大叶楠、华东楠。

药用部位： 茎皮。

习性生境： 乔木。生于海拔450～1 200m的山地林中。

产　　地： 韶关（乳源、仁化、乐昌、曲江）、河源（和平）、梅州（平远）、清远（阳山、连山、英德、连州）、茂名。

性味功效： 苦、微辛，微温。活血，散瘀，止痢。

刨花润楠 Machilus pauhoi Kanehirn

别　　名： 粘柴、刨花、刨花楠。

药用部位： 茎。

习性生境： 乔木。生于山地林中。

产　　地： 广东中部、北部。韶关（乐昌、曲江）、梅州（大埔）、深圳。

性味功效： 甘、微辛，凉。清热解毒，润肠通便。

柳叶润楠 Machilus salicina Hance

别　　名： 柳楠、柳叶桢楠。

药用部位： 叶。

习性生境： 乔木。生于低海拔地区的溪畔河边。

产　　地： 粤中、粤东至粤北的韶关（新丰、乐昌）、河源、揭阳（揭西）、深圳、广州、清远（连山、连州、英德）、肇庆（怀集）、茂名（信宜）。

性味功效： 淡，平。消肿解毒。

红楠 Machilus thunbergii Sieb. et Zucc.

别　　名： 猪脚楠。

药用部位： 根皮。

习性生境： 乔木。生于山地混交林中。

产　　地： 韶关（乳源、新丰、仁化、乐昌）、梅州（蕉岭、平远、五华、大埔）、潮州、惠州（龙门）、深圳、广州（从化）、清远（连山、阳山、连州、英德）、肇庆（封开、怀集、高要）、云浮、江门（恩平）、阳江。

性味功效： 辛、苦，温。温中，理气和胃，舒筋活络，消肿镇痛。

绒毛润楠 Machilus velutina Champ. ex Benth.

别　　名： 野枇杷、绒毛桢楠、香胶木、猴高铁、绒楠。

药用部位： 根皮、叶。

习性生境： 乔木。生于海拔600m以下的山地林中。

产　　地： 广东各地均有产。

性味功效： 苦，凉。化痰止咳，消肿止痛，收敛止血。

新木姜子 Neolitsea aurata（Hay.）Koidz.

别　　名： 新木姜。

药用部位： 种子、根、茎皮。

习性生境： 乔木。生于海拔500～1 300m的山坡林缘、疏林中。

产　　地： 广东中部至北部的韶关（乳源、新丰、翁源、仁化、始兴、乐昌）、河源（和平）、清远（连山、阳山、连州、英德）、肇庆（高要）。

性味功效： 理气止痛，消肿。

锈叶新木姜 Neolitsea cambodiana Lec.

别　　名： 锈叶新木姜子、白背樟、大叶樟、石槁、辣汁树。

药用部位： 叶。

习性生境： 乔木。生于海拔1 000m以下的山谷、疏林中。

产　　地：韶关（乳源、新丰、翁源、仁化、始兴、乐昌、曲江）、河源（和平）、梅州（大埔）、惠州（龙门）、深圳、广州、清远（连山、阳山、连州、英德）、肇庆（德庆、封开、怀集、高要）。

性味功效：辛，凉。清热解毒，祛湿止痒。

鸭公树 Neolitsea chuii Merr.

别　　名：假樟、青胶木、大叶樟。

药用部位：种子。

习性生境：乔木。生于山谷或丘陵地的疏林中。

产　　地：广东西部、中部、东部至北部。

性味功效：辛，温。理气止痛，消肿。

簇叶新木姜 Neolitsea confertifolia（Hemsl.）Merr. *

别　　名：密叶新木姜、香桂子树、丛叶楠。

药用部位：茎皮。

习性生境：小乔木。生于山地、水旁、灌丛及山谷密林中。

产　　地：韶关（乳源、乐昌）。

性味功效：辛、苦，微温。祛风行气，健脾利湿。

大叶新木姜子 Neolitsea levinei Merr.

别　　名：假玉桂、土玉桂、厚壳树。

药用部位：根。

习性生境：乔木。生于海拔300～1 300m的山谷、山坡林中。

产　　地：韶关（乳源、新丰、翁源、仁化、始兴、南雄、乐昌、曲江）、河源（和平）、梅州（平远、五华、大埔、梅县）、惠州（龙门）、广州（增城）、清远（连山、阳山、连州、英德）、肇庆（怀集）、茂名（信宜）。

性味功效：辛、苦，温。祛风除湿。

▼鳄梨 Persea americana Mill. *

别　　名：油梨、樟梨。

药用部位：果实。

习性生境：乔木。热带、南亚热带地区有栽培。

产　　地：广东南部、广州有引种栽培。

性味功效：生津止渴。果仁用于提取脂肪油（非干性油）。

闽楠 Phoebe bournei（Hemsl.）Yang

别　　名：竹叶楠、兴安楠木。

药用部位：根皮、叶。

习性生境：乔木。生于山谷常绿阔叶林中。

产　　地：韶关（仁化、始兴、乐昌）、梅州（大埔）、清远（连山、英德）。

性味功效：苦，微寒。清热解毒，收敛止血。

紫楠 Phoebe sheareri（Hemsl.）Gamble

别　　名：紫金楠、大叶紫楠、金心楠、金丝楠、楠木、猪脚楠、石环树。

药用部位：叶、根。

习性生境：乔木。生于海拔1 000m以下的山地常绿阔叶林中。

产　　地：韶关（乳源、新丰、翁源、仁化、始兴、乐昌）、河源（和平）、梅州（蕉岭、梅县）、广州（从化）、清远（连山、阳山、连州）。

性味功效：辛，微温。叶：温中理气。根：祛瘀消肿。

檫木 Sassafras tzumu（Hemsl.）Hemsl.

别　　名：半风樟、黄楸树、犁火哄、青檫、山檫、檫树、药树。

药用部位：根、茎皮、叶。

习性生境：乔木。生于山地、山谷、山坡林中。

产　　地：韶关（乳源、始兴、乐昌、曲江）、河源（和平、龙川）、梅州（平远）、广州（从化）、清远（连山、阳山、英德）、肇庆（封开）、江门（新会）。
性味功效：甘、淡，温。祛风除湿，活血散瘀。

6. 青藤科 Illigeraceae

宽药青藤 Illigera celebica Miq. *
别　　名：大青藤、瑶山青藤、保龙师。
药用部位：藤茎。
习性生境：藤本。生长于低海拔丘陵地区疏林或灌丛中或山谷、坡地及路旁。
产　　地：肇庆（怀集、高要、鼎湖）、江门（台山）、阳江（阳春）、茂名（高州、信宜）。
性味功效：辛，温。祛风除湿，行气止痛。

小花青藤 Illigera parviflora Dunn
别　　名：翅果藤、黑九牛。
药用部位：根或藤茎。
习性生境：藤本。生于低海拔山地、山谷、山坡，溪边林中。
产　　地：韶关（乳源、翁源）、梅州（大埔）、揭阳（揭西）、惠州（龙门、博罗）、清远（连山、英德）、肇庆（怀集、高要、鼎湖）、云浮（罗定）、江门（恩平、台山）、阳江（阳春）、茂名（信宜、高州）。
性味功效：微甘、辛、涩，温。祛风除湿，行气止痛。

毛青藤 Illigera rhodantha Hance
别　　名：红花青藤。
药用部位：全株。
习性生境：藤本。生于低海拔山谷、坡地、灌丛及路旁。
产　　地：汕头、汕尾（海丰）、惠州（惠东、博罗）、清远（英德）、肇庆（封开、高要）、云浮（郁南、新兴）、江门（恩平、台山）、阳江（阳春）、茂名（高州）、湛江（徐闻）。
性味功效：甘、辛、涩，温。祛风散瘀，消肿止痛。

7. 肉豆蔻科 Myristicaceae

▼肉豆蔻 Myristica fragrans Houtt. *
别　　名：玉果、肉果、肉寇、迦拘勒、顶头肉、豆蔻。
药用部位：种仁。
习性生境：乔木。栽培。
产　　地：湛江热带作物试验站引种栽培。
性味功效：辛，温。温中行气，涩肠止泻。

8. 毛茛科 Ranunculaceae

乌头 Aconitum carmichaelii Debeaux *
别　　名：盐乌头、川乌、草乌。
药用部位：根。
习性生境：草本。生于山地草坡或灌丛中。
产　　地：韶关（乳源、乐昌）。
性味功效：辛、苦，热；有大毒。祛风除湿，温经止痛。

▼秋牡丹 Anemone hupehensis Lem. var. **japonica**（Thunb.）Bowles et Stearn *
别　　名：野棉花、土牡丹、打破碗花花、秋明菊。
药用部位：茎、叶、根。
习性生境：草本。广东有栽培。
产　　地：韶关（乳源、乐昌）、梅州（梅县）。
性味功效：茎、叶：苦、辛，温；有大毒；杀虫。根：苦，温；有毒；利湿，驱虫，祛瘀。

钝齿铁线莲 Clematis apiifolia DC.var. **argentilucida**（Lévl. & Vant.）W. T. Wang

别　　名： 川木通、淮通。

药用部位： 茎、叶。

习性生境： 藤本。生于山坡或沟边。

产　　地： 韶关（仁化、乳源、乐昌）、河源（和平）、清远（连山、阳山）。

性味功效： 苦，寒。利尿消肿，通经下乳。

小木通 Clematis armandii Franch.

别　　名： 山木通、川木通、蓑衣藤。

药用部位： 根、茎。

习性生境： 藤本。生于山坡、山谷、路旁或灌丛中。

产　　地： 韶关（乳源、新丰、仁化、乐昌、曲江）、河源（龙川）、梅州（平远）、揭阳（揭西）、汕尾（陆河）、惠州（龙门）、广州、佛山（顺德）、清远（连山、阳山、连州、英德）、肇庆（高要）、云浮、江门（台山）、阳江（阳春）、茂名（电白、信宜）。

性味功效： 苦，寒。利尿消肿，通经下乳，活血止痛。

威灵仙 Clematis chinensis Osb.

别　　名： 铁脚威灵仙、老虎须、移星草、九里火、白钱草、粉威仙。

药用部位： 根、叶。

习性生境： 藤本。生于山坡、山谷灌丛中或沟边、路旁草丛中。

产　　地： 韶关（乳源、翁源、南雄、乐昌）、河源（和平）、汕头（南澳）、惠州（龙门、博罗）、深圳、广州（从化、番禺）、佛山（南海）、清远（连山、阳山、连州、英德）、肇庆（封开、高要）、云浮。

性味功效： 根：辛、微苦，温；祛风除湿，通络止痛。叶：辛、苦，平；消炎解毒。

厚叶铁线莲 Clematis crassifolia Benth.

药用部位： 根、根状茎。

习性生境： 藤本。生于山地、山谷、平地、溪边、路旁密林或疏林中。

产　　地： 韶关（乳源、新丰、翁源、乐昌）、惠州（龙门、博罗）、广州、清远（阳山）、肇庆（封开、怀集、高要）、云浮、阳江（阳春）。

性味功效： 辛，温。治风湿骨痛、小儿惊风、咽喉肿痛、毒蛇咬伤。

甘木通 Clematis filamentosa Dunn

别　　名： 蛇眼药。

药用部位： 带叶的藤茎。

习性生境： 藤本。生于山谷疏林或林缘。

产　　地： 韶关（乳源、新丰、乐昌）、梅州、惠州（惠东、博罗、惠阳）、深圳、清远（连州、英德）、肇庆（封开、高要）、云浮（新兴）、阳江（阳春）、茂名（信宜）。

性味功效： 苦，微凉。清肝火，宁心神。

山木通 Clematis finetiana Lévl. et Vant.

别　　名： 巴氏铁线莲、雪球藤、老虎毛、九里花、过山照。

药用部位： 茎、叶。

习性生境： 藤本。生于山坡、疏林中。

产　　地： 韶关（乳源、新丰、仁化、始兴、南雄、乐昌）、河源（和平、连平）、梅州（蕉岭、平远）、广州（从化）、清远（连山、阳山、连州、英德）、肇庆（怀集、高要）、江门（新会）。

性味功效： 苦、辛，温。祛风湿，通经络，活血行气。

铁线莲 Clematis florida Thunb.

别　　名： 龙须草、东北铁线莲、架子菜。

药用部位： 茎、叶。

习性生境： 藤本。生于低山区的丘陵灌丛中，山谷、路旁及小溪边。

产　　地： 河源（紫金）、广州、佛山（南海）、清远、肇庆（高要）。

性味功效： 辛，温。利尿，理气通便，活血止痛。

小蓑衣 Clematis gouriana Roxb. ex DC.

别　　名： 小蓑衣藤。

药用部位： 根、茎。

习性生境： 藤本。生于山坡、山谷灌丛中或沟边、路旁。

产　　地： 韶关（乳源、乐昌）、清远（英德）。

性味功效： 辛，温。祛风除湿，活血化瘀。

单叶铁线莲 Clematis henryi Oliv.

别　　名： 地雷根、雪里开。

药用部位： 根。

习性生境： 藤本。生于溪边、山谷、阴湿的坡地、林下及灌丛中，缠绕于树上。

产　　地： 韶关（乳源、仁化、乐昌、曲江）、惠州（博罗）、清远（阳山、连州）、肇庆（怀集）。

性味功效： 辛、苦，凉。清热解毒，行气止痛，活血消肿。

毛蕊铁线莲 Clematis lasiandra Maxim.

别　　名： 丝瓜花、小木通。

药用部位： 根、茎。

习性生境： 藤本。生于山谷、山坡疏林或灌丛中。

产　　地： 韶关（乳源、乐昌）。

性味功效： 淡，平。舒筋活络，祛湿止痛。

锈毛铁线莲 Clematis leschenaultiana DC.

别　　名： 齿叶铁线莲。

药用部位： 茎。

习性生境： 藤本。生于海拔500～1 200m的山坡灌丛中。

产　　地： 韶关（翁源、乐昌、曲江）、河源（和平）、清远（阳山、英德、连州）、云浮。

性味功效： 苦，寒。清心，利尿，通经下乳。

毛柱铁线莲 Clematis meyeniana Walp.

别　　名： 假威灵仙、木通藤、吹风藤、老虎须藤。

药用部位： 全株。

习性生境： 藤本。生于海拔250～1 000m的山坡疏林及路旁灌丛中或山谷、溪边。

产　　地： 广东各地山区县均有产。

性味功效： 辛、咸、微苦，温。祛风除湿，舒筋，止痛。

沙叶铁线莲 Clematis meyeniana Walp. var. **granulata** Finet et Gagnep.

别　　名： 软骨过山龙、三叶木通。

药用部位： 全株。

习性生境： 藤本。生于山谷疏林中。

产　　地： 河源、云浮（新兴）、阳江（阳春）、茂名（高州、信宜）、湛江（徐闻）。

性味功效： 苦、辛，寒。清热利尿，通经活络。

曲柄铁线莲 Clematis repens Finet et Gagnep.

药用部位： 全株。

习性生境： 藤本。生于江边、路旁的疏林中及潮湿的林下，常攀援于树枝上及岩石上。

产　　地： 韶关（乳源、仁化）。

性味功效： 凉血，降火，解毒，祛风解表，化痰止咳。

柱果铁线莲 Clematis uncinata Champ. ex Benth.

别　　名：癞子藤、色铁线莲、猪狼藤、花木通、小叶光板力刚、台三叶铁线莲。

药用部位：根、茎、叶。

习性生境：藤本。生于海拔200～1 000m的山地、山谷、溪边的灌丛中或林边，或石灰岩灌丛中。

产　　地：韶关（乳源、南雄、乐昌）、河源（紫金）、梅州（蕉岭、平远、五华、丰顺、大埔、梅县）、汕头（南澳）、惠州（龙门、博罗）、珠海、广州（从化）、清远（连山、阳山、连州、英德）、肇庆（德庆、封开、怀集、广宁、高要）、云浮（郁南）、阳江（阳春）。

性味功效：辛，温。祛风除湿，舒筋活络，镇痛。

短萼黄莲 Coptis chinensis Franch. var. **brevisepala** W. T. Wang et Hsiao

别　　名：鸡爪黄莲。

药用部位：根状茎。

习性生境：草本。生于山谷林下潮湿的岩石上。

产　　地：韶关（乳源、仁化、乐昌）、惠州（龙门）、广州（从化）、清远（连山）。

性味功效：苦，寒。清热泻火，解毒消肿，燥湿健胃。

还亮草 Delphinium anthriscifolium Hance

别　　名：飞燕草、鱼灯苏、车子野芫荽。

药用部位：全草。

习性生境：草本。生于丘陵或低海拔的山坡草丛或溪边草地。

产　　地：广东中部、西部。肇庆。

性味功效：辛，温；有毒。祛风通络。

蕨叶人字果 Dichocarpum dalzielii（Drumm. et Hutch.）W. T. Wang et Hsiao

别　　名：岩节连。

药用部位：根。

习性生境：草本。生于山谷林下潮湿处。

产　　地：广东中部至北部，韶关（乳源、乐昌）、广州（从化）、清远（连山）、茂名（信宜）。

性味功效：辛、微苦，寒。消肿散毒。

两广锡兰莲 Naravelia pilulifera Hance

别　　名：拿拉藤、锡兰莲。

药用部位：根、茎、叶。

习性生境：木质藤本。生于山谷林下潮湿处。

产　　地：广东西部、中部，肇庆（怀集、高要）、云浮（新兴）、阳江（阳春）。

性味功效：根：行气止痛。茎、叶：止血。

▼芍药 Paeonia lactiflora Pall.

别　　名：白芍、野芍药、土白芍、芍药花、山芍药、山赤芍、金芍药、将离。

药用部位：根。

习性生境：草本。庭园栽培。

产　　地：粤北有引种栽培。

性味功效：苦、酸，凉。养血敛阴，柔肝止痛。

▼牡丹 Paeonia suffruticosa Andr. *

别　　名：丹皮、粉丹皮、鼠姑、鹿韭、白茸、木芍药、百雨金、洛阳花、富贵花。

药用部位：根皮。

习性生境：灌木。庭园有栽培。

产　　地：粤北有引种栽培。

性味功效：辛、苦，凉。清热凉血，活血行瘀。

禺毛茛 Ranunculus cantoniensis DC.

别　　名：小回回蒜。

药用部位：全草。

习性生境：草本。生于平原或丘陵田边、沟旁水湿地。

产　　地：韶关（乳源、始兴、乐昌、曲江）、河源（和平、连平、龙川）、梅州（蕉岭、丰顺、大埔）、潮州（饶平）、惠州（龙门、惠东）、深圳、广州（从化、增城）、清远（连山）、肇庆（高要）、云浮、阳江（阳春）、茂名（信宜）。

性味功效：辛，温；有毒。清肝明目，除湿解毒、截疟。

茴茴蒜 Ranunculus chinensis Bge. *

别　　名：回回蒜毛茛。

药用部位：全草、果实。

习性生境：草本。生于溪边、沟旁、田边湿地上。

产　　地：韶关（乳源、乐昌）、梅州（平远）、潮州（饶平）、惠州（龙门、博罗）、广州、清远（连南、连山、连州、英德）、肇庆（高要）。

性味功效：全草：辛、苦，温；有毒；解毒退黄，截疟，定喘，镇痛。果实：苦，微温；明目，截疟。

毛茛 Ranunculus japonicus Thunb.

别　　名：鱼疔草、鸭脚板、老虎脚迹、五虎草。

药用部位：全草。

习性生境：草本。生于溪边、沟旁、田边湿地上。

产　　地：韶关（乳源、南雄、乐昌、曲江）、梅州（平远）、惠州（龙门、博罗）、清远（连山、阳山、英德）、肇庆（封开、高要）。

性味功效：辛、微苦，温；有毒。利湿消肿，止痛，退翳，截疟，杀虫。

石龙芮 Ranunculus sceleratus L.

别　　名：假芹菜。

药用部位：全草。

习性生境：草本。生于溪边、沟旁、田边湿地上。

产　　地：韶关（乳源、始兴、乐昌）、深圳、广州、肇庆（高要）。

性味功效：辛、苦，平；有毒。消肿，拔毒，散结，截疟。

天葵 Semiaquilegia adoxoides（DC.）Makino

别　　名：耗子屎、紫背天葵、千年老鼠屎、麦无踪。

药用部位：块根。

习性生境：草本。生于丘陵草地或低山林下阴处。

产　　地：韶关（乳源、乐昌）。

性味功效：甘、苦，寒；有小毒。清热解毒，利尿消肿。

尖叶唐松草 Thalictrum acutifolium（Hand.-Mazz.）B. Boivin *

别　　名：石笋还阳。

药用部位：根状茎。

习性生境：草本。生于海拔1 300m以下的溪边、沟旁、林下阴湿处。

产　　地：韶关（乳源、仁化、乐昌）、河源（连平）、梅州（五华）、潮州（饶平）、惠州（博罗、龙门）、深圳、清远（阳山、连山）、肇庆（封开）。

性味功效：苦，寒。消肿解毒，明目，止泻。

盾叶唐松草 Thalictrum ichangense Lecoy. ex Oliv. *

别　　名：倒地挡、岩扫把、龙眼草、水香草、羊耳。

药用部位：根状茎、全株。

习性生境：草本。生于山谷沟边、灌丛或疏林中。

产　　地：广东北部，清远（连州）。
性味功效：苦，寒。清热解毒，燥湿。

爪哇唐松草 Thalictrum javanicum Bl.
别　　名：鹅整、羊不食。
药用部位：根、全草。
习性生境：草本。生于山地林中、沟边或陡崖边较阴湿处。
产　　地：韶关（乐昌、乳源）、清远（连州、阳山）。
性味功效：苦，寒。清热，燥湿，解毒。

东亚唐松草 Thalictrum minus L. var. **hypoleucum**（Sieb. et Zucc.）Miq.
别　　名：穷汉子腿、佛爷指甲、金鸡脚下黄、烟锅草。
药用部位：根。
习性生境：草本。生于丘陵或山地林边或山谷沟边。
产　　地：韶关（乳源）。
性味功效：苦，寒；有小毒。清热，燥湿。

9. 金鱼藻科 Ceratophyllaceae

金鱼藻 Ceratophyllum demersum L.
别　　名：灯笼丝、软草、松藻、细草。
药用部位：全草。
习性生境：草本。生于池塘、河沟中。
产　　地：广东各地均有产。
性味功效：淡，凉。凉血止血，利水通淋。

10. 睡莲科 Nymphaeaceae

▼芡 Euryale ferox Salib. ex König & Sims *
别　　名：芡实、肇实。
药用部位：种子、根。
习性生境：草本。生于池塘沼泽中。
产　　地：广东各地均有栽培，主产区为肇庆鼎湖。
性味功效：甘、涩，平。益肾涩精，补脾止泻。

▼莲 Nelumbo nucifera Gaertn.
别　　名：荷花、菡萏、芙蓉、芙蕖、莲花、碗莲、缸莲。
药用部位：根状茎、根状茎节部、叶、叶柄、花托、花蕾、雄蕊、种胚、种子。
习性生境：草本。喜生于富含腐殖质土的池塘及水田中。
产　　地：广东各地均有栽培。
性味功效：甘，寒。清热生津，凉血止血，补益脾胃。

萍蓬草 Nuphar pumilum（Hoffm.）DC. *
别　　名：水粟、黄金莲、水粟包、水面一盏灯。
药用部位：根、茎。
习性生境：草本。生于湖泊、池塘中。
产　　地：清远（英德）、广州。
性味功效：甘，寒。退虚热，除蒸止汗，止咳，祛瘀调经。

11. 小檗科 Berberidaceae

华东小檗 Berberis chingii Cheng subsp. **wulingensis** C. M. Hu *
药用部位：根、茎、茎皮。
习性生境：灌木。生于山谷疏林下和灌丛中。
产　　地：韶关（乳源、乐昌）。
性味功效：苦，寒。清热燥湿，泻火解毒。治细菌性痢疾、胃肠炎、副伤寒、消化不良、黄疸、肝硬化腹水、泌尿系感染、急性肾炎、扁桃体炎、口腔炎、支气管肺炎。外用治中耳炎、目赤肿痛、外伤感染。

南岭小檗 Berberis impedita Schneid.
别　　名：刺黄柏。
药用部位：根、茎、茎皮。

习性生境：灌木。生于山谷疏林下和灌丛中。
产　　地：韶关（乳源）、清远（英德、阳山）。
性味功效：苦，寒。清热燥湿，泻火解毒。治湿热泄泻、痢疾、胃热疼痛、目赤肿痛、口疮、咽喉肿痛、急性湿疹、烫伤。

豪猪刺 Berberis julianae Schneid. *
别　　名：拟变缘小檗、鸡脚刺、刺黄柏。
药用部位：根、茎、茎皮。
习性生境：灌木。生于山坡、沟边、林中、林缘、灌丛中或竹林中。
产　　地：广东东部、北部韶关（乳源）、潮州（饶平）等山区。
性味功效：苦，寒。清热解毒，泻火。

▼日本小檗 Berberis thunbergii DC. *
别　　名：三颗针、三口针。
药用部位：根、枝叶。
习性生境：灌木。常栽培于庭园中或路旁作绿化或绿篱用。
产　　地：粤北有引种栽培。
性味功效：苦，寒。清热燥湿，泻火解毒。

庐山小檗 Berberis virgetorum Schneid.
别　　名：长叶小檗、土黄连、三颗针。
药用部位：根、根皮、茎、茎皮。
习性生境：灌木。生于山谷林下。
产　　地：广东西部、北部，茂名（信宜）、清远（连山）山区。
性味功效：苦，寒。清热解毒，抗菌消炎。

六角莲 Dysosma pleiantha（Hance）Woods.
别　　名：八角金盘、山荷叶。
药用部位：根状茎。
习性生境：草本。生于林下、山谷溪旁或阴湿溪谷草丛中。
产　　地：广东各地山区有产。
性味功效：苦、辛，凉；有小毒。清热解毒，活血散瘀。

八角莲 Dysosma versipellis（Hance）M. Cheng ex Ying *
别　　名：山荷叶、金魁莲、旱八角 。
药用部位：根状茎。
习性生境：草本。生于山坡林下、灌丛中、溪旁阴湿处、竹林下或石灰山常绿林下。
产　　地：广东西部、中部、北部，广州、清远（连山）、云浮（郁南）、茂名（信宜）。
性味功效：苦、辛，温；有毒。消炎解毒，散瘀止痛。

三枝九叶草 Epimedium sagittatum（Sieb. et Zucc.）Maxim.
别　　名：箭叶淫羊藿、淫羊藿。
药用部位：全株。
习性生境：草本。生于山坡草丛中、林下、灌丛中、水沟边或岩边石缝中。
产　　地：韶关（乳源、乐昌）。
性味功效：辛、苦，温。补精壮阳，祛风湿，补肝肾，强筋骨。

阔叶十大功劳 Mahonia bealei（Fort.）Carr.
别　　名：土黄连、黄天竹。
药用部位：叶、根、茎。
习性生境：灌木。生于阔叶林、竹林、杉木林及混交林下、林缘、草坡、溪边、路旁或灌丛中。
产　　地：韶关（乳源、仁化、翁源、乐昌）、河源（和平、连平）、清远（连州、连山、连南、阳山、英德）。
性味功效：苦，寒。叶：滋阴清热。根、茎：清热解毒。

小果十大功劳 Mahonia bodinierii Gagnep.
药用部位：根、茎。

习性生境：灌木。生于山谷林下和溪边灌丛中。
产　　地：韶关（乳源、乐昌）。
性味功效：清心、胃火，解毒，抗菌消炎。治黄疸性肝炎、痢疾、赤眼、枪炮伤、烧烫伤，可作黄连代用品。

北江十大功劳 Mahonia fordii Schneid.
药用部位：根、茎、叶。
习性生境：灌木。生于海拔850m以下的林下或灌丛中。
产　　地：广东北部。
性味功效：苦，寒。叶：滋阴清热。根、茎：清热解毒。

十大功劳 Mahonia fortunei（Lindl.）Fedde *
别　　名：细叶十大功劳、木黄莲。
药用部位：根、叶。
习性生境：灌木。生于山坡沟谷林中、灌丛中、路边或河边。
产　　地：广东各地有引种栽培。
性味功效：苦，凉。固阴清热，解毒消炎。

台湾十大功劳 Mahonia japonica（Thunb.）DC. *
别　　名：十大功劳、华南十大功劳。
药用部位：叶、根、茎。
习性生境：灌木。生于山谷林下和溪边灌丛中。
产　　地：广东各地均有栽培。
性味功效：苦，寒。叶：滋阴清热。根、茎：清热解毒。

海岛十大功劳 Mahonia oiwakensis Hayata *
别　　名：阿里山十大功劳。
药用部位：根和茎。
习性生境：灌木。生于山谷、溪边林中。
产　　地：珠江口岛屿。
性味功效：清心胃火，解毒，抗菌消炎。治黄疸性肝炎、痢疾、赤眼、枪炮伤、烧烫伤，可作黄连代用品。

沈氏十大功劳 Mahonia shenii Chun
别　　名：刺黄连、刺黄莲、黄析、黄连木。
药用部位：根、茎。
习性生境：灌木。生于山谷林下和水沟边。
产　　地：韶关（乳源、仁化、翁源）、梅州（平远）、广州（从化）、茂名（高州）、清远（阳山、连山、连州）。
性味功效：苦，寒。清心胃火，解毒，抗菌消炎。

南天竺 Nandina domestica Thunb.
别　　名：蓝田竹、红天竺、白天竹、天竹子、土黄连。
药用部位：根、茎、果实。
习性生境：灌木。生于海拔1 200m以下山地林下沟旁、路边或灌丛中。
产　　地：韶关（乳源）、梅州（平远）、广州。广东各地庭园有栽培。
性味功效：根、茎：苦，寒；清热除湿，通经活络。果实：苦，平；有小毒；止咳平喘。

12. 木通科 Lardizabalaceae

木通 Akebia quinata（Houtt.）Decne.
别　　名：野木瓜、八月瓜、五叶木通。
药用部位：根、藤茎、果实。
习性生境：木质藤本。生于山地灌木丛、林缘和沟谷中。
产　　地：韶关（乳源、乐昌、曲江）、清远（连州、英德）、阳江（阳春）。
性味功效：根、藤茎：苦，寒；解毒，利尿，除湿，通经，镇痛，排脓。果实：甘，温；补肾，止痛。

白木通 Akebia trifoliata（Thunb.）Koidz. subsp. **australis**（Diels）T. Shimizu
别　　名：三叶木通、甜果木通。

药用部位：根、藤茎、果实。

习性生境：木质藤本。生于山坡灌丛或沟谷疏林中。

产　　地：韶关（乳源、仁化、南雄、乐昌）、惠州（龙门）、清远（阳山、连南、连州）。

性味功效：根、藤茎：苦，寒；解毒，利尿，除湿，通经，镇痛，排脓。果实：甘，温；疏肝，补肾，止痛。

五月瓜藤 Holboellia angustifolia wallich

别　　名：五加藤、野人瓜、预知子、五月藤、八月果、黄蜡藤、紫花牛姆瓜。

药用部位：根、果实。

习性生境：木质藤本。生于山坡杂木林及沟谷林中。

产　　地：粤北山区，河源（和平）。

性味功效：根：苦，凉；利湿通乳，解毒止痛。果实：治肾虚腰痛、疝气。

野木瓜 Stauntonia chinensis DC.

别　　名：七叶莲、牛芽标、山芭蕉、沙引藤、海南野木瓜。

药用部位：根、茎、叶。

习性生境：木质藤本。生于山地密林、山腰灌丛或山谷、溪边疏林中。

产　　地：韶关（乳源、乐昌）、梅州（平远）、惠州。

性味功效：甘，温。散瘀止痛，利尿消肿。

斑叶野木瓜 Stauntonia maculata Merr.

别　　名：野木瓜。

药用部位：藤茎。

习性生境：藤本。生于山地疏林或山谷、溪旁向阳处。

产　　地：韶关（乳源）、惠州（龙门）、广州（增城）、清远（英德）、肇庆。

性味功效：微苦，平。祛风除湿，通经活络，消肿止痛。

倒卵叶野木瓜 Stauntonia obovata Hemsl.

别　　名：台湾野木瓜、阿里野木瓜。

药用部位：根、茎、叶。

习性生境：木质藤本。生于海拔300～800m山地、山谷疏林或密林中。

产　　地：韶关（乳源、乐昌）、梅州（大埔）、阳江（阳春）。

性味功效：舒筋活络，散瘀止痛，利尿消肿，调经。

尾叶那藤 Stauntonia obovatifoliola Hayata subsp. **urophylla**（Hand.-Mazz.）H. N. Qin *

别　　名：七叶木通、山木通、短序野木瓜、小黄蜡果、五指那藤。

药用部位：根、茎、叶。

习性生境：木质藤本。生于海拔500～850m的山谷溪旁疏林或密林中，攀援于树上。

产　　地：广东各地山区。

性味功效：甘，温。舒筋活络，清热解毒，利尿止痛。

13. 大血藤科 Sargentodoxaceae

大血藤 Sargentodoxa cuneata（Oliv.）Rehd. et Wils.

别　　名：血通、槟榔钻、大血通。

药用部位：藤茎。

习性生境：藤本。生于山谷、溪边林下。

产　　地：广东大部分山区。韶关（乳源、仁化、乐昌）、清远（连州）、云浮（新兴）、茂名（高要）。

性味功效：微苦、涩，平。祛风除湿，活血通经，驱虫。

14. 防己科 Menispermaceae

樟叶木防己 Cocculus laurifolius DC. *

别　　名： 衡州乌药。

药用部位： 根。

习性生境： 灌木或小乔木。生于灌丛、疏林、山地、山谷林中。

产　　地： 韶关（乳源、乐昌）、广州、清远（阳山、英德、连州）。

性味功效： 苦，微寒。散瘀消肿，祛风止痛。

木防己 Cocculus orbiculatus（L.）DC.

别　　名： 自山番薯。

药用部位： 根。

习性生境： 藤本。生于山地、山谷、路旁疏林或灌丛中。

产　　地： 广东各地均有产。

性味功效： 苦、辛，寒。祛风止痛，利尿消肿，解毒，降血压。

毛叶轮环藤 Cyclea barbata（Wall.）Miers

别　　名： 银不换、九条牛。

药用部位： 根。

习性生境： 藤本。生于林中、林缘和村边，缠绕在灌木上。

产　　地： 广东大部分地区有产。

性味功效： 苦，寒；有小毒。清热解毒，散瘀消肿，止痛。

密花轮环藤 Cyclea gracillima Diels［*C. densiflora*（Yamamoto）Y. C. Tang］ *

别　　名： 纤细轮环藤。

药用部位： 根。

习性生境： 藤本。生于林中、林缘或村边。

产　　地： 韶关（乐昌）、河源（龙川）。

性味功效： 苦，寒；有小毒。清热解毒，利湿通淋，散瘀止痛。

粉叶轮环藤 Cyclea hypoglauca（Schauer）Diels

别　　名： 百解藤、山豆根。

药用部位： 根、叶或全株。

习性生境： 藤本。生于林缘和山地灌丛。

产　　地： 广东大部分地区有产。

性味功效： 苦，寒。清热解毒，祛风止痛。

轮环藤 Cyclea racemosa Oliv.

别　　名： 小青藤香、青藤、滚天龙、青藤细辛、山豆根、小苔、小解药。

药用部位： 根。

习性生境： 藤本。生于林中或灌丛中。

产　　地： 韶关（乐昌、乳源、始兴）、清远（连州、连山、连南）。

性味功效： 苦，寒。清热解毒，理气止痛。

四川轮环藤 Cyclea sutchuenensis Gagnep.

别　　名： 光叶金锁匙。

药用部位： 藤茎。

习性生境： 藤本。生于林中、林缘或灌丛中。

产　　地： 韶关（乐昌、乳源）、清远（连州、连山、连南、阳山）、潮州（饶平）、茂名（信宜）。

性味功效： 苦，凉。祛风镇咳。

秤钩风 Diploclisia affinis（Oliv.）Diels

别　　名： 穿墙风、九层皮、土防己、蛇总管。

药用部位： 根。

习性生境： 木质藤本。生于林缘或灌丛中。

产　　地： 广东北部和东部。

性味功效： 苦、辛，寒。利水消肿，祛风除湿，行气止痛。

苍白秤钩风 Diploclisia glaucescens（Bl.）Diels

别　　名： 电藤、穿墙风。

药用部位： 藤茎。

习性生境： 藤本。生于林中。

产　　地： 广东东部、南部，深圳、湛江（徐闻）。

性味功效：苦，寒。清热利湿，消肿解毒。

天仙藤 Fibraurea recisa Pierre *

别　　名：黄藤、藤黄连。

药用部位：根。

习性生境：木质藤本。生于山谷林中。

产　　地：广东各地均有产，广州、肇庆（高要）、珠海、湛江（雷州、徐闻）、阳江（阳春、阳西）、茂名（电白、高州）。

性味功效：苦，寒；有小毒。清热解毒，利小便。

夜花藤 Hypserpa nitida Miers ex Benth.

别　　名：细红藤。

药用部位：全株。

习性生境：木质藤本。生于山谷林中。

产　　地：广东大部分地区有产。

性味功效：微苦，凉。凉血止血，消炎利尿。

细圆藤 Pericampylus glaucus（Lam.）Merr.

别　　名：小广藤、土藤、广藤。

药用部位：全株。

习性生境：藤本。生于山谷密林或山坡灌丛中。

产　　地：韶关（乳源、始兴）、河源（连平）、梅州（蕉岭、大埔）、惠州（龙门）、深圳、广州、清远（连山、连州、英德）、肇庆（鼎湖）、云浮、江门（开平）、茂名（信宜）、湛江（徐闻）。

性味功效：苦、辛，凉。通经络，除风湿，镇痉。

风龙 Sinomenium acutum（Thunb.）Rehd. et Wils. *

别　　名：青风藤、青藤、土藤。

药用部位：藤茎。

习性生境：木质藤本。生于山谷、密林或山坡灌丛中。

产　　地：韶关（乳源、乐昌）。

性味功效：辛、苦，温。祛风湿，通经络。

金线吊乌龟 Stephania cepharantha Hayata

别　　名：白药子、独脚乌柏。

药用部位：块根。

习性生境：藤本。生于村边、旷野、林缘等处土层深厚肥沃的地方（块根常入土很深），常见于石灰岩地区的石缝或石砾中（块根浮露出地面）。

产　　地：韶关（乳源、翁源、始兴、乐昌、南雄）、河源（和平、连平）、梅州（蕉岭、平远、五华、大埔）、惠州（龙门）、广州（从化）、清远（连山、连州）、肇庆（高要）。

性味功效：苦，寒。清热解毒，凉血止血，散瘀消肿。

血散薯 Stephania dielsiana Y. C. Wu

别　　名：独脚乌柏、山乌龟、石蟾薯。

药用部位：块根。

习性生境：藤本。生于林中、林缘或溪边多石砾的地方。

产　　地：韶关（乳源、新丰、始兴）、河源（和平）、惠州（龙门、博罗）、清远（阳山、连山、英德、连州）、肇庆（德庆、封开、广宁、高要）、云浮、茂名（高州）。

性味功效：苦，凉。清热解毒，散瘀止痛。

▼海南地不容 Stephania hainanensis H. S. Lo et Y. Tsoong *

药用部位：块根。

习性生境：藤本。生于山谷疏林、灌丛、旷野。

产　　地：广州有引种栽培。

性味功效：苦，寒。健胃止痛，消肿解毒。

粪箕笃 Stephania longa Lour.

别　　名：千金藤、田鸡草。

药用部位：全株。
习性生境：藤本。生于村边、旷野、路边等处的灌丛中。
产　　地：韶关（翁源）、河源、潮州（饶平）、汕头（南澳）、汕尾（海丰）、惠州（博罗、惠东）、深圳（宝安）、珠海、广州、清远（英德）、肇庆（怀集、高要）、江门（台山）、阳江（阳春）、茂名（高州、信宜）、湛江（徐闻）。
性味功效：微苦、涩，平。清热解毒，利尿消肿。

粉防己 Stephania tetrandra S. Moore
别　　名：山乌龟、蟾蜍薯、石蟾蜍。
药用部位：块根。
习性生境：藤本。生于村边、旷野、路边等处的灌丛中。
产　　地：韶关（始兴、翁源、乐昌、南雄）、广州、清远（英德）、云浮（新兴）、阳江。
性味功效：苦、辛，寒；有小毒。利水消肿，祛风除湿，行气止痛。

波叶青牛胆 Tinospora crispa（L.）Hook. f. et Thoms. *
别　　名：青牛胆、绿藤、红苞藤。
药用部位：茎藤。
习性生境：藤本。引种栽培。
产　　地：广东有引种栽培。
性味功效：苦，凉。活血消肿，清热解毒，止痢，截疟。

青牛胆 Tinospora sagittata（Oliv.）Gagnep.
别　　名：金果榄、山慈姑、九牛子。
药用部位：块根。
习性生境：藤本。常散生于林下、林缘、竹林中及草地上。
产　　地：广东北部和西部，韶关（乳源、乐昌）、清远（连州）、阳江（阳春）、茂名（信宜）。
性味功效：苦，寒。清热解毒，消炎止痛，清利咽喉。

中华青牛胆 Tinospora sinensis（Lour.）Merr.
别　　名：宽筋藤、舒筋藤。
药用部位：藤茎。
习性生境：藤本。生于村落附近的疏林中或篱笆上。
产　　地：河源（紫金）、惠州（博罗）、深圳（宝安）、广州、清远、肇庆（高要）、阳江（阳春）。
性味功效：苦，凉。舒筋活络，祛风除湿。

15. 马兜铃科 Aristolochiaceae

长叶马兜铃 Aristolochia championii Merr. et Chun *
别　　名：百解薯、三筒管。
药用部位：块根。
习性生境：藤本。生于山谷密林中，或较稀疏干燥林下。
产　　地：茂名（信宜）。
性味功效：苦，寒。清热解毒。

马兜铃 Aristolochia debilis Sieb. et Zucc. *
别　　名：青木香、天仙藤。
药用部位：果实、根。
习性生境：藤本。生于山谷、沟边、路旁阴湿处及山坡灌丛中。
产　　地：韶关（仁化、乐昌）、广州（从化）。
性味功效：果实：苦、辛，温；清热降气，止咳平喘。根（青木香）：辛、苦，寒；行气止痛，解毒消肿，降血压。

广防己 Aristolochia fangchi Y. C. Wu ex L. D. Chow et S. M. Hwang

别　　名：木防己、藤防己。

药用部位：根、果实。

习性生境：藤本。生于山谷林中或灌丛中。

产　　地：广东南部、中部、西部，惠州（博罗）、广州（从化）、清远（连山）、肇庆（封开、高要）、阳江（阳春）。

性味功效：苦、辛，寒。祛风清热，利尿消肿。

通城虎 Aristolochia fordiana Hemsl.

别　　名：定心草、万丈藤、大散血、血蒟。

药用部位：根。

习性生境：藤本。生于山谷林下灌丛中或山地石壁下。

产　　地：广东西部、中部地区，惠州（博罗）、肇庆（德庆、封开）、茂名。

性味功效：苦、辛，温；有小毒。解毒消肿，祛风镇痛，开窍。

蜂窠马兜铃 Aristolochia foveolata Merr. *

别　　名：高氏马兜铃、十八风晒。

药用部位：根、叶。

习性生境：藤本。生于山地疏林或灌丛中。

产　　地：广州（从化）。

性味功效：民间用治猪瘟。

大叶马兜铃 Aristolochia kaempferi Willd.

别　　名：香里藤、青香藤、金狮藤、痢药草。

药用部位：根、茎。

习性生境：藤本。生于山坡灌丛中。

产　　地：广东中部、东部，潮州（潮安）、揭阳、广州。

性味功效：苦、辛，微温。清热解毒，收敛镇痛。

▼广西马兜铃 Aristolochia kwangsiensis Chun et How ex C. F. Liang

别　　名：萝卜防己、大叶马兜铃。

药用部位：块根。

习性生境：藤本。栽培。

产　　地：广东各地庭园、药圃有栽培。

性味功效：甘、苦，凉。清热解毒，理气止痛，凉血止血。

耳叶马兜铃 Aristolochia tagala Cham.

别　　名：卵叶马兜铃、黑面防己、麻疯龙、暗消、藤子防己。

药用部位：根。

习性生境：藤本。生于山谷林中阴湿处。

产　　地：广东西南部、中部、东部，惠州（博罗）、深圳、珠海、广州、湛江（徐闻）、茂名。

性味功效：苦、辛，凉。利水，除湿，止痛，消炎。

海边马兜铃 Aristolochia thwaitesii Hook. f. *

别　　名：石蟾蜍。

药用部位：块根。

习性生境：亚灌木。生于山地灌丛中。

产　　地：广东南部沿海岛屿，珠海。澳门，香港。

性味功效：消炎解毒。

管花马兜铃 Aristolochia tubiflora Dunn *

别　　名：逼血雷、一点血、红白药。

药用部位：根、藤茎。

习性生境：藤本。生于林下阴湿处。

产　　地：韶关（乳源、乐昌）、河源（和平）、清远（连山、连州、英德）。

性味功效：根：苦，寒；清热解毒，消热止喘。藤茎：降肺气，活筋络。

变色马兜铃 Aristolochia versicolor S. M. Hwang *

别　　名： 白金古榄、苦凉藤、银袋、过石珠。

药用部位： 块根。

习性生境： 藤本。生于海拔500～800m的山坡灌丛中、山谷石砾间和林缘较阴湿地。

产　　地： 清远（阳山）、惠州（博罗、惠东）、广州。

性味功效： 苦，寒。祛风，利尿，清热解毒，止痛。

香港马兜铃 Aristolochia westlandii Hemsl. *

别　　名： 白金果榄。

药用部位： 根。

习性生境： 藤本。生于海拔100～500m的山坡灌丛中。

产　　地： 珠江口沿海岛屿。

性味功效： 苦，寒。清热解毒。

尾花细辛 Asarum caudigerum Hance

别　　名： 圆叶细辛、土细辛。

药用部位： 全草。

习性生境： 草本。生于山谷、溪边林下阴湿处。

产　　地： 广东大部分地区。韶关（乳源、仁化、始兴、乐昌、曲江）、河源（和平）、梅州（平远、丰顺）、惠州（龙门）、广州（从化）、清远（阳山、英德）、肇庆（怀集）、茂名（信宜、高州）。

性味功效： 辛，温。活血通经，祛风止咳，清热解毒。

杜衡 Asarum forbesii Maxim. *

别　　名： 水马蹄、马辛、土细辛。

药用部位： 全草。

习性生境： 草本。生于海拔800m以下的林下沟边阴湿地。

产　　地： 广州有引种栽培。

性味功效： 辛，温；有小毒。祛风散寒，止痛，活血。

地花细辛 Asarum geophilum Hemsl. *

别　　名： 花叶细辛、铺地细辛、大块瓦、矮细辛。

药用部位： 全草。

习性生境： 草本。生于海拔250～700m的密林下或山谷湿地。

产　　地： 韶关（乐昌）、广州、肇庆（高要）、云浮（罗定）、阳江（阳春）。

性味功效： 辛，温。通经活血，祛风止咳，清热解毒。

金耳环 Asarum insigne Diels

别　　名： 马蹄细辛、一块瓦、小犁头。

药用部位： 全草。

习性生境： 草本。生于海拔450～700m的林下阴湿地或土石山坡上。

产　　地： 广东中部、北部。韶关（乐昌）、惠州（博罗）、广州、清远（阳山、英德）、肇庆（高要）、阳江。

性味功效： 辛、微苦，温；有小毒。息风开窍，祛风散寒，解毒镇痛，消肿，平喘止咳。

祁阳细辛 Asarum magnificum Tsiang ex C. Y. Cheng et C. S. Yang *

别　　名： 大叶细辛、大花细辛、山慈菇。

药用部位： 全草。

习性生境： 草本。生于海拔300～700m的林下阴湿处。

产　　地： 广东偏北部地区。

性味功效： 辛，温。祛风散寒，解毒，止痛。

山慈菇 Asarum sagittarioides C. F. Liang

别　　名： 岩慈菇、土细辛。

药用部位： 全草。

习性生境：草本。生于海拔960～1 200m的山坡林下或溪边阴湿地。

产　　地：广东西部、中部、东部，肇庆（怀集、封开）、茂名。

性味功效：辛，温。祛风散寒，解毒，止痛。

五岭细辛 Asarum wulingense C. F. Liang

别　　名：山慈菇、倒插花。

药用部位：全草。

习性生境：草本。生于海拔1 100m的林下阴湿地。

产　　地：韶关（乳源、乐昌、曲江）。

性味功效：辛，温；有小毒。祛风止痛。

16. 猪笼草科 Nepenthaceae

猪笼草 Nepenthes mirabilis（Lour.）Druce

别　　名：猪仔笼、猴子埕、雷公瓶。

药用部位：全草。

习性生境：草本。生于海拔50～400m的沼地和路边、山腰和山顶等的灌丛中、草地上或林下。

产　　地：广东西部、南部，深圳、珠海、中山、江门（新会、台山）、阳江（阳春）、茂名（电白）、湛江（雷州）。

性味功效：苦、淡，凉。清热止咳，利尿，降压。

17. 胡椒科 Piperaceae

石蝉草 Peperomia blanda（Jacq.）Kunth

别　　名：柬埔寨草胡椒、台湾草胡椒、粗茎草胡椒、火伤草、散血丹、散血胆。

药用部位：全草。

习性生境：草本。生于密林下或阴湿的石缝中。

产　　地：广东西南部、东部沿海岛屿。河源、梅州（大埔）、惠州（博罗、惠东）、深圳、阳江、茂名。

性味功效：辛、淡，凉。清热化痰，利水消肿，祛瘀散结。

草胡椒 Peperomia pellucida（L.）Kunth

药用部位：全草。

习性生境：草本。生于林下湿地、石缝中或宅舍墙脚下。

产　　地：广东各地均有产，韶关（乐昌）、惠州（博罗）、深圳、广州、肇庆（高要）。

性味功效：辛，凉。散瘀止痛，清热解毒。

豆瓣绿 Peperomia tetraphylla（Forst. f.）Hook. et Arn. *

别　　名：胡椒草、圆叶瓜子菜、豆瓣菜。

药用部位：全草。

习性生境：草本。生于潮湿的石上或枯树上。

产　　地：韶关（新丰、翁源）、惠州（博罗）、茂名（信宜）。

性味功效：微辛，平。舒筋活血，祛风除湿，化痰止咳。

小叶爬崖香 Piper arboricola C. DC.

别　　名：虎爪莲、崖爬香。

药用部位：全株。

习性生境：草本。生于疏林或山谷密林中，常攀援于树上或石上。

产　　地：广东各地均有产。

性味功效：辛，温。祛风消肿，通经活血。

华南胡椒 Piper austrosinense Tseng

别　　名：华南蒌。

药用部位：全草。

习性生境：藤本。生于密林或疏林中，攀援于树上或石上。

产　　地：广东东部、西南部和南部沿海岛屿，河源、梅州（五华、大埔）、深圳、清远（连山）、肇庆（封开、高要）、云浮（新兴）、江门（恩平、台山）、阳江（阳春）、茂名（信宜）。

性味功效：辛，温。消肿，止痛。

▼蒌叶 Piper betle L.

别　　名：青蒟、蒟酱。

药用部位：全株或茎、叶。

习性生境：草质藤本。栽培。

产　　地：广东南部，深圳（宝安）、广州、阳江，以及沿海岛屿均有栽培。

性味功效：辛、微甘，温。祛风散寒，行气化痰，消肿止痒。

海南蒟 Piper hainanense Hemsl.

别　　名：山胡椒。

药用部位：茎叶。

习性生境：藤本。生于密林或疏林中，攀援于树上或石上。

产　　地：广东南部及沿海岛屿，茂名（高州）、湛江（廉江、徐闻）。

性味功效：辛，温，气香。祛风镇痛，健胃。

山蒟 Piper hancei Maxim.

别　　名：石楠藤、海风藤。

药用部位：茎叶或根。

习性生境：草本。生于山地溪涧边、密林或疏林中，攀援于树上或石上。

产　　地：广东各地均有产。

性味功效：辛、苦，微温。祛风湿，通经络。

毛蒟 Piper hongkongense C. DC.

别　　名：香港蒟。

药用部位：带叶茎枝。

习性生境：草本。生于疏林或密林中，攀援于树上或石上。

产　　地：广东南部沿海各岛屿。

性味功效：辛，温。祛风寒，强腰膝，补虚。

风藤 Piper kadsura（Choisy）Ohwi

别　　名：荖藤、大风藤。

药用部位：茎藤。

习性生境：藤本。生于山谷溪沟旁裸露的岩石上或山坡林下，常攀援于树上或石上。

产　　地：韶关（乳源、新丰、翁源、乐昌）、梅州（五华、大埔）、潮州（饶平）、惠州（龙门）、深圳、广州（从化）、清远（阳山、连山、英德）、江门（台山、新会）、肇庆（怀集、封开、高要）、云浮、阳江（阳春）、茂名（信宜）。

性味功效：辛、苦，微温。祛风湿，通经络，止痹痛。

大叶蒟 Piper laetispicum C. DC. *

别　　名：小肠风、野胡椒、山胡椒。

药用部位：全株。

习性生境：草本。生于密林中，攀援于树上或石上。

产　　地：广东西南部，茂名。

性味功效：辛，温。活血，消肿止痛。

▼荜茇 Piper longum L.

别　　名：荜拔。

药用部位：果穗。

习性生境：草本。栽培。

产　　地：广东湛江有栽培。

性味功效：辛，热。温中，散寒，止痛。

▼胡椒 Piper nigrum L.

别　　名：白胡椒、黑胡椒。

药用部位：果实、根、茎、叶。

习性生境：草本。热带地区栽培。

产　　地：广东中部、西南部有栽培。

性味功效：辛，热。温中散寒，理气止痛。

假蒟 Piper sarmentosum Roxb. ex Hunter

别　　名：马蹄蒌、臭蒌。

药用部位： 根、叶、果穗。

习性生境： 草本。生于疏林中或村旁。

产　　地： 韶关（翁源、乐昌）、揭阳（揭西）、汕尾（陆丰）、惠州（博罗）、深圳（宝安）、珠海、广州、佛山（南海）、清远（英德）、肇庆（封开、高要）、云浮（新兴、罗定）、江门（恩平、鹤山、台山）、阳江（阳春）、茂名（高州）、湛江（徐闻）。

性味功效： 辛，温。祛风利湿，消肿止痛。

18. 三白草科 Saururaceae

裸蒴 Gymnotheca chinensis Decne. *

别　　名： 狗笠耳、土细辛。

药用部位： 全草。

习性生境： 草本。生于山沟湿地或水旁。

产　　地： 韶关（乳源）。

性味功效： 辛，温。祛风活血，消肿解毒。

鱼腥草 Houttuynia cordata Thunb.

别　　名： 蕺菜、狗帖耳。

药用部位： 全草。

习性生境： 草本。生于低湿沼泽地、沟边、溪旁或林缘路旁。

产　　地： 广东西部、中部、东部至北部。

性味功效： 酸、辛，凉；有小毒。清热解毒，利水消肿。

三白草 Saururus chinensis（Lour.）Baill

别　　名： 塘边藕、白面姑、白舌骨。

药用部位： 根状茎、全草。

习性生境： 草本。生于低湿沟边、塘边或溪边。

产　　地： 韶关（乳源、新丰、仁化、始兴、南雄、乐昌）、河源（和平）、梅州（蕉岭、平远）、潮州（饶平）、惠州（龙门）、深圳、广州（从化）、清远（连山、阳山、英德）、肇庆（高要）、云浮（罗定）、阳江（阳春）、茂名（信宜、高州）。

性味功效： 甘、辛，寒。清热解毒，利水消肿。

19. 金粟兰科 Chloranthaceae

丝穗金粟兰 Chloranthus fortunei（A. Gray）Solms-Laub.

别　　名： 四块瓦。

药用部位： 全株。

习性生境： 草本。生于海拔170～340m的山谷、林下潮湿处。

产　　地： 韶关（乳源、乐昌）、清远（英德）。

性味功效： 苦，微温；有毒。祛风止痛，消肿解毒，通窍。

宽叶金粟兰 Chloranthus henryi Hemsl.

别　　名： 长梗金粟兰、大叶及己。

药用部位： 全草。

习性生境： 草本。生于海拔230～1 300m的山谷、溪边、林下潮湿处。

产　　地： 韶关（乳源、仁化、始兴、南雄、乐昌）、河源（和平、连平）、梅州（平远、大埔）、惠州（龙门）、清远（阳山、连山、英德）。

性味功效： 辛，温；有小毒。祛风镇痛，舒筋活血，消肿止痛，杀虫。

多穗金粟兰 Chloranthus multistachys Pei *

别　　名： 大四块瓦。

药用部位： 根及根状茎。

习性生境： 草本。生于山坡林下阴湿地和沟谷溪旁草丛中。

产　　地： 韶关（乐昌、乳源、仁化、始兴、南雄、翁源、新丰）、清远（连州、连山、连南、阳山）、梅州（平远）、汕尾（陆河）、河源（连平、和平）、深圳、肇庆（怀集）、阳江（阳春）。

性味功效：苦，温；有小毒。活血散瘀，接骨续筋，消肿解毒，止痒。

及已 Chloranthus serratus（Thunb.）Roem. et Schult.

别　　名：四大天王、四块瓦。

药用部位：全草。

习性生境：草本。生于海拔200～350m的山谷林下或林下潮湿处。

产　　地：广东中部至东北部，韶关（始兴）、河源、梅州（平远）、惠州（博罗、惠东）、深圳、广州（增城）、清远（连山、英德）。

性味功效：辛，温；有毒。舒筋活络，祛风止痛，消肿解毒。

四川金粟兰 Chloranthus sessilifolius K. F. Wu

药用部位：根、根状茎。

习性生境：草本。生于疏密林中或林缘草地上。

产　　地：广东东北部，韶关（乳源、乐昌、曲江）、梅州（大埔）、清远（英德）。

性味功效：活血通经，散瘀止痛。

金粟兰 Chloranthus spicatus（Thunb.）Makino

别　　名：珠兰、鱼子兰。

药用部位：全株。

习性生境：草本。生于海拔150～900m的山谷、溪边或山坡林中潮湿处。

产　　地：广东中部至西南部，惠州（博罗）、中山、广州、肇庆（高要）、茂名。

性味功效：微苦、辛、涩，温。祛风湿，接筋骨。

草珊瑚 Sarcandra glabra（Thunb.）Nakai

别　　名：肿节风、接骨莲、九节茶、竹节茶。

药用部位：全株。

习性生境：草本。生于海拔1 500m以下的山坡、山谷林下。

产　　地：广东各地均有产。

性味功效：苦，平；有小毒。清热解毒，通经接骨。

海南草珊瑚 Sarcandra hainanensis（Pei）Swamy et Bailey *

别　　名：山耳青。

药用部位：全株。

习性生境：草本。生于山谷、溪边林中。

产　　地：韶关（翁源）、肇庆（高要、鼎湖）、湛江（徐闻）。

性味功效：辛、苦，温。消肿止痛。

注：《中国植物志》已修订该物种学名，正名为“海南草珊瑚 Sarcandra glabra subsp. brachystachys（Bl.）Verdcourt”。

20. 罂粟科 Papaveraceae

血水草 Eomecon chionantha Hance

别　　名：黄水芋、鸡爪连、水黄连。

药用部位：根状茎或全草。

习性生境：草本。生于山谷、溪边草地或疏林下。

产　　地：韶关（乳源、乐昌）、清远（连山）。

性味功效：苦，寒；有小毒。清热解毒。

博落回 Macleaya cordata（Willd.）R. Br.

别　　名：泡通珠、三钱三。

药用部位：全草。

习性生境：草本。生于山谷、灌丛、路旁。

产　　地：韶关（乳源、仁化、乐昌）、清远（阳山）。

性味功效：苦，寒；有大毒。杀虫，祛风解毒，散瘀消肿。

21. 紫堇科 Fumariaceae

北越紫堇 Corydalis balansae Prain

别　　名： 台湾黄堇。

药用部位： 全草。

习性生境： 草本。生于海拔300～900m的山谷、灌丛阴湿处石上。

产　　地： 广东中部至东部、北部，韶关（乳源、乐昌）、梅州（蕉岭、平远、大埔）、广州（从化）、清远（英德）、肇庆（高要）、阳江（阳春）、河源（连平）。

性味功效： 苦，凉。清热解毒，消肿止痛。

小花黄堇 Corydalis racemosa（Thunb.）Pers.

别　　名： 黄花地锦苗、白断肠草。

药用部位： 全草。

习性生境： 草本。生于林缘阴湿地或多石溪边。

产　　地： 广东中部、东部、北部，韶关（乳源、始兴）、梅州（蕉岭、大埔）、潮州（潮安）、惠州（龙门、博罗）、广州（增城）、清远（连州）、肇庆（高要）。

性味功效： 微苦，凉。清热利尿，止痢，止血。

地锦苗 Corydalis sheareri S. Moore

别　　名： 护心胆。

药用部位： 根、全草。

习性生境： 草本。生于海拔200～600m的山地林下、沟旁。

产　　地： 广东中部、东部、北部，韶关（乳源、仁化、乐昌、曲江）、惠州（龙门）、广州（增城）、肇庆（怀集）、清远（连山、英德）。

性味功效： 苦，寒；有小毒。清热解毒，消肿止痛。

22. 白花菜科 Capparidaceae

独行千里 Capparis acutifolia Sweet

别　　名： 膜叶槌果藤、尖叶槌果藤、尖叶山柑。

药用部位： 根、叶。

习性生境： 攀援灌木。生于低海拔的旷野、山坡路旁或石山上，也常见于灌丛或林中。

产　　地： 韶关（新丰、始兴、乐昌、曲江）、河源（和平、紫金）、梅州（蕉岭）、惠州（龙门、博罗）、深圳、珠海、广州（从化）、清远（英德）、肇庆（封开、高要）、云浮、阳江（阳春）、茂名（信宜）。

性味功效： 苦、涩，温；有毒。活血散瘀，解痉止痛。

广州山柑 Capparis cantoniensis Lour.

别　　名： 广州槌果藤、屈头鸡、山柑子、槌果藤。

药用部位： 根、藤茎。

习性生境： 攀援灌木。生于山沟水旁或平地疏林中，湿润而略荫蔽的环境中更常见。

产　　地： 韶关（翁源、乐昌）、梅州（大埔）、惠州（博罗）、珠海、广州（从化）、佛山（顺德、南海）、清远（阳山、英德）、肇庆（怀集、高要）、云浮（郁南、新兴、罗定）、江门（恩平、台山、新会）、阳江（阳春）、茂名（信宜）。

性味功效： 苦，寒。清热解毒，镇痛，疗肺止咳。

雷公橘 Capparis membranifolia Kurz. *

别　　名： 老虎木、纤枝槌果藤。

药用部位： 根。

习性生境： 木质藤本或攀援灌木。生于石山灌丛、山谷疏林或林缘，山坡道旁或溪边。

产　　地： 广东西北部，惠州（龙门）、清远（英德）、肇庆（封开）、云浮。

性味功效： 微酸、涩，温；有小毒。消肿止痛，强筋壮骨。

小刺山柑 Capparis micracantha DC.

别　　名： 小刺槌果藤、海南槌果藤、牛眼睛。

药用部位： 根、花蕾、果实。

习性生境： 灌木或小乔木。生于海拔1 500m的森林或灌丛中。

产　　地： 广东中部至西南部，江门（台山）、湛江（吴川）。

性味功效： 民间用于治疗痛风、风湿性关节炎。

屈头鸡 Capparis versicolor Griff. *

别　　名： 圆头鸡、保亭槌果藤。

药用部位： 果实、根。

习性生境： 攀援灌木。生于沙质土壤的疏林或灌丛中。

产　　地： 广东东北部至西南部，河源、惠州（龙门）、广州（从化、增城、花都）、清远（英德）、肇庆（封开、高要）、云浮（罗定）、茂名（化州）、湛江（雷州）。

性味功效： 果实：甘、微苦，平；有毒；止咳平喘。根：散瘀，消肿止痛。

白花菜 Cleome gynandra L.

别　　名： 羊角菜、臭菜、臭花菜。

药用部位： 全草、种子。

习性生境： 草本。生于低海拔的村边、道旁、荒地或田野间。

产　　地： 广东偏南部地区。

性味功效： 苦、辛，温；有小毒（种子）。祛风散寒，活血止痛。

▼醉蝶花 Cleome spinosa Jacq.

别　　名： 紫龙须、西洋白花菜。

药用部位： 全草。

习性生境： 草本。庭园栽培。

产　　地： 广东各地均有栽培。

性味功效： 辛、涩，平；有小毒。杀虫止痒。

臭矢菜 Cleome viscosa L.

别　　名： 羊角草、黄花菜、黄花草。

药用部位： 全草。

习性生境： 草本。生于荒地、路旁及田野间。

产　　地： 汕尾（海丰）、深圳（宝安）、广州、清远（连州）、肇庆（封开、高要）、江门（台山）、阳江。

性味功效： 苦、辛，温；有毒。散瘀消肿，去腐生肌。

台湾鱼木 Crateva formosensis（Jacobs）B. S. Sun

别　　名： 树头菜、鱼木。

药用部位： 根、茎、叶。

习性生境： 乔木。生于沟谷或平地、低山水旁或石山密林中。

产　　地： 广东西部、中部和北部。

性味功效： 根、茎：治痢疾、胃病、风湿、月内风。叶：治肠炎、痢疾、感冒。

23. 辣木科 Moringaceae

▼辣木 Moringa oleifera Lam.

药用部位： 叶、种子。

习性生境： 乔木。栽培。

产　　地： 广东各地有引种栽培。

性味功效： 辛，微温。利湿，健脾。

24. 十字花科 Cruciferae

▼油菜 Brassica campestris L. *

别　　名： 芸苔子、油菜子。

药用部位：果实。
习性生境：草本。栽培。
产　　地：广东各地均有栽培。
性味功效：甘、辛，温。行气祛瘀，消肿散结。

▼芥蓝头 **Brassica caulorapa** DC. ex Lévl. *
别　　名：甘蓝、球茎甘蓝、擘蓝。
药用部位：茎。
习性生境：草本。栽培。
产　　地：广东各地均有栽培。
性味功效：辛，温。利肺豁痰，消肿散结。

▼小白菜 **Brassica chinensis** L. *
别　　名：青菜、油菜、小油菜。
药用部位：全草。
习性生境：草本。栽培。
产　　地：广东各地均有栽培。
性味功效：甘，凉。解毒除烦，生津止渴，清肺消痰，通利肠胃。

▼芥菜 **Brassica juncea**（L.）Czern. et Coss. *
别　　名：芥子、芥菜子、青菜子。
药用部位：种子。
习性生境：草本。栽培。
产　　地：广东各地均有栽培。
性味功效：辛，温。利气豁痰，散寒，消肿止痛。

▼芜菁甘蓝 **Brassica napobrassica**（L.）Mill. *
别　　名：水芥子、洋大头菜。
药用部位：种子。
习性生境：草本。蔬菜栽培。
产　　地：广东各地均有栽培。
性味功效：辛、甘、苦，温。泻湿热，散热毒。

▼塌棵菜 **Brassica narinosa** L. H. Bailey *
别　　名：瓢儿菜、塌古菜、乌塌菜。
药用部位：全草、茎叶。
习性生境：草本。栽培。
产　　地：广东各地均有栽培。
性味功效：甘，平。疏肝健脾，滑肠通便。

▼甘蓝 **Brassica oleracea** L. var. **capitata** L. *
别　　名：包菜、卷心菜、椰菜。
药用部位：全草。
习性生境：草本。栽培。
产　　地：广东各地均有栽培。
性味功效：甘，平。清热，止痛。

▼白菜 **Brassica pekinensis**（Lour.）Skeels
别　　名：大白菜、黄芽白、绍菜。
药用部位：叶、根。
习性生境：草本。栽培。
产　　地：广东各地均有栽培。
性味功效：甘，凉。通肠利胃，消食下气，利小便。

▼芜菁 **Brassica rapa** L. *
别　　名：大头菜、蔓青、变萝卜、圆根。
药用部位：叶、块根。
习性生境：草本。栽培。
产　　地：广东各地均有栽培。
性味功效：甘、辛、苦，温。消食下气，止痛，解毒消肿。

荠菜 **Capsella bursa-pastoris**（L.）Medic.
别　　名：菱角菜、地米菜、鸡翼菜、荠。
药用部位：全草。
习性生境：草本。生于山坡、田边和路旁。
产　　地：广东西部、中部、北部，韶关（乳源、翁源）、梅州（平远、梅县）、深圳、惠州（惠东）、广州（增城）、清远、肇庆（高要）、阳江。
性味功效：甘、淡，平。利尿止血，清热解毒。

弯曲碎米荠 **Cardamine flexuosa** With.
别　　名：曲枝碎米荠、雀儿菜、碎米荠。
药用部位：全草。

习性生境： 草本。生于路旁、田边、草地。
产　　地： 广东西部、中部、北部，韶关（乳源、翁源、仁化、乐昌）、梅州（平远）、惠州（博罗）、广州、清远（连山）、肇庆（封开）、茂名（信宜）。
性味功效： 苦、甘，微寒。清热解毒，活血止痛。

碎米荠 Cardamine hirsuta L.
别　　名： 宝岛碎米荠。
药用部位： 全草。
习性生境： 草本。多生于海拔1 000m以下的山坡、荒地、路旁等湿地。
产　　地： 广东西部、中部、北部，韶关（乳源、翁源、乐昌）、河源（连平）、深圳、广州、清远（阳山）、肇庆（高要）、茂名（信宜）。
性味功效： 甘，凉。祛风，解热毒，清热利湿。

堇叶碎米荠 Cardamine violifolia O. E. Schulz ［*Cardamine circaeoides* Hook. f. et Thoms.］ *
药用部位： 全草。
习性生境： 草本。生于海拔900m的山谷、水旁、林下湿润处。
产　　地： 韶关（仁化、乐昌）。
性味功效： 清热利湿，利小便，止痛。治黄水疮、筋骨疼痛等。

臭荠 Coronopus didymus（L.）J. E. Smith *
别　　名： 臭独行菜、芸芥、臭芸芥。
药用部位： 全草。
习性生境： 草本。生于路边、荒地等。
产　　地： 广东中部、东部和北部，韶关（乐昌）、汕头、广州。
性味功效： 辛、微苦，平。清热明目，利尿通淋。

▼菘蓝 Isatis indigotica Fort *
别　　名： 板蓝根、大青叶、欧洲菘蓝。
药用部位： 叶、根。
习性生境： 草本。栽培。
产　　地： 粤北偶有栽培。
性味功效： 苦，寒。清热解毒，凉血利咽。

独行菜 Lepidium apetalum Willd.
别　　名： 北葶苈子、苦葶苈子、葶苈子。
药用部位： 种子。
习性生境： 草本。生于路旁或山谷。
产　　地： 珠江口岛屿。
性味功效： 辛、苦，寒。祛痰定喘，泻肺利水。

北美独行菜 Lepidium virginicum L.
别　　名： 大叶香荠菜、葶苈子。
药用部位： 种子。
习性生境： 草本。生于田边或荒地上。
产　　地： 韶关（乳源、始兴、乐昌）、揭阳、广州、肇庆（高要）、清远（连州）。
性味功效： 辛，寒。泻肺行水，祛痰消肿，止咳定喘。

▼紫罗兰 Matthiola incana（L.）R. Br.
药用部位： 种子。
习性生境： 草本。栽培。
产　　地： 广东各地园林有引种栽培。
性味功效： 种子油：精制后用于治疗动脉硬化、慢性炎症、冠心病、糖尿病、牛皮癣、癌症。

▼西洋菜 Nasturtium officinale R. Br.
别　　名： 豆瓣菜、凉菜、水田芥。
药用部位： 全草。
习性生境： 草本。生于水田中。
产　　地： 广东各地均有栽培。
性味功效： 甘，凉。清热利尿，润燥止咳。用于抗坏血病。

▼萝卜 Raphanus sativus L.
别　　名： 莱菔子。
药用部位： 种子。
习性生境： 草本。栽培。
产　　地： 广东各地均有栽培。
性味功效： 甘、辛，平。下气定喘，化痰消食。

广州蔊菜 Rorippa cantoniensis（Lour.）Ohwi
别　　名： 微子蔊菜。
药用部位： 全草。
习性生境： 草本。生于田边、河边、山沟、路旁湿地。
产　　地： 广东中部、北部，韶关（翁源）、广州、清远、肇庆。
性味功效： 清热解毒，镇咳。

无瓣蔊菜 Rorippa dubia（Pers.）Hara
别　　名： 野菜子、铁菜子、野油菜。
药用部位： 全草。
习性生境： 草本。生于河边、路旁、田边。
产　　地： 韶关（乳源、翁源、仁化）、梅州（平远）、深圳（宝安）、广州、清远（连州）、肇庆（高要）、云浮（罗定）、阳江（阳春）。
性味功效： 甘、淡，凉。清热解毒，镇咳利尿。

风花菜 Rorippa globosa（Turcz.）Hayek
别　　名： 圆果蔊菜。
药用部位： 全草、叶、种子。
习性生境： 草本。生于田边、路边、山坡、荒地。
产　　地： 广东中部和西部，广州、肇庆。
性味功效： 全草：补肾、凉血，治乳痈。叶、种子：清热解毒。

塘葛菜 Rorippa indica（L.）Hiern.
别　　名： 印度蔊菜、辣豆菜、野油菜。
药用部位： 全草。
习性生境： 草本。生于路旁、河边、田边等潮湿处。
产　　地： 韶关（乳源、始兴、乐昌）、河源（连平）、梅州（蕉岭、平远、大埔）、惠州（龙门、博罗）、深圳、广州（从化）、清远（阳山、连州）、肇庆（德庆、封开、高要）、茂名（高州）。
性味功效： 甘、淡，凉。清热利尿，凉血解毒。

25. 堇菜科 Violaceae

戟叶堇菜 Viola betonicifolia J. E. Smith
药用部位： 全草。
习性生境： 草本。生于田野、路旁、山坡草地或林中。
产　　地： 韶关（乳源、始兴、乐昌）、梅州（平远）、东莞、清远（连山、连州）、肇庆（高要）、阳江（阳春）、湛江（徐闻）。
性味功效： 微苦、辛，寒。清热解毒，拔毒消肿。

深圆齿堇菜 Viola davidii Franch.
别　　名： 浅圆齿堇菜。
药用部位： 全草、叶。
习性生境： 草本。生于林下、林缘、山坡草地、溪谷或石上荫蔽处。
产　　地： 广东中部、西部和北部，韶关（乳源、乐昌）、河源（和平、连平）、梅州（平远）、广州（从化、增城）、清远（连山）、肇庆（封开、广宁）、云浮（郁南、罗定）、茂名（信宜）。
性味功效： 清热解毒，散瘀消肿。

七星莲 Viola diffusa Ging.
别　　名： 蔓茎堇菜、匍匐堇菜、须毛蔓茎堇菜、光蔓茎堇菜、短须毛七星莲。
药用部位： 全草。

习性生境：草本。生于山地沟旁、疏林下或村旁较湿润肥沃处。
产　　地：广东西部、中部、东部至北部。
性味功效：苦、微辛，寒。消肿排脓，清热解毒，生肌接骨。

紫花堇菜 Viola grypoceras A. Gray
别　　名：紫花高茎堇菜、地黄瓜、黄瓜香、肾气草。
药用部位：全草。
习性生境：草本。生于山谷林中阴湿处。
产　　地：韶关（乳源）、清远（连州）。
性味功效：微苦，凉。清热解毒，止血，化瘀消肿。

如意草 Viola arcuata D. Don
别　　名：弧茎堇菜、小叶堇菜、阿勒泰堇菜、堇菜。
药用部位：全草。
习性生境：草本。生于山谷林中阴湿处。
产　　地：韶关（乳源、翁源、仁化、乐昌）、河源（连平、紫金）、梅州（平远、丰顺、大埔）、潮州（饶平）、惠州（惠东、龙门、博罗）、深圳、广州、清远（连南、连山、阳山、连州、英德）、肇庆（怀集、封开）、茂名（信宜）、湛江（徐闻）。
性味功效：辛、微酸，寒。清热解毒，止血，化瘀消肿。

长萼堇菜 Viola inconspicua Bl.
别　　名：湖南堇菜、毛堇菜、犁头草。
药用部位：全草。
习性生境：草本。生于山地草坡、平地、田野或河边。
产　　地：广东西北部、中部、东部至北部。
性味功效：苦、微辛，寒。消炎解毒，凉血消肿。

福建堇菜 Viola kiangsiensis W. Beck.
别　　名：江西堇菜。
药用部位：全草。
习性生境：草本。生于山谷密林下或溪边。
产　　地：广东西部、北部，韶关（乳源、新丰、仁化、乐昌）、广州（从化）、清远（连州）、肇庆（怀集）、茂名（信宜）。
性味功效：苦、微辛，寒。消肿排脓。

萱 Viola moupinensis Franch. *
别　　名：黄花萱、筋骨七、鸡心七。
药用部位：全草或根茎。
习性生境：草本。生于林缘旷地或灌丛中、溪旁及草坡等处。
产　　地：韶关（乳源、乐昌）、清远（连山）。
性味功效：微甘、涩，寒。清热解毒，活血止痛，止血。

紫花地丁 Viola philippica Cav.
别　　名：野堇菜、光瓣堇菜、铧头草、地丁。
药用部位：全草。
习性生境：草本。生于田间、荒地、山坡草丛、林缘或灌丛中。
产　　地：韶关（乳源、乐昌、南雄、始兴）、清远（连州、连山、连南、阳山）。
性味功效：微苦，寒。清热解毒，凉血消肿。

三角叶堇菜 Viola triangulifolia W. Beck.
别　　名：蔓地犁。
药用部位：全草。
习性生境：草本。生于海拔1 000m以下的山谷疏林中或水旁。
产　　地：韶关（乳源、乐昌）、河源（连平）、清远（连山、英德）。
性味功效：微苦，寒。清热消炎。

▼三色堇 Viola tricolor L. var. **hortensis** DC. *

别　　名： 鬼脸花。

药用部位： 全草。

习性生境： 草本。庭园栽培。

产　　地： 广东各地园林绿化栽培。

性味功效： 苦，寒。止咳，利尿。

堇菜 Viola verecunda A. Gray

别　　名： 葡堇菜、堇堇菜、罐嘴菜、小犁头草。

药用部位： 全草。

习性生境： 草本。生于湿润的草地、草坡、田野及村边。

产　　地： 韶关（乳源、翁源、仁化、乐昌）、河源（连平、紫金）、梅州（平远、丰顺、大埔）、潮州（饶平）、惠州（龙门、惠东、博罗）、深圳、广州（从化、增城）、清远（连山、阳山、连州、英德）、肇庆（封开、怀集、高要）、云浮（罗定）、阳江（阳春）、茂名（信宜）、湛江（徐闻）。

性味功效： 微苦，凉。清热解毒，止咳，止血。

26. 远志科 Polygalaceae

小花远志 Polygala arvensis Willd.

别　　名： 金牛草、小金牛草、小兰青、细叶金不换。

药用部位： 全草。

习性生境： 草本。生于空旷草地上。

产　　地： 韶关（乳源、翁源、始兴、乐昌）、河源（和平）、汕尾（陆丰）、惠州（惠东）、广州、清远（英德）、肇庆（怀集、高要）、江门（台山）、阳江（阳春）。

性味功效： 辛、甘，平。解毒，化痰止咳，散瘀。

尾叶远志 Polygala caudata Rehd. et Wils.

别　　名： 野桂花、水黄杨子、乌棒子、木广东远志、毛籽红山桂。

药用部位： 全株。

习性生境： 灌木。生于海拔150～500m的石灰岩山谷、疏林中。

产　　地： 广东中部、北部的韶关（乳源、乐昌）、河源（和平）、广州（从化）、肇庆（封开）、清远（阳山、连州）。

性味功效： 苦，平。止咳，平喘，清热利湿。

黄花倒水莲 Polygala fallax Hemsl.

别　　名： 倒吊黄花、观音坠、白马胎、吊吊黄、鸡仔树、黄花参、黄花远志。

药用部位： 根。

习性生境： 灌木。生于山谷、溪旁或湿润的灌木丛中。

产　　地： 韶关（乳源、新丰、翁源、仁化、始兴、南雄、乐昌）、河源（和平、连平、紫金）、梅州（蕉岭、平远、五华、梅县）、惠州（龙门、惠东、博罗）、深圳、广州、清远（连山、阳山、连州、英德）、肇庆（德庆、封开、怀集、高要）、云浮（郁南、罗定）、江门（新会）、阳江（阳春）、茂名（信宜、高州）。

性味功效： 甘、微苦，平。补益气血，健脾利湿，活血调经。

华南远志 Polygala glomerata Lour.

别　　名： 大金不换、紫背金牛。

药用部位： 全草。

习性生境： 草本。生于山坡、路旁、坎边等的草地上。

产　　地： 广东各地均有产。

性味功效： 甘、淡，平。清热解毒，祛痰止咳，活血散瘀。

注：《中国植物志》已修订该物种学名，正名为“华南远志 Polygala chinensis L.”。

香港远志 Polygala hongkongensis Hemsl.

药用部位：全株。

习性生境：亚灌木。生于海拔500～800m的山谷、路旁草地上。

产　　地：韶关（乳源、乐昌）、梅州（蕉岭、大埔）、惠州（龙门、博罗）、广州（从化、增城）、肇庆（封开）、清远（连山、阳山、连州），以及香港。

性味功效：苦、微辛，温，有香气。活血，化痰，解毒。

瓜子金 Polygala japonica Houtt

别　　名：卵叶远志、金锁匙、神砂草、远志草。

药用部位：全草。

习性生境：草本。生于山坡、田埂、路旁、空旷草地上。

产　　地：广东西部、中部、东北部，韶关（乳源、南雄、乐昌）、梅州（平远、大埔）、潮州（饶平）、惠州（博罗）、清远（阳山、连山、英德）、茂名（信宜）。

性味功效：辛，微温。活血散瘀，祛痰镇咳，解毒止痛。

曲江远志 Polygala koi Merr.

别　　名：一包花、红花倒水莲。

药用部位：全株。

习性生境：亚灌木。生于山谷密林中。

产　　地：广东中部至北部的韶关（乳源、乐昌、曲江）、广州（增城）、清远（连山、英德）。

性味功效：辛、苦，平。止咳化痰，活血调经。

岩生远志 Polygala latouchei Franch.

别　　名：红背兰、一包花、天青地紫、大叶金牛。

药用部位：全株。

习性生境：亚灌木。生于山地林中。

产　　地：潮州（饶平）、广州（增城）、肇庆（封开、广宁）、阳江（阳春）、云浮（罗定）、茂名（电白、信宜）。

性味功效：辛、苦，平。归肺经。止咳化痰。治疗咳嗽、小儿疳积、跌打损伤等。

长毛籽远志 Polygala wattersii Hance *

别　　名：细叶远志、西南远志、山桂花、大毛籽黄山桂。

药用部位：全株。

习性生境：灌木。生于山区阔叶林或灌丛中。

产　　地：肇庆（封开）。

性味功效：辛、甘，温。解毒，散瘀。

齿果草 Salomonia cantoniensis Lour.

别　　名：过山龙、斩蛇剑、一碗泡、莎萝莽、小果齿果草。

药用部位：全草。

习性生境：草本。生于海拔200～700m的山坡、旷地、路旁。

产　　地：韶关（乳源、翁源、始兴、乐昌）、河源（连平、龙川）、梅州（大埔）、汕尾（陆河）、惠州（龙门、惠东、博罗）、深圳、广州（增城、花都）、清远（连山、英德）、肇庆（德庆、封开、高要）、云浮（新兴、罗定）、阳江（阳春）、茂名（高州）。

性味功效：微辛，平。解毒消肿，散瘀止痛。

缘毛莎萝莽 Salomonia oblongifolia DC. *

别　　名：椭圆叶齿果草、睫毛莎萝莽、睫毛齿果草。

药用部位：全草。
习性生境：草本。生于山谷、路旁、旷地上。
产　　地：汕尾（陆丰、海丰）、惠州（博罗）、广州、清远（阳山）、江门（台山）。
性味功效：微苦，凉。解毒消肿。

蝉翼藤 Securidaca inappendiculata Hassk. *
别　　名：九龙极、象皮藤。
药用部位：根、茎。
习性生境：攀援灌木。生于海拔100～300m的林中。
产　　地：广东中部至西南部，云浮（新兴）、茂名（高州）。
性味功效：辛、甘，微寒。活血散瘀，消肿止痛，清热利尿。

27. 景天科 Crassulaceae

▼落地生根 Bryophyllum pinnatum（L. f.）Oken
别　　名：打不死、叶生根。
药用部位：全草或根。
习性生境：草本。野生或栽培，生于沟谷、路旁草地、林下或石缝中。
产　　地：深圳（宝安）、广州、云浮。广东省各地多有栽培。
性味功效：淡、微酸、涩，凉。解毒消肿，活血止痛，拔毒生肌。

▼八宝 Hylotelephium erythrostictum（Miq.）H. Ohba *
别　　名：景天、对叶景天、活血三七。
药用部位：全株。
习性生境：草本。栽培。
产　　地：广东各地均有栽培。
性味功效：苦、酸，寒。解毒消肿，止血。

▼条裂伽蓝菜 Kalanchoe laciniata（L.）DC. *
别　　名：伽蓝菜、裂叶落地生根、鸡爪三七、五爪三七。
药用部位：全草。
习性生境：草本。栽培，亦有野生于石山岩壁上。
产　　地：广东各地均有栽培。
性味功效：甘、微苦，微寒。清热解毒，散瘀消肿。

▼匙叶伽蓝菜 Kalanchoe spathulata DC. *
别　　名：倒吊莲。
药用部位：枝叶。
习性生境：草本。生于海边沙地或山地石缝中。
产　　地：广东各地均有栽培。
性味功效：苦、甘，寒。清凉解毒，活血消肿。

▼棒叶落地生根 Kalanchoe verticillata Elliot *
别　　名：洋吊钟、玉吊钟、落地生根。
药用部位：根、茎、叶。
习性生境：草本。栽培。
产　　地：广州、深圳。
性味功效：酸，凉。清热解毒。

▼瓦松 Orostachys fimbriatus（Turcz.）Berger *
别　　名：瓦花、瓦塔、狗指甲。
药用部位：地上部分。
习性生境：草本。生于山地、山谷、石上或房顶。
产　　地：广东有引种栽培。
性味功效：酸、苦，凉。清热凉血，止血敛疮。

费菜 Sedum aizoon L. *
别　　名：土三七、四季还阳、景天三七。
药用部位：茎叶。
习性生境：草本。生于海拔1 000m左右的山谷石上。
产　　地：粤北山区。
性味功效：甘、微酸，平。散瘀，止血，宁心安神，解毒。

东南景天 Sedum alfredii L. *

别　　名：石上瓜子菜、变叶景天。

药用部位：茎叶。

习性生境：草本。生于山地、山谷、岩石上。

产　　地：韶关（乳源、始兴、乐昌）、梅州（五华、大埔）、惠州（龙门）、肇庆、云浮。

性味功效：微酸，凉。清热凉血，消肿拔毒。

大苞景天 Sedum amplibracteatum K. T. Fu *

别　　名：苞叶景天、鸡爪七、活血草。

药用部位：全草。

习性生境：草本。生于海拔1 100m的山坡林下阴湿处。

产　　地：韶关（乳源）。

性味功效：甘、淡，寒。清热解毒，化血散瘀，止痛，通便。

珠芽景天 Sedum bulbiferum Makino

别　　名：鼠芽半枝莲、马屎花、小箭草。

药用部位：全草。

习性生境：草本。生于低山地、平原潮湿地或石上。

产　　地：广东东部和北部地区，韶关（仁化、南雄、乐昌）、河源（连平、和平）、梅州（蕉岭、平远）、清远（连山、英德）。

性味功效：辛、涩，温。散寒，理气，止痛，截疟。

大叶火焰草 Sedum drymarioides Hance

别　　名：红瓦松、狗牙风。

药用部位：全草。

习性生境：草本。生于低山潮湿岩石上。

产　　地：清远（英德）、肇庆、云浮。

性味功效：苦，平。清热解毒，凉血止血。

凹叶景天 Sedum emarginatum Migo

别　　名：马齿半支、石板菜、九月寒、石板还阳、岩板菜。

药用部位：全草。

习性生境：草本。生于山坡阴湿处。

产　　地：韶关（乳源、仁化）。

性味功效：苦、酸，凉。清热解毒，利水通淋，截疟。

▼台湾佛甲草 Sedum formosanum N. F. Br. *

别　　名：台湾景天。

药用部位：全草。

习性生境：草本。生于山地、山谷的湿地或石上。

产　　地：广东有引种栽培。

性味功效：清热解毒，消炎。

佛甲草 Sedum lineare Thunb.

别　　名：鼠牙半支、狗豆芽、珠芽佛甲草、指甲草。

药用部位：全草。

习性生境：草本。生于低山阴湿处、平地草坡或石缝中。

产　　地：韶关（乳源、南雄）、惠州（龙门）、广州（增城）、清远（阳山）、肇庆。

性味功效：甘、淡，凉。清热解毒，消肿止血。

垂盆草 Sedum sarmentosum Bge.

别　　名：匍茎佛甲草、土三七、三叶佛甲草。

药用部位：全草。

习性生境：草本。生于低山阴湿石上。

产　　地：韶关（乳源、乐昌）、惠州（龙门）、广州（从化）、佛山（南海）、清远（阳山）、云浮、茂名（信宜）。

性味功效：甘、微酸，凉。清热解毒，消肿排脓。

28. 虎耳草科 Saxifragaceae

落新妇 Astilbe chinensis（Maxim.）Franch. et Savat. *

别　　名： 红升麻、山花七、马尾参、小升麻、大卫落新妇。

药用部位： 根状茎。

习性生境： 草本。生于山谷、溪边、林下、林缘和草甸等处。

产　　地： 韶关（乳源）、肇庆（封开）。

性味功效： 微辛、苦，凉。散瘀止痛，祛风除湿。

大落新妇 Astilbe grandis Stapf ex Wils.

别　　名： 华南落新妇。

药用部位： 根状茎。

习性生境： 草本。生于林下、灌丛或沟谷阴湿处。

产　　地： 韶关（乳源、乐昌）、惠州（博罗）、云浮（罗定）、清远（阳山）、茂名（信宜）。

性味功效： 微辛、苦，凉。散瘀止痛，祛风除湿。

肾萼金腰 Chrysosplenium delavayi Franch. *

别　　名： 青猫儿眼睛草。

药用部位： 全草。

习性生境： 草本。生于海拔500m以下的林下、灌丛中或山谷石隙中。

产　　地： 韶关（乐昌）。

性味功效： 苦，凉。清热解毒，生肌。

大叶金腰 Chrysosplenium macrophyllum Oliv. *

别　　名： 大叶猫眼草、龙香草、虎皮草、马耳朵草、龙舌草。

药用部位： 全草。

习性生境： 草本。生于海拔1 000m以下的林下或沟旁阴湿处。

产　　地： 韶关（乳源、仁化、乐昌）。

性味功效： 苦、涩，寒。清热解毒，生肌收敛。

鸡肫梅花草 Parnassia wightiana Wall. ex Wight. et Arn.

别　　名： 鸡肫草、金线七、水雷公、鸡眼梅花草、鸡梅花草。

药用部位： 全草。

习性生境： 草本。生于山谷疏林下、山坡杂草中、沟边和路边等处。

产　　地： 韶关（乳源、新丰、乐昌）、惠州（龙门）、深圳、广州（增城）、清远（连山、阳山）、肇庆（怀集、封开）。

性味功效： 淡，平。清肺止咳，利水祛湿。

扯根菜 Penthorum chinense Pursh. *

别　　名： 赶黄草、山黄鳝、水杨柳、水泽兰。

药用部位： 全草。

习性生境： 草本。生于林下、灌丛草甸及水边。

产　　地： 韶关（乳源）、广州、肇庆（高要）。

性味功效： 甘，温。利水除湿，祛瘀止痛。

虎耳草 Saxifraga stolonifera W. Curt.

别　　名： 通耳草、耳朵草、天荷叶、金线吊芙蓉、石荷叶。

药用部位： 全草。

习性生境： 草本。生于林下、灌丛、草甸和阴湿岩隙。

产　　地： 韶关（乳源、仁化、南雄）、河源（连平）、梅州（蕉岭、平远）、潮州（饶平）、惠州（龙门）、广州（从化、增城）、清远（连山）、茂名（信宜）。

性味功效： 苦、辛，寒；有小毒。清热解毒。

黄水枝 Tiarella polyphylla D. Don *

别　　名： 防风七、水前胡、博落、紫背金线。

药用部位： 全草。

习性生境：草本。生于山谷、林下、灌丛和阴湿地。

产　　地：韶关（乳源）

性味功效：苦，寒。清热解毒，活血祛瘀，消肿止痛。

29. 茅膏菜科 Droseraceae

锦地罗 Drosera burmanni Vahl

别　　名：落地金钱、一朵芙蓉、乌蝇草、文钱红。

药用部位：全草。

习性生境：草本。生于山谷、水旁等低湿的草地上或近海区域或海岛。

产　　地：广东东南部至西南部及沿海岛屿，惠州（龙门）、深圳、中山、广州、茂名（电白）。

性味功效：甘、微苦，凉。清热利湿，凉血解毒，化痰消积。

长叶茅膏菜 Drosera indica L. *

别　　名：捕蝇草、猴猕草、满露草。

药用部位：全草。

习性生境：草本。生于海拔600m以下的潮湿旷地或水田边。

产　　地：广东中部至西南部及沿海岛屿，珠海、阳江、湛江（雷州、遂溪）。

性味功效：微辛，温；有毒。祛风除积。

光萼茅膏菜 Drosera peltata Smith var. **glabrata** Y. Z. Ruan

别　　名：新月茅膏菜、茅膏菜、一粒金丹、捕虫草、食虫草。

药用部位：全草。

习性生境：草本。生于山坡、山腰、山顶和溪边等草丛、灌丛和疏林下。

产　　地：韶关（乳源、仁化、始兴、南雄、乐昌）、河源、梅州（蕉岭、平远、丰顺）、惠州（龙门、博罗）、深圳、广州（从化）、佛山（南海）、清远（连山、阳山、英德）、肇庆（高要）、茂名（信宜）。

性味功效：甘，温；有毒。祛风活络，活血止痛。

宽苞茅膏菜 Drosera spathulata Labill. var. **loureirii**（Hk. et Arn.）Y. Z. Ruan

别　　名：匙叶茅膏菜。

药用部位：全草。

习性生境：草本。生于田野、草地和山坡等草丛和灌丛中。

产　　地：广东中部至西南部及沿海岛屿。

性味功效：淡，寒。清热利咽，凉血解毒。

30. 沟繁缕科 Elatinaceae

田繁缕 Bergia ammanioides Roxb. ex Roth *

别　　名：蜂刺草、密花草。

药用部位：全草。

习性生境：草本。生于低海拔的荒芜耕地田边、路旁及溪边草地。

产　　地：广东南部至北部。

性味功效：甘，凉。清热解毒。

31. 石竹科 Caryophyllaceae

无心菜 Arenaria serpyllifolia L. *

别　　名：卵叶蚤缀、鹅不食草、蚤缀、小无心菜。

药用部位：全草。

习性生境：草本。生于沙质或石质荒地、田野、园圃、山坡草地。

产　　地：韶关（乐昌、乳源）。

性味功效：辛、苦，平。止咳，清热明目。

簇生卷耳 Cerastium fontanum Baumg subsp. **triviale**（Link）Jalas

药用部位：全草。

习性生境：草本。生于山地林缘杂草间或疏松沙质土壤中。

产　　地：韶关（乐昌）、惠州（龙门）。

性味功效：辛、苦，微寒。清热解毒，消肿止痛。

▼须苞石竹 Dianthus barbatus L. *

别　　名：美国石竹、十样锦、五彩石。

药用部位：全草。

习性生境：草本。栽培。

产　　地：广东有少量栽培。

性味功效：苦，寒。清热利尿，破血通经，散瘀消肿。治尿路感染、热淋、尿血、妇女闭经、疮毒、湿疹。

▼石竹 Dianthus chinensis L. *

别　　名：长萼石竹、丝叶石竹、蒙古石竹、北石竹。

药用部位：全草。

习性生境：草本。栽培。

产　　地：广州、肇庆（高要）。广东省各地园林多有栽培。

性味功效：苦，寒。清热利尿，破血通经。

▼瞿麦 Dianthus superbus L. *

别　　名：十样景花、洛阳花。

药用部位：全草。

习性生境：草本。栽培。

产　　地：广东各地有引种栽培。

性味功效：苦，寒。清热利尿，破血通经。

荷莲豆草 Drymaria diandra Bl.［*D. cordata* auct. non（L.）Willd. ex Roem. et Schult.］

别　　名：荷莲豆、水青草、青蛇子、串钱草、水蓝草。

药用部位：全草。

习性生境：草本。生于山谷、溪边或潮湿的荒地、田沟旁等。

产　　地：韶关（新丰、翁源、始兴）、河源（连平、和平）、梅州（蕉岭、大埔、丰顺、梅县）、汕尾（海丰）、惠州（龙门、惠东、博罗）、深圳、广州（从化、增城）、清远（连山、连南）、肇庆（封开、怀集、广宁、高要）、云浮（新兴）、江门（台山）、茂名（电白、信宜）。

性味功效：淡、微酸，凉。清热解毒，利尿通便，活血消肿，退翳。

▼剪春罗 Lychnis coronata Thunb. *

别　　名：山茶田、白牛膝、婆婆针线包、剪夏罗、雄黄花、剪金花。

药用部位：根、全草。

习性生境：草本。生于疏林下或灌丛草地。多为庭园栽培。

产　　地：广东各地园林多有栽培。

性味功效：甘、微苦，寒。解毒，镇痛，消炎，止泻。

▼剪红纱花 Lychnis senno Sieb. et Zucc. *

别　　名：剪秋罗、阔叶鲤鱼胆、散血沙、汉宫秋。

药用部位：带根全草。

习性生境：草本。生于疏林下或灌丛草地。

产　　地：广东各地有引种栽培。

性味功效：甘、淡，寒。清热利尿，散瘀止痛。

鹅肠菜 Myosoton aquaticum（L.）Moench

别　　名：鹅肠草、鹅儿肠、抽筋草、牛繁缕。

药用部位：全草。

习性生境：草本。生于河流两旁冲积沙地的低湿处或灌丛林缘和水沟旁。

产　　地：广东西部、中部、东部至北部。

性味功效：甘、酸，平。消肿止痛，清热凉血，消积通乳。

白鼓钉 Polycarpaea corymbosa（Lam.）Lam. *

别　　名：星色草、白头翁、满天星草、百花草。

药用部位：全草。

习性生境：草本。生于海拔210～1 150m的山坡沙土草丛中或水边沙滩湿地上。

产　　地：广东南部沿海地区。

性味功效：淡，凉。清热祛湿。

漆姑草 Sagina japonica（Swartz）Ohwi

别　　名：腺漆姑草、日本漆姑草、星宿草、珍珠草、瓜槌草。

药用部位：全草。

习性生境：草本。生于河岸沙质地、撂荒地或路旁草地。

产　　地：韶关（乳源、仁化、始兴、乐昌）、河源（连平）、广州、清远（连山）。

性味功效：苦、涩、辛，凉。消肿散结，解毒止痒。

雀舌草 Stellaria alsine Grimm.

别　　名：葶苈子、天蓬草、滨繁缕、石灰草。

药用部位：全草。

习性生境：草本。生于田间、河溪两岸或潮湿地上。

产　　地：韶关（翁源、始兴）、梅州（大埔）、惠州（博罗）、深圳、广州（增城）、清远（连州、阳山）、肇庆（鼎湖）、茂名（信宜）、湛江（徐闻）。

性味功效：辛，平。祛风散寒，续筋接骨，活血止痛，解毒。

繁缕 Stellaria media（L.）Vill

别　　名：鹅儿肠、鸡肠菜、鸡儿肠、鹅耳伸筋、鹅肠菜。

药用部位：全草。

习性生境：草本。生于田间、路旁或溪边草地上。

产　　地：韶关（乳源、乐昌）、河源、梅州（平远、梅县）、惠州（博罗）、深圳、广州、清远（连山、阳春、英德）、肇庆（高要）、茂名（信宜）。

性味功效：甘、酸，凉。清热解毒，化瘀止痛，催乳。

石生繁缕 Stellaria saxatilis Buch.-Ham. ex D. Don *

别　　名：箐姑草、星毛繁缕、石灰草、抽筋草、接筋草、石繁缕。

药用部位：全草。

习性生境：草本。生于石滩或石隙中、草坡或林下。

产　　地：韶关（乐昌）。

性味功效：辛，凉。平肝，舒筋活血，利湿，解毒。

巫山繁缕 Stellaria wushanensis Williams

别　　名：武冈繁缕。

药用部位：全草。

习性生境：草本。生于山地或丘陵地区。

产　　地：韶关（仁化）、清远（英德）。

性味功效：民间用于治疗小儿疳积。

32. 粟米草科 Molluginaceae

簇花星粟草 Glinus oppositifolius（L.）DC.

别　　名：长梗粟米草、假繁缕、圆根草。

药用部位：全草。

习性生境：草本。多生于河溪边或海岸空旷沙地及稻田处。

产　　地：汕尾（海丰、陆丰）。

性味功效：淡，平。清热解毒。

粟米草 Mollugo stricta L.

别　　名： 四月飞、瓜仔草、瓜疮草。

药用部位： 全草。

习性生境： 草本。生于空旷荒地、农田和海岸沙地上。

产　　地： 广东各地均有产。

性味功效： 淡、涩，平。抗菌消炎，清热止泻。

33. 番杏科 Aizoaceae

番杏 Tetragonia tetragonioides（Pall.）O. Kuntze *

别　　名： 法国菠菜、新西兰菠菜。

药用部位： 全草。

习性生境： 草本。生于旷地或海岸沙地上。

产　　地： 汕头（南澳）、汕尾（海丰）、广州。

性味功效： 甘、微辛，平。清热解毒，祛风消肿。治泄泻、疔疮红肿、风热目赤。

34. 马齿苋科 Portulacaceae

马齿苋 Portulaca oleracea L.

别　　名： 瓜子菜、酸味菜、胖娃娃菜、猪肥菜、五行菜。

药用部位： 全草。

习性生境： 草本。生于菜园、农田、路旁或旷地上。

产　　地： 广东各地均有产。

性味功效： 酸，寒。清热利湿，解毒消肿，消炎，止渴利尿。

毛马齿苋 Portulaca pilosa L. *

别　　名： 多毛马齿苋、禾雀舌。

药用部位： 全草。

习性生境： 草本。生于海边沙地上，耐旱喜阳光。

产　　地： 广东沿海地区，汕尾（陆丰）、深圳（宝安）、广州、肇庆（高要）、茂名（电白）、湛江（吴川）。

性味功效： 止血消炎。

▼大花马齿苋 Portulaca pilosa L. subsp. **grandiflora**（Hook.）Geesink.

别　　名： 松叶牡丹、太阳花、午时花、洋马齿苋、半支莲、死不了。

药用部位： 全草。

习性生境： 草本。公园、花圃常有栽培。

产　　地： 广东各地城市常见栽培。

性味功效： 淡、微辛，平。散瘀止痛，解毒消肿。

▼土人参 Talinum paniculatum（Jacq.）Gaertn.

别　　名： 栌兰、参草、假人参、栌兰。

药用部位： 根和叶。

习性生境： 草本。生于村边、路旁、园地和阴湿地上。

产　　地： 广东各地均有栽培。

性味功效： 甘，平。补中益气，润肺生津。

35. 蓼科 Polygonaceae

金线草 Antenoron filiforme（Thunb.）Rob. et Vant.

别　　名： 九龙盘、鸡心七、蓼子七。

药用部位： 全草。

习性生境： 草本。生于山地林缘、沟边等湿润处。

产　　地： 广东中部至北部地区。

性味功效： 微苦、辛，凉。凉血止血，祛瘀止痛。

短毛金线草 Antenoron filiforme（Thunb.）Rob. et Vaut.var. **neofiliforme**（Nakai）A. J. Li

别　　名： 蓼子七。

药用部位： 全草。

习性生境： 草本。生于山地林缘、沟边等潮湿处。

产　　地：韶关（乳源）、清远（阳山）。
性味功效：微苦、辛，凉。凉血止血，祛瘀止痛。

金荞麦 Fagopyrum dibotrys（D. Don）Hara
别　　名：野荞麦、苦荞麦、酸荞麦、荞麦七。
药用部位：块根。
习性生境：草本。生于山谷湿地、山坡灌丛、田野边。
产　　地：韶关（乳源、仁化、始兴、乐昌）、清远（连山）、肇庆（怀集）、阳江（阳春）。
性味功效：辛、苦，凉。清热解毒，活血散瘀，健脾利湿。

▼**荞麦 Fagopyrum esculentum** Moench. *
别　　名：三角丹、野花麦。
药用部位：全草、种子。
习性生境：草本。逸为野生。生于荒地、路边。
产　　地：广州、韶关（乳源、新丰、翁源、仁化、乐昌）、河源（连平）、清远（阳山、英德）、肇庆（怀集、封开）、云浮、茂名（信宜、化州、高州）。广东各地多有栽培。
性味功效：甘，平。全草：降压，止血。种子：健胃，收敛。

何首乌 Fallopia multiflora（Thunb.）Harald.
别　　名：夜交藤、马肝石、赤葛。
药用部位：块根、藤茎。
习性生境：藤本。生于旷野、田边或水旁。
产　　地：广东各地均有产，多为栽培。
性味功效：块根：苦、甘、涩，温；补肝肾，益精血，养心安神。藤茎：甘，平；养心安神，祛风湿。

竹节蓼 Homalocladium platycladum（F. Muell ex Hook.）Bailey
别　　名：蜈蚣草、扁竹蓼。
药用部位：全株。
习性生境：灌木。栽培植物。
产　　地：广东各地均有栽培。
性味功效：淡、微甘，平。行血祛瘀，消肿止痛。

萹蓄 Polygonum aviculare L.
别　　名：网基菜、乌蓼。
药用部位：全草。
习性生境：草本。生于田野、荒地和水边湿地上。
产　　地：韶关（乳源）、清远（连州）。
性味功效：苦，平。清热利尿，解毒驱虫。

毛蓼 Polygonum barbatum L.
别　　名：水辣蓼。
药用部位：全草。
习性生境：草本。生于水旁、路边湿地及林下。
产　　地：韶关（乳源、翁源）、河源（连平）、梅州（平远、丰顺、梅县）、汕尾（海丰）、潮州（饶平）、惠州（惠东、博罗）、深圳、珠海、广州（从化）、江门（台山）、清远（阳山、英德）、肇庆（封开）、云浮（新兴）、阳江（阳春）。
性味功效：辛，温；有毒。消肿，散毒。

圆基长鬃蓼 Polygonum barbatum L. var. **gracile**（Danser）Stew.
别　　名：细齿毛蓼、小蓼子草。
药用部位：全草。
习性生境：草本。生于空旷草地和溪旁。
产　　地：广州、清远（阳山、英德、连州）、肇庆。
性味功效：微辛，温。散寒活血，排脓生肌。

头花蓼 Polygonum capitatum Buch.-Ham. et D. Don
别　　名：草石椒、红酸杆、石头花。

药用部位：全草。
习性生境：草本。生于田野或溪边潮湿处。
产　　地：韶关（乳源）、河源（和平）、惠州（博罗）、肇庆（德庆、封开、怀集）。
性味功效：酸，寒。清热凉血，利尿。

火炭母 Polygonum chinense L.
别　　名：赤地利、火炭星。
药用部位：全草。
习性生境：草本。生于山谷水边湿地。
产　　地：广东各地均有产。
性味功效：微酸、涩，凉。清热解毒，利湿消滞，凉血止痒，明目退翳。

蓼子草 Polygonum criopolitanum Hance
药用部位：全草。
习性生境：草本。生于田野、水边或山谷湿地上。
产　　地：韶关（乳源、翁源、乐昌）、佛山（高明）、清远（连州）、肇庆（高要）。
性味功效：辛，温。祛风利湿，散瘀止痛，消肿解毒。

大箭叶蓼 Polygonum darrisii Lévl.
药用部位：全草。
习性生境：草本。生于河旁、水沟边、田边等湿润处。
产　　地：韶关（乳源、始兴、乐昌）。
性味功效：苦，凉。清热解毒。

长箭叶蓼 Polygonum hastatosagittatum Mak.
药用部位：全草。
习性生境：草本。生于丘陵地的疏林下和灌丛中及湿润田埂上。
产　　地：河源、惠州（龙门）、清远（阳山）。
性味功效：清热解毒，祛风除湿，活血止痛。

水蓼 Polygonum hydropiper L.
别　　名：辣蓼、辣蓼草、蓼子草。
药用部位：全草。
习性生境：草本。生于田边、路旁、沟边、河岸等湿润处。
产　　地：韶关（乳源、翁源、始兴）、梅州（蕉岭、平远、五华、大埔）、汕尾（陆河）、惠州（博罗）、深圳、珠海、广州、清远（连山、阳山、连州）、肇庆（封开、怀集、高要）、阳江（阳春）。
性味功效：辛，温。祛风利湿，散瘀止痛，解毒消肿，杀虫止痒。

蚕茧草 Polygonum japonicum Meisn.
别　　名：蚕茧蓼、蓼子草、小蓼子草、红蓼子。
药用部位：全草。
习性生境：草本。生于溪旁的潮湿处。
产　　地：广东中部至东部地区，深圳（宝安）、广州、肇庆（封开）。
性味功效：辛，温。散寒活血，止痢。

愉悦蓼 Polygonum jucundum Meissn.
别　　名：山蓼、香蓼、鹿蹄叶、酸浆菜。
药用部位：全草。
习性生境：草本。生于山地、山谷、水旁潮湿处。
产　　地：韶关（乳源、新丰、翁源、仁化、始兴、南雄、乐昌）、河源（连平、和平）、潮州（饶平）、揭阳（揭西）、惠州（博罗）、深圳、广州（从化）、佛山（南海）、清远（阳山、英德、连州）、肇庆（怀集、高要）、云浮（郁南、新兴、罗定）、阳江（阳春）、茂名（信宜）。
性味功效：酸，凉。清热利湿，疏肝。

酸模叶蓼 Polygonum lapathifolium L.

别　　名：蓼草、大马蓼。

药用部位：全草。

习性生境：草本。生于路旁湿地和沟渠、水边。

产　　地：韶关（翁源、乐昌）、梅州（梅县）、惠州（博罗）、深圳、广州、清远、肇庆（高要）、云浮、江门（台山）、阳江（阳春）、茂名（信宜）。

性味功效：辛、苦，凉。清热解毒，利湿止痒。

绵毛酸模叶蓼 Polygonum lapathifolium L. var. **salicifolium** Sibth.

别　　名：柳叶蓼。

药用部位：全草。

习性生境：草本。生于水边或其他潮湿的地方。

产　　地：韶关（翁源、乐昌）、梅州（梅县）、惠州（博罗）、深圳、广州、清远、肇庆（高要）、云浮、江门（台山）、阳江（阳春）、茂名（信宜）。

性味功效：辛，温。消炎解毒，止痛。

长鬃蓼 Polygonum longisetum De Br.

别　　名：马蓼。

药用部位：全草。

习性生境：草本。生于沟边或河流两岸湿地。

产　　地：韶关（乳源、新丰、翁源、南雄、乐昌）、河源（连平、和平）、潮州（饶平）、惠州、广州（从化、增城）、清远（阳山、连山、英德、连州）、肇庆（高要）、云浮（新兴）、江门（恩平）、阳江（阳春）、茂名（信宜）。

性味功效：辛，温。解毒，除湿。

长戟叶蓼 Polygonum maackianum Regel *

别　　名：马蓼、马氏蓼。

药用部位：全草。

习性生境：草本。生于沟边或河流两岸湿地。

产　　地：肇庆。

性味功效：清热解毒，消肿。治痧症、感冒、肠炎、腹泻、痢疾、毒蛇咬伤。

小蓼花 Polygonum muricatum Meissn.

别　　名：粗糙蓼。

药用部位：全草。

习性生境：草本。生于水边、田边、路旁的湿地上。

产　　地：广东西部、中部、东部至北部。

性味功效：辛，温。祛风利湿，散瘀止痛，解毒消肿。

尼泊尔蓼 Polygonum nepalense Meissn.

别　　名：山谷蓼、猫儿眼睛。

药用部位：全草。

习性生境：草本。生于水边、田边、路旁的湿地上。

产　　地：韶关（乳源、翁源、仁化、始兴、乐昌）、河源（连平、和平）、梅州（蕉岭）、惠州、广州（从化、增城）、清远（连山、阳山、连州）、阳江（阳春）、茂名（信宜）。

性味功效：酸、涩，平。收敛固肠。

红蓼 Polygonum orientale L.

别　　名：东方蓼、荭草。

药用部位：全草、果实。

习性生境：草本。生于村边、路旁和水边湿地上。

产　　地：韶关（乳源）、深圳（宝安）、中山、广州（番禺）、清远（英德）、肇庆。

性味功效：咸，凉。活血，消积，止痛，利尿。

掌叶蓼 Polygonum palmatum Dunn

药用部位：全草。

习性生境：草本。生于山谷水边、山坡林下湿地。
产　　地：韶关（翁源、新丰）、广州（从化）、清远（连山）、肇庆（怀集、高要）。
性味功效：苦、酸，凉。止血，清热。

扛板归 Polygonum perfoliatum L.
别　　名：蛇倒退、犁头刺。
药用部位：全草。
习性生境：草本。生于山谷灌丛、荒芜草地、村边篱笆或水沟旁边。
产　　地：广东各地均有产。
性味功效：酸，凉。清热解毒，利尿消肿。

腋花蓼 Polygonum plebeium R. Br.
别　　名：小萹蓄、习见蓼。
药用部位：全草。
习性生境：草本。常生于耕地或丢荒的耕地上。
产　　地：韶关（乳源、翁源、乐昌）、河源、梅州（大埔）、深圳、广州（从化）、清远（连山、连州）、肇庆（封开）、云浮（罗定）、阳江（阳春）、湛江（雷州、徐闻）。
性味功效：苦，平。清热利尿，解毒驱虫。

丛枝蓼 Polygonum posumbu Buch.-Ham. ex D. Don
别　　名：长尾叶蓼、红辣蓼、簇蓼。
药用部位：全草。
习性生境：草本。生于水边或阴湿处。
产　　地：韶关（乳源、翁源、始兴、乐昌）、河源（和平、连平）、梅州（平远）、潮州（饶平）、惠州（龙门、博罗）、深圳、清远（连山、阳山、连州、英德）、肇庆（封开）。
性味功效：辛，温。祛风利湿，散瘀止痛，消肿解毒。

伏毛蓼 Polygonum pubescens Bl.
别　　名：鱼腥蓼、软水蓼。
药用部位：全草。
习性生境：草本。生于水边肥沃的草地上。
产　　地：韶关（乳源、新丰）、河源（连平）、梅州（大埔）、惠州（惠东、博罗）、深圳、广州、佛山（南海）、清远（连州、英德）、肇庆（怀集）、云浮（郁南、新兴、罗定）、阳江（阳春）。
性味功效：除湿化痰，消肿止痛，杀虫止痒。

刺蓼 Polygonum senticosum（Meissn.）Franch. et Savat.
别　　名：廊茵、急解素、蛇不钻。
药用部位：全草。
习性生境：草本。生于沟边、路旁及山谷灌丛中。
产　　地：广州（从化）、韶关（翁源、始兴、南雄、曲江）、清远（连山）。
性味功效：酸、微辛，平。解毒消肿，利湿止痒。

戟叶蓼 Polygonum thunbergii Sieb. et Zucc.
别　　名：水麻、苦荞麦。
药用部位：全草。
习性生境：草本。生于山谷潮湿地或水边。
产　　地：韶关（乳源、新丰、始兴、乐昌）、广州（从化）。
性味功效：苦、辛，寒。祛风清热，活血止痛。

▼蓼蓝 Polygonum tinctorium Ait. *
别　　名：倒吊莲。
药用部位：果实、叶。
习性生境：草本。生于山谷潮湿地或水边。
产　　地：广东各地园林有引种栽培。
性味功效：甘、苦，寒。清热解毒，凉血消肿。

香蓼 Polygonum viscosum Buch.-Ham. ex D. Don *

别　　名：粘毛蓼。

药用部位：全草。

习性生境：草本。生于田间或阴湿处。

产　　地：深圳、广州、肇庆、茂名（电白）。

性味功效：辛，平。理气除湿，健胃消食。

虎杖 Reynoutria japonica Houtt.［*Polygonum cuspidatum* Sieb. et Zucc.］

别　　名：斑庄根、大接骨、酸桶芦、酸筒杆。

药用部位：根状茎或茎、叶。

习性生境：草本。生于山谷、溪边。

产　　地：韶关（乳源、新丰、翁源、仁化、始兴、乐昌）、河源（连平）、梅州（蕉岭、平远、五华、大埔、梅县、兴宁）、潮州（饶平）、惠州（博罗）、广州、肇庆（怀集、广宁、高要）、云浮、阳江（阳春）、清远（连山、阳山、连州）。

性味功效：苦、酸，凉。清热利湿，通便解毒，散瘀活血。

酸模 Rumex acetosa L.

别　　名：癣草、山菠菜。

药用部位：全草。

习性生境：草本。生于山地潮湿肥沃的地方。

产　　地：韶关（乳源、仁化）、清远（连山、连州）。

性味功效：酸、苦，寒。凉血，解毒，通便，杀虫。

皱叶酸模 Rumex crispus L.

别　　名：野当归、羊蹄。

药用部位：根或全草。

习性生境：草本。生于田边、路旁、水边的湿地上。

产　　地：河源（和平）、汕头（南澳）、肇庆（封开）。

性味功效：苦、酸，寒；有小毒。清热解毒，止血，通便，杀虫。

齿果酸模 Rumex dentatus L.

别　　名：羊蹄大黄。

药用部位：全草。

习性生境：草本。生于田边、路旁、水边的湿地上。

产　　地：珠江口岛屿。

性味功效：苦，寒。清热解毒，杀虫止痒，活血止血。治乳痈、疮疡肿毒、疥癣。

羊蹄 Rumex japonicus Houtt.

别　　名：土大黄。

药用部位：根。

习性生境：草本。生于山谷、河边、田野或山坡草丛中。

产　　地：河源（连平）、惠州（龙门）、广州（从化）、清远（连山、连州）、阳江（阳春）。

性味功效：苦，寒；有小毒。清热，通便，利水，止血，杀虫。

小果酸模 Rumex microcarpus Campd.

药用部位：全草。

习性生境：草本。生于路旁和稻田埂上。

产　　地：阳江、湛江（遂溪）。

性味功效：民间用作缓泻剂。

长刺酸模 Rumex trisetifer Stokes

别　　名：野波菜。

药用部位：根或全草。

习性生境：草本。生于河边、湖水边和水渠边、荒地湿处。

产　　地：广东北部至中部。

性味功效：酸、苦，寒。凉血，解毒，杀虫。

36. 商陆科 Phytolaccaceae

商陆 Phytolacca acinosa Roxb.

别　　名：白母鸡、猪母耳、见肿消、山萝卜、见肿消。

药用部位：根。

习性生境：草本。生于林下、村边、路旁的阴湿处。

产　　地：韶关（乳源、新丰、仁化、乐昌、曲江）、河源（龙川）、梅州（蕉岭、平远）、惠州（龙门）、清远（连山、阳山、英德）、肇庆（封开）、云浮（罗定）、茂名（信宜）。

性味功效：苦，寒；有毒。泻水，利尿，消肿。

美洲商陆 Phytolacca americana L.

别　　名：垂序商陆、洋商陆、美国商陆。

药用部位：根。

习性生境：草本。生于林下、村边、路旁的阴湿处。

产　　地：韶关（乳源）、河源（和平）、广州、清远（连州）、肇庆（封开）、江门（新会）。

性味功效：苦，寒；有毒。泻水，利尿，消肿。

37. 藜科 Chenopodiaceae

海滨藜 Atriplex maximowicziana Makino

药用部位：全草。

习性生境：草本。生于海滩沙地上。

产　　地：潮州（饶平）、汕头（南澳）、湛江。

性味功效：利湿消肿。

匍匐滨藜 Atriplex repens Roth. *

药用部位：全草。

习性生境：草本。生于海滨空旷沙地。

产　　地：雷州半岛沿海地区。

性味功效：微苦，凉。祛风除湿，活血通经，解毒消肿。

▼莙荙菜 Beta vulgaris L. var. **cicla** L.

别　　名：猪乸菜。

药用部位：全草。

习性生境：草本。为常见的蔬菜之一。

产　　地：广东各地均有栽培。

性味功效：甘，凉。清热凉血，透疹。

藜 Chenopodium album L.

别　　名：灰苋菜、白藜。

药用部位：嫩苗。

习性生境：草本。生于田间、路边、荒地上。

产　　地：广东各地均有产。韶关（乐昌）、梅州（大埔）、广州、肇庆（高要）。

性味功效：甘，平；有小毒。清热利湿，止痒透疹。

土荆芥 Chenopodium ambrosioides L.［*C. serotinum* L.］

别　　名：臭藜藿、臭草。

药用部位：全草。

习性生境：草本。生于村边旷野、路旁、河岸、溪边等地。

产　　地：广东各地均有产。韶关（乳源、新丰、始兴、乐昌）、河源（和平、连平、龙川）、汕头、汕尾（陆丰）、惠州（惠东、博罗）、深圳（宝安）、清远（连山、英德）、肇庆（德庆、高要）、云浮（罗定）、江门（台山）、阳江（阳春）、湛江。

性味功效：辛，微温；有小毒。祛风除湿，杀虫，止痒。

注：《中国植物志》已修订该物种学名，正名为“土荆芥 Dysphania ambrosioides（L.）Mosyakin & Clemants”。

小藜 Chenopodium ficifolium Smith

别　　名： 灰菜。

药用部位： 全草。

习性生境： 草本。生于低海拔的空旷荒地或田野。

产　　地： 韶关（翁源）、梅州（平远）、广州、肇庆（高要）、茂名（化州、高州）。

性味功效： 甘、苦，平。祛风清热，解毒利湿。

地肤 Kochia scoparia（L.）Schrad.

别　　名： 扫帚菜、观音菜、孔雀松。

药用部位： 果实。

习性生境： 草本。生于湖边、田边、路旁、荒地。

产　　地： 广州、肇庆（高要）。

性味功效： 苦，寒。清热利湿，疏风止痒，通利小便。

▼菠菜 Spinacia oleracea L. *

别　　名： 菠菱菜、甜菜、拉筋菜。

药用部位： 全草。

习性生境： 草本。栽培。

产　　地： 广东各地均有栽培。

性味功效： 甘，凉。滋阴平肝，止泻润肠。

38. 苋科 Amaranthaceae

土牛膝 Achyranthes aspera L.

别　　名： 倒扣草、倒刺草、倒钩草。

药用部位： 根、根茎。

习性生境： 草本。生于山坡疏林、村边路旁、园地及空旷草地上。

产　　地： 广东各地均有产。

性味功效： 微苦，凉。通经利尿，清热解毒。

牛膝 Achyranthes bidentata Bl.

别　　名： 怀牛膝、牛髁膝。

药用部位： 根。

习性生境： 草本。生于山地或溪边较湿润、荫蔽的肥沃土壤中。

产　　地： 广东少部分地区有引种栽培。

性味功效： 苦、酸，平。散瘀血，消痈肿；酒制补肝肾、强筋骨。

长叶牛膝 Achyranthes longifolia（Makino）Makino

别　　名： 柳叶牛膝、杜牛膝。

药用部位： 根。

习性生境： 草本。生于村旁、山谷。

产　　地： 韶关（翁源、始兴）、河源（连平）、广州（从化）、清远（连山、阳山、英德、连州）、肇庆（怀集、广宁）、云浮（新兴）。

性味功效： 苦，平。破血行瘀。

▼红草 Alternanthera bettzickiana（Regel）G. Nicholson

别　　名： 锦绣苋、红绿草。

药用部位： 全草。

习性生境： 草本。公园、花圃有栽培。

产　　地： 广东各地作为花卉栽培。

性味功效： 甘、微酸，凉。凉血止血，散瘀解毒。

喜旱莲子草 Alternanthera philoxeroides（Mart.）Griseb.

别　　名： 空心莲子草、空心苋、水花生。

药用部位： 全草。

习性生境： 草本。生于塘边、水沟边或沼泽地上。

产　　地： 汕头（南澳）、深圳、广州、清远（连山）、肇庆。

性味功效： 苦、甘，寒。清热利尿，凉血解毒。

刺花莲子草 Alternanthera pungens H. B. K.

药用部位： 全草。

习性生境： 草本。生在路旁向阳地。

产　　地：广州。
性味功效：利尿，民间用于治疗淋病。

莲子草 Alternanthera sessilis（L.）R. Br. ex DC.
别　　名：满天星、节节花、白花仔、虾钳菜。
药用部位：全草。
习性生境：草本。生于村庄附近的水沟、田间、园地或海边潮湿沙地上。
产　　地：广东西部、中部、东部至北部。
性味功效：微甘、淡，凉。清热凉血，利水消肿；外用拔毒止痒。

凹头苋 Amaranthus blitum L.
别　　名：野苋菜。
药用部位：全草。
习性生境：草本。生于村边、路旁等荒地上。
产　　地：韶关（乳源、翁源、始兴）、河源（和平）、深圳、清远（连州）、肇庆（鼎湖）。
性味功效：微甘、淡，凉。清热解毒，利尿消肿。

▼尾穗苋 Amaranthus caudatus L.
别　　名：老枪谷、籽粒苋。
药用部位：根。
习性生境：草本。栽培。
产　　地：广东各地均有栽培。
性味功效：甘，平。益气健脾，补虚强壮。

绿穗苋 Amaranthus hybridus L.
别　　名：繁穗苋。
药用部位：全草。
习性生境：草本。生于村旁或菜园等处。
产　　地：广东各地均有栽培或逸为野生。
性味功效：清热解毒，利湿止痒。

刺苋 Amaranthus spinosus L.
别　　名：筋苋菜、刺苋菜。
药用部位：根。
习性生境：草本。为村旁、空旷荒芜地、路旁、草地上常见的野草。
产　　地：韶关（始兴、乐昌）、梅州（大埔）、汕头、汕尾（陆丰）、惠州（博罗）、深圳（宝安）、广州、清远（连山）、云浮（罗定）、肇庆（德庆）、江门（台山）、阳江（阳春）、茂名。
性味功效：淡、甘，凉。清热利湿，解毒消肿，凉血止血。

▼苋菜 Amaranthus tricolor L.
别　　名：三色苋、老来少、老少年。
药用部位：全株。
习性生境：草本。栽培。
产　　地：广东各地作为蔬菜栽培。
性味功效：甘，微寒。解毒，祛寒湿，利大小便。

野苋 Amaranthus viridis L.
别　　名：绿苋、皱果苋。
药用部位：全草。
习性生境：草本。为村庄附近空旷地、园地、路旁等湿润处常见的杂草。
产　　地：韶关（乳源、乐昌）、梅州（大埔）、汕尾（陆河）、惠州（博罗）、深圳（宝安）、珠海、广州、清远（连山）、肇庆（封开、怀集、高要）、云浮（郁南、罗定）、江门（开平、台山）、阳江（阳春）、茂名（高州）。
性味功效：甘、淡，微寒。清热利湿。

青葙 Celosia argentea L.
别　　名：青葙子。
药用部位：种子、茎叶。
习性生境：草本。生于旷野、田边、村旁。
产　　地：广东各地均有产。

性味功效：种子：苦，微寒；祛风明目，清肝火。茎叶：淡，凉；收敛，消炎。

▼**鸡冠花 Celosia cristata** L.

别　　名：鸡髻花、老来红、芦花鸡冠、笔鸡冠、小头鸡冠。

药用部位：花序、种子。

习性生境：草本。生于旷野、田边、村旁。

产　　地：广东各地均有栽培。

性味功效：花序：甘，凉；凉血止血，止带，止痢。种子：甘，寒；祛风明目，清肝火。

杯苋 Cyathula prostrata（L.）Bl.

药用部位：全草。

习性生境：草本。生于山谷或山坡林下荫蔽处。

产　　地：梅州（大埔）、潮州（潮安）、揭阳（普宁）、惠州（博罗）、深圳、珠海、广州、肇庆（高要）、云浮（新兴、罗定）、江门（台山）、阳江（阳春）、茂名（信宜）。

性味功效：甘、淡，平。行气除痰，清热利湿，化积。

银花苋 Gomphrena celosioides Mart.

别　　名：地锦草。

药用部位：全草。

习性生境：草本。多生于沿海沙地或村边、路旁的草地上。

产　　地：广东沿海地区。

性味功效：甘、淡，凉。清热利湿，凉血止血。

▼**千日红 Gomphrena globosa** L. *

别　　名：百日红、千日白。

药用部位：花序。

习性生境：草本。庭园有栽培。

产　　地：广东各地均有栽培。

性味功效：甘、淡，平。止咳平喘，平肝明目。

▼**血苋 Iresine herbstii** Hook. f. ex Lindl. *

别　　名：红洋苋、红叶苋。

药用部位：全草。

习性生境：草本。栽培。

产　　地：广东各地均有产。

性味功效：微苦，凉。清热解毒，调经止血。

39. 落葵科 Basellaceae

落葵薯 Anredera cordifolia（Tenore）Steenis

别　　名：藤三七、心叶落葵薯、洋落葵。

药用部位：块茎、小鳞茎（珠芽）。

习性生境：草质藤本。逸为野生的，多生于村边、路旁、园地篱笆上。

产　　地：广东各地均有栽培或野生。

性味功效：甘、淡，凉。消肿止痛，民间用于治跌打损伤、风湿性关节炎。

▼**落葵 Basella alba** L.

别　　名：藤菜、潺菜、豆腐菜、木耳菜。

药用部位：块茎。

习性生境：草本。栽培。

产　　地：广东各地均有栽培。

性味功效：甘、淡，凉。清热解毒，用于接骨止痛。

40. 亚麻科 Linaceae

▼**亚麻 Linum usitatissimum** L. *

别　　名：山西胡麻、壁虱胡麻、鸦麻。

药用部位：根、叶、种子。

习性生境：草本。栽培。

产　　地：广东有引种栽培。

性味功效：根、叶：辛、甘，平；散风平肝，活血止痛。种子：甘，平；平肝，顺气，通肠。

41. 蒺藜科 Zygophyllaceae

蒺藜 **Tribulus terrestris** Muhl.

别　　名： 白蒺藜。

药用部位： 果实。

习性生境： 草本。生于海边沙滩或潮湿的沙质草地上。

产　　地： 潮州（饶平）、广州、湛江。

性味功效： 苦、辛，温。平肝明目，祛风止痒。

42. 牻牛儿苗科 Geraniaceae

野老鹳草 **Geranium carolinianum** L.

别　　名： 老鹳草。

药用部位： 全草。

习性生境： 草本。生于平原和低山荒坡杂草丛中。

产　　地： 韶关（乳源、乐昌）、清远（连州）有逸生。

性味功效： 苦、微辛，平。祛风，活血，清热解毒。治风湿疼痛、拘挛麻木、痈疽、跌打、肠炎、痢疾。

▼香叶天竺葵 **Pelargonium graveolens** L'Hér. *

别　　名： 驱蚊香草、驱蚊草、香艾、香叶。

药用部位： 茎、叶。

习性生境： 草本。栽培。

产　　地： 广州有栽培。

性味功效： 辛，温。祛风除湿，行气止痛，杀虫。

▼天竺葵 **Pelargonium hortorum** L. H. Bailey *

药用部位： 花。

习性生境： 草本。庭园有栽培。

产　　地： 广东各地庭园有引种栽培。原产于非洲南部。

性味功效： 苦、涩，凉。清热消炎。

43. 酢浆草科 Oxalidaceae

▼三敛 **Averrhoa bilimbi** L.

药用部位： 果叶。

习性生境： 小乔木。栽培。

产　　地： 广东偶见栽培。

性味功效： 甘，平。截疟，止痛，解毒，杀虫。

阳桃 **Averrhoa carambola** L.

别　　名： 洋桃、五稔、五棱果、五敛子、杨桃。

药用部位： 根、枝、叶、花、果实。

习性生境： 乔木。栽培。

产　　地： 广东各地均有栽培。

性味功效： 根：酸、涩，平；涩精，止血，止痛。枝、叶：酸、涩，凉；祛风利湿，消肿止痛。花：甘，平；清热。果实：酸、苦，平；生津止渴。

山酢浆草 **Oxalis acetosella** L. subsp. **griffithii** (Edg. et Hook. f.) Hara *

别　　名： 三块瓦、麦子七、大酸梅草、截叶酢浆草。

药用部位： 全草。

习性生境： 草本。生于中海拔山地林下较阴湿的地方。

产　　地： 韶关（乳源、乐昌）。

性味功效： 酸、涩，寒。清热解毒，消肿止痛。

酢浆草 **Oxalis corniculata** L.

别　　名： 酸浆草、酸味草。

药用部位： 全草。

习性生境： 草本。生于旷地、园地或田边等处。

产　　地： 广东各地均有产。

性味功效： 酸，凉。清热利湿，解毒消肿。

红花酢浆草 **Oxalis corymbosa** DC.

别　　名： 三夹莲、铜锤草。

药用部位： 全草。

习性生境：草本。多生于旷野或园地上。
产　　地：广东各地均有产。
性味功效：酸，寒。清热解毒，散瘀消肿，调经。

44. 金莲花科 Tropaeolaceae

▼**旱金莲 Tropaeolum majus** L.
药用部位：全草。
习性生境：草本。栽培。
产　　地：广东各地庭园有栽培。
性味功效：辛，凉。清热解毒。

45. 凤仙花科 Balsaminaceae

大叶凤仙花 Impatiens apalophylla Hook. f. *
药用部位：全草。
习性生境：草本。生于山谷沟底、山坡草丛中，或林下阴湿处。
产　　地：肇庆（高要）、云浮（郁南、罗定）、阳江（阳春）、茂名（信宜）。
性味功效：辛，凉。活血化瘀，止痛。

▼**凤仙花 Impatiens balsamina** L.
别　　名：指甲花、透骨草、急性子、灯盏花。
药用部位：种子、花、全草。
习性生境：草本。栽培。
产　　地：广东各地均有栽培。
性味功效：种子：微苦，温；有小毒；活血通经，软坚消积。花：甘，温；有小毒；活血通经，祛风止痛；外用解毒。全草：辛、苦，温；散风祛湿，解毒止痛。

睫毛萼凤仙花 Impatiens blepharosepala Pritz. ex E. Pritz. ex Diels
别　　名：建始凤仙花。
药用部位：全草。
习性生境：草本。生于山谷水旁草丛中。
产　　地：韶关（乳源、仁化、始兴、乐昌）、肇庆（怀集）、清远（连山、阳山、英德）。
性味功效：酸、微辛，凉。清热解毒，消肿拔毒。

华凤仙 Impatiens chinensis L.
别　　名：水凤仙、入冬雪。
药用部位：全草。
习性生境：草本。生于田边、水沟旁和沼泽地上。
产　　地：广东西部、中部、东部至北部。
性味功效：苦、辛，平。清热解毒，活血散瘀，消肿拔脓。

棒凤仙花 Impatiens claviger Hook. f.
药用部位：叶、全草。
习性生境：草本。生于山谷疏林或密林下潮湿处。
产　　地：云浮（新兴）、茂名（信宜）。
性味功效：叶：治热疮、痈疮肿毒。全草：清热解毒，清凉消肿，燥湿；治湿热火毒、湿疮、恶疮、痈疽疖毒、溃破日久、流汗黄臭、疮面糜烂秽腐。

鸭跖草状凤仙花 Impatiens commellinoides Hand.-Mazz.
别　　名：竹节草。
药用部位：全草、种子。
习性生境：草本。生于水田、山谷、水沟边。
产　　地：韶关（乳源、仁化、南雄、乐昌）。
性味功效：祛风，活血，消肿，止痛。

牯岭凤仙花 Impatiens davidii Franch.
别　　名：野凤仙花、黄凤仙花。
药用部位：全草或茎。
习性生境：草本。生于沟边草丛或山谷阴湿处。
产　　地：清远（连州）。

性味功效：辛，温。消积，止痛。

水金凤 Impatiens noli-tangere L.

别　　名：辉菜花。

药用部位：全草。

习性生境：草本。生于水边湿地或山坡林下、林缘草丛。

产　　地：韶关（乳源）。

性味功效：甘，温。清热解毒，活血通经。

丰满凤仙花 Impatiens obesa Hook. f.

别　　名：赞比亚凤仙花。

药用部位：全草。

习性生境：草本。生于山谷潮湿草丛中或石隙中。

产　　地：韶关（乳源、曲江）、河源（和平）、广州（从化）、清远（英德）、云浮、阳江（阳春）。

性味功效：清热解毒，活血散瘀，消肿。

黄金凤 Impatiens siculifer Hook. f. *

别　　名：水指甲。

药用部位：全草或茎。

习性生境：草本。生于河边草丛中或林下阴湿处。

产　　地：韶关（仁化、浮源、乐昌）、清远（连山）。

性味功效：辛、苦，凉。清热解毒，祛风除湿，活血消肿。

46. 千屈菜科 Lythraceae

耳基水苋 Ammannia arenaria Kunth. *

别　　名：水旱莲。

药用部位：全草。

习性生境：草本。生于湿地或稻田中。

产　　地：广东各地均有产。

性味功效：甘、淡，平。健脾利湿，行气散瘀。

水苋菜 Ammannia baccifera L.

别　　名：水田基黄、细叶水苋、浆果水苋。

药用部位：全草。

习性生境：草本。喜生于湿地或稻田中。

产　　地：韶关（乳源、翁源、乐昌）、梅州（蕉岭、梅县）、广州、清远（连州）、肇庆、云浮、湛江（徐闻）。

性味功效：甘、淡，凉。清热利湿，解毒。

▼紫薇 Lagerstroemia indica L.

别　　名：搔痒树、紫荆皮、紫金标。

药用部位：茎皮、花、根。

习性生境：灌木或小乔木。栽培。

产　　地：广东大部分地区有栽培。

性味功效：微苦、涩，平。活血止血，解毒，消肿。

▼大花紫薇 Lagerstroemia speciosa（L.）Pers.

别　　名：大叶紫薇。

药用部位：根、叶。

习性生境：乔木。栽培。

产　　地：广东各地有栽培。

性味功效：收敛，解毒。

南紫薇 Lagerstroemia subcostata Koehne

别　　名：拘那花、苞饭花、九芎、蚊仔花、马铃花。

药用部位：根。

习性生境：乔木。常见于林缘或溪边，喜生于湿润沃土中。

产　　地：广东北部至中部和西部，韶关（始兴、乐昌）、河源（和平）、广州、清远（连山）、肇庆（德庆、高要）、云浮。

性味功效：淡、微苦，寒。解毒，散瘀，截疟。

▼散沫花 Lawsonia inermis L. *

别　　名：指甲花。

药用部位：叶。

习性生境：灌木。栽培。
产　　地：广东南部。
性味功效：微酸、涩，凉。清热解郁。

绒毛千屈菜 Lythrum salicaria L. var. **tomentosum** DC.
别　　名：水滨柳、铁菱角、毛千屈菜。
药用部位：全草。
习性生境：草本。生于水旁湿地上。
产　　地：韶关（乳源、乐昌）、清远（连州）。
性味功效：甘、苦，凉。清热解毒，凉血止血。

节节菜 Rotala indica（Willd.）Koehne
药用部位：全草。
习性生境：草本。生于水田或潮湿地上。
产　　地：广东各地有产。
性味功效：酸、苦，凉。清热解毒，止泻。

圆叶节节菜 Rotala rotundifolia（Buch.-Ham. ex Roxb.）Koehne
别　　名：水苋菜、水马桑。
药用部位：全草。
习性生境：草本。为水田中或湿地上的一种常见野草。
产　　地：广东各地有产。
性味功效：甘、淡，凉。清热利湿，解毒。

虾子花 Woodfordia fruticosa（L.）Kurz *
别　　名：吴福花、红虾花。
药用部位：根、花。
习性生境：灌木。生于山地灌丛中。
产　　地：云浮。
性味功效：微甘、涩，温。调经活血，凉血止血，通经活络。

47. 安石榴科 Punicaceae

▼安石榴 Punica granatum L.
别　　名：石榴、石榴皮。
药用部位：根、茎皮、果皮、花、叶。
习性生境：落叶灌木或小乔木。栽培。
产　　地：广东各地有栽培。
性味功效：酸、涩，温。收敛止泻，杀虫。

48. 柳叶菜科 Onagraceae

谷蓼 Circaea erubescens Franch. & Sav. *
别　　名：台湾露珠草。
药用部位：全草。
习性生境：草本。生于山谷、溪旁的疏林下。
产　　地：韶关（乳源）。
性味功效：辛、苦，平。宣肺止咳，行气散瘀，利尿通淋。

南方露珠草 Circaea mollis Sieb. et Zucc. *
别　　名：细毛水珠草、细毛谷蓼。
药用部位：全草。
习性生境：草本。生于山谷、溪旁的疏林下。
产　　地：韶关（乳源、翁源、始兴）、河源（和平）、清远（阳山）、肇庆（怀集）。
性味功效：辛，凉；有小毒。清热解毒，生肌拔毒，杀虫。

柳叶菜 Epilobium hirsutum L.
别　　名：水接骨、鸡脚参、水朝阳花。
药用部位：花、根、全草。
习性生境：草本。生于沟边或沼泽地。
产　　地：韶关（乳源、新丰、翁源、乐昌）。
性味功效：淡，平。花：清热消炎，调经止带，止痛。根：理气活血，止血。全草：活血接骨。

长籽柳叶菜 Epilobium pyrricholophum Franch. & Savat. *

药用部位：全草。

习性生境：草本。生于山谷湿地。

产　　地：韶关（乳源、新丰、翁源、乐昌）。

性味功效：苦、辛，凉。清热利湿，止血安胎，解毒消肿。

水龙 Ludwigia adscendens（L.）Hara

别　　名：过塘蛇、过江龙、过沟龙、过江藤、猪肥草。

药用部位：全草。

习性生境：草本。生于水田、浅水池塘或渠中。

产　　地：韶关（乳源、翁源、仁化、乐昌）、河源（和平）、清远（阳山）、肇庆（怀集）。

性味功效：淡，凉。清热利湿，解毒消肿。

草龙 Ludwigia hyssopifolia（G. Don）Exell

别　　名：线叶丁香蓼、细叶水丁香。

药用部位：全草。

习性生境：草本。生于空旷、潮湿处。

产　　地：韶关（乐昌）、河源（和平）、汕头、惠州（博罗）、深圳、广州、清远（连山）、肇庆（封开）、阳江（阳春）、茂名（高州）。

性味功效：淡，凉。清热解毒，去腐生肌。

毛草龙 Ludwigia octovalvis（Jacq.）Raven

别　　名：扫锅草、水秧草。

药用部位：全草。

习性生境：草本。生于水塘、水田、沟边及潮湿的旷地上。

产　　地：广东各地均有产。

性味功效：淡，凉。清热解毒，去腐生肌。

丁香蓼 Ludwigia prostrata Roxb.

别　　名：水丁香、小疗药、小石榴叶、小石榴树。

药用部位：全草。

习性生境：草本。常生于田边、溪边潮湿处。

产　　地：韶关（翁源、仁化）、河源、梅州（大埔）、深圳、清远（连山、连州）、肇庆（德庆、怀集、封开）、云浮（新兴）、阳江（阳春）。

性味功效：苦，凉。清热解毒，利湿消肿。

▼月见草 Oenothera biennis L.

别　　名：夜来香、山芝麻。

药用部位：根、种子油。

习性生境：草本。栽培。

产　　地：广州有引种栽培。

性味功效：甘，温。强筋壮骨，祛风除湿。

49. 菱科 Trapaceae（Hydrocaryaceae）

▼菱 Trapa bispinosa Roxb. *

别　　名：菱角、风菱、乌菱。

药用部位：果实。

习性生境：草本。种植于池塘或水流缓慢的河沟中。

产　　地：广东各地常有栽培。

性味功效：甘、涩，平。健胃止痢，抗癌。

50. 小二仙草科 Haloragidaceae

黄花小二仙草 Gonocarpus chinensis（Loureiro）Orchard.

药用部位：全草。

习性生境：草本。生于潮湿的荒山草丛中。

产　　地：河源（和平）、梅州（五华）、惠州（惠东、惠阳）、汕尾（陆丰）、深圳、珠海、广州、佛山（南海）、清远（英德）、肇庆（封开）、江门（台山、新会）、阳江（阳春）、茂名（电白）。

性味功效：活血消肿，止咳平喘。

小二仙草 Haloragis micrantha（Thunb.）R. Br. ex Sieb. & Zucc.

别　　名：豆瓣草、船板草。

药用部位：全草。

习性生境：草本。生于荒山或沙地上。

产　　地：韶关（乳源、始兴、南雄、乐昌）、河源（连平）、梅州（蕉岭、丰顺）、潮州（饶平）、惠州（博罗）、深圳、广州（从化）、清远（连山、连州）、云浮（新兴）、阳江（阳春）、茂名（信宜）。

性味功效：苦，凉。清热利湿，止咳平喘，调经活血。

注：《中国植物志》已修订该物种学名，正名为“小二仙草 Gonocarpus micranthus Thunberg”。

穗状狐尾藻 Myriophyllum spicatum L. *

别　　名：金鱼藻、聚藻、泥茜。

药用部位：全草。

习性生境：草本。常生于池塘或河川中。

产　　地：汕头。

性味功效：淡，凉。清热解毒。

51. 瑞香科 Thymelaeaceae

土沉香 Aquilaria sinensis（L.）Gilg.

别　　名：沉香、白木香、女儿香。

药用部位：含有树脂的心材。

习性生境：乔木。生于土壤深厚、肥沃的低海拔常绿林中。

产　　地：广东中部至西南部。

性味功效：辛、苦，微温。降气，调中，暖肾，止痛。

长柱瑞香 Daphne championii Benth.

别　　名：野黄皮、白花仔、吐狗药、珍珠串。

药用部位：全株。

习性生境：灌木。生于山坡、林缘的阴湿处。

产　　地：广东中部至东北部。

性味功效：甘、淡、微涩，凉。清热，凉血，利水。

毛瑞香 Daphne kiusiana Miq. var. **atrocaulis**（Rehd.）F. Maekawa.

别　　名：大黄构、贼腰带、野梦花、紫枝瑞香。

药用部位：根、茎皮。

习性生境：灌木。生于山地、山坡疏林。

产　　地：韶关（乳源）。

性味功效：辛、苦，温；有毒。祛风除湿，活血止痛。

白瑞香 Daphne papyracea Wall. ex Steud.

别　　名：软皮树、一朵云、小构皮。

药用部位：根及茎皮。

习性生境：灌木。生于山谷密林中。

产　　地：广东北部的韶关（乳源、乐昌、曲江），及清远（连山、阳山）、茂名（信宜）。

性味功效：甘、淡、微辛，性微温；有小毒。祛风除湿，活血止痛。

▼**结香 Edgeworthia chrysantha** Lindl. *

别　　名：蒙花球、野蒙花、新蒙花。

药用部位：根、花蕾。

习性生境：灌木。生于山地林下阴湿、土壤肥沃处。

产　　地：广东各地有引种栽培。

性味功效：甘，温。根：舒筋活络，消肿止痛。花蕾：祛风明目。

了哥王 Wikstroemia indica（L.）C. A. Mey.

别　　名：山雁皮。

药用部位：根皮、根、叶。

习性生境：灌木。生于山坡丘陵、旷野、路旁的灌丛中。

产　　地：广东各地均有产。

性味功效：微苦、辛，寒；有大毒。消炎止痛，拔毒，止痒。

小黄构 Wikstroemia micrantha Hemsl. var. **paniculata**（Li）S. C. Huang *

别　　名：圆锥荛花、小雀儿麻、秏子皮。

药用部位：茎皮、根。

习性生境：灌木。常生于岩石山顶及灌木丛中。

产　　地：韶关（乳源、乐昌）、清远（英德）、肇庆（高要）、阳江（阳春）。

性味功效：甘，平。止咳化痰，消热解毒。

注：《中国植物志》已修订该物种学名，正名为"小黄构 Wikstroemia micrantha Hemsl."。

北江荛花 Wikstroemia monnula Hance

药用部位：根。

习性生境：灌木。生于海拔400～800m的山谷溪旁林下或山顶灌丛中。

产　　地：韶关（乳源、乐昌、南雄）、河源（和平）、梅州（平远）、惠州（龙门、博罗）、深圳、广州（从化、增城）、清远（连山）、肇庆（怀集、广宁、高要）、茂名（电白）。

性味功效：辛、苦，平。通经活络，祛风除湿，收敛。

细轴荛花 Wikstroemia nutans Champ. ex Benth.

别　　名：垂穗荛花、金腰带。

药用部位：花、根、茎皮。

习性生境：灌木。普遍生于山地疏林、灌丛或密林中。

产　　地：韶关（乳源、新丰、翁源）、河源（和平）、梅州（大埔）、惠州（龙门、惠东、博罗）、深圳、珠海、广州（从化、增城）、清远（连山、英德）、肇庆（怀集、封开、高要）、江门（恩平）、阳江（阳春）、茂名（信宜）。

性味功效：辛，温；有毒。消坚破瘀，止血镇痛。

52. 紫茉莉科 Nyctaginaceae

黄细心 Boerhavia diffusa L.

别　　名：沙参。

药用部位：根。

习性生境：草本。生于旷地上。

产　　地：广东沿海地区，深圳、广州、江门（台山）、湛江。

性味功效：苦、辛，温。活血散瘀，调经止带，健脾消疳。

▼光叶子花 Bougainvillea glabra Choisy

别　　名：宝巾、簕杜鹃、紫三角、三角花、小叶九重葛。

药用部位：花。

习性生境：攀援灌木。栽培。

产　　地：广东大部分地区有栽培。

性味功效：苦、涩，温。调和气血。

▼叶子花 Bougainvillea spectabilis Willd.

别　　名：宝巾、簕杜鹃、三角梅、三角花、九重葛、毛宝巾。

药用部位：花。

习性生境：攀援灌木。栽培。

产　　地：广东各地均有栽培。

性味功效：苦、涩，温。调和气血。

▼紫茉莉 Mirabilis jalapa L.

别　　名：胭脂花、胭粉豆。

药用部位：块根、叶。

习性生境：草本。常栽培于村旁园地上，有时逸为野生。

产　　地：广东各地均有栽培。

性味功效：甘、淡，微寒。块根：清热利湿、解毒活血。叶：清热解毒、祛风渗湿活血。

腺果藤 Pisonia aculeata L.

别　　名：猪钩搭、栖头果、刺藤、避霜花。

药用部位：茎皮、叶、枝条。

习性生境：攀援灌木。生于海岸旷野灌丛中。

产　　地：潮州、广州、湛江（徐闻）。

性味功效：茎皮、叶：用于治疗肿毒、风湿疼痛；用作分娩诱导剂。枝条：用于助产、堕胎。

53. 山龙眼科 Proteaceae

▼银桦 Grevillea robusta A. Cunn. ex R. Br.

药用部位：茎皮。

习性生境：乔木。栽培。

产　　地：广东各地均有栽培。

性味功效：清热利湿，散瘀消肿。

小果山龙眼 Helicia cochinchinensis Lour.

别　　名：越南山龙眼、羊屎果、小叶山龙眼、红叶树、羊屎树。

药用部位：根、叶、种子。

习性生境：灌木或乔木。生于丘陵或山地湿润常绿阔叶林中。

产　　地：广东各地均有产。

性味功效：苦，凉。根、叶：行气活血，祛瘀止痛。种子：有毒；外用解毒敛疮。

网脉山龙眼 Helicia reticulata W. T. Wang

别　　名：豆腐渣果。

药用部位：根、叶。

习性生境：乔木。生于山地湿润常绿阔叶林中。

产　　地：韶关（乳源、乐昌）、梅州（蕉岭、丰顺、大埔、梅县）、潮州（饶平）、汕头（南澳）、惠州（龙门、惠东、博罗）、深圳、广州（从化）、清远（连山、阳山、连州、英德）、肇庆（封开、怀集、高要）、云浮（罗定）、江门（台山、新会）、阳江（阳春）、茂名（信宜）。

性味功效：涩，凉。收敛，消炎解毒。

痄腮树 Heliciopsis terminalis（Kurz）Sleum. *

别　　名：硬壳果、老鼠核桃、调羹树、人字树。

药用部位：茎、根皮、叶。

习性生境：乔木。生于山谷或山坡热带湿润常绿阔叶林中。

产　　地：茂名（高州）。

性味功效：淡、涩，凉，有小毒。清热解毒。

54. 第伦桃科 Dilleniaceae

锡叶藤 Tetracera sarmentosa Vahl.

别　　名：涩叶藤、红藤头。

药用部位：根、叶、藤。

习性生境：藤本。多生于低海拔山地疏林或灌丛中。

产　　地：汕头（南澳）、汕尾（海丰、陆丰）、惠州（惠东、博罗）、深圳、广州、清远、肇庆（德庆、封开、高要）、云浮（郁南、新兴）、江门（鹤山、开平、台山）、茂名（信宜）、湛江（徐闻）。

性味功效：酸、涩，平。收敛止泻，消肿止痛。

55. 海桐花科 Pittosporaceae

窄叶聚花海桐 Pittosporum balansae DC. var. **angustifolium** Gagnep. *

别　　名：皱叶海桐。

药用部位：根、叶、种子。

习性生境：灌木。生于山地常绿阔叶林中。

产　　地：茂名（信宜）。

性味功效：根：苦，温。祛风活络，散瘀止痛。叶：解毒，止血。种子：苦，寒。涩肠固精。

短萼海桐 Pittosporum brevicalyx（Oliv.）Gagnep.

别　　名：万里香、山桂花。

药用部位：茎皮。

习性生境：灌木。生于山地疏林中。

产　　地：韶关（乳源、乐昌）、清远（阳山、连山、连州）。

性味功效：辛、苦，凉。祛风活血，消肿镇痛，解毒。

光叶海桐 Pittosporum glabratum Lindl.

别　　名：山枝条、山枝仁、长果满天香、一朵云、光海桐。

药用部位：根、叶、种子。

习性生境：灌木。生于山谷、山坡、林下。

产　　地：韶关（乳源、新丰、翁源、仁化、始兴、乐昌、曲江）、河源（和平）、梅州（大埔）、潮州（饶平）、惠州（龙门、惠东、博罗）、深圳、珠海、广州（从化、增城）、清远（连山、阳山、英德）、肇庆（德庆、封开、怀集、高要）、云浮（郁南、新兴、罗定）、江门（台山）、阳江（阳春）、茂名（信宜）。

性味功效：根：苦，温；祛风活络，散瘀止痛。叶：解毒，止血。种子：苦，寒；涩肠固精。

狭叶海桐 Pittosporum glabratum Lindl. var. **neriifolium** Rehd. et Wils.

别　　名：斩蛇剑、狭叶崖花子。

药用部位：种子。

习性生境：灌木。生于山地常绿阔叶林中。

产　　地：韶关（乳源、乐昌）、潮州（饶平）、汕尾（海丰）、惠州（龙门）、广州（从化、增城）、肇庆（封开）、茂名（信宜）。

性味功效：辛，热；有毒。祛风，燥湿，杀虫止痒。

海金子 Pittosporum illicioides Makino

别　　名：崖花子、崖花海桐、狭叶海金子。

药用部位：根。

习性生境：灌木。生于山地常绿阔叶林中。

产　　地：韶关（始兴、乐昌）、河源（和平、连平）、梅州（大埔、蕉岭）、清远（阳山、连山、连州）、肇庆（怀集）。

性味功效：辛、苦，温。活络止痛，宁心益肾，解毒。

薄萼海桐 Pittosporum leptosepalum Gowda

药用部位：根皮、叶。

习性生境：灌木。生于山地常绿林中。

产　　地：清远（阳山、连山）。

性味功效：根皮：祛风湿。叶：止血。

少花海桐 Pittosporum pauciflorum Hook. et Arn.

药用部位：根、果实。

习性生境：灌木。生于山地常绿阔叶林中。

产　　地：梅州（蕉岭、平远、丰顺、大埔、兴宁）、潮州（饶平）、惠州（博罗、惠阳）、广州（花都）、清远（连南、连山、阳山、连州、英德）、肇庆（广宁）、江门（新会）、阳江（阳春）。

性味功效：祛风活络，散寒止痛。治风湿性神经痛、坐骨神经痛、牙痛、胃痛、毒蛇咬伤。

▼海桐 Pittosporum tobira（Thunb.）Ait.

别　　名：海桐花。

药用部位：叶。

习性生境：灌木。栽培。
产　　地：韶关（乳源）、汕头（南澳）、汕尾（海丰）、深圳、珠海、中山、广州、江门（台山）。各地园林多有栽培。
性味功效：苦，凉。杀虫，解毒。

56. 红木科 Bixaceae

▼红木 Bixa orellana L. *
别　　名：胭脂木。
药用部位：种子。
习性生境：乔木。栽培。
产　　地：广东中部、南部有引种栽培。
性味功效：退热，截疟，解毒。

57. 大风子科 Flacourtiaceae

短柄山桂花 Bennettiodendron brevipes Merr.
别　　名：短柄勒木。
药用部位：茎皮、叶。
习性生境：乔木。生于山地林中。
产　　地：韶关（曲江、仁化、乳源）、清远（阳山、连南、英德）、肇庆（怀集、封开、德庆）、茂名（电白、信宜）。
性味功效：民间用于治疗消化不良。
注：《中国植物志》已修订该物种学名，与山桂花归并，正名为“山桂花 Bennettiodendron leprosipes（Clos）Merr.”。

山桂花 Bennettiodendron leprosipes（Clos）Merr.
别　　名：广东勒木、木勒木、短柄本勒木、披针叶山桂。
药用部位：全株。
习性生境：灌木或小乔木。生于山地林中。
产　　地：阳江（阳春）、茂名（化州）。
性味功效：清热解毒，消炎，止血生肌。

刺篱木 Flacourtia indica（Burm. f.）Merr.
别　　名：细祥房果、刺子。
药用部位：果实。
习性生境：灌木或小乔木。生于低海拔旷野、灌丛中。
产　　地：广州、湛江（徐闻、雷州）。
性味功效：治消化不良、湿疹、风湿、便秘。

大叶刺篱木 Flacourtia rukam Zoll. et Mor. *
别　　名：罗庚果、罗庚梅、牛牙果、山桩。
药用部位：幼果、叶。
习性生境：乔木。生于常绿阔叶林中。
产　　地：广东西部至西南部的云浮（新兴）、江门（恩平）、阳江（阳春）、茂名（信宜）。
性味功效：微涩、苦，平。幼果：止泻。叶：清热解毒，杀虫止痒。

▼泰国大风子 Hydnocarpus anthelminthica Pierre et Gagnep. *
别　　名：大风子、驱虫大风子、大枫子、麻疯子。
药用部位：种子。
习性生境：乔木。栽培。
产　　地：广州、湛江有种植。
性味功效：辛，热；有毒。祛风，燥湿，杀虫止痒。

▼海南大风子 Hydnocarpus hainanensis（Merr.）Sleum. *
别　　名：海南麻风树、乌壳子、高根、龙角。
药用部位：种子。
习性生境：乔木。生于常绿阔叶林中。
产　　地：广州、深圳有种植。
性味功效：辛，热；有毒。祛风，燥湿，杀虫止痒。

山桐子 Idesia polycarpa Maxim.

别　　名：斗霜红、椅桐、椅树、水冬桐、水冬瓜。

药用部位：果实。

习性生境：乔木。生于低山区的山坡、山洼等落叶阔叶林和针阔叶混交林中。

产　　地：韶关（乳源、新丰、翁源、仁化、始兴、乐昌、曲江）、河源（和平、连平）、梅州（平远、五华）、广州、清远（连山、阳山、连州、英德）、肇庆（怀集）。

性味功效：苦、涩，凉。清热利湿，散瘀止血。

箣柊 Scolopia chinensis（L.）Clos

别　　名：有簕鸡刺。

药用部位：全株。

习性生境：小乔木。常生于荫蔽的丛林或疏林中。

产　　地：广东中部、东部、西部沿海地区的潮州（饶平）、汕头（南澳）、惠州（惠东）、深圳、珠海、广州（从化）、江门（台山、新会）、阳江、茂名。

性味功效：活血散瘀。

南岭柞木 Xylosma controversa Clos.

别　　名：岭南柞木、光叶柞木。

药用部位：根、叶。

习性生境：灌木或小乔木。生于海拔700～1 300m的石灰岩山谷、山坡密林中。

产　　地：韶关（乳源、翁源）、广州（从化）、清远（连南、连山、阳山、连州、英德）、肇庆（怀集、高要）、茂名（信宜）。

性味功效：清热凉血，散瘀消肿。

长叶柞木 Xylosma longifolium Clos *

别　　名：柞树、柞木皮、丛花柞木。

药用部位：根皮、叶、茎皮。

习性生境：灌木或小乔木。生于海拔1 400～2 350m的路旁、山谷疏林或干燥的混交林山坡灌丛中。

产　　地：广州、深圳有引种种植。

性味功效：苦、涩，寒。清热利湿，散瘀止血，消肿止痛。

柞木 Xylosma racemosum（Sieb. et Zucc.）Miq.

别　　名：凿子树、蒙子树、葫芦刺、红心刺。

药用部位：根皮、叶、茎皮。

习性生境：灌木或小乔木。生于海拔800m以下的林边、丘陵和平原或村边附近的灌丛中。

产　　地：韶关（乳源、翁源、乐昌、曲江）、梅州（五华、兴宁）、潮州（饶平）、惠州（龙门）、广州（从化、番禺）、清远（连山、阳山、连州、英德）、云浮、江门（台山）。

性味功效：苦、涩，寒。清热利湿，散瘀止血，消肿止痛。

58. 天料木科 Samydaceae

球花脚骨脆 Casearia glomerata Roxb.

别　　名：嘉赐树、毛脉脚骨脆。

药用部位：根、叶。

习性生境：小乔木。生于低洼山地、山谷的疏林中。

产　　地：韶关（翁源、乐昌）、梅州（大埔）、汕头（南澳）、汕尾（海丰）、惠州（惠东）、深圳、珠海、广州、清远（英德）、肇庆（高要）、云浮（新兴、罗定）、江门（台山）、阳江（阳春）、茂名、湛江（徐闻）。

性味功效：活血化瘀。

天料木 Homalium cochinchinense（Lour.）Druce

别　　名：台湾天料木。

药用部位：根。

习性生境：乔木。生于山地阔叶林中。

产　　地：广东各地均有产。

性味功效：收敛。

▼红花天料木 Homalium hainanense Gagnep.

别　　名：母生、红花母生、高根、山红罗、光叶天料木。

药用部位：叶。

习性生境：乔木。栽培。

产　　地：广州、深圳、阳江（阳春）有栽培。

性味功效：涩，凉。清热消肿。

59. 柽柳科 Tamaricaceae

柽柳 Tamarix chinensis Lour. *

别　　名：西河柳、西湖柳。

药用部位：嫩枝、叶。

习性生境：灌木或小乔木。常生于海边盐碱地。

产　　地：深圳（宝安）、中山、广州、肇庆（德庆）、湛江（徐闻）。

性味功效：甘，平。发汗透疹，解毒，利尿。

60. 西番莲科 Passifloraceae

蒴莲 Adenia chevalieri Gagnep. *

别　　名：云龙党、过山参、双眼灵、猪笼藤、异叶蒴莲。

药用部位：根。

习性生境：草质藤本。生于山谷疏林或林缘，攀援于树上或灌丛中。

产　　地：湛江（徐闻）。

性味功效：甘、微苦，凉。滋补强壮，祛风湿，通经络。

▼西番莲 Passiflora caerulea L.

别　　名：转心莲、转子莲、时计草、洋酸茄花、转枝莲、西洋鞠。

药用部位：根、藤、果实。

习性生境：草质藤本。栽培。

产　　地：广东各地均有栽培。

性味功效：苦，温。祛风除湿，活血止痛。

▼杯叶西心莲 Passiflora cupiformis Mast. *

别　　名：半截叶、金剪刀、半边风、飞蛾草、燕尾草。

药用部位：全草、根。

习性生境：草质藤本。栽培。

产　　地：广东各地城区有栽培。

性味功效：甘、微涩，温。活血散瘀，解毒。

▼鸡蛋果 Passiflora edulis Sims.

别　　名：百香果、紫果西番莲、洋石榴。

药用部位：果实。

习性生境：草质藤本。栽培。

产　　地：广东各地均有栽培。

性味功效：甘、酸，平。清热解毒，镇痛安神。

龙珠果 Passiflora foetida L.

别　　名：龙须果。

药用部位：全草、果实。

习性生境：草质藤本。生于海拔20～500m的荒山草坡或灌丛中。

产　　地：惠州（博罗）、东莞、深圳、珠海、中山、广州、佛山、肇庆（高要）、江门（台山）、阳江、茂名（电白、高州）、湛江（雷州、徐闻）。

性味功效：甘、酸，平，气香。清热凉血，润燥除痰。

广东西番莲 Passiflora kwangtungensis Merr.

药用部位：全草。

习性生境：草质藤本。生于海拔350～880m的山地疏林中或灌丛中。

产　　地：韶关（乐昌、乳源、南雄）、清远（连山、英德、阳山）、肇庆（封开）。

性味功效：苦，寒。清热解毒，除湿，消肿。

蛇王藤 Passiflora moluccana Reiw. ex Bl.var. **teysmanniana**（Miq.）de Wilde［*P. cochinchinensis* Spreng.］

别　　名：海南西番莲、黄豆树、山水瓜、蛇眼藤、两眼蛇。

药用部位：全株。

习性生境：草质藤本。生于海拔50～300m的沟谷林缘或山坡灌丛中。

产　　地：深圳、珠海、广州、江门（台山）、阳江（阳春）、茂名（信宜、高州）、湛江（徐闻）。

性味功效：辛、苦，凉。清热解毒，消肿止痛。

▼大果西番莲 Passiflora quadrangularis L. *

别　　名：大西番莲、大转心莲、日本瓜。

药用部位：全株。

习性生境：草质藤本。栽培。

产　　地：广东南部有栽培。

性味功效：甘，凉。消炎，活血，利关节。

61. 葫芦科 Cucurbitaceae

盒子草 Actinostemma tenerum Griff.

别　　名：合子草、黄丝藤、葫篓棵子。

药用部位：全草、种子。

习性生境：草质藤本。生于水边或山地草丛中、路旁。

产　　地：清远（英德）、肇庆（高要）。

性味功效：苦，寒；有小毒。清热解毒，利尿消肿。

▼冬瓜 Benincasa hispida（Thunb.）Cogn.

别　　名：广瓜、枕瓜、白瓜、扁蒲、大瓠子、瓠子瓜。

药用部位：种子、瓜皮。

习性生境：草质藤本。栽培。

产　　地：广东各地均有栽培。

性味功效：甘，微寒。种子：清热化痰，消痈排脓。瓜皮：清热解毒，利尿消肿。

▼西瓜 Citrullus lanatus（Thunb.）Mats. & Nakai

别　　名：西瓜翠、西瓜皮。

药用部位：中果皮。

习性生境：草质藤本。栽培。

产　　地：广东各地均有栽培。

性味功效：甘、淡，寒。清热，解暑，利尿。

红瓜 Coccinia grandis（L.）Voigt

别　　名：老鸭菜、山黄瓜。

药用部位：果实和果胶。

习性生境：草质藤本。生于山坡灌丛及林中。

产　　地：珠海、湛江（徐闻、雷州）。

性味功效：民间用于治疗糖尿病。

▼甜瓜 Cucumis melo L. *

别　　名：华莱土瓜、白兰瓜、哈密瓜、香瓜、马包、小马泡。

药用部位：根、藤茎、果实。

习性生境：草质藤本。栽培。

产　　地：广东各地均有栽培。

性味功效：苦，寒。祛火败毒。

▼黄瓜 Cucumis sativus L.

别　　名：青瓜、胡瓜、王瓜。

药用部位：藤、茎、果、叶。

习性生境：草质藤本。栽培。

产　　地：广东各地均有栽培。

性味功效：藤茎：苦，平；消炎，祛痰，镇痉。果实：甘，寒；清热利尿。黄瓜霜：清热消肿。

▼南瓜 Cucurbita moschata（Duch. ex Lam.）Duch. ex Poir.

别　　名：金瓜、番瓜、北瓜、窝瓜。

药用部位：种子。

习性生境： 草质藤本。栽培。
产　　地： 广东各地均有栽培。
性味功效： 甘，温。驱虫。

毒瓜 Diplocyclos palmatus（L.）C. Jeffrey
别　　名： 花瓜。
药用部位： 果、根。
习性生境： 草质藤本。常生于低海拔地区的灌丛中。
产　　地： 湛江（遂溪、徐闻、雷州）。
性味功效： 有毒。清热解毒。

金瓜 Gymnopetalum chinense（Lour.）Merr.
别　　名： 越南裸瓣瓜。
药用部位： 根或全草。
习性生境： 草质藤本。生于旷野灌丛。
产　　地： 东莞、深圳、广州、云浮（郁南）、阳江（阳春）。
性味功效： 活血调经，舒筋通络，化痰消瘰。

风瓜 Gymnopetalum integrifolium（Roxb.）Kurz
别　　名： 凤瓜、老鸭瓜、山西瓜。
药用部位： 提取物。
习性生境： 草质藤本。生于低海拔地区的旷野、灌丛草地，海边和中海拔地区的山坡、山谷林中亦能见到。
产　　地： 湛江（徐闻）。
性味功效： 抗炎，抗溃疡，抗风湿。

绞股蓝 Gynostemma pentaphyllum（Thunb.）Makino
别　　名： 五叶参、七叶胆、甘茶蔓。
药用部位： 地上部分。
习性生境： 草质藤本。生于沟旁、山谷林下或灌丛中。
产　　地： 韶关（乳源、新丰、翁源、始兴、乐昌）、河源（和平）、惠州（博罗）、深圳、广州、清远（阳山、英德）、阳江（阳春）、茂名（信宜）。
性味功效： 甘、苦，寒。止咳，平喘，清热解毒，降血脂，抗衰老。

蛇莲 Hemsleya sphaerocarpa Kuang et A. M. Lu *
别　　名： 拳参、鸡爪大王、马蜂七。
药用部位： 块根。
习性生境： 草质藤本。生于阔叶林边或山谷疏林下。
产　　地： 韶关（乳源）。
性味功效： 苦，寒。清热解毒，健胃止痛。

▼油渣果 Hodgsonia heteroclita（Roxb.）Hook. f. et Thomson *
别　　名： 猪油果、油瓜、腺点油瓜。
药用部位： 种仁、根、果皮。
习性生境： 粗壮大藤本。生于山地密林中。
产　　地： 广州、湛江有栽培。
性味功效： 种仁：甘，凉；凉血止血，解毒消肿。根：苦，寒；有小毒；杀菌，催吐。

▼葫芦 Lagenaria siceraria（Molina）Standl.
别　　名： 瓠、瓠瓜、大葫芦、小葫芦。
药用部位： 果皮及种子。
习性生境： 草质藤本。栽培。
产　　地： 广东各地均有栽培。
性味功效： 甘，平。利尿消肿。

▼广东丝瓜 Luffa acutangula（L.）Roxb.
别　　名： 棱角丝瓜。
药用部位： 丝瓜络、叶、种子、藤、根。
习性生境： 草质藤本。栽培。
产　　地： 广东各地均有栽培。
性味功效： 丝瓜络：甘，平；清热解毒，活血通络，利尿消肿。叶：苦、酸，微寒；止血，清热解毒，化痰止咳。种子：微甘，平；清热化痰，润燥，驱虫。

藤：甘，平；通经活络，止咳化痰。
根：甘，平；清热解毒。

▼丝瓜 Luffa aegyptiaca Mill.
别　　名：水瓜。
药用部位：丝瓜络、叶、种子、藤、根。
习性生境：草质藤本。栽培。
产　　地：广东各地均有栽培。
性味功效：丝瓜络：甘，平；清热解毒，活血通络，利尿消肿。叶：苦、酸，微寒；止血，清热解毒，化痰止咳。种子：微甘，平；清热化痰，润燥，驱虫。藤：甘，平；通经活络，止咳化痰。根：甘，平；清热解毒。

▼苦瓜 Momordica charantia L.
别　　名：凉瓜、癞瓜。
药用部位：全株、果实。
习性生境：草质藤本。栽培。
产　　地：广东各地均有栽培。
性味功效：果实：苦，寒。消暑涤热，明目，解毒。

木鳖子 Momordica cochinchinensis（Lour.）Spreng.
别　　名：木别子、漏苓子。
药用部位：根、叶、种子。
习性生境：粗壮大藤本。生于低海拔灌木丛中。
产　　地：韶关（乳源、翁源、仁化、乐昌、曲江）、惠州（龙门、惠东）、广州、肇庆、云浮（郁南）、阳江（阳春）、茂名（信宜、高州）、湛江（徐闻）。各地园林多有栽培。
性味功效：苦、微甘，寒；有毒。解毒，消肿止痛。

凹萼木鳖 Momordica subangulata Bl.
别　　名：木鳖。
药用部位：根。
习性生境：草质藤本。生于丘陵或村旁的疏林或灌丛。
产　　地：韶关（乳源、乐昌）、清远（阳山）、肇庆（高要）。
性味功效：治痄腮、喉咙肿痛、目赤、疮疡肿毒、瘰疬。

帽儿瓜 Mukia maderaspatana（L.）M. J. Roem.
药用部位：根、花。
习性生境：草质藤本。生于山坡岩石及灌丛中。
产　　地：韶关（乳源、始兴）、阳江（阳春）。
性味功效：根：镇痛。花：解毒。

▼佛手瓜 Sechium edule（Jacq.）Swartz.
别　　名：洋丝瓜。
药用部位：叶、果实。
习性生境：草质藤本。栽培。
产　　地：广东各地均有栽培。
性味功效：叶：清热消肿。果实：民间用于治疗糖尿病、肾病。

▼罗汉果 Siraitia grosvenorii（Swingle）C. Jeffrey ex A. M. Lu et Z. Y. Zhang *
别　　名：光果木鳖。
药用部位：果实。
习性生境：草质藤本。生于山谷林中较阴湿处。
产　　地：广东各地均有栽培。
性味功效：甘，凉。清肺止咳，润肠通便。

茅瓜 Solena heterophylla Lour.
别　　名：老鼠拉冬瓜、老鼠冬瓜、狗屎瓜、老鼠黄瓜根。
药用部位：根。
习性生境：草质藤本。生于山坡、路旁的疏林或灌丛中。
产　　地：河源（和平、龙川）、梅州（蕉岭、平远、大埔、梅县）、潮州（饶平）、汕头（南澳）、揭阳（揭西）、惠州（惠东、博罗）、深圳、珠海、广州、肇庆（德庆、封开）、江门（恩平）、阳江（阳春）、茂名（信宜）、湛江（徐闻）。

性味功效：甘、苦、微涩，寒。清热除湿，消肿，化痰散结。

大苞赤瓟 Thladiantha globicarpa A. M. Lu et Z. Y. Zhang

别　　名：球果赤瓟、越南赤瓟、茸毛赤瓟。

药用部位：全草。

习性生境：草质藤本。生于山坡林下、沟谷灌丛及水沟旁。

产　　地：广东西部、中部至北部，韶关（乳源、新丰、始兴、乐昌）、广州（从化）、清远（连州）、肇庆（怀集）、江门（恩平）、阳江（阳春）。

性味功效：用于治疗深部脓肿、各种疮疡。

长叶赤瓟 Thladiantha longifolia Cogn. ex Oliv. *

药用部位：根。

习性生境：攀援草本。生于山谷林下。

产　　地：韶关（曲江）、河源（连平）、梅州（蕉岭）、清远（连南）。

性味功效：苦，凉。清热解毒，通乳。治胃寒腹痛、痈疖、乳汁不下。

南赤瓟 Thladiantha nudiflora Hemsl. ex Forbes et Hemsl.

别　　名：丝瓜南、野丝瓜。

药用部位：根、叶。

习性生境：草质藤本。生于沟边、林缘或山坡灌丛中。

产　　地：韶关（乳源、乐昌）、清远（阳山）、河源（连平）、阳江。

性味功效：苦，凉。清热解毒，消食化滞。

王瓜 Trichosanthes cucumeroides（Ser.）Maxim.

药用部位：果实、种子、根。

习性生境：草质藤本。生于山谷密林中、山坡疏林中或灌丛中。

产　　地：韶关（乳源、翁源、南雄、乐昌）、梅州（大埔、梅县）、惠州（龙门、博罗）、广州、佛山（南海）、清远（阳山、连州、英德）、肇庆（高要）、云浮（新兴）。

性味功效：果实：清热，生津，消瘀，通乳。种子：清热，凉血。根：泻热通结，散瘀消肿。

▼栝楼 Trichosanthes kirilowii Maxim.

别　　名：瓜蒌、天花粉、瓜蒌子。

药用部位：果皮、块根、种子。

习性生境：草质藤本。生于山坡林下、灌丛、草地、村旁田边。

产　　地：韶关（乐昌、仁化）、东莞、肇庆、湛江。

性味功效：果皮：甘、微苦，寒；润肺祛痰，滑肠散结。块根（天花粉）：甘、微苦，微寒；清热化痰，养胃生津，解毒消肿。种子（瓜蒌子）：甘，寒；润燥滑肠，清热化痰。

长萼栝楼 Trichosanthes laceribractea Hayata

药用部位：果实、种子。

习性生境：草质藤本。生于低海拔至中海拔的山谷林中。

产　　地：韶关（乳源、乐昌、翁源、仁化、始兴）、清远（连州）、湛江（徐闻）。

性味功效：果实：润肺，化痰，散结，滑肠。种子：润肺，化痰，滑肠。

全缘栝楼 Trichosanthes ovigera Bl.

别　　名：王瓜、假栝蒌。

药用部位：根。

习性生境：草质藤本。生于山谷丛林、山坡疏林或灌丛中或林缘。

产　　地：韶关（乳源、新丰、乐昌、翁源、仁化、始兴、南雄）、河源（和平、连平）、惠州（龙门、惠东）、深圳、广州（从化）、清远（连山、阳山、连州、英德）、肇庆（封开、怀集、高要）、江门（新会）、阳江（阳春）、茂名（信宜）、湛江（徐闻）。

性味功效：苦，寒；有小毒。清热解毒，利尿消肿，散瘀止痛。

趾叶栝楼 Trichosanthes pedata Merr. et Chun

别　　名：叉指叶栝蒌。

药用部位：块根或全株。

习性生境：草质藤本。生于山谷疏林中、灌丛或路旁草地中。

产　　地：韶关（乳源、新丰、乐昌、翁源、始兴）、河源（和平、连平）、梅州（平远、梅县）、惠州（龙门、博罗）、深圳、广州（从化）、清远（连山、阳山、英德）、肇庆（高要）、云浮（郁南、新兴）、江门（开平）、阳江（阳春）、茂名（信宜）。

性味功效：清热解毒。

两广栝楼 Trichosanthes reticulinervis C. Y. Wu ex S. K. Chen

别　　名：两广瓜蒌。

药用部位：根。

习性生境：草质藤本。生于低海拔的山谷沟边林或灌丛中。

产　　地：清远（连山）、肇庆（高要、封开）、阳江（阳春）。

性味功效：治热病烦渴、肺热燥咳、疮疡肿毒，消渴。

中华栝楼 Trichosanthes rosthornii Harms

别　　名：双边栝楼。

药用部位：果实。

习性生境：草质藤本。生于山谷林或灌丛中。

产　　地：韶关（乳源、始兴、乐昌）、河源（和平）、梅州（大埔）、惠州（龙门）、深圳、清远（连州）、湛江（徐闻）。

性味功效：甘、微苦，寒。清热化痰，宽胸散结，润燥滑肠。

红花栝楼 Trichosanthes rubriflos Thorel ex Cayla *

别　　名：红花瓜蒌。

药用部位：果实。

习性生境：草质大藤本。生于山谷密林中、山坡疏林及灌丛中。

产　　地：惠州（博罗）、广州、清远（连山）。

性味功效：甘、微苦，寒。清肺化痰，解毒散结。

马㼎儿 Zehneria japonica（Thunb.）H. Y. Liu

别　　名：老鼠拉冬瓜。

药用部位：块根、全草。

习性生境：草质藤本。常生于荒地、林缘、溪边等处，缠绕于灌木或绿篱上。

产　　地：广东各地均有产。

性味功效：甘、苦，凉。清热解毒，散结消肿。

钮子瓜 Zehneria maysorensis（Wight et Arn.）Arn.

别　　名：野杜瓜。

药用部位：全草。

习性生境：草质藤本。常生于海拔500～1 000m的山林潮湿处。

产　　地：韶关（始兴、仁化、乐昌）、河源（和平）、梅州（蕉岭）、汕头（南澳）、惠州（龙门）、深圳、珠海、清远（阳山、英德）、肇庆（怀集）。
性味功效：甘，平。清热，镇痉，解毒。

62. 秋海棠科 Begoniaceae

周裂秋海棠 Begonia circumlobata Hance *
别　　名：野海棠。
药用部位：全草。
习性生境：草本。生于山地林下石缝中。
产　　地：惠州（博罗）、清远（连山）、肇庆（怀集、高要）、茂名（信宜）。
性味功效：酸，凉。消炎，镇咳。

粗喙秋海棠 Begonia crassirostris Irmsch.
别　　名：肉半边莲、黄疸草。
药用部位：全株。
习性生境：草本。生于山地林下岩石上。
产　　地：韶关（乳源、翁源、乐昌）、河源（和平、连平）、梅州（大埔）、揭阳（揭西）、惠州（博罗）、深圳、广州（从化）、清远（连山）、肇庆（封开、怀集、高要）、云浮（新兴）、阳江（阳春）、茂名（信宜）。
性味功效：酸、涩，凉。清热解毒，消肿止痛。

紫背天葵 Begonia fimbristipula Hance
别　　名：散血子、观音菜、血皮菜、天葵。
药用部位：块根、全草。
习性生境：草本。生于山谷林下岩石上。
产　　地：韶关（乳源、仁化、始兴、乐昌）、梅州（蕉岭、平远、大埔）、惠州（龙门、博罗）、深圳、广州（从化）、清远（连山、阳山、英德）、肇庆（封开、怀集、高要）、阳江（阳春）、茂名（信宜）。
性味功效：甘、淡，凉。清热凉血，止咳化痰，散瘀消肿。

秋海棠 Begonia grandis Dry.
别　　名：无名相思草、无名断肠草、日本秋海棠。
药用部位：块根、果实。
习性生境：草本。生于山地林下阴湿处。
产　　地：清远（连南）、河源（紫金）、惠州（惠阳）、肇庆（封开）。
性味功效：酸、涩，凉。凉血止血，散瘀，调经。

大香秋海棠 Begonia handelii Irmsch. *
别　　名：香秋海棠、短茎秋海棠。
药用部位：块根。
习性生境：草本。喜生于山地林下阴湿处。
产　　地：肇庆（高要）、茂名（信宜）。
性味功效：苦，寒。清热解毒，散瘀消肿，消食健胃。

癞叶秋海棠 Begonia leprosa Hance
别　　名：团扇秋海棠、石上莲、石上秋海棠、伯乐秋海棠。
药用部位：块根。
习性生境：草本。生于林下潮湿处、路边阴处潮湿地或山坡潮湿岩石上。
产　　地：广东特有种。生于广东省北部和西部山区。
性味功效：酸、微涩，凉。清热除湿，利水软坚，消肿止痛。

▼竹节秋海棠 Begonia maculata Raddi *
药用部位：全草。
习性生境：草本。栽培。
产　　地：广东各地常见栽培。
性味功效：苦，平。散瘀，利水，解毒。

裂叶秋海棠 Begonia palmata D. Don
别　　名：裂叶秋海棠。
药用部位：根状茎。

习性生境：草本。生于山地林下或阴湿的岩石上。
产　　地：广东各地山区。
性味功效：酸，凉。清热解毒，散瘀消肿。

掌裂叶秋海棠 Begonia pedatifida Lévl.
别　　名：水八角、水蜈蚣。
药用部位：根状茎。
习性生境：草本。生于山沟林下潮湿处。
产　　地：韶关（乐昌）。
性味功效：酸，平。散瘀消肿，止血止痛。

▼蚬肉秋海棠 Begonia semperflorens Link et Otto
别　　名：四季秋海棠。
药用部位：叶、花。
习性生境：草本。栽培。
产　　地：广东各地有栽培。
性味功效：酸、涩，凉。清热解毒。

63. 番木瓜科 Caricaceae

▼番木瓜 Carica papaya L.
别　　名：树冬瓜、满山抛、番瓜、万寿果、木瓜。
药用部位：花、果实。
习性生境：小乔木。栽培。
产　　地：广东各地均有栽培。
性味功效：甘，平。消食健胃，滋补催乳，舒筋通络。

64. 仙人掌科 Cactaceae

▼仙人球 Echinopsis multiplex Pfeiff. & Otto *
别　　名：天鹅蛋、仙人拳。
药用部位：茎。
习性生境：肉质植物。栽培。
产　　地：广东各地普遍栽培。
性味功效：甘，平。清热解毒，消肿止痛。

▼昙花 Epiphyllum oxypetalum（DC.）Ham. *
别　　名：琼花、凤花、月来美人、昙华 。
药用部位：叶、花。
习性生境：附生肉质灌木。栽培。
产　　地：广东各地均有栽培。
性味功效：甘、淡，微凉。

▼量天尺 Hylocereus undatus（Haw.）Britt. et Rose
别　　名：剑花、霸王花、霸王鞭、七星剑花。
药用部位：花、肉质茎。
习性生境：肉质植物。栽培或逸生于疏林和较干燥的岩石、断墙上，或攀附于树上。
产　　地：广东各地有栽培。
性味功效：甘、淡，微凉。花：清热润肺、止咳。肉质茎：舒筋活络，解毒。

▼仙人掌 Opuntia dillenii（Ker Gawl.）Haw.
别　　名：霸王树、山巴掌。
药用部位：全株。
习性生境：肉质植物。生于沿海干旱的沙滩或旷地上。
产　　地：广东各地均有栽培或野生。
性味功效：苦，凉。清热解毒，散瘀消肿，健胃止痛，镇咳。

▼蟹爪兰 Schlumbergera truncata（Haw.）Moran *
别　　名：螃蟹兰、蟹爪莲、圣诞仙人掌。
药用部位：地上部分。
习性生境：肉质草本。栽培。
产　　地：广东各地均有栽培。
性味功效：苦，凉。清热解毒，散瘀消肿。

65. 山茶科 Theaceae

尖叶川杨桐 Adinandra bockiana Pritzel ex Diels var. **acutifolia**（Hand.-Mazz.）Kobuski *

别　　名：尖叶杨桐、尖叶川黄瑞木、湖南杨桐。
药用部位：全株。
习性生境：灌木或小乔木。生于山地灌丛或密林阴湿处。
产　　地：韶关（乳源、仁化、乐昌）、河源、梅州（兴宁）、清远（连南、阳山）、阳江（阳春）。
性味功效：辛，微温。疏风散寒，理气止痛。

杨桐 Adinandra millettii（Hook. et Arn.）Benth. et Hook. f. ex Hance
别　　名：黄瑞木、毛药红淡。
药用部位：根、嫩叶。
习性生境：灌木或小乔木。生于海拔100～1 300m的疏林和密林中。
产　　地：广东西部、中部、东部至北部。
性味功效：苦，凉。凉血止血，解毒消肿。

茶梨 Anneslea fragrans Wall. *
别　　名：海南红楣、香叶树、高山茶梨、披针叶茶梨、海南茶梨。
药用部位：茎皮、叶。
习性生境：乔木。生于山谷、溪边的疏林中。
产　　地：韶关（乳源、新丰、翁源、南雄）、揭阳（揭西）、广州（从化、增城）、清远（连州）。
性味功效：涩、微苦，凉。消食健胃，疏肝退热。

▼普洱茶 Camellia assamica（Mast.）Chang
别　　名：多萼茶、苦茶、多脉普洱茶。
药用部位：嫩叶加工品。
习性生境：灌木至小乔木。栽培。
产　　地：粤北，清远（连山）。广东省各地茶场多有栽培。
性味功效：苦、甘，寒。清热生津，辟秽解毒，消食解酒，醒神透疹。

贵州连蕊茶 Camellia costei Lévl.
别　　名：肖长尖连蕊茶、秃梗连蕊茶。
药用部位：全株。
习性生境：灌木或小乔木。生于山坡林缘、灌丛、密林及疏林中。
产　　地：清远（英德）、云浮（罗定）。
性味功效：健脾消食，滋补强壮。

毛柄连蕊茶 Camellia fraterna Hance
别　　名：毛花连蕊茶。
药用部位：根、叶。
习性生境：灌木或小乔木。生于山坡林缘、灌丛、密林及疏林中。
产　　地：韶关（仁化、南雄）。
性味功效：微苦，寒。消肿镇痛。

▼山茶 Camellia japonica L.
别　　名：洋茶、茶花、红山茶。
药用部位：根、花。
习性生境：灌木或小乔木。栽培。
产　　地：广东各地多有栽培，惠州（博罗）、广州、清远、肇庆（高要）。
性味功效：苦、微辛，寒。收敛止血，凉血。

▼金花茶 Camellia nitidissima Chi
别　　名：中东金花茶。
药用部位：花、叶。
习性生境：灌木或小乔木。栽培。
产　　地：广东有栽培。
性味功效：花：涩，平；收敛止血。叶：微苦、涩，平；清热解毒，止痢。

▼油茶 Camellia oleifera Abel
别　　名：野油茶、山油茶、单籽油茶。
药用部位：根和茶子饼。
习性生境：灌木或小乔木。野生于山地林中或栽培。
产　　地：广东各地山区均有栽培。

性味功效：苦，平；有小毒。清热解毒，活血散瘀，止痛。

▼茶 **Camellia sinensis**（L.）O. Kuntze

别　　名：茶树、茗、大树茶。

药用部位：根、花、果实。

习性生境：灌木或小乔木。栽培。

产　　地：广东各地均有栽培。

性味功效：根：苦，凉；强心利尿，活血调经，清热解毒。花：微苦，凉；清肺平肝。果实：苦，寒；有毒；降火消痰平喘。

翅柃 **Eurya alata** Kobuski

药用部位：根皮。

习性生境：灌木。多生于山谷或林下阴湿处。

产　　地：韶关（乐昌、乳源）、清远（连州、阳山）。

性味功效：咸，平。理气活血，散瘀消肿。

米碎花 **Eurya chinensis** R. Br.

别　　名：岗茶、华柃。

药用部位：全株。

习性生境：灌木。生于海拔30～800m的荒山、草坡、村旁、河边灌木丛中。

产　　地：广东除南部以外，各地均有产。

性味功效：甘、淡、微涩，凉。清热解毒，除湿敛疮。

华南毛柃 **Eurya ciliata** Merr.

药用部位：叶。

习性生境：灌木或小乔木。生于山坡林下或沟谷溪旁密林中。

产　　地：清远（连山、连州、英德）、肇庆（怀集）、广州、云浮（郁南）、阳江（阳春）、茂名（信宜）。

性味功效：微苦，凉。清热解毒，消肿止痛。

二列叶柃 **Eurya distichophylla** Hemsl.

药用部位：全株。

习性生境：灌木或小乔木。生于山谷疏密林和灌丛中。

产　　地：广东西部、中部、东部至北部。

性味功效：甘、微涩，凉。清热解毒，消炎止痛。

岗柃 **Eurya groffii** Merr.

别　　名：米碎木、蚂蚁木。

药用部位：叶。

习性生境：灌木或小乔木。常见于阳光充足的丘陵及山地灌丛中。

产　　地：广东西部、中部、东部至北部。

性味功效：微苦，平。消肿止痛。

微毛柃 **Eurya hebeclados** Ling

药用部位：全株。

习性生境：灌木或小乔木。多生于海拔200～1 300m的山林及灌丛中。

产　　地：广东中部、东部至北部。

性味功效：辛，平。祛风，消肿，解毒。

凹脉柃 **Eurya impressinervis** Kobuski *

药用部位：叶、果实。

习性生境：灌木或小乔木。多生于海拔600～1 300m的山谷沟边林或山坡疏密林下。

产　　地：广东西部至北部。韶关（乳源、乐昌）、清远（阳山）、茂名（信宜）。

性味功效：辛，平。祛风，消肿，止血。

柃木 **Eurya japonica** Thunb.

别　　名：日本柃。

药用部位：叶、果实。

习性生境：灌木或小乔木。生于滨海山地及山坡路旁或溪谷边灌丛中。

产　　地：广东各地均有产。

性味功效：辛、苦，凉。祛风清热，利水消肿，止血生肌。

细枝柃 Eurya loquaiana Dunn

别　　名：阿里山尾尖叶柃、尖尾锐叶柃。

药用部位：茎、叶。

习性生境：灌木或小乔木。生于山坡、沟谷、溪边林中，或林缘以及山坡路旁阴湿灌丛中。

产　　地：韶关（乳源、翁源、始兴、乐昌、曲江）、河源（连平）、梅州（蕉岭、平远）、潮州（饶平）、汕头、汕尾（海丰）、惠州（龙门、博罗）、清远（连山、阳山、连州、英德）、肇庆（怀集、封开、高要）、云浮（郁南、罗定）、江门（新会）、茂名（信宜）。

性味功效：微辛、微苦，平。祛风通络，活血止痛。

细齿叶柃 Eurya nitida Korthals

别　　名：黄背叶柃。

药用部位：茎、叶、花。

习性生境：灌木或小乔木。常见于常绿阔叶林或灌木丛、草丛中。

产　　地：广东各地均有产。

性味功效：苦、涩，平。杀虫，解毒。

长毛柃 Eurya patentipila Chun

别　　名：黄背叶柃。

药用部位：叶。

习性生境：灌木。生于山地、沟谷或山顶密林及疏林中。

产　　地：广东西部，阳江（阳春）至北部。

性味功效：微辛、微苦，平。祛风通络，活血止痛。

窄基红褐柃 Eurya rubiginosa H. T. Chang var. **attenuata** H. T. Chang *

别　　名：硬壳椒。

药用部位：叶、果实。

习性生境：灌木。生于山地、山坡、山谷疏林中。

产　　地：广东中部至北部。

性味功效：苦、涩，平。祛风除湿，消肿止血。

大头茶 Gordonia axillaris（Roxb.）Dietrich

别　　名：羊咪树。

药用部位：茎皮、果实。

习性生境：乔木。生于山地次生林中或灌丛中。

产　　地：河源（紫金）、梅州（五华）、揭阳（揭西）、惠州（惠东）、深圳、珠海、广州、清远（阳山）、阳江（阳春）、茂名（电白）。

性味功效：涩、辣，温。活络止痛，温中止泻。

银木荷 Schima argentea Pritz ex Diels

别　　名：银木。

药用部位：根皮。

习性生境：乔木。生于山地次生林中或灌丛中。

产　　地：韶关（乳源、乐昌）、梅州（梅县）、广州、清远（连山、连州）、肇庆（封开）、阳江（阳春）、茂名（信宜）。

性味功效：苦，平；有毒。清热止痢，驱虫。

木荷 Schima superba Gardn. et Champ.

别　　名：荷树、荷木、信宜木荷。

药用部位：根皮。

习性生境：乔木。生于山地次生林中。

产　　地：广东西部、中部、东部至北部。

性味功效：辛，温；有毒。解毒，消肿。

西南荷 Schima wallichii（DC.）Korthals

别　　名：峨眉木荷。

药用部位：茎皮。

习性生境：小乔木。生于山地林中。
产　　地：广州、云浮（郁南）。
性味功效：涩，平；有小毒。涩肠止泻，驱虫，截疟。

厚皮香 Terstroemia gymnanthera（Wight. et Arn.）Bedd.
别　　名：秤杆红、红果树、白花果。
药用部位：果实、叶。
习性生境：灌木或小乔木。多生于山地林中。
产　　地：广东中部、西部至北部。
性味功效：苦，凉；果有小毒。清热解毒，消痈肿。

厚叶厚皮香 Ternstroemia kwangtungensis Merr.
别　　名：广东厚皮香、华南厚皮香。
药用部位：根。
习性生境：灌木或小乔木。多生于山地林中或灌丛中。
产　　地：韶关（乳源）、梅州（蕉岭、大埔）、惠州（博罗罗浮山）、清远（英德）、汕尾（海丰）、肇庆（高要）、阳江（阳春）。
性味功效：苦，寒。清热解毒。

尖萼厚皮香 Ternstroemia luteoflora L. K. Ling
药用部位：叶、根。
习性生境：小乔木。多生于沟谷林或灌丛中。
产　　地：广东中部、西部至北部。
性味功效：涩、苦，凉。清热解毒，消肿止痛，除湿止泻。

66. 猕猴桃科 Actinidiaceae

硬齿猕猴桃 Actinidia callosa Lindl.
别　　名：台湾猕猴桃。
药用部位：根皮。
习性生境：大型落叶藤本。山谷溪涧边或湿润处。
产　　地：韶关（乳源、新丰、乐昌、南雄）、河源（连平）、梅州（大埔）、惠州（惠东）、广州（增城）、清远（阳山、连山）、茂名（信宜）。
性味功效：涩，凉。清热利湿，消肿止痛。

京梨猕猴桃 Actinidia callosa Lindl. var. **henryi** Maxim.
别　　名：驼齿猕猴桃。
药用部位：根。
习性生境：落叶藤本。喜生于山谷溪涧边或湿润处。
产　　地：韶关（始兴、乳源、乐昌）、河源（和平）、惠州（龙门）、清远（连山）、肇庆（怀集）。
性味功效：涩，凉。清热解毒，消肿。

蒙自猕猴桃 Actinidia carnosifolia C. Y. Wu var. **glaucescens** C. F. Liang
别　　名：奶果猕猴桃、肉叶猕猴桃、多齿猕猴桃。
药用部位：根。
习性生境：落叶藤本。生于海拔500～1 100m的山地疏林中。
产　　地：韶关（乳源、乐昌、仁化）、清远（连南）、肇庆（高要、德庆、封开）、云浮、茂名（信宜）。
性味功效：用于治痔疮。
注：《中国植物志》已修订该物种学名，正名为“蒙自猕猴桃Actinidia henryi Dunn”。

中华猕猴桃 Actinidia chinensis Planch.
别　　名：猕猴桃、白毛桃、毛梨子。
药用部位：果实、根、根皮。
习性生境：落叶藤本。生于林缘或灌丛中。
产　　地：广东中部至北部。
性味功效：果实：酸、甘，寒；调中理气，生津润燥，解热除烦。根、根皮：苦、涩，寒；清热解毒，活血消肿，祛风利湿。

金花猕猴桃 Actinidia chrysantha C. F. Liang

药用部位：根、果实。

习性生境：落叶藤本。生于疏林中或灌丛中。

产　　地：韶关（乳源）、清远（阳山）。

性味功效：根：清热利湿。果实：滋补强壮。

毛花猕猴桃 Actinidia eriantha Benth.

别　　名：白藤梨、毛花杨桃、毛冬瓜、绵毛猕猴桃。

药用部位：根、根皮、叶。

习性生境：落叶藤本。生于山地林缘、溪边、路旁或灌丛中。

产　　地：广东中部、东部至北部。

性味功效：微辛，寒。抗癌，消肿解毒。

条叶猕猴桃 Actinidia glaucophylla F. Chun

别　　名：华南猕猴桃、纤小猕猴桃、光萼猕猴桃、耳叶猕猴桃。

药用部位：根。

习性生境：落叶或半落叶藤本。生于海拔1 000m以下的山谷林缘或灌丛。

产　　地：韶关（仁化、乳源、乐昌）、清远（阳山、连山）、肇庆（广宁、封开、高要）、江门（新会）、茂名（信宜）。

性味功效：活血化瘀。

小叶猕猴桃 Actinidia lanceolata Dunn

别　　名：小藤。

药用部位：根。

习性生境：落叶藤本。生于海拔200～800m的山地疏林中。

产　　地：韶关（仁化、乐昌）、梅州（大埔、蕉岭）、惠州（龙门）、清远（阳山、连州）、肇庆（怀集、高要）、阳江（阳春）。

性味功效：苦、酸，平。祛风湿，行血补精。

阔叶猕猴桃 Actinidia latifolia（Gardn. et Champ.）Merr.

别　　名：多花猕猴桃、多果猕猴桃。

药用部位：茎、叶。

习性生境：木质大藤本。生于海拔50～1 400m的山地灌丛或疏林中。

产　　地：广东西部、中部、东部至北部。

性味功效：淡、涩，平。清热除湿，解毒，消肿止痛。

两广猕猴桃 Actinidia liangguangensis C. F. Liang *

药用部位：根、茎。

习性生境：常绿藤本。生于海拔250～1 000m的山谷灌丛中。

产　　地：广东中部和北部，广州、肇庆（怀集）、清远（连山）。

性味功效：辛、酸，平。祛风止痛。

美丽猕猴桃 Actinidia melliana Hand.-Mazz.

药用部位：根。

习性生境：半常绿藤本。生于海拔1 300m以下的山地林中。

产　　地：韶关（始兴、乳源、新丰）、清远（阳山、连山、连州）、肇庆（怀集、封开、德庆）、云浮（罗定）、阳江（阳春）、茂名（信宜）。

性味功效：止血，消炎，祛风除湿，解毒接骨。

革叶猕猴桃 Actinidia rubricaulis Dunn var. **coriacea**（Fin. & Gagn.）C. F. Liang *

药用部位：果实、根。

习性生境：半常绿藤本。生于山地林中。

产　　地：韶关（乳源）。

性味功效：果实：酸、涩，温；抗癌。根：酸、涩，温；行气活血；治跌打损伤、腰背疼痛、内伤吐血。

对萼猕猴桃 Actinidia valvata Dunn *
药用部位：根。
习性生境：中型落叶藤本。生于低山区山谷林中。
产　　地：韶关（乳源）、清远（阳山）。
性味功效：苦、涩，凉。清热解毒。

67. 水东哥科 Saurauiaceae

水东哥 Saurauia tristyla DC.
别　　名：米花树、山枇杷。
药用部位：根、叶。
习性生境：灌木或小乔木。生于低山地林、丘陵、山谷林下或沟边阴湿处。
产　　地：广东西部、中部、东部至北部。
性味功效：微苦，凉。清热解毒，止咳，止痛。

68. 金莲木科 Ochnaceae

金莲木 Ochna integerrima（Lour.）Merr. *
别　　名：油树、拟梨木。
药用部位：根、茎。
习性生境：落叶灌木或小乔木。生于山谷林中。
产　　地：阳江、湛江（廉江）。
性味功效：苦、涩，平。收敛固肾。

合柱金莲木 Sinia rhodoleuca Diels
别　　名：辛木。
药用部位：全株。
习性生境：小灌木。生于山谷、溪旁密林中。
产　　地：清远（连山）、肇庆（怀集、封开）。
性味功效：全株用于治疥疮。

69. 桃金娘科 Myrtaceae

岗松 Baeckea frutescens L.
别　　名：扫把枝、铁扫把。
药用部位：全株。
习性生境：灌木或小乔木。生于旷野、荒山、山坡、山岗上。
产　　地：广东西部、西北部、北部至东部。
性味功效：辛、苦、涩，凉。祛风除湿，解毒利尿，止痛止痒。

▼红千层 Callistemon rigidus R. Br.
别　　名：瓶刷木、金宝树、红瓶刷。
药用部位：小枝、叶。
习性生境：小乔木。栽培。
产　　地：广东中部和南部有栽培。
性味功效：辛，平。祛风，化痰，消肿。

水翁 Cleistocalyx operculatus（Roxb.）Merr. et Perry
别　　名：水榕、大蛇药。
药用部位：茎皮、叶、花蕾。
习性生境：乔木。生于河涌水边、溪旁等地。
产　　地：惠州（博罗、惠东）、深圳（宝安）、广州（番禺、增城、从化）、肇庆（德庆、高要）、云浮（新兴）、江门（台山、开平）、阳江（阳春）、茂名（信宜）、湛江（徐闻、廉江、雷州）。
性味功效：苦，寒。清暑解表，祛湿消滞，消炎止痒。
注：《中国植物志》已修订该物种学名，正名为“水翁蒲桃Syzygium nervosum Candolle”。

子楝树 Decaspermum gracilentum（Hance）Merr. et Perry
别　　名：华夏子楝树。
药用部位：根、叶。
习性生境：灌木。常见于疏林中。
产　　地：韶关（乳源）、江门（台山）、清远（阳山、英德、连州）、肇庆（封开）、云浮、阳江（阳春）、茂名（电白、高州、信宜）、湛江（廉江）。

性味功效：辛、苦，平。理气化湿，解毒杀虫。

▼柠檬桉 Eucalyptus citriodora Hook.

别　　名：香桉。

药用部位：叶、果实。

习性生境：乔木。栽培。

产　　地：广东各地有栽培。

性味功效：苦、辛，温。叶：散风除湿，健胃止痛，解毒止痒。果实：祛风解表，散寒止痛。

▼窿缘桉 Eucalyptus exserta F. Muell.

别　　名：风吹柳。

药用部位：叶。

习性生境：小乔木。栽培。

产　　地：广东各地有栽培。

性味功效：辛、苦，温。防腐，杀虫。

▼大叶桉 Eucalyptus robusta Smith

别　　名：桉树、蚊仔树。

药用部位：叶。

习性生境：乔木。栽培。

产　　地：广东各地有栽培。

性味功效：微辛、苦，平。疏风解热，抑菌消炎，防腐止痒。

▼细叶桉 Eucalyptus tereticornis Smith

别　　名：小叶桉。

药用部位：叶。

习性生境：乔木。栽培。

产　　地：广东大部分地区有栽培。

性味功效：辛、微苦，平。宣肺发表，理气活血，解毒杀虫。

▼红果仔 Eugenia uniflora L.

别　　名：番樱桃、棱果蒲桃、毕当茄、巴西红果。

药用部位：叶。

习性生境：灌木或小乔木。栽培。

产　　地：广东南部、西部、中部均有栽培。

性味功效：苦、微辛，平。和胃，敛疮。

▼白千层 Melaleuca leucadendron L. *

别　　名：千层皮、千层纸、玉树。

药用部位：枝叶。

习性生境：乔木。栽培。

产　　地：广东南部、西部、中部均有栽培。

性味功效：辛，凉，气香。祛风解表，散瘀。

▼细花白千层 Melaleuca parviflora Lindl. *

药用部位：枝叶。

习性生境：乔木。栽培。

产　　地：广州。

性味功效：辛，平。芳香解表，祛风止痛。

▼绿花白千层 Melaleuca viridiflora Brongn. *

别　　名：白树油。

药用部位：种子油。

习性生境：乔木。栽培。

产　　地：大部分地区有栽培。

性味功效：外用治烧、烫伤，跌打外伤，蚊虫咬伤等。

▼番石榴 Psidium guajava L.

别　　名：鸡矢果。

药用部位：叶、果实。

习性生境：乔木。栽培。

产　　地：广东大部分地区有栽培或逸为野生。

性味功效：甘、涩，平。收敛止泻，消炎止血。

桃金娘 Rhodomyrtus tomentosa（Ait.）Hassk.

别　　名：岗棯。

药用部位：果实、叶、根。

习性生境：灌木。生于山地、丘陵、山岗、山坡的灌丛中。

产　　地：广东各地均有产。

性味功效：甘、涩，平。果实：补血，滋养，安胎。叶：收敛止泻，止血。根：祛风活络，收敛止泻。

▼丁子香 Syzygium aromaticum（L.）Merr. et Perry *

别　　名：丁香蒲桃。

药用部位：花蕾。

习性生境：乔木。栽培。

产　　地：湛江有栽培。

性味功效：辛，温，芳香。暖胃降逆，壮阳健肾。

华南蒲桃 Syzygium austrosinense（Merr. et Perry）Chang et Miau

药用部位：全株。

习性生境：灌木或小乔木。生于中海拔的常绿林中。

产　　地：韶关（曲江、始兴、新丰）、河源（和平）、梅州（大埔、蕉岭）、揭阳（揭西）、惠州（惠东、龙门）、广州（从化）、清远（阳山、英德）、肇庆（封开、高要）、云浮（郁南）、茂名（高州）。

性味功效：收敛，涩肠止泻。治久泻不止。

黑嘴蒲桃 Syzygium bullockii（Hance）Merr. & Perry

药用部位：根、果实、叶。

习性生境：灌木或小乔木。喜生于平地次生林中。

产　　地：茂名（化州）、湛江（徐闻、雷州）。

性味功效：苦，寒。祛风止痛，清热利湿，止血解毒。

▼赤楠蒲桃 Syzygium buxifolium Hook. et Arn.

别　　名：赤楠、鱼鳞木、牛金子、黄杨叶蒲桃。

药用部位：根、叶。

习性生境：灌木或小乔木。生于丘陵灌丛中。

产　　地：广东大部分地区有产或栽培。

性味功效：甘，平。清热解毒，利尿平喘。

乌墨 Syzygium cumini（L.）Skeels

别　　名：海南蒲桃、乌楣、石棉果、十年果、羊屎果。

药用部位：果实、茎皮、叶。

习性生境：乔木。生于低海拔山地疏林中或旷野地。

产　　地：珠海、广州、湛江（徐闻、廉江、雷州）。

性味功效：苦、涩，平。润肺定喘。治肺结核、寒性哮喘、过敏性哮喘。

轮叶蒲桃 Syzygium grijsii（Hance）Merr. et Perry

别　　名：小叶赤楠。

药用部位：根、叶、枝。

习性生境：灌木。生于灌丛中。

产　　地：河源（龙川、和平）、梅州（梅县、大埔、蕉岭）、揭阳（揭西）、汕尾（海丰）、云浮（新兴）。

性味功效：根：辛、微苦，温；散风祛寒，活血止痛。叶、枝：苦、微涩，平；解毒敛疮，止汗。

▼蒲桃 Syzygium jambos（L.）Alston

别　　名：水蒲桃。

药用部位：根皮、果实。

习性生境：乔木。生于山谷、溪旁两侧及村边路旁。

产　　地：广东大部分地区有栽培。

性味功效：甘、涩，平。凉血，收敛。

▼钟花蒲桃 Syzygium myrtifolium Miq. *

别　　名：锡兰蒲桃。

药用部位：根。

习性生境：乔木。

产　　地：广东各地区有栽培。

性味功效：苦，凉。益肾定喘，健脾利湿，祛风活血，解毒消肿。

注：《中国植物志》已修订该物种学名，正名为“锡兰蒲桃 Syzygium zeylanicum（L.）DC.”。

▼洋蒲桃 Syzygium samarangense（Bl.）Merr. & Perry

别　　名： 莲雾、两雾、南洋蒲桃。

药用部位： 茎皮、叶、根。

习性生境： 乔木。栽培。

产　　地： 广东大部分地区有栽培。

性味功效： 茎皮、叶：苦，寒；泻火解毒，燥湿止痒。根：利湿，止痒；民间外用洗敷治烂疮、阴部瘙痒。

四角蒲桃 Syzygium tetragonum Wall. ex Wight *

别　　名： 棱翅蒲桃。

药用部位： 根皮。

习性生境： 乔木。生于中海拔的山谷或溪边。

产　　地： 广州、肇庆（高要）。

性味功效： 祛风除湿。治风湿性关节炎、跌打损伤。

70. 玉蕊科 Lecythidaceae

玉蕊 Barringtonia racemosa（L.）Spreng.

别　　名： 水茄苳、穗花棋盘脚。

药用部位： 根、叶、果实、种子。

习性生境： 乔木。生于滨海地区林中。

产　　地： 广东南部雷州半岛沿海县市。

性味功效： 苦，凉。根：清热。叶：祛湿止痒。果实：止咳平喘，止泻。种子：清热利湿，退黄，止痛。

71. 野牡丹科 Melastomataceae

棱果花 Barthea barthei（Hance）Krass.

别　　名： 毛药花、大野牡丹、棱果木、芭茜。

药用部位： 根、叶。

习性生境： 灌木。生于山坡、山谷或山顶疏密林中或水旁。

产　　地： 韶关（乳源、乐昌）、河源（紫金）、惠州（博罗）、深圳、清远（阳山、英德、连州）、阳江（阳春）、茂名（新会）。

性味功效： 止痛。

匙萼柏拉木 Blastus cavaleriei Lévl. et Van. *

别　　名： 黔贵柏拉木。

药用部位： 全株、叶。

习性生境： 灌木。生于山谷疏林和密林下、潮湿路旁或灌丛中。

产　　地： 韶关（乐昌、乳源）、广州（从化）。

性味功效： 涩，平。止血，止带。

柏拉木 Blastus cochinchinensis Lour.

别　　名： 野锦香、崩疮药、山甜娘、黄金梢。

药用部位： 根。

习性生境： 灌木。生于山谷、沟边、林中。

产　　地： 广东西部、中部、东部至北部均有产。

性味功效： 涩、微酸，平。消肿解毒，收敛止血。

金花树 Blastus dunnianus Lévl.

别　　名： 叶下红、大莎药、少花柏拉木、腺毛柏拉木、长瓣金花树。

药用部位： 全株、叶。

习性生境： 灌木。生于山谷、山坡疏林和密林下。

产　　地： 韶关（乐昌、乳源、曲江）、河源（和平）、惠州（龙门、博罗）、清远（连州、连山、连南、阳山）、肇庆（广宁、怀集、封开）、茂名（信宜）。

性味功效： 苦，凉。祛风，利湿，止血，解毒。

注：《中国植物志》已经将该物种归并到“少花柏拉木”中。

少花柏拉木 Blastus pauciflorus（Benth.）Guillaum.

别　　名：匙萼柏拉木、巨萼柏拉木、痧药。

药用部位：全株、叶。

习性生境：灌木。生于山谷疏林和密林下、潮湿路旁或灌丛中。

产　　地：广东西部、中部、东部至北部。

性味功效：涩、微苦，平。止血，拔毒生肌，杀虫。

长萼野海棠 Bredia longiloba（Hand.-Mazz.）Diels

别　　名：紫背红、叶下红、女儿红、天青地红、血经草。

药用部位：全株。

习性生境：亚灌木。生于山坡、山谷疏林下，或路边水旁、湿土上。

产　　地：韶关（乐昌）、河源（和平）、清远（阳山）。

性味功效：微苦，凉。清热祛湿，活血调经，解毒。

鸭脚茶 Bredia sinensis（Diels）H. L. Li.

别　　名：中华野海棠、九节兰、雨伞子、山落茄。

药用部位：全株。

习性生境：灌木或小乔木。生于山谷、山坡林下，阴湿的路边、沟旁草丛中或岩石积土上。

产　　地：梅州（蕉岭、大埔）。

性味功效：辛，平。解表。

异药花 Fordiophyton faberi Stapf

别　　名：多花肥肉草、光萼肥肉草、毛柄肥肉草、斑叶异药花。

药用部位：叶。

习性生境：草本或亚灌木。生于林下或岩石上潮湿的地方。

产　　地：韶关（始兴、仁化、翁源、乳源、乐昌）、河源（龙川、和平）、梅州（五华）、惠州（博罗、龙门）、清远（阳山）、肇庆（广宁、怀集）、阳江（阳春）。

性味功效：辛、甘、苦，凉。清热利湿，凉血消肿，祛风除湿，清肺解毒。

肥肉草 Fordiophyton fordii（Oliv）Krass

别　　名：酸杆、百花子。

药用部位：全草。

习性生境：草本或亚灌木。生于山谷林下，阴湿的地方或水旁，或山坡草地土质肥厚和湿润的地方。

产　　地：韶关（乐昌、乳源、始兴、仁化、翁源）、河源（龙川、和平）、梅州（五华）、惠州（龙门、惠阳、博罗）、清远（连州、连南、阳山）、肇庆（广宁、怀集）、阳江（阳春）。

性味功效：甘、苦，凉。清热利湿，凉血消肿。

北酸脚杆 Medinilla septentrionalis（W. W. Smith）H. L. Li

别　　名：黄稔根、酸脚杆。

药用部位：根。

习性生境：灌木或小乔木。山谷、山坡密林中或林缘阴湿处。

产　　地：肇庆（高要）、云浮（新兴、罗定）、阳江（阳春）、茂名（高州、信宜）。

性味功效：苦、酸，平。息风定惊。治小儿惊风。

多花野牡丹 Melastoma affine D. Don［*M. polyanthum* DC.］

别　　名：炸腰果、野广石榴、兰屿野牡丹藤。

药用部位：全株。

习性生境： 灌木。生于山坡、丘陵和旷野间。
产　　地： 韶关（乐昌）、惠州（龙门）、广州、阳江（阳春）。
性味功效： 涩，凉。清热止泻，收敛止血。治消化不良、肠炎、腹泻、痢疾、肝炎、刀枪伤、外伤出血。

野牡丹 Melastoma candidum D. Don
别　　名： 多花野牡丹、基尖叶野牡丹。
药用部位： 根、叶。
习性生境： 灌木。生于低海拔的开阔的灌草丛中或疏林下。
产　　地： 广东西部、中部、东部至北部。
性味功效： 苦、涩，凉。清热利湿，消肿止痛，散瘀止血，解毒收敛。
注：《中国植物志》已修订该物种学名，将多花野牡丹、野牡丹归并成“野牡丹 Melastoma malabathricum L.”。

地菍 Melastoma dodecandrum Lour.
别　　名： 铺地菍、地稔、乌地梨、铺地锦。
药用部位： 根、全草。
习性生境： 匍匐小灌木。常生于酸性土壤中。
产　　地： 广东西部、中部、东部至北部。
性味功效： 甘、涩，平。清热解毒，祛风利湿，补血止血。

细叶野牡丹 Melastoma intermedium Dunn
别　　名： 糙叶耳药花、水社野牡丹、铺地莲、山公榴、耳药花。
药用部位： 全株。
习性生境： 小灌木。生于旷野湿地上。
产　　地： 韶关（翁源、乐昌）、河源（和平）、梅州（大埔）、汕尾（陆丰）、惠州（龙门）、广州（花都）、阳江（阳春）。
性味功效： 甘、涩，平。消肿解毒。

展毛野牡丹 Melastoma normale D. Don
别　　名： 肖野牡丹、白爆牙郎。
药用部位： 全株。
习性生境： 灌木。生于海拔150m以上的开旷山坡灌草丛中或疏林下。
产　　地： 韶关（乐昌）、梅州（五华、大埔）、东莞、深圳、广州（从化）、佛山（南海）、清远（连山、英德、阳山）、肇庆（封开）、阳江（阳春）、茂名（信宜、高州、化州）。
性味功效： 甘、酸、涩，微温。解毒收敛，祛瘀消肿，消积滞，止血，止痛。

毛菍 Melastoma sanguineum Sims
别　　名： 红爆牙郎、红毛菍、毛稔、毛棯、枝毛野牡丹。
药用部位： 根、叶。
习性生境： 灌木。生于丘陵、山坡、荒野间。
产　　地： 广东西部、中部、东部至北部。
性味功效： 涩，平。收敛止血，止痢。

谷木 Memecylon ligustrifolium Champ.
别　　名： 山梨子、子楝树、鱼木、角木。
药用部位： 枝、叶。
习性生境： 大灌木或小乔木。生于密林下。
产　　地： 广东西部、中部、东部至北部。
性味功效： 苦、微辛，平。活血止痛。主治腰背疼痛、跌打肿痛。

细叶谷木 Memecylon scutellatum（Lour.）Hook. et Arn
别　　名： 螺丝木、羊角扭、羊角。
药用部位： 叶。
习性生境： 灌木。生于疏密林中。
产　　地： 揭阳、惠州（博罗）、珠海、茂名（高州）、湛江（廉江、遂溪、雷州、徐闻）。
性味功效： 解毒消肿。主治痈疮肿毒。

金锦香 Osbeckia chinensis L.

别　　名： 天香炉、金香炉、朝天罐子、杯子草。

药用部位： 全草。

习性生境： 直立草本或亚灌木。生于荒山草坡、路旁、田地边或疏林下向阳处。

产　　地： 广东西部、中部、东部至北部。

性味功效： 淡，平。清热利湿，消肿解毒，止咳化痰。

假朝天罐 Osbeckia crinita Benth. ex C. B. Clarke. *

别　　名： 星毛金锦香、响铃果、阔叶金锦香、倒水莲、公石榴。

药用部位： 全株。

习性生境： 灌木。生于海拔400m以上的山坡林中。

产　　地： 韶关（翁源、新丰、乐昌、南雄）、河源、梅州（蕉岭）、惠州（博罗、龙门）、广州、清远（阳山、连南、英德）、肇庆（怀集）。

性味功效： 涩，凉。清热解毒，收敛止血，祛风除湿。

注：《中国植物志》已修订该物种学名，正名为"星毛金锦香 Osbeckia stellata Ham. ex D. Don：C. B. Clarke"。

朝天罐 Osbeckia opipara C. Y. Wu et C. Chen

别　　名： 罐子草、湿生金锦香、三叶金锦香。

药用部位： 全株。

习性生境： 灌木。生于山坡疏林缘。

产　　地： 韶关（翁源、新丰、乐昌、南雄）、河源、梅州（蕉岭）、惠州（博罗、龙门）、广州、清远（阳山、连南、英德）、肇庆（怀集）。

性味功效： 苦、甘，平。清热利湿，止血调经。

毛柄锦香草 Phyllagathis oligotricha Merrill

别　　名： 秃柄锦香草。

药用部位： 全株。

习性生境： 小灌木。生于山坡、山谷疏林和密林下，阴湿的地方或水边，或草坡、草丛中。

产　　地： 韶关（仁化、乳源、乐昌）、清远（阳山、连山、连南）、肇庆（怀集）。

性味功效： 苦，寒。化痰止咳。

锦香草 Phyllagathis cavaleriei（Lévl. et Van.）Guill.

别　　名： 铁高杯、铺地毡、猫耳朵草、熊巴耳、熊巴掌。

药用部位： 根或全草。

习性生境： 草本。生于山谷、山坡疏林和密林下阴湿的地方或水沟旁。

产　　地： 韶关（仁化、乳源、乐昌、南雄）、梅州（大埔）、清远（连山、英德）、肇庆（广宁、封开）、茂名（信宜）。

性味功效： 辛、苦，微寒。清热解毒，凉血，消肿利湿。

红敷地发 Phyllagathis elattandra Diels *

别　　名： 铺地毡、石莲、石发。

药用部位： 全草。

习性生境： 多年生草本。生于海拔200～910m的山坡、山谷疏林下。

产　　地： 韶关（乐昌）、深圳、清远（连山）、云浮（郁南、罗定）、茂名（信宜）。

性味功效： 甘、微辛，凉。清热止咳，消肿解毒。治肺热咳喘、劳嗽、跌打肿痛、疮疖、烫伤、疥癣。

叶底红 Phyllagathis fordii（Hance）C. Chen

别　　名： 野海棠、沙崩草、血还魂、江南野海棠、红毛野海棠、小花叶底红。

药用部位： 全株。

习性生境： 小灌木或近草本。生于山谷、山坡密林下。

产　　地： 韶关（始兴、乳源、新丰、乐昌）、河源（紫金、和平）、梅州（梅县、大埔、五华、平远、蕉岭、兴宁）、惠州（博罗）、广州、清远（连州）、肇庆（封开、德庆、高要）、茂名（信宜）。

性味功效： 微苦、甘，凉。益肾调经，活血补血。

楮头红 Sarcopyramis nepalensis Wall.

别　　名： 尼泊尔肉穗草、耳环草。

药用部位： 全草。

习性生境： 草本。生于山谷林下或溪边阴湿处。

产　　地： 韶关（曲江、翁源、乳源、新丰、乐昌、南雄）、河源（连平、和平）、梅州（梅县）、惠州（博罗、惠东、龙门）、清远（阳山、连山、英德、连州）、肇庆（封开、高要）。

性味功效： 苦、甘，微寒。清热平肝，利湿解毒。

注：《中国植物志》已修订该物种学名，正名为“楮头红 Sarcopyramis napalensis Wall.”。

翅茎蜂斗草 Sonerila alata Chun et How ex C. Chen

药用部位： 全株。

习性生境： 草本或亚灌木。生于山谷、山坡密林下阴湿的地方及路旁。

产　　地： 韶关（翁源）、清远（连山、连南、英德）。

性味功效： 辛，平。解毒，活血消肿，退翳。治鹅口疮、跌打损伤。

注：《中国植物志》已修订该物种学名，正名为“海棠叶蜂斗虫 Sonerila plagiocardia Diels.”

峰斗草 Sonerila cantonensis Stapf

别　　名： 喉痧药、尖尾痧、毛叶地胆、毛蜂斗草。

药用部位： 全草。

习性生境： 草本或亚灌木。生于山谷、山坡密林下阴湿的地方或荒地上。

产　　地： 广东除南部外，大部分地区有产。

性味功效： 苦，平。解毒，化瘀，止血。

溪边桑勒草 Sonerila rivularis Cogn.

别　　名： 溪边蜂斗草、地胆、小蜂斗草。

药用部位： 全草。

习性生境： 草本或亚灌木。生于山谷疏密林下，阴湿的地方及沟边。

产　　地： 韶关（翁源）、河源（龙川、和平）、梅州（蕉岭、兴宁）、清远（连山、英德）、肇庆（怀集）、云浮（新兴）、茂名。

性味功效： 苦，平。解毒，化瘀，止血。

三蕊草 Sonerila tenera Royle

别　　名： 柳叶菜地胆、上林蜂斗草、景洪蜂斗草、短药地胆。

药用部位： 全株。

习性生境： 草本。生于松林下、林间空地、林缘路边草丛中及草地上等。

产　　地： 韶关（始兴、翁源）、河源（连平、和平）、惠州（博罗）、清远（连山、阳山）、肇庆（封开）。

性味功效： 甘、微苦，平。补血活血。

72. 使君子科 Combretaceae

风车子 Combretum alfredii Hance

别　　名： 使君子藤、华风车子、石风车子、水番桃、清凉树。

药用部位：根、叶。
习性生境：直立或攀援灌木。生于山地、山谷的疏林下、林缘或路旁。
产　　地：韶关（曲江、仁化、乳源、新丰、乐昌）、河源（龙川）、梅州（梅县）、惠州（龙门）、深圳、广州（从化）、清远（连山、英德、连州）、肇庆（怀集、封开、德庆、高要）、江门（台山）、阳江（阳春）。
性味功效：甘、淡、微苦，平。根：清热利胆。叶：驱虫。

榄李 Lumnitzera racemosa Willd.
别　　名：滩疤树。
药用部位：树液汁、果实。
习性生境：常绿灌木或小乔木。生于海岸边。
产　　地：汕尾（海丰）、惠州（惠东）、江门（台山）、湛江（徐闻）。
性味功效：辛、苦，平。解毒，燥湿，止痒。

▼使君子 Quisqualis indica L.
别　　名：留球子、史君子、舀求子、毛使君子。
药用部位：果实。
习性生境：攀援灌木。多生于丘陵、平地、山坡、路旁等向阳处的灌木丛中。
产　　地：广东大部分地区有栽培。
性味功效：甘，温；有小毒。杀虫，消积，健脾。

▼榄仁树 Terminalia catappa L.
别　　名：假枇杷。
药用部位：茎皮、叶。
习性生境：乔木。栽培。
产　　地：广东中部、西部至南部均有栽培。
性味功效：微涩，平。收敛，化痰止咳。

▼诃子 Terminalia chebula Retz. *
别　　名：诃黎勒。
药用部位：果实。
习性生境：乔木。栽培。
产　　地：广东中部、西部至南部有栽培。
性味功效：苦、酸、涩，温。涩肠止泻，敛肺化痰。

73. 红树科 Rhizophoraceae

木榄 Bruguiera gymnorrhiza（L.）Lam.
别　　名：五梨蛟、五脚里、鸡爪榄、大头榄。
药用部位：茎皮。
习性生境：灌木或乔木。生于海滩的红树林中。
产　　地：广东沿海各地区有产。
性味功效：微涩，凉。收敛止泻。

竹节树 Carallia brachiata（Lour.）Merr.
别　　名：山竹犁、气管木、鹅唇木、鹅肾木。
药用部位：茎皮、果实。
习性生境：乔木。生于低海拔至中海拔的丘陵灌丛或山谷杂木林中。
产　　地：韶关（乐昌）、汕头（南澳）、惠州（博罗、惠东）、深圳、珠海、广州（从化）、佛山（顺德）、清远（英德）、肇庆（广宁、封开、高要）、云浮、江门（台山）、阳江（阳春）、茂名、湛江（徐闻、雷州）。
性味功效：茎皮：解毒截疟。果实：解毒敛疮。

锯叶竹节树 Carallia pectinifolia W. C. Ko［*Carallia longipes* Chun ex W. C. Ko］
别　　名：锯齿王、鹅肾木、鹅唇木、旁杞树。
药用部位：根、枝叶。
习性生境：灌木或小乔木。丘陵灌丛或山谷杂木林。
产　　地：肇庆（封开）、云浮（郁南、罗

定）、阳江（阳春）、茂名（高州、信宜）。

性味功效： 微苦、微甘，凉。清热凉血，利尿消肿，接骨。根：治心胃气痛、风湿骨痛。枝叶：治痧症、刀伤出血、跌打损伤。

角果木 Ceriops tagal（Perr.）C. B. Rob. *

别　　名： 海淀子、海枷子、剪子树。

药用部位： 茎皮、叶、种子。

习性生境： 灌木或乔木。生于潮涨时仅淹没树干基部的泥滩和海湾内的沼泽地。

产　　地： 广东南部雷州半岛沿海滩涂地区。

性味功效： 苦、涩，寒。消肿解毒，收敛止血。

秋茄树 Kandelia obovata Sheue

别　　名： 浪柴、红浪、茄行树、水笔仔。

药用部位： 茎皮。

习性生境： 灌木或小乔木。生于浅海和河流出口冲积带盐滩的红树林中。

产　　地： 广东沿海岛屿，为海滩红树林的主要树种。

性味功效： 苦、涩，平。止血敛伤。

▼红茄苳 Rhizophora mucronata Poir. *

别　　名： 茄藤。

药用部位： 茎皮、根。

习性生境： 乔木。生于海湾两岸盐滩或潮水到达的沼泽地。

产　　地： 广东南部沿海有引种栽培。

性味功效： 苦、微涩，寒。解毒利咽，清热利湿，凉血止血。

74. 金丝桃科 Hypericaceae

黄牛木 Cratoxylum cochinchinense（Lour.）Bl.

别　　名： 黄牛茶、黄芽茶。

药用部位： 全株。

习性生境： 灌木或小乔木。常生于低海拔山地、丘陵的疏林或灌丛中。

产　　地： 河源、汕尾（陆丰、海丰）、惠州（龙门、惠东、惠阳、博罗）、深圳、珠海、广州（从化、花都、增城）、佛山（南海）、清远（英德）、肇庆（封开、德庆）、云浮（郁南、罗定）、江门（台山、新会）、阳江（阳春）、茂名（信宜、高州）、湛江（廉江、徐闻）。

性味功效： 甘、微苦，凉。解暑清热，利湿消滞。

黄海棠 Hypericum ascyron L. *

别　　名： 长柱金丝桃、短柱金丝桃、湖南连翘。

药用部位： 果实。

习性生境： 多年生草本。生于低海拔的山地、疏林、灌丛或草地。

产　　地： 韶关（始兴、乳源、乐昌）、潮州（潮安）、清远（阳山、连州）。

性味功效： 苦，寒。凉血止血，活血调经，清热解毒，散结消肿。

赶山鞭 Hypericum attenuatum Choisy

别　　名： 野金丝桃。

药用部位： 全草。

习性生境： 多年生草本。生于山坡草地上。

产　　地： 韶关（乐昌）、河源（和平）、惠州（博罗）、清远（连山）、广州（从化）。

性味功效： 苦，平。止血，镇痛，通乳。

小连翘 Hypericum erectum Thunb. ex Murray

别　　名： 小田基、小瞿麦。

药用部位： 全草。

习性生境： 多年生草本。生于山谷、山坡草丛中。

产　　地： 韶关（乳源）、河源（紫金）。

性味功效： 苦，凉。解毒消肿，散瘀止血。

地耳草 Hypericum japonicum Thunb. ex Murray

别　　名： 田基黄、小田基黄、雀舌草。

药用部位： 全草。

习性生境： 草本。生于田边、沟边、草地以及撂荒地上。

产　　地： 广东各地均有产。

性味功效： 甘、微苦，凉。清热利湿，解毒消肿，散瘀止痛。

金丝桃 Hypericum monogynum L.［*Hypericum chinense* L.］

别　　名： 金丝海棠、五心花。

药用部位： 根、果实。

习性生境： 灌木。生于低海拔至中海拔的山坡或旷地。

产　　地： 韶关（乳源）、广州、清远（阳山、连山、英德）。

性味功效： 苦，凉。清热解毒，祛风消肿。

金丝梅 Hypericum patulum Thunb. ex Murry

别　　名： 芒种花、剪耳花。

药用部位： 全株、果实、叶、根。

习性生境： 灌木。生于山坡、山谷林下或灌丛中。

产　　地： 园林机构有引种栽培。

性味功效： 微苦，寒。清热解毒，凉血止血，杀虫，止痒。全株：治上呼吸道感染、肝炎、痢疾、肾炎。果实：治血崩、鼻衄。叶：外用治皮肤瘙痒、黄水疮。根：驱蛔虫。

元宝草 Hypericum sampsonii Hance

别　　名： 合掌草、小连翘、对叶草。

药用部位： 全草。

习性生境： 草本。生于路旁、山坡、草地、灌丛、田边、沟边等处。

产　　地： 韶关（始兴、乳源、乐昌、南雄）、河源（和平）、梅州（大埔、五华、平远）、惠州（龙门）、清远（阳山、连山、英德、连州）、肇庆（封开、高要）、云浮。

性味功效： 辛、苦，寒。通经活络，清热解毒，止血凉血。

密腺小连翘 Hypericum seniawinii Maxim.［*H. lianzhouense* L. H. Wu et D. P. Yang subsp. *guangdongense* L. H. Wu et D. P. Yang］

别　　名： 小叶连翘、大叶防风、元宝草、对月草。

药用部位： 全草。

习性生境： 草本。生于山坡、草地及田埂上。

产　　地： 广东北部山区。

性味功效： 收敛止血，镇痛，调经，消肿解毒。

75. 藤黄科 Guttiferae

▼红厚壳 Calophyllum inophyllum L.

别　　名： 海棠木、海棠果、胡桐、琼崖海棠。

药用部位： 根、叶。

习性生境： 乔木。生于低海拔的丘陵空旷地和滨海沙荒地、村边疏林中，或栽培。

产　　地： 广州、湛江有引种栽培。

性味功效： 微苦、涩，平。祛瘀止痛。

薄叶红厚壳 Calophyllum membranaceum Gardn. et Champ.

别　　名： 横经席、跌打将军。

药用部位： 根、叶。

习性生境： 灌木或小乔木。多生于中海拔至高海拔的山地疏林或密林中。

产　　地： 广东西部、中部、东部至北部。

性味功效： 微苦，平。壮腰补肾，活血止痛。

▼藤黄 Garcinia hanburyi Hook. f. *

药用部位： 树脂。

习性生境： 乔木。栽培。

产　　地：湛江南药场有引种栽培。

性味功效：酸、涩，凉；有毒。峻泻，止血消痈。

▼莽吉柿 Garcinia mangostana L.

别　　名：倒捻子、风果、山竹子、山竹、山竺、山竺子。

药用部位：果实。

习性生境：乔木。栽培。

产　　地：广东南部有引种栽培。

性味功效：甘，温。补血，祛痰镇咳。叶止下痢。

多花山竹子 Garcinia multiflora Champ. ex Benth.

别　　名：山竹子、木竹子。

药用部位：茎皮、果实。

习性生境：灌木或乔木。生于山坡疏林或密林中，以及沟谷边缘或次生林或灌丛中。

产　　地：广东西部、中部、东部至北部。

性味功效：苦、涩，凉；有小毒。消炎止痛，收敛生肌。

岭南山竹子 Garcinia oblongifolia Champ. ex Benth.

别　　名：竹桔、倒卵山竹子、黄牙果、岭南倒稔子。

药用部位：茎皮、果实。

习性生境：灌木或乔木。多生于山地、山脚密林或丘陵、平地的疏林中。

产　　地：惠州（博罗、惠东）、深圳（宝安）、珠海、广州（从化）、清远（连山、英德）、肇庆（封开、高要）、云浮、江门（台山）、阳江（阳春）、茂名（高州、信宜）、湛江（徐闻、雷州）。

性味功效：苦、涩，凉；有小毒。消炎止痛，收敛生肌。

76. 椴树科 Tiliaceae

田麻 Corchoropsis tomentosa（Thunb.）Makino

别　　名：毛果田麻、黄花喉草、白喉草、野络麻。

药用部位：全草。

习性生境：草本。生于山地、旷地路旁。

产　　地：韶关（始兴、仁化、乳源）、河源（和平）、惠州（博罗）、清远（阳山、连州）、肇庆（怀集）。

性味功效：苦，凉。清热利湿，解毒止血。

甜麻 Corchorus aestuans L.

别　　名：野黄麻、假黄麻、针筒草。

药用部位：全草。

习性生境：草本。生于村旁、路旁、旷野、山坡、田埂、园地等处。

产　　地：韶关（始兴、翁源、乳源、乐昌）、河源（连平）、汕头（南澳）、惠州（博罗）、深圳、珠海、广州（从化）、佛山（南海）、清远（阳山、连山、英德）、肇庆（德庆、高要）、云浮（新兴）、江门（台山）、阳江（阳春）、茂名（高州、信宜）。

性味功效：苦，寒。清热解毒，消肿拔毒。

▼黄麻 Corchorus capsularis L.

别　　名：苦麻叶、络麻。

药用部位：叶、种子、根。

习性生境：草本。栽培。

产　　地：广东各地广泛栽培。

性味功效：苦，寒。清热解毒，拔毒消肿。

长蒴黄麻 Corchorus olitorius L.

别　　名：苦麻叶、黄麻叶、食用黄麻、香麻叶。

药用部位：全株。

习性生境：草本。生于草地、溪边或田埂等湿润处。

产　　地：广东各地有栽培。广州、云浮（新兴）、湛江（徐闻）。
性味功效：甘，温；有毒。疏风，止咳，清热，止痒。

扁担杆 Grewia biloba G. Don.
别　　名：扁担木、孩儿拳头、麻糖果、葛荆麻、月亮皮。
药用部位：根或全株。
习性生境：灌木或小乔木。生于丘陵或低山区、路旁、草地的灌丛或疏林中。
产　　地：韶关（始兴、乳源、乐昌、南雄）、河源（和平）、汕头、惠州、清远（阳山、连山、英德、连州）、阳江（阳春）。
性味功效：辛、甘，温。健脾益气，固精止带，祛风除湿。

小花扁担杆 Grewia biloba G. Don var. **parviflora**（Bge.）Hand.-Mazz.
别　　名：吉利子树、扁担木、山络麻。
药用部位：枝、叶。
习性生境：灌木或小乔木。生于平原或低山区的灌丛中。
产　　地：韶关（乳源、南雄）、清远（阳山、连州）。
性味功效：甘、苦，温。健脾益气，祛风除湿。

▼毛果扁担杆 Grewia eriocarpa Juss. *
别　　名：野火绳、杠木、山麻树。
药用部位：花、叶。
习性生境：灌木或小乔木。栽培。
产　　地：广州有引种栽培。
性味功效：涩、微苦，凉。止痛，接骨，生肌，解毒。

寡蕊扁担杆 Grewia oligandra Pierre *
别　　名：狗核树。
药用部位：根皮。
习性生境：灌木。生于山谷疏林或村边荒野灌丛中。
产　　地：惠州（博罗）、广州。
性味功效：淡、微辛，凉。清热祛湿，解毒。

破布叶 Microcos paniculata L.
别　　名：布渣叶。
药用部位：叶。
习性生境：灌木或小乔木。生于山坡沟谷及路边灌丛中。
产　　地：广东大部分地区均有产。
性味功效：淡、微酸，平。清暑，消食，化痰。

单毛刺蒴麻 Triumfetta annua L.
别　　名：小刺蒴麻。
药用部位：叶。
习性生境：草本或亚灌木。生于荒野及路旁。
产　　地：韶关（始兴、翁源、乳源、乐昌）、惠州（龙门）、清远（英德、连州）、肇庆（怀集、封开）。
性味功效：消炎，清热解毒。

毛刺蒴麻 Triumfetta cana Bl.
药用部位：根、叶。
习性生境：亚灌木。生于旷野、山坡、村落、路旁的灌丛或杂草丛中。
产　　地：广东西部、中部、东部至北部。
性味功效：甘、淡，凉。清热解毒。

长勾刺蒴麻 Triumfetta pilosa Roth.
别　　名：黐头婆、虱麻头、密马专。
药用部位：根、叶。
习性生境：亚灌木。生于路旁、田野、旷野。
产　　地：韶关（乳源、乐昌）、河源（连平、和平）、惠州（龙门）、清远（阳山、连州）、云浮（罗定）、阳江（阳春）。
性味功效：甘、微辛，温。活血行气，散瘀消肿。

刺蒴麻 Triumfetta rhomboidea Jacq.
别　　名： 细叶痴头猛、黄花地桃花、细号虱母头、黄花虱母头。
药用部位： 根、全株。
习性生境： 亚灌木。生于旷野、村边、路旁的灌丛中或草地上。
产　　地： 广东各地均有产。
性味功效： 甘、淡，凉。解表清热，利尿散结。

77. 杜英科 Elaeocarpaceae

中华杜英 Elaeocarpus chinensis（Gardn.et Champ.）Hook. f. ex Benth.
别　　名： 高山望、华杜英、小冬桃。
药用部位： 根。
习性生境： 常绿小乔木。生于低山杂木林中。
产　　地： 韶关（乳源、新丰、乐昌、南雄）、河源（连平）、梅州（梅县、大埔、蕉岭）、潮州（饶平）、汕头（南澳）、惠州（博罗、龙门）、深圳、广州（花都、增城）、清远（阳山、连山、英德）、肇庆（封开、德庆、高要）、江门（新会）、阳江、茂名（信宜）。
性味功效： 辛，温。活血化瘀，散瘀消肿。

杜英 Elaeocarpus decipiens Hemsl.
药用部位： 根皮。
习性生境： 常绿乔木。生于常绿林中。
产　　地： 梅州（丰顺、蕉岭）、惠州（博罗）、清远（连州、连南）。
性味功效： 辛，温。散瘀消肿。治跌打损伤、瘀肿。

褐毛杜英 Elaeocarpus duclouxii Gagnep.
别　　名： 冬桃杜英。
药用部位： 果实。
习性生境： 乔木。生于山地常绿林中。
产　　地： 韶关（曲江、始兴、仁化、翁源、乳源、新丰、乐昌）、河源（连平）、惠州（龙门）、广州、清远（阳山、连山、英德）、肇庆（封开）、云浮（郁南、罗定）、茂名（高州、信宜）。
性味功效： 苦，寒。清热解毒。

山杜英 Elaeocarpus sylvestris（Lour.）Poir.
别　　名： 羊屎树、羊仔树。
药用部位： 根皮。
习性生境： 小乔木。生于常绿林中。
产　　地： 广东各地均有产。
性味功效： 苦，凉。清热解毒，散瘀消肿。

薄果猴欢喜 Sloanea leptocarpa Diels
别　　名： 北碚猴欢喜。
药用部位： 根、根皮。
习性生境： 乔木。生于山沟、谷地的阔叶林中。
产　　地： 韶关（曲江、始兴、翁源、乐昌）、河源（和平）、清远（连山、英德、连州）、肇庆（怀集、封开）、茂名（信宜）。
性味功效： 辛，温。消肿止痛，祛风除湿。

猴欢喜 Sloanea sinensis（Hance）Hemsl.
药用部位： 根。
习性生境： 乔木。生于常绿林里。
产　　地： 广东西部、中部、东部至北部。
性味功效： 辛，温。散寒行气，止痛。

78. 梧桐科 Sterculiaceae

昂天莲 Ambroma augusta（L.）L. f.
别　　名： 仰天盅。
药用部位： 根、叶。
习性生境： 灌木。生于山谷沟边或林缘。
产　　地： 广州（番禺）、阳江（阳春）、茂名（高州）。

性味功效：微苦，平。活血散瘀，消肿，驳骨，通经。

刺果藤 Byttneria aspera Colebr.

药用部位：根、茎。

习性生境：木质大藤本。生于疏林中或山谷溪旁。

产　　地：潮州（饶平）、汕头（南澳）、汕尾（海丰）、惠州（博罗、惠东、龙门）、东莞、深圳、珠海、广州、肇庆（鼎湖）、云浮（新兴）、江门（台山）、阳江、茂名（电白、高州）。

性味功效：苦、辛，平。补血，祛风，消肿，接骨。

▼梧桐 Firmiana simplex F. W. Wight

别　　名：青桐、国桐、桐麻、桐麻碗。

药用部位：根、茎皮、叶、花、种子。

习性生境：落叶乔木。栽培。

产　　地：韶关（乳源、乐昌、南雄）、珠海、广州、清远（连南）、肇庆有引种栽培。

性味功效：根、茎皮：苦，凉；祛风湿，杀虫。叶：甘，平；镇静，降压，祛风，解毒。花：甘，平；利湿消肿，消热解毒。种子：甘，平；顺气和胃，补肾。

山芝麻 Helicteres angustifolia L.

别　　名：坡油麻、山油麻、狭叶山芝麻、山脂麻。

药用部位：根、全株。

习性生境：小灌木。生于干热的山地、丘陵灌丛或旷野、山坡草地上。

产　　地：广东各地均有产。

性味功效：苦、微甘，寒；有小毒。清热解毒，止咳。

雁婆麻 Helicteres hirsuta Lour.

别　　名：肖婆麻。

药用部位：根。

习性生境：灌木。生于山地旷野疏林中和灌丛中。

产　　地：珠海、广州、江门（台山）、茂名（高州）、湛江（廉江、雷州）。

性味功效：治慢性胃炎、胃痛、胃溃疡、消化不良。

剑叶山芝麻 Helicteres lanceolata DC.

别　　名：大山芝麻。

药用部位：根。

习性生境：灌木。生于山坡草地上或灌丛中。

产　　地：广东西南部。

性味功效：辛、苦，寒。清热解毒。

银叶树 Heritiera littoralis Dryand.

别　　名：银叶板根、大白叶仔。

药用部位：种子。

习性生境：常绿乔木。生于海岸附近。

产　　地：汕尾（海丰）、深圳、江门（台山）。

性味功效：甘、涩，平。涩肠止泻。

马松子 Melochia corchorifolia L.

别　　名：过路黄、野路葵。

药用部位：茎、叶。

习性生境：草本。生于田野间或低海拔丘陵地。

产　　地：韶关（始兴、翁源、乐昌）、河源（连平、和平）、梅州（大埔）、东莞、深圳（宝安）、珠海、广州、清远（阳山、连山）、肇庆（高要）、云浮（郁南、罗定）、湛江（徐闻）。

性味功效：淡，平。清热利湿。

▼午时花 Pentapetes phoenicea L. *

别　　名：半支莲。

药用部位：根、花。
习性生境：草本。栽培。
产　　地：广东各地城市园林有引种栽培。
性味功效：辛、微苦，凉。透表，止咳。

翅子树 Pterospermum acerifolium Willd. *
别　　名：翅子木、白桐。
药用部位：茎皮、花。
习性生境：大乔木。生于海拔1 200～1 640m的山坡上。
产　　地：韶关（曲江、翁源、乐昌）、河源（和平）、梅州（大埔）、汕头（南澳）、惠州、深圳（宝安）、广州、清远（阳山、英德）、肇庆（广宁、封开、高要）、云浮（新兴）、阳江、茂名（信宜）、湛江（徐闻）。
性味功效：微苦，平。散瘀止血、补益。

翻白叶树 Pterospermum heterophyllum Hance
别　　名：半枫荷、异叶翅子树。
药用部位：根、茎枝。
习性生境：乔木。生于丘陵林中。
产　　地：广东大部分地区有产。
性味功效：甘，温，气香。祛风除湿，舒筋活血。

窄叶半枫荷 Pterospermum lanceaefolium Roxb. *
别　　名：窄叶翅子树、假木棉、翅子树。
药用部位：根、茎枝。
习性生境：乔木。生于山谷、山坡上的密林中。
产　　地：肇庆（高要）、茂名（信宜）。
性味功效：辛、苦，平。祛风除湿。

假苹婆 Sterculia lanceolata Cav.
别　　名：赛苹婆、鸡冠木、山羊角。
药用部位：叶。
习性生境：乔木。生于低山的次生林或村边、路旁的风水林中。
产　　地：广东各地均有产。
性味功效：辛，温。散瘀止痛，消肿。

▼苹婆 Sterculia nobilis Smith
别　　名：凤眼果、鸡冠子、九层皮。
药用部位：种子。
习性生境：乔木。生于山地疏林或灌木丛中，栽培或野生。
产　　地：广东大部分地区有栽培。
性味功效：甘，平。和胃消食，解毒杀虫。

▼可可 Theobroma cacao L. *
药用部位：种子。
习性生境：常绿乔木。栽培。
产　　地：广州、湛江有引种栽培。
性味功效：强心，利尿。

蛇婆子 Waltheria indica L.
别　　名：满地毯。
药用部位：根、茎。
习性生境：亚灌木。生于山野、旷地及坡地上。
产　　地：深圳、珠海、广州、江门（台山）、阳江、湛江（徐闻）。
性味功效：辛、微甘，平。祛风除湿，消炎，解毒。

79. 木棉科 Bombacaceae

▼木棉 Bombax ceiba L. [*Gossampinus malabarica* (DC.) Merr.]
别　　名：红棉、英雄树、攀枝花。
药用部位：花、茎皮、根或根皮。
习性生境：落叶大乔木。生于低山疏林、路边及庭园中。
产　　地：广东大部分地区有栽培。
性味功效：花：甘、淡，凉；清热利湿，解暑。茎皮：微苦，凉；祛风除湿，活血消肿。根或根皮：微苦，凉；散结止痛。

▼吉贝 Ceiba pentandra（L.）Gaertn.
别　　名：美洲木棉。
药用部位：根皮、花。
习性生境：落叶大乔木。栽培。
产　　地：广东大部分地区有栽培。
性味功效：淡，微寒。除痰火，解疮毒，清热除湿，助消化。

80. 锦葵科 Malvaceae

▼咖啡黄葵 Abelmoschus esculentus（L.）Moench *
别　　名：黄秋葵、补肾菜、秋葵、糊麻、羊角豆、越南芝麻、洋辣椒。
药用部位：根、叶、花、种子。
习性生境：草本。栽种。
产　　地：广东部分地区有少量栽培。
性味功效：淡，寒。利咽，通淋，下乳，调经。

黄蜀葵 Abelmoschus manihot（L.）Medicus
别　　名：追风药、疽疮药、棉花葵、秋葵。
药用部位：全株。
习性生境：草本。生于山坡、沟谷、路边的灌丛中。
产　　地：清远（连山）。
性味功效：甘，寒。清热解毒，润燥滑肠。

黄葵 Abelmoschus moschatus（L.）Medicus
别　　名：麝香秋葵、山芙蓉、芙蓉麻、黄蜀葵、假棉花。
药用部位：根、叶。
习性生境：草本或小灌木。生于山谷、沟旁、路边、旷野草丛中。
产　　地：广东各地均有产。
性味功效：微甘，凉。清热利湿，拔毒排脓。

箭叶秋葵 Abelmoschus sagittifolius（Kurz.）Merr.
别　　名：五指山参、小红芙蓉。
药用部位：根。
习性生境：草本。生于山坡、田边、路旁或丘陵草地上。
产　　地：广东南部雷州半岛。
性味功效：甘、淡，温。滋补强壮，利水渗湿。

磨盘草 Abutilon indicum（L.）Sweet
别　　名：耳响草、磨挡草、石磨子、磨仔草。
药用部位：全株。
习性生境：亚灌木。生于海拔800m以下平原、海边、沙地、旷野、山坡、河谷及路旁等处。
产　　地：广东东部、中部至西部和南部的沿海地区。
性味功效：甘、淡，平。疏风清热，益气通窍，祛痰利尿。

苘麻 Abutilon theophrasti Medicus［*A. avicennae* Gaertn.］
别　　名：白麻子、冬葵子苘、车轮草、椿麻。
药用部位：种子。
习性生境：亚灌木。生于路旁或荒地上。
产　　地：韶关（乳源）、深圳、广州、肇庆（高要）。
性味功效：苦，平。清热利湿，退翳。

▼蜀葵 Althaea rosea（L.）Cavan *
别　　名：棋盘花、麻杆花。
药用部位：根、种子、花、叶。
习性生境：草本。栽培。
产　　地：潮州（饶平）、肇庆（高要）、云浮（新兴）有少量引种栽培。
性味功效：甘，凉。根：清热，解毒，排脓，利尿。种子：利尿通淋。花：通利大小便，解毒散结。

▼树棉 Gossypium arboreum L. *
别　　名：木本鸡脚棉、中棉。
药用部位：根、种子。

习性生境：亚灌木或灌木。种植于田园或山坡上。
产　　地：广州、清远（阳山）有少量种植。
性味功效：根：甘，温；补气，止咳，平喘。种子：辛，热；补肝肾，强腰膝，暖胃止痛，止血，催乳。

▼**海岛棉 Gossypium barbadense** L.
别　　名：离核木棉、木棉、光籽棉。
药用部位：种絮（棉毛）、种子、外果皮、根或根皮。
习性生境：亚灌木或灌木。栽培。
产　　地：广东各地有少量引种栽培。
性味功效：种絮（棉毛）：甘，温；止血。种子：辛，热；有毒；温肾，通乳，活血止血。外果皮：辛，温；温胃降逆，化痰止咳。根或根皮：甘，温；止咳平喘，通经止痛。

▼**草棉 Gossypium herbaceum** L. *
别　　名：小棉。
药用部位：根或根皮、外果皮、种絮（棉毛）、种子。
习性生境：草本或亚灌木。栽培。
产　　地：广东各地有少量引种栽培。
性味功效：甘，温。补气，平喘，止咳。

▼**陆地棉 Gossypium hirsutum** L.
别　　名：高地棉、棉花。
药用部位：根、茎皮、种子。
习性生境：草本。栽培。
产　　地：广州、清远（阳山）、云浮（郁南）、湛江（徐闻）有少量引种栽培。
性味功效：根：止咳；治气虚咳嗽。茎皮：通经；治月经不调。种子：催乳；治乳汁缺少。

▼**大麻槿 Hibiscus cannabinus** L. *
别　　名：槿麻、洋麻。
药用部位：叶。
习性生境：草本。栽培。
产　　地：韶关（仁化）、深圳、广州、肇庆（德庆、高要）。
性味功效：苦、辛，凉。清热消肿。

▼**红秋葵 Hibiscus coccineus**（Medicus）Walt. *
别　　名：槭葵、咖啡黄葵。
药用部位：根。
习性生境：草本。栽培。
产　　地：广东各地庭园有引种栽培。
性味功效：辛、苦，微温。活血调经。

▼**木芙蓉 Hibiscus mutabilis** L.
别　　名：芙蓉花。
药用部位：花、叶、根。
习性生境：灌木或小乔木。多种植于庭园、村落附近或野生于荒地上或山坡、沟边的湿润处。
产　　地：广东大部分地区有栽培。
性味功效：辛，平。清热解毒，消肿排脓，凉血止血。

▼**扶桑 Hibiscus rosa-sinensis** L.
别　　名：佛桑、大红花。
药用部位：根皮、花、叶。
习性生境：常绿灌木。栽培。
产　　地：广东各地均有栽培。
性味功效：甘，平。解毒，利尿，调经。

▼**玫瑰茄 Hibiscus sabdariffa** L.
别　　名：山茄、红金梅、红梅果 。
药用部位：根、种子。
习性生境：草本。栽培。
产　　地：广东各地均有栽培。
性味功效：酸、甘，凉。敛肺止咳，降血压，解酒。

▼吊灯花 Hibiscus schizopetalus（Mast.）Hook. f.

别　　名：吊灯扶桑、假藏红花。

药用部位：根、叶。

习性生境：灌木。栽培。

产　　地：广东各地均有栽培。

性味功效：辛，凉。根：消食行滞。叶：拔毒生肌。

▼木槿 Hibiscus syriacus L.

别　　名：鸡肉花、白带花。

药用部位：根皮、花、果实。

习性生境：落叶灌木。多见于庭园、村旁、园地作绿篱。

产　　地：广东各地均有栽培。

性味功效：根皮：甘，微寒；清热利湿，杀虫止痒。花：甘，平；清热凉血，解毒消肿。果实：甘，平；清肺化痰，解毒止痛。

黄槿 Hibiscus tiliaceus L.

别　　名：海麻、黄木槿、万年春、桐花、右纳。

药用部位：叶、花、茎皮。

习性生境：灌木或乔木。生长或栽培于港湾或潮水能达到的河、涌堤岸或灌木丛中。

产　　地：广东沿海平原和岛屿，汕头（南澳）、汕尾（海丰、陆丰）、深圳、珠海、广州、佛山（南海）、肇庆、阳江、茂名（电白）、湛江（徐闻）。

性味功效：甘、淡，微寒。清热解毒，散瘀消肿。

▼锦葵 Malva sinensis Cav. *

别　　名：棋盘花、金钱紫花葵、小钱花、钱葵、荆葵。

药用部位：茎、叶、花。

习性生境：草本。庭园有栽培。

产　　地：广东各地有少量栽培。

性味功效：咸，寒。理气通便，清热利湿。

▼冬葵 Malva verticillata L. *

别　　名：冬苋菜。

药用部位：根、茎、叶、种子。

习性生境：草本。栽培。

产　　地：粤北有栽培。

性味功效：甘，寒。根：补中益气。茎、叶：清热利湿。种子：利尿下乳，润肠通便。

赛葵 Malvastrum coromandelianum（L.）Garcke

别　　名：黄花棉。

药用部位：全草。

习性生境：草本。生于山坡、村边、路旁或空旷地上。

产　　地：韶关（乐昌）、汕头（南澳）、深圳（宝安）、广州、湛江（徐闻、廉江）。

性味功效：甘、淡，凉。清热利湿，解毒散瘀。

▼垂花悬铃花 Malvaviscus arboreus Cav. var. **penduliflorus**（DC.）Schery

别　　名：小扶桑、红花冲天槿。

药用部位：根。

习性生境：灌木。栽培。

产　　地：广东各地园林有栽培。

性味功效：拔毒消肿。

黄花棯 Sida acuta Burm. f.

别　　名：拔毒散、扫把麻。

药用部位：根、叶。

习性生境：草本。生于山坡、路旁及空旷地上。

产　　地：河源（和平）、梅州（梅县）、汕头（南澳）、惠州（博罗）、深圳（宝安）、珠海、广州、肇庆（高要）、江门（台山）、湛江（徐闻）。

性味功效： 微辛，凉。清热解毒，收敛生肌，消肿止痛。

桤叶黄花稔 Sida alnifolia L.

别　　名： 脓见愁、小叶黄花稔、牛筋麻。

药用部位： 全株。

习性生境： 亚灌木。生于村边、路旁及旷野草地上。

产　　地： 广东省南部，茂名（电白）、雷州半岛。

性味功效： 苦、辛，微寒。清热利湿，散瘀消肿，排脓生肌。

长梗黄花稔 Sida cordata（Burm. f.）Borss.

别　　名： 长梗黄花仔。

药用部位： 全株、叶。

习性生境： 草本。生于平原或低山区草地。

产　　地： 梅州（梅县）、惠州（博罗）、深圳、珠海、肇庆、江门（台山）、茂名、湛江（徐闻）。

性味功效： 涩、微苦，凉。清热利湿，散瘀消肿，排脓生肌。

心叶黄花稔 Sida cordifolia L.

别　　名： 心叶黄花仔。

药用部位： 全株。

习性生境： 亚灌木。生于草坡、旷地、或滨海沙荒地上。

产　　地： 广东除北部以外，各地丘陵、平原地区和海岛均有产。

性味功效： 甘、微辛，平。清热利湿，止咳，解毒消痈。

粘毛黄花稔 Sida mysorensis Herb. Madr. ex Wight & Arn. *

药用部位： 全株。

习性生境： 草本或亚灌木。生于林缘、草坡或路边草丛间。

产　　地： 广东沿海平原地区。

性味功效： 甘、微辛，平，气香。清肺止咳，散瘀消肿。

白背黄花稔 Sida rhombifolia L.

别　　名： 黄花母。

药用部位： 全株。

习性生境： 亚灌木。生于山坡灌丛间、旷野和沟谷两岸。

产　　地： 广东平原和沿海地区。

性味功效： 甘、淡，凉。清热利湿，排脓止痛。

榛叶黄花稔 Sida subcordata Span.

别　　名： 榛叶黄花稔。

药用部位： 根、全草、叶。

习性生境： 亚灌木。生于海滨的草地、平原旷地或低山疏林下。

产　　地： 广东中部至南部。

性味功效： 涩、苦，凉。抗菌消炎。

白脚桐棉 Thespesia lampas（Cavan.）Dalz. & Gibs

别　　名： 肖槿、山棉花、白脚桐。

药用部位： 根皮、果实。

习性生境： 灌木。生于低海拔暖热山地干燥灌木林中。

产　　地： 广州园林偶有栽培。

性味功效： 治淋病、梅毒。

地桃花 Urena lobata L.

别　　名： 肖梵天花、狗脚迹、黐头婆。

药用部位： 根、叶。

习性生境： 灌木。生于村庄或路旁旷地或草坡。

产　　地： 广东各地均有产。

性味功效： 甘、淡，凉。清热利湿，祛风活血，解毒消肿。

粗叶地桃花 Urena lobata L. var. **scabriuscula**（DC.）Walp.

别　　名：消风草、田芙蓉、千锤草。

药用部位：根、叶。

习性生境：草本。生于草坡、山边灌丛和路旁。

产　　地：韶关（翁源、乳源）、惠州、广州（从化）、清远（连山、英德、连州）、肇庆（德庆、高要）、云浮（新兴、郁南）、阳江（阳春）、茂名（高州）。

性味功效：甘、辛，凉。清热解毒，祛风利湿，活血消肿。

梵天花 Urena procumbens L.

别　　名：狗脚迹、地棉花。

药用部位：根、叶。

习性生境：小灌木。生于丘陵荒地或村边路旁及空旷草地上。

产　　地：韶关（仁化、乳源、新丰、乐昌、南雄）、河源（和平）、梅州（大埔、五华）、汕头（南澳）、深圳、广州（从化）、清远（阳山、连山、英德、连州）、肇庆（怀集、封开、高要）、云浮（新兴、罗定）、江门（台山）、阳江（阳春）、茂名（信宜）、湛江（徐闻）。

性味功效：甘、苦，平。祛风利湿，清热解毒。

81. 金虎尾科 Malpighiaceae

风车藤 Hiptage benghalensis（L.）Kurz *

别　　名：风筝果、红龙、狗角藤。

药用部位：老茎。

习性生境：灌木或藤本。生于沟谷密林、疏林中或沟边路旁，亦有栽培。

产　　地：韶关（乐昌）、河源、惠州（博罗）、广州、清远、肇庆（高要）、云浮、阳江（阳春）、湛江（遂溪）。

性味功效：微苦、涩，温。敛汗涩精，固肾助阳。

82. 古柯科 Erythroxylaceae

▼古柯 Erythroxylum novogranatense（Morris）Hieron. *

别　　名：爪哇古柯、高柯、古加。

药用部位：叶。

习性生境：灌木。栽培。

产　　地：广州、湛江有引种栽培。

性味功效：涩、微苦，温。为兴奋剂和强壮药。

东方古柯 Erythroxylum sinense C. Y. Wu

别　　名：细叶接骨丹、木豇豆、猫脷木、大茶树。

药用部位：叶。

习性生境：灌木。生于山地林中。

产　　地：韶关（仁化、乳源）、河源（连平、和平）、梅州（五华、蕉岭）、惠州（龙门）、广州（从化）、清远（阳山、连山、连南、英德）、江门（台山）、茂名（信宜）。

性味功效：微苦、涩，温。定喘，止痛。

83. 大戟科 Euphorbiaceae

铁苋菜 Acalypha australis L.

别　　名：海蚌含珠、蛤蜊花、蚌壳草。

药用部位：全草。

习性生境：草本。生于平原或山坡较湿润耕地和空旷草地，或石灰岩山疏林下。

产　　地：广东北部各地及广州、肇庆（封开）、潮州，广东西部和雷州半岛少见。

性味功效：苦、涩，凉。清热解毒，消积，止痢，止血。

裂苞铁苋菜 Acalypha supera Forsskal *

别　　名：短穗铁苋菜。

药用部位：全草。
习性生境：草本。生于山坡、路旁湿润草地或溪畔、林间小道旁草地。
产　　地：韶关（乳源、乐昌）、潮州、肇庆（封开）。
性味功效：涩、微苦，凉。清热解毒，止血，消积。

▼红桑 **Acalypha wilkesiana** Muell. Arg.
别　　名：绿桑。
药用部位：叶。
习性生境：灌木。栽培。
产　　地：广东各地公园或庭园有栽培。
性味功效：苦、辛，凉。清热消肿。

山麻杆 **Alchornea davidii** Franch.
别　　名：桐花杆。
药用部位：茎皮、叶。
习性生境：落叶灌木。生于海拔300～700m的沟谷或溪畔、河边的坡地灌丛中，或栽种于坡地。
产　　地：梅州（平远）。
性味功效：淡，平。驱虫，解毒，定痛。

羽脉山麻杆 **Alchornea rugosa**（Lour.）Müll. Arg.
别　　名：三稔蒟、毛三稔蒟。
药用部位：嫩枝叶、种子。
习性生境：灌木或小乔木。生于沿海平原或山地溪谷，常绿林中或次生林中。
产　　地：阳江（阳春）、茂名（化州）、湛江（廉江、徐闻）。
性味功效：嫩枝叶：接骨生肌；治跌打损伤、骨折、外伤不愈。种子：泻下。

红背山麻杆 **Alchornea trewioides**（Benth.）Muel.-Arg.
别　　名：红背叶。
药用部位：根、叶。
习性生境：灌木。生于海拔15～1 000m的沿海平原或山地矮灌丛中，或疏林、石灰岩山灌丛中。
产　　地：广东各地均有产。
性味功效：甘，凉。清热利湿，散瘀止血。

▼石栗 **Aleurites moluccana**（L.）Willd.
别　　名：黑油桐树、烛果树、铁桐、南洋石栗、烛栗、香胶木。
药用部位：叶。
习性生境：乔木。栽培作风景树和行道树。
产　　地：广东大部分地区有栽培。
性味功效：微苦，寒；有毒。止血。

五月茶 **Antidesma bunius**（L.）Spreng.
别　　名：五味叶、酸味树。
药用部位：叶、根。
习性生境：灌木或乔木。生于海拔50～1 000m的平原或山地密林中。
产　　地：广东北回归线以南各个地县。
性味功效：酸，温。收敛，止泻，止渴，生津，行气活血。

黄毛五月茶 **Antidesma fordii** Hemsl.
别　　名：旱禾仔树、唛毅怀、木味水、黄色五月茶。
药用部位：叶。
习性生境：灌木或小乔木。生于灌木林中。
产　　地：广东除北部和雷州半岛以外的各个地区。
性味功效：清热解毒。

方叶五月茶 **Antidesma ghaesembilla** Gaertn.
别　　名：田边木、旱禾树。
药用部位：叶。
习性生境：灌木或小乔木。生于海拔50～750m的山地疏林中。
产　　地：广东北回归线以南各个地县。
性味功效：辛，温。拔脓止痒。治小儿头疮。

日本五月茶 Antidesma japonicum Sieb. et Zucc.

别　　名：酸味子、蔓五月茶、禾串果。

药用部位：全株。

习性生境：灌木。生于海拔200～830m的山谷密林下。

产　　地：广东西部、中部、东部至北部。

性味功效：辛、苦，凉。清热解毒。

小叶五月茶 Antidesma montanum Bl. var. **microphyllum**（Hemsley）Petra Hoffm.［*A. venosum* E. Mey. ex Tul.］

别　　名：柳叶五月茶、小杨柳、沙潦木、水杨梅。

药用部位：全株。

习性生境：灌木。生于海拔300～1 000m的山地密林或疏林中。

产　　地：韶关（乳源）、河源（龙川）、梅州（五华、平远）、潮州（饶平）、惠州（龙门）、深圳、广州、清远（英德、连州）。

性味功效：行气活血，祛风湿。

▼秋枫 Bischofia javanica Bl.

别　　名：茄冬、万年青树、加当。

药用部位：根、茎皮、叶。

习性生境：乔木。生于平原或山谷湿润常绿林中。

产　　地：广东除北部山地外，大部分地区有产。

性味功效：微辛、涩，凉。行气活血，消肿解毒。

▼重阳木 Bischofia polycarpa（Lévl.）Airy Shaw

别　　名：茄冬树、水枧木、乌杨。

药用部位：根、茎皮、叶。

习性生境：乔木。生于平原或山谷湿润常绿林中。

产　　地：韶关（翁源、乳源）、深圳、广州、清远（阳山、连山、英德、连州）、肇庆。广东各地有栽培。

性味功效：微辛、涩，凉。行气活血，消肿解毒。

黑面神 Breynia fruticosa（L.）Hook. f.

别　　名：鬼画符、黑面叶、狗脚刺、田中、四眼叶、夜兰茶、蚁惊树、山夜兰。

药用部位：全株。

习性生境：灌木。生于平原区缓坡山地疏林或灌丛中。

产　　地：广东各地均有产。

性味功效：微苦，凉；有小毒。清热解毒，散瘀止痛，止痒。

小叶黑面神 Breynia vitis-idaea（Burm. f.）C. E. C. Fischer *

别　　名：小叶鬼画符。

药用部位：根、全株。

习性生境：灌木。生于山坡、丘陵灌木丛中。

产　　地：清远、茂名（信宜）。

性味功效：苦，寒。清热解毒，消肿止痛。

大叶土蜜树 Bridelia retusa（L.）Spreng.

别　　名：虾公树、密脉土蜜树、贵州土蜜树。

药用部位：全株。

习性生境：灌木或乔木。生于石灰岩山坡，山地、山谷湿润的密林或疏林中或村旁风水林。

产　　地：韶关（翁源、乳源、乐昌）、清远（阳山、连州、连南）、肇庆（封开）、云浮。

性味功效：清热利尿，活血调经。治膀胱炎、指头红肿、月经不调、痛经、骨折。

尖叶土蜜树 Bridelia balansae Tutcher［*B. insulana* Hance］*

别　　名：禾串树、禾串树、大叶逼迫子。

药用部位：叶。

习性生境：乔木。生于山地常绿林中。

产　　地：梅州（大埔、梅县）、湛江（徐闻）。

性味功效：消炎。治慢性支气管炎。

土蜜树 Bridelia tomentosa Bl.

别　　名：逼迫子、猪牙木、夹骨木。

药用部位：根、茎皮、叶。

习性生境：灌木或小乔木。生于山地疏林下或溪边灌丛中。

产　　地：广东各地均有产。

性味功效：淡、微苦，平。清热解毒，安神调经。

白桐树 Claoxylon indicum（Reinw. ex Bl.）Hassk.

别　　名：丢了棒、追风棍、咸鱼头、泡平桐。

药用部位：根、叶。

习性生境：灌木或小乔木。生于平原区或沿河谷疏林或灌木林。

产　　地：广东北回归线以南的各个地县，惠州（博罗）、深圳、珠海、广州、佛山（南海）、肇庆（高要）、江门（台山）、阳江（阳春）、茂名（高州）、湛江（徐闻、雷州、吴川）。

性味功效：辛、微苦，平；有毒。祛风除湿，消肿止痛。

▼蝴蝶果 Cleidiocarpon cavaleriei（Lévl.）Airy Shaw *

药用部位：果实。

习性生境：乔木。栽培。

产　　地：广东有引种栽培。

性味功效：微苦、涩，凉。清热解毒，利咽。治咽喉炎、扁桃体炎。

棒柄花 Cleidion brevipetiolatum Pax et Hoffm.

别　　名：三台花。

药用部位：茎皮。

习性生境：小乔木。生于石灰岩山或山地常绿林中。

产　　地：惠州（博罗）、深圳、清远（阳山、英德）、肇庆（高要）、云浮、阳江（阳春）。

性味功效：苦，寒。利湿解毒，清热解表。

▼变叶木 Codiaeum variegatum（L.）A. Juss.

别　　名：洒金榕。

药用部位：叶。

习性生境：灌木。栽培。

产　　地：广东各地有栽培。

性味功效：苦，寒；有毒。散瘀消肿，清热理肺。

鸡骨香 Croton crassifolius Geisel.

别　　名：鸡脚香、驳骨消、金线风。

药用部位：根。

习性生境：矮灌木。生于沿海丘陵山地较干旱山坡灌木丛中。

产　　地：潮州、汕尾（海丰）、惠州（博罗）、广州、肇庆、茂名及雷州半岛。

性味功效：辛、苦，温，气芳香。行气止痛，祛风消肿。

石山巴豆 Croton euryphyllus W. W. Smith

药用部位：根。

习性生境：灌木或小乔木。生于石灰岩山的山脚或石隙中。

产　　地：清远（连州）、肇庆（封开）。

性味功效：外用治疗风湿骨痛、跌打损伤。

毛果巴豆 Croton lachnocarpus Benth.

别　　名：小叶双龙眼。

药用部位：根、叶。

习性生境：灌木。生于山坡、草地或灌丛中。

产　　地：广东除雷州半岛外，各地均有产。

性味功效：辛、苦，温；有小毒。祛风除湿，散瘀消肿。

▼巴豆 Croton tiglium L.

别　　名：双眼龙。

药用部位：种子、根、叶。

习性生境：小乔木。散生于低山及平原区的疏林中或溪岸，多栽种在村屋旁。

产　　地：广东大部分地区有种植。

性味功效：种子：辛，热；有大毒；泻下祛积，逐水消肿。根、叶：辛，温；有毒；温中散寒，祛风活络。

假奓包叶 Discocleidion rufescens（Franch.）Pax et Hoffm.

别　　名：糖壳树、毛丹麻杆、野桑叶。

药用部位：叶。

习性生境：灌木或小乔木。生于海拔250～1 000m的林中或灌丛中。

产　　地：清远（阳山、连州）。

性味功效：辛、苦，凉；有毒。清热解毒，消肿镇痛。

黄桐 Endospermum chinense Benth.

别　　名：黄虫树。

药用部位：茎皮、叶、根。

习性生境：乔木。生于海拔600m以下的山地、常绿林、山脊、斜坡林中。

产　　地：汕尾（陆河）、惠州（博罗）、中山、广州、肇庆（高要）、阳江（阳春）、湛江（徐闻）。

性味功效：辛，热；有毒。舒筋活络，祛瘀生新，消肿镇痛。

▼火殃簕 Euphorbia antiquorum L. *

别　　名：霸王鞭、金刚篡。

药用部位：嫩茎、叶。

习性生境：肉质灌木状小乔木。多种植作绿篱，间有逸为野生。

产　　地：广东大部分地区有栽培。

性味功效：苦，寒；有毒。嫩茎、叶：消肿，拔毒，止泻。液汁：泻下，逐水，止痒。

▼猩猩草 Euphorbia cyathophora Murr.

别　　名：一品红。

药用部位：全草。

习性生境：草本。栽培。

产　　地：广东沿海各地城镇公园有栽培。

性味功效：有毒。调经，止血，止咳，接骨，消肿。

乳浆大戟 Euphorbia esula L. *

别　　名：猫眼草、猫眼睛、新月大戟、欧洲柏大戟。

药用部位：全草。

习性生境：草本。生于路旁草地上。

产　　地：韶关（乐昌、乳源、南雄）、肇庆。

性味功效：微苦，平；有毒。利尿消肿，散结，杀虫。

泽漆 Euphorbia helioscopia L. *

别　　名：五朵云、五灯草、五风草。

药用部位：全草。

习性生境：草本。生于山沟、路旁、荒野和山坡。

产　　地：珠江口岛屿。

性味功效：辛、苦，微寒；有毒。行水消肿，化痰止咳，解毒杀虫。

▼白苞猩猩草 Euphorbia heterophylla L.

别　　名：台湾大戟、柳叶大戟、一品红。

药用部位：全株。

习性生境：草本。逸生于海滨或村落的荒地、疏林下。

产　　地：广东各地均有栽培或逸为野生。

性味功效：苦、涩，寒；有毒。调经止血，止咳，接骨，消肿。

飞扬草 Euphorbia hirta L.

别　　名：大飞扬、节节花。

药用部位：全草。

习性生境：草本。生于村镇路旁或草地上。

产　　地：广东各地均有产。

性味功效：酸、微苦，凉。清热解毒，利湿止痒。

地锦草 Euphorbia humifusa Willd.

别　　名：铺地锦、田代氏大戟。

药用部位：全草。

习性生境：草本。生于荒地或路旁草地上。

产　　地：广东各地均有产。

性味功效：辛，平。清热解毒，利湿退黄，通经活血，止血消肿。

湖北大戟 Euphorbia hylonoma Hand.-Mazz.

别　　名：西南大戟。

药用部位：根、根茎、茎叶。

习性生境：草本。生于毗邻省界的山地路旁草地上。

产　　地：韶关（乳源）、河源（连平）。

性味功效：甘、苦，凉；有毒。消积除胀，泻下逐水，破瘀定痛。

▼甘遂 Euphorbia kansui T. N. Liou ex S. B. Ho *

别　　名：漂甘遂、猫儿眼。

药用部位：块根。

习性生境：草本。生于荒坡、沙地、田边、低山坡、路旁等。

产　　地：广州有栽培。

性味功效：苦，寒；有毒。泻水逐饮，破积通便。

通奶草 Euphorbia hypericifolia L.

别　　名：光叶飞扬。

药用部位：全草。

习性生境：草本。生于路旁杂草地、旱地或石山山脚。

产　　地：广东各地均有产。

性味功效：辛、微苦，平。利尿，通乳，生肌。

▼铁海棠 Euphorbia milii Desmoul.

别　　名：麒麟花、虎刺梅、虎刺、麒麟刺。

药用部位：全株。

习性生境：披散灌木。常作花卉栽培。

产　　地：广东各地均有栽培。

性味功效：苦、涩，平；有小毒。花：止血。根、茎、叶：拔毒消肿。

▼金刚纂 Euphorbia neriifolia L. *

别　　名：火殃簕、五楞金刚、霸王鞭。

药用部位：茎。

习性生境：肉质灌木状小乔木。栽培，常用作绿篱。

产　　地：广东各地均有栽培。

性味功效：茎叶捣烂外敷治痈疖、疥癣。有毒，宜慎用。

▼京大戟 Euphorbia pekinensis Rupr.

别　　名：大戟、龙虎草。

药用部位：根。

习性生境：草本。生于山坡路旁、荒地、草丛、林缘及疏林下。

产　　地：清远（连州）。

性味功效：苦，寒；有毒。逐水通便，消肿散结。

铺地草 Euphorbia prostrata Ait.

别　　名：红乳草、小飞扬、地锦草。

药用部位：全草。

习性生境：草本。生于荒地、沟边、田基等处。

产　　地：惠州（博罗）、深圳、珠海、广州。

性味功效：淡，凉。清热利湿，凉血解毒，催乳。

▼一品红 Euphorbia pulcherrima Willd. ex Klotzch

别　　名： 状元红、圣诞红、一片红。

药用部位： 全株。

习性生境： 灌木。常作花卉栽培。

产　　地： 广东各地庭园常有栽培。

性味功效： 苦、涩，凉；有小毒。调经止血，接骨消肿。

千根草 Euphorbia thymifolia L.

别　　名： 细叶飞扬草、小乳汁草、苍蝇翅。

药用部位： 全草。

习性生境： 草本。生于山坡草地、村边路旁沙质土壤处。

产　　地： 韶关（始兴、仁化、乐昌）、梅州（梅县、大埔、蕉岭）、汕头、揭阳（揭西）、汕尾（陆丰）、惠州（博罗、惠东）、深圳、广州、清远（连山）、肇庆（怀集、封开、德庆、高要）、江门（台山）、阳江（阳春）、茂名、湛江（徐闻）。

性味功效： 酸、涩，微凉。清热利湿，收敛止痒。

▼绿玉树 Euphorbia tirucalli L. *

别　　名： 光棍树、乳葱树、白蚁树。

药用部位： 全株。

习性生境： 灌木。靠近海边灌丛，或逸生、或栽培。

产　　地： 广东各地庭园有栽培。

性味功效： 辛、微酸，凉；有小毒。催乳，杀虫。

海漆 Excoecaria agallocha L.

药用部位： 茎、根、叶、全株、种子。

习性生境： 乔木。生于红树林内缘或海岸的疏林中。

产　　地： 广东南部及沿海的海湾、河口泥滩，沿海各岛屿。

性味功效： 茎、根：壮阳。叶：用于治疗麻风、溃疡、癫痫。树汁、全株：通便缓泻。种子：止泻。

▼红背桂 Excoecaria cochinchinensis Lour.

别　　名： 叶背红、金琐玉。

药用部位： 全株。

习性生境： 灌木。栽培。

产　　地： 广东各地有栽培。

性味功效： 辛、微苦，平；有小毒。通经活络，止痛。

一叶萩 Flueggea suffruticosa（Pall.）Baill.

别　　名： 叶底珠。

药用部位： 根及嫩枝叶。

习性生境： 灌木。生于海拔800～2 500m的山坡灌丛中或山沟、路边。

产　　地： 广东各地均有产。

性味功效： 甘、苦，平；有毒。祛风活血，补肾强筋。

壳果算盘子 Glochidion assamicum（Muell. Arg.）Hook. f.

别　　名： 四裂算盘子。

药用部位： 叶。

习性生境： 灌木或小乔木。生于海拔130～1 700m的山地常绿阔叶林中或河旁灌木丛中。

产　　地： 惠州（博罗、惠东）、深圳、珠海、阳江（阳春）、茂名、湛江（廉江、徐闻）。

性味功效： 外用治湿疹、痈疮肿毒、牛皮癣。

毛果算盘子 Glochidion eriocarpum Champ. ex Benth.

别　　名： 漆大姑、漆大伯。

药用部位： 叶、根或全株。

习性生境： 灌木。生于海拔30～600m的山地疏林或灌木林中。

产　　地： 广东大部分地区有产。
性味功效： 苦、涩，平。清热利湿，解毒止痒。

厚叶算盘子 Glochidion hirsutum（Roxb.）Voigt.
别　　名： 大叶水榕、大洋算盘、水泡木。
药用部位： 根、叶。
习性生境： 灌木或小乔木。生于海拔30～700m的水沟边灌丛或山谷林中。
产　　地： 除北部和东北部外，广东各地均有产。
性味功效： 涩、微甘，平。收敛固脱，祛风消肿。

泡果算盘子 Glochidion lanceolarium（Roxb.）Voigt.
别　　名： 大叶算盘子、艾胶树。
药用部位： 茎、叶、根。
习性生境： 灌木或乔木。生于海拔30～300m的平原、山坡灌丛或林中。
产　　地： 广东东江下游、珠江三角洲、雷州半岛各地。
性味功效： 散瘀消炎。

甜叶算盘子 Glochidion philippicum（Cav.）C. B. Rob.
别　　名： 菲岛算盘子、甜叶木。
药用部位： 叶。
习性生境： 小乔木。生于低海拔的密林中。
产　　地： 韶关（乳源、乐昌）、惠州（博罗）、珠海、广州、江门（开平）、茂名、湛江（徐闻）。
性味功效： 清热。

算盘子 Glochidion puberum（L.）Hutch.
别　　名： 算盘珠、馒头果、野南瓜。
药用部位： 根、叶。
习性生境： 灌木。生于山坡、溪旁灌木丛中或林缘。
产　　地： 广东大部分地区有产。
性味功效： 微苦、涩，凉。清热利湿，祛风活络。

白背算盘子 Glochidion wrightii Benth.
药用部位： 叶。
习性生境： 灌木或小乔木。生于海拔50～300m的山坡疏林或灌丛中。
产　　地： 广东中部和西部各地及沿海岛屿。
性味功效： 苦，平。清热利湿，活血止痛。

香港算盘子 Glochidion zeylanicum（Gaertn.）A. Juss.
药用部位： 根皮、茎皮、叶。
习性生境： 灌木或小乔木。生于山谷、平地潮湿处或溪边湿土处。
产　　地： 广东东部、中部至南部各地。
性味功效： 止咳，消炎，止血。

▼麻风树 Jatropha curcas L.
别　　名： 木花生、黄肿树。
药用部位： 种子、叶、茎皮。
习性生境： 灌木或小乔木。生于平地路旁灌木丛中，常栽培作绿篱。
产　　地： 汕头（南澳）、惠州、广州、肇庆、云浮（罗定）以南各地。
性味功效： 种子：泻下，可作催泻剂。叶、茎皮：苦、涩，性微寒；有毒，散瘀消肿，止血止痛，杀虫止痒。

▼棉叶麻疯树 Jatropha gossypiifolia L. var. **elegans** Muell.-Arg. *
别　　名： 子弹枫、棉叶珊瑚花、三叉风。
药用部位： 种子、叶、茎皮。
习性生境： 灌木。庭园、花圃间有栽培。
产　　地： 广州、湛江（遂溪）栽培或逸为野生。
性味功效： 种子：催吐；治癫症。叶：下泻剂。茎皮：调经。

▼佛肚树 Jatropha podagrica Hook. *
别　　名：独脚莲。
药用部位：叶。
习性生境：灌木。庭园、花圃间有栽培。
产　　地：广东大部分地区有栽培。
性味功效：苦、涩，寒；有毒。拔毒消肿，止痛。

▼中平树 Macaranga denticulata（Bl.）Muell.-Arg.
别　　名：牢麻。
药用部位：根。
习性生境：乔木。栽培。
产　　地：广东有少量栽培。
性味功效：辛、苦，寒。行气止痛，清热利湿。治胃脘疼痛、胸胁胀痛、湿热黄疸、湿疹。

血桐 Macaranga tanarius（L.）Muell. Arg.
别　　名：流血桐、帐篷树。
药用部位：根。
习性生境：乔木。生于沿海次生林或灌木林中。
产　　地：惠州（惠东）、深圳、珠海、中山、广州、江门（台山、恩平、开平）。
性味功效：解热，催吐、止血。

白背叶 Mallotus apelta（Lour.）Muell.-Arg.
别　　名：野桐、叶下白。
药用部位：根、叶。
习性生境：灌木或小乔木。生于荒地灌丛或山坡疏林中。
产　　地：广东大部分地区有产。
性味功效：微苦、涩，平。根：柔肝活血，健脾化湿，收敛固脱。叶：消炎止血。

毛桐 Mallotus barbatus（Wall.）Muell.-Arg.
别　　名：紫糠木。
药用部位：根。
习性生境：小乔木。生于林缘或灌丛中。
产　　地：肇庆（封开）、云浮（罗定）、阳江（阳春）、茂名。
性味功效：微苦、涩，平。清热利尿。

野桐 Mallotus tenuifolius Pax
别　　名：巴巴树。
药用部位：根、皮。
习性生境：灌木或小乔木。生于海拔约800m的林中。
产　　地：韶关（乳源）。
性味功效：微苦、涩，平。清热解毒，收敛止血。

白楸 Mallotus paniculatus（Lam.）Muell. Arg.
别　　名：黄被桐、白叶。
药用部位：根、叶、果实。
习性生境：灌木或乔木。生于林缘或灌丛中。
产　　地：韶关（翁源、乳源、始兴）、惠州（惠阳、博罗）、珠海、清远（英德）、肇庆、江门（台山）、阳江（阳春）、茂名、湛江（徐闻）。
性味功效：固脱，止痢，消炎。

粗糠柴 Mallotus philippensis（Lam.）Muell. Arg.
别　　名：菲岛桐、红果果、香桂树。
药用部位：根、茎、叶、果腺毛。
习性生境：灌木或乔木。生于山坡、丘陵杂木林或灌木丛中。
产　　地：广东大部分地区有产。
性味功效：微苦、涩，凉。根：清热利湿。果上腺体粉末：驱虫。茎、叶：退热，祛风湿。果腺毛：驱蛔虫、蛲虫、绦虫；治跌打、烂疮、外伤出血。

石岩枫 Mallotus repandus（Willd.）Muell.-Arg.
别　　名：糠木麻、黄蜂叶、山龙眼。
药用部位：根、茎、叶。
习性生境：攀援灌木。生于山坡、丘陵疏林或灌木丛中。

产　　地：广东大部分地区有产。
性味功效：微辛，温。祛风活络，舒筋止痛。

▼木薯 Manihot esculenta Crantz
别　　名：树葛。
药用部位：叶。
习性生境：灌木。栽培。
产　　地：广东各地有栽培。
性味功效：苦，寒；有小毒。解毒消肿。

小盘木 Microdesmis caseariifolia Planch. ex Hook.
别　　名：狗骨树。
药用部位：树汁。
习性生境：灌木或小乔木。生于山谷、山坡的密林下或灌木丛中。
产　　地：惠州（博罗）、深圳、清远（英德）、肇庆、云浮（罗定）、江门（台山）、阳江（阳春）、茂名（高州、信宜、化州）、湛江（廉江）以南的地区。
性味功效：酸、涩，凉。散瘀消肿，止痛。

▼红雀珊瑚 Pedilanthus tithymaloides（L.）Poir. *
别　　名：扭曲草。
药用部位：全株。
习性生境：亚灌木。常于庭园栽培。
产　　地：广东各地有栽培。
性味功效：酸、微涩，寒；有小毒。清热解毒，散瘀消肿，止血生肌。

越南叶下珠 Phyllanthus cochinchinensis Spreng.
别　　名：乌蝇翼、牙脓草。
药用部位：全株。
习性生境：灌木。生于旷野、林下或灌丛中。
产　　地：珠江三角洲及粤西各地。
性味功效：甘、淡、微涩，凉。清热解毒，消肿止痛。

▼余甘子 Phyllanthus emblica L.
别　　名：油甘子、紫荆皮。
药用部位：根、叶、果实。
习性生境：落叶乔木或灌木。生于斜坡谷地、草地及疏林中。
产　　地：广东大部分地区有栽培。
性味功效：根：淡、涩，平。叶：辛，平；祛湿利尿。果实：甘、微涩，凉；清热利咽，润肺止咳。

落萼叶下珠 Phyllanthus flexuosus（Sieb. et Zucc.）Muell. Arg.
别　　名：红五眼、弯曲叶下珠。
药用部位：全株。
习性生境：灌木。生于海拔200～650m的山谷或溪畔疏林中。
产　　地：韶关（乳源）、清远（连州、连南、阳山）、肇庆（封开）。
性味功效：辛、苦，凉。清热解毒，利尿，明目，消积。

青灰叶下珠 Phyllanthus glaucus Wall. ex Muell. Arg.
别　　名：鼻血树。
药用部位：根。
习性生境：落叶灌木。生于海拔300～700m的山谷疏林中。
产　　地：韶关（始兴、仁化、乐昌、南雄）、河源（和平）、梅州（平远、五华）、清远（英德、连州）。
性味功效：酸、苦，平。祛风除湿，健脾消积。

珠子草 Phyllanthus niruri L.
别　　名：蛇仔草。
药用部位：全草。
习性生境：草本。生于路旁、山坡及旷野草地上。
产　　地：深圳。

性味功效：淡、涩，微寒。收敛，解毒，利尿，通经，健胃，镇痛。

小果叶下珠 Phyllanthus reticulatus Poir.

别　　名：烂头钵、龙眼睛。

药用部位：根。

习性生境：灌木。生于山地林下或灌木丛中。

产　　地：广东除东部少见外，其余各地均有产。

性味功效：涩，平。消炎，收敛，止泻。

叶下珠 Phyllanthus urinaria L.

别　　名：阴阳草、假油树、珍珠草。

药用部位：全草。

习性生境：草本。生于海拔500m的以下旷野平地、旱田、山地路旁或林缘。

产　　地：广东各地均有产。

性味功效：甘、微苦，凉。清热散结，健胃消积。

蜜甘草 Phyllanthus ussuriensis Rupr. et Maxim.

别　　名：蜜柑草、飞蛇仔。

药用部位：全草。

习性生境：一年生草本。生于山坡或路旁草地。

产　　地：梅州（大埔、五华、平远）、汕尾（海丰）、深圳、广州、清远（连山）、肇庆、江门（台山）、阳江（阳春）。

性味功效：苦，寒。清热利湿，清肝明目。

黄珠子草 Phyllanthus virgatus Forst. f.

别　　名：乳痈根。

药用部位：全草。

习性生境：草本。生于旷野草地、山坡、旱田、村旁等处。

产　　地：韶关（始兴、翁源、乳源、乐昌、南雄）、河源（连平、和平）、梅州（五华）、清远（阳山、连山、英德、连州）、肇庆（封开）、湛江（徐闻）。

性味功效：甘，平。清热散结，健胃消积。

▼蓖麻 Ricinus communis L.

别　　名：蓖麻子。

药用部位：种子、叶、根。

习性生境：草本或草质灌木。逸生于旷野、路旁、村旁。

产　　地：广东各地均有栽培。

性味功效：种子：甘、辛，平；有毒；消肿，排脓，拔毒。种仁油（蓖麻油）：润肠通便。叶：甘、辛，平；有小毒；消肿拔毒，止痒。根：淡、微辛，平；祛风活血，止痛镇静。

山乌桕 Sapium discolor（Champ. ex Benth.）Muell. Arg.

别　　名：红乌桕。

药用部位：根皮、茎皮、叶。

习性生境：小乔木。生于山谷或山坡混交林中。

产　　地：广东各地均有产。

性味功效：苦，寒；有小毒。泻下逐水，散瘀消肿。根皮、茎皮：治肾炎水肿，肝硬化腹水，大、小便不通。叶：外用治跌打肿痛、毒蛇咬伤、过敏性皮炎、湿疹、带状疱疹。

白木乌桕 Sapium japonicum（Sieb. et Zucc.）Pax et Hoffm. *

别　　名：白乳木、银粟子。

药用部位：根皮、叶。

习性生境：灌木或小乔木。生于石灰岩灌木林中。

产　　地：韶关（仁化、乳源）、清远（连山、连州）。

性味功效：苦、辛，微温。利尿消肿。

圆叶乌桕 Sapium rotundifolium Hemsl.

药用部位：叶、果实。

习性生境：小乔木。生于石灰岩地、山坡、丘陵灌木丛中。

产　　地：韶关（曲江、乳源）、清远（英德、阳山、连州、连南）、肇庆（怀集）、云浮、阳江（阳春）。
性味功效：辛、苦，凉。解毒消肿，杀虫。

乌桕 Sapium sebiferum（L.）Roxb.
别　　名：白乌桕。
药用部位：根皮、茎皮、叶。
习性生境：乔木。生于山坡疏林或灌木丛中及丘陵旷野、村边、路旁。
产　　地：广东除雷州半岛外，各地均有产。
性味功效：苦，微温；有小毒。利尿，解毒，杀虫，通便。

▼守宫木 Sauropus androgynus（L.）Merr.
别　　名：树仔菜、木枸杞。
药用部位：根、叶。
习性生境：灌木。引种栽培。
产　　地：广东北回归线以南的潮州（饶平）、揭阳（揭西）、深圳、广州有栽培。
性味功效：根：加水磨服治疗痢疾、便血、淋巴结核、疥疮。叶：清热化痰、润肺通便。

艾堇 Sauropus bacciformis（L.）Airy Shaw
别　　名：桃子草、胶锥饭。
药用部位：全草。
习性生境：草本。生于沿海台地干燥的沙质土或岩石积土处。
产　　地：汕头至雷州半岛徐闻沿海各地。
性味功效：甘、淡、微涩，平。清热利尿，理气化痰。

▼龙脷叶 Sauropus spatulifolius Beille
别　　名：龙舌叶、龙味叶。
药用部位：叶。
习性生境：小灌木。栽培。
产　　地：广东西部、南部，珠江三角洲有栽培。
性味功效：甘、淡，平。清热化痰，润肺通便。治肺燥咳嗽、急性支气管炎、支气管哮喘、咯血、口干、肺痨、失音、喉痛、大便秘结。

地杨桃 Sebastiania chamaelea（L.）Muell. Arg.
别　　名：荔枝草。
药用部位：全草。
习性生境：草本。生于山坡草地和沙地上。
产　　地：珠海、江门（台山）、阳江、茂名（电白）、湛江（徐闻）。
性味功效：淡、微辛，微温。强壮补益。

叶底珠 Securinega suffruticosa（Pall.）Rehd. *
药用部位：全株。
习性生境：落叶灌木。生于山坡、河边灌木丛中。
产　　地：韶关（乳源、乐昌、仁化）、河源（和平）。
性味功效：甘、苦，平；有毒。祛风活血，补肾强筋。

白饭树 Securinega virosa（Roxb. ex Willd.）Baill.［*Fluggea virosa*（Willd.）Baill.］
别　　名：鱼眼木、白倍子、金柑藤、密花叶底珠。
药用部位：全株。
习性生境：落叶灌木。生于山地灌木丛中。
产　　地：广东各地均有产。
性味功效：苦、微涩，凉；有小毒。清热解毒，消肿镇痛，止痒。

广东地构叶 Speranskia cantonensis（Hance）Pax et Hoffm.
别　　名：透骨草、云南地构叶。
药用部位：全株。
习性生境：草本。生于草地灌丛中。
产　　地：韶关（乳源、乐昌）、清远（阳山、连州）。

性味功效：苦，平。祛风湿，通经络，破瘀止痛。

白树 Suregada multiflora（Jussieu）Baill.

药用部位：全株。

习性生境：灌木或乔木。生于平地或丘陵地、河边、树林中或林缘。

产　　地：江门（台山）、阳江、茂名（电白、高州）、湛江（吴川、遂溪、雷州、徐闻）。

性味功效：民间用于治疗慢性阻塞性肺疾病。

▼油桐 Vernicia fordii（Hemsl.）Airy Shaw

别　　名：三年桐、罂子桐、虎子桐。

药用部位：根、叶、花、未成熟果实。

习性生境：乔木。生于山地、山谷疏林中。

产　　地：广东东部、西部、中部和北部均有栽培。

性味功效：甘、微辛，寒，有小毒。根：消积驱虫，祛风利湿。叶：解毒，杀虫。花：清热解毒，生肌。未成熟果实：苦，平；行气消食，清热解毒。

▼千年桐 Vernicia montana Lour.

别　　名：木油桐、皱桐。

药用部位：叶、种子经压榨制成的油脂。

习性生境：乔木。多为人工栽培；喜生于温暖向阳处。

产　　地：广东除雷州半岛外，各地均有栽培。

性味功效：苦，凉。祛风湿。

84. 交让木科 Daphniphyllaceae

牛耳枫 Daphniphyllum calycinum Benth.

别　　名：老虎耳。

药用部位：根、叶。

习性生境：灌木。多生于海拔60～850m的疏林或灌丛中。

产　　地：广东各地均有产。

性味功效：辛、苦，凉。清热解毒，活血舒筋。

交让木 Daphniphyllum macropodium Miq.

别　　名：虎皮楠、豆腐树。

药用部位：叶、种子。

习性生境：灌木或乔木。生于阔叶林中。

产　　地：韶关（乳源、乐昌）。

性味功效：苦，凉。消肿拔毒，杀虫。

虎皮楠 Daphniphyllum oldhamii（Hemsl.）Rosenth.

别　　名：南宁虎皮楠、四川虎皮楠、广西虎皮楠、长柱虎皮楠。

药用部位：根。

习性生境：灌木或小乔木。生于山地阔叶林中。

产　　地：广东各地均有产。

性味功效：辛、苦，凉。清热解毒，活血散瘀。

85. 鼠刺科 Escalloniaceae

鼠刺 Itea chinensis Hook. et Arn.

别　　名：老鼠刺。

药用部位：根、花。

习性生境：灌木或小乔木。生于山地山坡疏林、灌丛中。

产　　地：惠州（博罗、惠阳、龙门）、广州（增城）、清远（英德）。

性味功效：苦，温。祛风除湿，滋补强壮，止咳，解毒，消肿。

矩形叶鼠刺 Itea oblonga Hand.-Mazz.

别　　名：长圆叶鼠刺。

药用部位：根。

习性生境：灌木或小乔木。生于山谷疏林或灌丛中。

产　　地：广东各地均有产。

性味功效：苦，温。滋补强壮，祛风除湿，接骨续筋。

86. 绣球花科 Hydrangeaceae

四川溲疏 Deutzia setchuenensis Franch.

别　　名：川溲疏。

药用部位：枝、叶、果实。

习性生境：灌木。生于山谷疏林下或溪边。

产　　地：韶关（仁化、乳源、乐昌）、河源（和平）。

性味功效：苦，微寒。清热除烦，利尿消积。

常山 Dichroa febrifuga Lour.

别　　名：土常山、白常山、鸡骨常山。

药用部位：叶、根。

习性生境：灌木。生于山野阴湿地方，现已有栽培。

产　　地：广东各地均有产。

性味功效：苦，寒；有小毒。截疟，解热。

罗蒙常山 Dichroa yaoshanensis Y. C. Wu

别　　名：瑶山常山。

药用部位：根。

习性生境：灌木或亚灌木。生于山地林下阴湿处。

产　　地：韶关（乳源、新丰）、梅州（五华）、清远（连山、连州）、茂名（信宜）。

性味功效：祛风止痛。

中国绣球 Hydrangea chinensis Maxim.

别　　名：狭瓣绣球、绿瓣绣球。

药用部位：根。

习性生境：落叶灌木。生于溪边、山谷、疏林下和灌丛中。

产　　地：韶关（乳源、乐昌）、潮州（饶平）、惠州（龙门）、茂名（信宜）。

性味功效：微辛、苦，凉。活血止痛，截疟，清热利尿。

粤西绣球 Hydrangea kwangsiensis Hu

别　　名：白皮绣球。

药用部位：根、叶。

习性生境：灌木。生于山谷密林或路旁疏林中。

产　　地：韶关（曲江、始兴、仁化、乳源）、河源（连平）、清远（阳山、连山、连州）、肇庆（广宁、怀集、封开）、江门（新会）、阳江（阳春）、茂名（信宜）。

性味功效：辛、苦，平。消肿镇痛，止血。

白皮绣球 Hydrangea kwangsiensis Hu var. **hedyotidea**（Chun）C. M. Hu *

别　　名：短柄绣球。

药用部位：根、叶。

习性生境：灌木。生于山谷密林或山坡路旁疏林下或山顶灌丛中。

产　　地：韶关（乳源、曲江、始兴、仁化）、清远（连山、连南、阳山）、河源（连平）、肇庆（广宁、封开、怀集）、江门（新会）、阳江（阳春）、茂名（信宜）。

性味功效：辛、苦，平。止血生肌。

▼绣球 Hydrangea macrophylla（Thunb.）Ser. *

别　　名：八仙花、粉团花、紫阳花。

药用部位：全株。

习性生境：灌木。栽培。

产　　地：河源（和平）、梅州（大埔）、汕头、广州有栽培。

性味功效：苦、微辛，寒；有小毒。清热，抗疟。

圆锥绣球 Hydrangea paniculata Sieb.

别　　名：水亚木、土常山、栎叶绣球。

药用部位：根。

习性生境：灌木。生于山谷、山坡疏林下或山脊灌丛中。

产　　地： 广东东部和北部各地。

性味功效： 辛，凉；有小毒。截疟退热，消肿和中。

柳叶绣球 Hydrangea stenophylla Merr. & Chun

别　　名： 狭叶绣球。

药用部位： 根、叶、花。

习性生境： 灌木。生于山地林下或灌丛中。

产　　地： 韶关（乐昌、仁化、始兴）、清远（英德）、肇庆（封开）、江门（恩平）。

性味功效： 清热解毒，除湿退黄，止痛，凉血止血，截疟。

腊莲绣球 Hydrangea strigosa Rehd.

别　　名： 羊耳朵树、土常山。

药用部位： 根。

习性生境： 灌木。生于林下、溪边。

产　　地： 韶关（乳源、乐昌）、潮州（饶平）、清远（连州）。

性味功效： 辛，凉；有小毒。截疟退热，消肿和中。

星毛冠盖藤 Pileostegia tomentella Hand.-Mazz.

药用部位： 根。

习性生境： 木质藤本。生于山地阔叶林内和河边，攀援于树上或石上。

产　　地： 韶关（曲江、始兴、翁源、乳源、新丰）、河源（连平）、梅州（大埔、蕉岭）、惠州（博罗、惠东、龙门）、清远（阳山、连山）、肇庆（怀集、高要）、茂名（信宜）。

性味功效： 辛、苦，温。祛风除湿，散瘀止痛。

冠盖藤 Pileostegia viburnoides Hook. f. et Thoms.

别　　名： 青棉花藤、旱禾树、青棉花。

药用部位： 根、藤、叶。

习性生境： 木质藤本。生于山谷树林中，常攀援于乔木或石壁上。

产　　地： 韶关（翁源、乳源、乐昌）、河源（和平）、梅州（梅县、五华）、惠州（博罗、龙门）、广州、清远（阳山、连山）、肇庆（广宁、怀集、封开）、阳江（阳春）、茂名（高州、信宜）。

性味功效： 苦，温。祛风除湿，散瘀止痛，接骨。

钻地风 Schizophragma integrifolium Oliv. *

别　　名： 全叶钻地风、桐叶藤、利筋藤。

药用部位： 根、藤。

习性生境： 藤本。生于山坡疏林内或林缘。

产　　地： 韶关（乳源）、肇庆（封开）、阳江（阳春）、茂名（信宜）。

性味功效： 淡，凉。舒筋活络，祛风活血。

87. 蔷薇科 Rosaceae

小花龙芽草 Agrimonia nipponica Koidz. var. **occidentalis** Skalicky

别　　名： 龙芽草。

药用部位： 全草、地下冬芽。

习性生境： 草本。生于山坡草地上、山谷、溪边、灌丛、林缘及疏林下。

产　　地： 韶关（翁源、乳源、乐昌）、惠州（龙门）、广州（从化）、清远（阳山、连山、英德）、肇庆（怀集、封开、高要）、云浮（新兴）、阳江（阳春）、茂名。

性味功效： 苦、涩，平。全草：收敛止血，消炎止痢。地下冬芽：驱虫。

龙芽草 Agrimonia pilosa Ledeb.

别　　名： 仙鹤草。

药用部位： 全草、地下冬芽。

习性生境： 草本。生于荒野山坡及路旁。

产　　地： 广东各地均有产。

性味功效：苦、涩，平。全草：收敛止血，消炎止痢。地下冬芽：驱虫。

▼桃 **Amygdalus persica** L.

别　　名：毛桃、桃子。

药用部位：种仁（桃仁）、树根、茎、茎皮、叶、花、自落的幼果、桃树胶。

习性生境：小乔木。栽培。

产　　地：广东各地均有栽培。

性味功效：种仁（桃仁）：甘、苦，平；活血行瘀，润燥滑肠。树根、茎、茎皮：苦，平；清热利湿，活血止痛，截疟，杀虫。叶：苦，平；清热解毒，杀虫止痒。花：苦，平；泻下通便，利水消肿。自落的幼果：苦，平；止痛，止汗。桃树胶：苦，平；和血，益气，止渴。

▼梅 **Armeniaca mume** Sieb.

别　　名：酸梅、红梅花、黄仔、合汉梅、干枝梅。

药用部位：花蕾、果实。

习性生境：小乔木。栽培。

产　　地：广东各地有栽培。

性味功效：酸、涩，温。敛肺涩肠，生津止渴，驱蛔止痢。

▼杏 **Armeniaca vulgaris** Lam.［*Prunus armeniaca* L.］*

别　　名：杏子、杏仁、山杏。

药用部位：种子。

习性生境：乔木。栽培。

产　　地：广东各地有栽培。

性味功效：苦，温；有小毒。止咳，平喘，降气，润肠通便。

郁李 **Cerasus japonica**（Thunb.）Lois.

别　　名：秧李、爵梅、复花郁李、菊李、棠棣、策李。

药用部位：种子。

习性生境：乔木。生于山地林中。

产　　地：韶关（乳源、乐昌）。

性味功效：辛、苦、甘，平。润肠通便，下气利水。

▼樱桃 **Cerasus pseudocerasus**（Lindl.）G. Don

别　　名：樱珠、唐实樱、乌皮樱桃、崖樱桃。

药用部位：种子、叶。

习性生境：乔木。栽培。

产　　地：韶关（仁化）有栽培。

性味功效：种子：辛，平；清热透疹。叶：甘，平；透疹，解毒。

山樱花 **Cerasus serrulata**（Lindl.）G. Don ex London

别　　名：樱花。

药用部位：种仁。

习性生境：乔木。生于山谷林中。

产　　地：乐昌。

性味功效：辛，平。清肺透疹。

▼木瓜 **Chaenomeles sinensis**（Thouin）Koehne *

别　　名：光皮木瓜、木桃。

药用部位：果实。

习性生境：乔木或灌木。栽培。

产　　地：广州园林引种栽培。

性味功效：酸、涩，温。和脾敛肺，平肝舒筋，止痛，清暑消毒，祛风湿。

▼皱皮木瓜 **Chaenomeles speciosa**（Sweet）Nakai *

别　　名：铁脚梨、贴梗木瓜、贴梗海棠。

药用部位：果实。

习性生境：灌木。生于山谷林中，或园林庭园栽培。

产　　地：饶平。

性味功效：酸，温。舒筋活络，和胃化湿。

野山楂 Crataegus cuneata Sieb. et Zucc.
别　　名：山梨、小叶山楂、南山楂。
药用部位：果实、根、叶。
习性生境：灌木。生于山谷或山地灌丛中。
产　　地：韶关（乳源、乐昌）、阳江（阳春）。
性味功效：酸、甘，温。消食化滞，散瘀止痛。

皱果蛇莓 Duchesnea chrysantha（Zoll. & Mor.）Miq.
别　　名：地棉。
药用部位：全草。
习性生境：草本。生于村边路旁较湿润、肥沃的草地上。
产　　地：韶关（翁源）、梅州（梅县、平远）、惠州、广州（增城、从化）、清远（连山、英德）。
性味功效：消肿镇痛，清热解毒。

蛇莓 Duchesnea indica（Andr.）Focke
别　　名：蛇泡草、蛇盘草、三爪风、东方草莓。
药用部位：全草。
习性生境：草本。生于山坡、村边路旁较潮湿肥沃之地。
产　　地：广东西部、中部、东部至北部各地均有产。
性味功效：甘、酸，寒；有小毒。清热解毒，散瘀消肿。

大花枇杷 Eriobotrya cavaleriei（Lévl.）Rehd.
别　　名：广东枇杷、山枇杷。
药用部位：根皮。
习性生境：乔木。生于山坡、河边的杂木林中。
产　　地：韶关（乳源、新丰、乐昌）、河源（和平）、梅州（梅县、大埔、平远、蕉岭）、惠州（博罗、惠东、龙门）、深圳、清远（阳山、连山、英德、连州）、肇庆（怀集、封开、德庆）、云浮（郁南）、茂名（信宜）。
性味功效：甘、酸，平。止咳平喘，消肿镇痛。

台湾枇杷 Eriobotrya deflexa（Hemsl.）Nakai *
别　　名：野枇杷、大叶春花木、武藏山台湾枇杷。
药用部位：果实。
习性生境：乔木。生于山坡及山谷阔叶林中。
产　　地：韶关（乳源）、潮州（饶平）、广州（从化）、茂名（信宜）。
性味功效：甘、微酸，凉。清热。

香花枇杷 Eriobotrya fragrans Champ. ex Benth.
药用部位：叶（去毛）。
习性生境：乔木。生于海拔800～850m的山地林中。
产　　地：韶关（乳源、新丰）、河源、梅州（蕉岭、兴宁）、惠州（龙门）、深圳、广州（从化）、清远（阳山、连山）、肇庆（广宁、封开、高要）、江门（恩平）、阳江（阳春）、茂名（信宜）。
性味功效：苦，平。清肺止咳。

▼枇杷 Eriobotrya japonica（Thunb.）Lindl.
别　　名：卢橘、卢桔、金丸。
药用部位：叶、根、核。
习性生境：乔木。栽培。
产　　地：广东各地均有栽培。
性味功效：叶：苦，平；化痰止咳，和胃降气。根：苦，平；清肺止咳，镇痛下乳。核：苦，寒；疏肝理气。

▼草莓 Fragaria × ananassa Duch. *
别　　名：凤梨草莓。
药用部位：果实。
习性生境：草本。栽培。

产　　地：广东各地均有栽培。
性味功效：甘、微酸，凉。清热止渴，健胃消食。

棣棠 Kerria japonica（L.）DC. *
别　　名：棣棠花、画眉杠。
药用部位：嫩枝叶、茎、花。
习性生境：灌木。生于山涧、岩石旁或灌丛中。
产　　地：韶关（仁化、乳源、新丰、乐昌）。
性味功效：苦、涩，平。茎叶：祛风利湿，解毒。花：化痰止咳。

腺叶桂樱 Laurocerasus phaeosticta（Hance）S. K. Schenid.
别　　名：腺叶野樱、黑星樱、腺叶稠李、腺叶野樱、毛序桂樱、毛枝桂樱。
药用部位：全株、种子。
习性生境：灌木或小乔木。生于山地林中。
产　　地：广东各地均有产。
性味功效：全株：活血化瘀，镇咳利尿。种子：活血化瘀，润燥滑肠。

刺叶桂樱 Laurocerasus spinulosa（Sieb. et Zucc.）Schneid.
别　　名：刺叶稠李。
药用部位：种子。
习性生境：乔木。生于海拔350～800m的山谷林中。
产　　地：韶关（仁化、乳源、新丰、乐昌）、河源（和平）、梅州（大埔、五华、平远、蕉岭）、揭阳（普宁）、惠州（博罗、龙门）、广州（增城、从化）、清远（连山、连州）、肇庆（怀集）。
性味功效：酸、苦，平。止痢。

大叶桂樱 Laurocerasus zippeliana（Miq.）Yü et Lu
别　　名：大叶稠李、黑茶树、驳骨木、大叶野樱。
药用部位：根、叶。
习性生境：乔木。生于山地林中。
产　　地：韶关、肇庆、佛山、广州。
性味功效：淡、微涩，平。治鹤膝风、跌打损伤。

尖嘴林檎 Malus doumeri（Bois）Chev.
别　　名：尖嘴海棠、台湾海棠、锐齿亚洲海棠、麦氏海棠、台湾林檎。
药用部位：果实。
习性生境：灌木或小乔木。生于山地林中。
产　　地：韶关（乳源、仁化、乐昌、新丰）、河源（连平、和平）、梅州（五华、大埔、梅县、平远）、惠州（惠阳）、广州、清远（阳山、连南、连州、英德、连山）、肇庆（封开、高要）、茂名（信宜）。
性味功效：酸、甘，微温。消积，健胃。

三叶海棠 Malus sieboldii（Regel）Rehd. *
别　　名：野梨子、山楂梨、山楂子、野黄子、山茶果。
药用部位：果实。
习性生境：灌木。生于海拔450～900m的山地灌丛或林中。
产　　地：韶关（仁化、乳源、乐昌）、清远（连山、连州）。
性味功效：酸，微温。消食健胃。

中华石楠 Photinia beauverdiana Schneid.
别　　名：假思桃、波氏石楠、牛筋木、厚叶中华石楠。
药用部位：根、叶。
习性生境：灌木或小乔木。生于山坡或山谷林下。
产　　地：韶关（乳源、乐昌）、清远（连山）、肇庆（高要）、云浮（罗定）、茂名（信宜）。

性味功效：辛、苦，平。行气活血，祛风止痛。

贵州石楠 Photinia davidsoniae Rehd. et Wils.

别　　名：山官木、凿树、椤木、椤木石楠。

药用部位：根、叶。

习性生境：乔木。生于山谷、溪边林中。

产　　地：韶关（乳源、乐昌、南雄）、河源（龙川）、梅州（平远）、清远（阳山、连山、连州）。

性味功效：辛、苦，平；有小毒。养阴补肾，利筋骨，祛风止痛。

光叶石楠 Photinia glabra（Thunb.）Maxim.

别　　名：山官木、石斑木、红檬子、光凿树、扇骨木。

药用部位：枝叶。

习性生境：乔木。生于海拔150～1 150m的山地林中。

产　　地：韶关（曲江、乳源、乐昌）、河源（紫金）、梅州（梅县、平远、蕉岭）、广州、清远（阳山、连山、英德、连州）、肇庆（封开）。

性味功效：酸，温。祛风寒，强腰膝，补虚，镇痛，解热。

小叶石楠 Photinia parvifolia（Pritz.）Schneid.

别　　名：山红子、牛李子、牛筋木。

药用部位：根。

习性生境：落叶灌木。生于山地林中或灌丛。

产　　地：韶关（曲江、始兴、仁化、翁源、乳源、新丰、乐昌、南雄）、河源（龙川、连平、和平）、梅州（五华、平远、蕉岭、兴宁）、潮州（饶平）、汕头、惠州（惠东、龙门）、广州（从化）、清远（阳山、连山、英德、连州）、肇庆（广宁、怀集、封开）、阳江（阳春）、茂名（信宜）。

性味功效：苦、涩，微寒。清热解毒，活血止痛。

石楠 Photinia serrulata Lindl.

别　　名：石楠叶、凿木。

药用部位：根、叶。

习性生境：灌木或小乔木。生于山地杂木林中。

产　　地：韶关（乳源、乐昌）、梅州（平远）、清远（阳山、连山、连州）。

性味功效：辛、苦，平；有小毒。祛风止痛。

毛叶石楠 Photinia villosa（Thunb.）DC.

别　　名：糯米珠、细毛扇骨木、活鸡丁。

药用部位：根、果实。

习性生境：灌木或小乔木。生于山坡林中。

产　　地：韶关（乳源）、茂名（信宜）。

性味功效：辛、苦，平。清热解毒，和中健脾。

委陵菜 Potentilla chinensis Ser.

别　　名：朝天委陵菜、生血丹、一白草、二岐委陵菜。

药用部位：全草。

习性生境：草本。生于海拔400～1 200m的山坡草地、沟谷、林缘、灌丛或疏林下。

产　　地：韶关（乐昌）。

性味功效：苦，寒。凉血止痢，清热解毒。

翻白草 Potentilla discolor Bge.

别　　名：鸡腿根、天藕。

药用部位：全草。

习性生境：草本。生于低海拔至中海拔的山顶、山坡或旷野草丛。

产　　地：韶关（仁化、乳源、乐昌）、梅州（平远）、清远（阳山、连山、英德）。

性味功效：甘、微苦，平。凉血止血。

三叶委陵菜 Potentilla freyniana Bornm. *

别　　名：三张叶。

药用部位：全草。

习性生境：草本。生于山地、山坡草丛。
产　　地：韶关（曲江、乐昌）、清远（连山）。
性味功效：苦、涩，凉。止痛止血。

蛇含委陵菜 Potentilla kleiniana Wight. et Arn
别　　名：蛇含、五爪龙、翻白草。
药用部位：全草。
习性生境：草本。生于海拔300～600m的丘陵或旷野草地上。
产　　地：韶关（始兴、仁化、乳源、乐昌、南雄）、河源（连平、和平）、梅州（平远）、清远（连山、英德）。
性味功效：苦，微寒。清热解毒，止咳化痰。

三叶朝天委陵菜 Potentilla supina L. var. **ternata** Peterm.
别　　名：委陵菜。
药用部位：未开花全草。
习性生境：草本。生于低海拔的平地田野、林边，喜生于湿地上。
产　　地：韶关（翁源）、河源（连平）、梅州（梅县）、广州、清远、肇庆（高要）。
性味功效：甘、酸，寒。收敛止泻，凉血止血，滋阴益肾。

▼李 Prunus salicina Lindl.
别　　名：山李子、嘉庆子、嘉应子。
药用部位：根、种仁。
习性生境：乔木。栽培。
产　　地：广东各地广泛种植。
性味功效：根：苦，寒；清热解毒，利湿，止痛。种仁：苦，平；活血祛瘀，滑肠，利水。

▼杏李 Prunus simonii Carr. *
别　　名：红李、秋根李、鸡血李。
药用部位：根、叶。
习性生境：乔木。栽培。
产　　地：惠州（博罗罗浮山）有引种栽培。
性味功效：苦，寒。清热生津，止渴除烦，利水通淋。

全缘火棘 Pyracantha atalantioides（Hance）Stapf
别　　名：木瓜刺、救军粮。
药用部位：根、叶。
习性生境：灌木或小乔木。生于海拔200～900m的山地林中或灌丛。
产　　地：韶关（乳源、乐昌）、清远（阳山、连山、清新、英德、连州）。
性味功效：酸、苦，凉。解毒拔脓，消肿止痛。

豆梨 Pyrus calleryana Dcne.
别　　名：杜梨、糖梨、赤梨、梨丁子。
药用部位：根、枝叶、果实。
习性生境：乔木。生于海拔80～1 500m的山坡、平原或山谷杂木林中。
产　　地：韶关（始兴、仁化、乳源、新丰、乐昌、南雄）、河源（紫金、连平）、梅州（梅县、大埔、丰顺、平远、蕉岭）、惠州（博罗）、深圳、广州（从化）、清远（阳山、英德）、肇庆（封开、德庆、高要）、云浮（新兴、郁南、罗定）、阳江（阳春）、茂名（电白）。
性味功效：涩、微甘，凉。润肺止咳，清热解毒。

楔叶豆梨 Pyrus calleryana Dcne. var. **koehnei**（Schneid.）T. T. Yü
别　　名：野梨仔、铁梨树、棠梨。
药用部位：根、叶。
习性生境：乔木。生于山坡杂木林缘。
产　　地：广东大部分地区有产。
性味功效：涩、微甘，凉。润肺止咳，清热解毒。

▼梨 Pyrus pyrifolia（Burm. f.）Nakai

别　　名：沙梨。

药用部位：果皮。

习性生境：乔木。生于低海拔的丘陵、平地或林缘。

产　　地：韶关（乳源、乐昌）、广州（增城）、清远（连州）。

性味功效：甘、涩，凉。清暑解渴，生津收敛。

麻梨 Pyrus serrulata Rehd.

别　　名：淡水梨、黄皮梨、麻梨子。

药用部位：果实。

习性生境：乔木。生于山地林中。

产　　地：韶关（乳源、乐昌）、河源（连平、和平）、梅州（大埔、丰顺、平远）、潮州（饶平）、深圳、广州（增城）、清远（阳山、英德、连州）、云浮。

性味功效：甜、微酸，凉。润肺清心，消痰降火，除痰解渴，解酒毒。

车轮梅 Rhaphiolepis indica（L.）Lindl.

别　　名：石斑木、春花木。

药用部位：根、叶。

习性生境：灌木。生于海拔20～1 300m的山地和丘陵的灌丛或林中。

产　　地：韶关（翁源、乳源、新丰、乐昌）、河源（连平、和平）、梅州（梅县、大埔、丰顺）、汕头（南澳）、汕尾（陆丰）、惠州（博罗、惠东）、深圳、中山、广州（增城、从化）、清远（连山、清新、英德、连州）、肇庆（德庆）、云浮（新兴）、江门（鹤山）、阳江、湛江（徐闻）。

性味功效：微苦、涩，寒。活血消肿，凉血解毒。

细叶石斑木 Rhaphiolepis lanceolata Hu

别　　名：窄叶春花、窄叶石斑木。

药用部位：根。

习性生境：灌木。生于海拔450～1 500m的山坡疏林下或开阔山谷灌木丛中。

产　　地：阳江（阳春）。

性味功效：治半身不遂、风湿痹痛。

▼月季花 Rosa chinensis Jacq.

别　　名：月月红。

药用部位：花、根、叶。

习性生境：灌木。栽培。

产　　地：广东各地普遍有栽培。

性味功效：甘，温。活血调经，散毒消肿。

小果蔷薇 Rosa cymosa Tratt.

别　　名：小金樱、七姊妹。

药用部位：根、叶。

习性生境：灌木。生于灌木丛中。

产　　地：韶关（始兴、仁化、翁源、乳源、乐昌、南雄）、河源（龙川、连平、和平）、梅州（梅县、大埔、丰顺、五华、平远、蕉岭、兴宁）、潮州（饶平）、汕头（南澳）、惠州（龙门）、广州（增城、从化）、清远（阳山、连山、英德）、肇庆（怀集）、云浮。

性味功效：根：苦、涩，平；祛风除湿，收敛固脱。叶：苦，平；解毒消肿。

软条七蔷薇 Rosa henryi Bouleng.

别　　名：饭罗泡、湖北蔷薇、亨氏蔷薇。

药用部位：根、叶。

习性生境：灌木。生于丘陵山谷林中或灌丛。

产　　地：韶关（始兴、仁化、翁源、乳源、新丰、乐昌、南雄）、河源（和平）、梅州（梅县、大埔、五华、平远、蕉岭、兴宁）、潮州（饶平）、揭阳

（揭西）、惠州（惠东、龙门）、深圳、广州（增城、从化）、清远（阳山、连山、英德、连州）、肇庆（封开、德庆）、茂名（信宜）。

性味功效：甘，温。根：活血调经、化瘀止血。叶：治疗烫伤。

金樱子 Rosa laevigata Michx.

别　　名：刺糖果。

药用部位：果实、根或根皮、叶、花。

习性生境：灌木。生于低海拔的山地林中或灌丛。

产　　地：广东西部、中部、东部至北部。

性味功效：果实：酸、甘涩，平；固精缩尿，固崩止带、涩肠止泻。叶：苦，平；清热解毒，活血，止血，止带。根或根皮：酸、涩、甘，平；收敛固涩，止血敛疮，祛内活血，止痛，杀虫。花：酸、涩，平；固精缩尿，涩肠，止带，杀虫。

野蔷薇 Rosa multiflora Thunb.

别　　名：多花蔷薇、小金樱、赤簕、营实。

药用部位：根、叶、花、果实。

习性生境：灌木。生于山地林中。

产　　地：韶关（乳源、乐昌、南雄）、广州、清远（英德、连州）。

性味功效：根：苦，平；祛风活血，调经固涩。叶：苦，寒；清热解毒。花：苦、涩，寒；清暑解渴，止血。果实：酸，温；祛风湿，利关节。

粉团蔷薇 Rosa multiflora Thunb. var. **cathayensis** Rehd. et Wils.

别　　名：十姊妹、红刺玫。

药用部位：根、叶。

习性生境：灌木。生于海拔200～700m的山地林中或灌丛。

产　　地：韶关（乳源、乐昌、南雄）。

性味功效：苦、微涩，平。清暑化湿，疏肝利胆。

腺毛莓 Rubus adenophorus Rolfe

别　　名：红牛毛刺根、雀不站、红毛草。

药用部位：根、叶。

习性生境：灌木。生于海拔300～800m的山地丘陵的林中或灌丛。

产　　地：韶关（仁化、乳源、乐昌、南雄）、梅州（大埔、丰顺、平远）、潮州（饶平）、清远（阳山、连山）。

性味功效：甘、涩，温。根：和血调气，止痛，止痢。叶：收湿敛疮。

粗叶悬钩子 Rubus alceaefolius Poir.

别　　名：大叶蛇泡簕、狗头泡、老虎泡、八月泡。

药用部位：根、叶。

习性生境：灌木。生于山地林中或灌丛。

产　　地：广东西部、中部、东部至北部。

性味功效：淡、甘，平。清热利湿，活血散瘀。

注：《中国植物志》已修订该物种学名，正名为“粗叶悬钩子 Rubus alceifolius Poiret”。

周毛悬钩子 Rubus amphidasys Focke ex Diels.

药用部位：全株。

习性生境：灌木。生于海拔300～800m的山谷林中。

产　　地：韶关（南雄）、河源（连平）、肇庆（封开）。

性味功效：苦，平。活血调经，祛风除湿。

寒莓 Rubus buergeri Miq.

别　　名：寒刺泡、山火莓。

药用部位：根、全株。

习性生境：灌木。生于海拔300～900m的山地、丘陵的林中或灌丛。

产　　地：韶关（始兴、翁源、乳源、新丰、乐昌）、河源（和平）、梅州（大埔、平远）、潮州（饶平）、惠州（龙门）、清远（阳山、连州）、肇庆（广宁）。

性味功效：甘、酸，凉。活血止血，清热解毒。

▼掌叶覆盆子 Rubus chingii Hu *

别　　名：华东覆盆子。

药用部位：果实。

习性生境：灌木。生于低海拔至中海拔地区，常见于山坡、路边阳处或阴处灌木丛中。

产　　地：广州有引种栽培。

性味功效：甘、酸，温。益肾，固精，缩尿。

毛萼莓 Rubus chroosepalus Focke

别　　名：毛萼悬钩子、紫萼莓、紫萼悬钩子。

药用部位：根。

习性生境：灌木。生于山谷林中。

产　　地：韶关（乳源）、清远（阳山）。

性味功效：酸、苦，凉。清热解毒，止泻。

蛇泡筋 Rubus cochinchinensis Tratt.

别　　名：越南悬钩子、小猛虎、鸡足刺、猫枚筋。

药用部位：根、叶。

习性生境：灌木。生于低海拔至中海拔的山地、丘陵的林中或灌丛。

产　　地：江门（台山）、阳江、湛江（徐闻）。

性味功效：苦、辛，温。祛风，除湿行气。

小柱悬钩子 Rubus columellaris Tutch.

别　　名：三叶吊杆泡。

药用部位：叶。

习性生境：灌木。生于海拔200～750m的山谷林中或灌丛。

产　　地：韶关（始兴、乳源、乐昌、南雄）、河源（连平）、梅州（大埔、平远、蕉岭）、惠州（博罗）、广州、清远（阳山、连山、英德）。

性味功效：甘、酸，寒。清热解毒。

山莓 Rubus corchorifolius L. f.

别　　名：三月泡、五月泡。

药用部位：根、叶。

习性生境：灌木。生于海拔100～600m的山地林中或灌丛。

产　　地：韶关（仁化、乳源、乐昌）、河源、梅州（平远）、惠州（博罗、龙门）、广州（增城、从化）、清远（连山、英德、连州）、肇庆（怀集、封开）、云浮、江门（新会）、茂名（信宜）。

性味功效：根：苦、涩，平；活血散瘀，止血，祛风利湿。叶：苦，凉；消肿解毒。

插田泡 Rubus coreanus Miq.

别　　名：高丽悬钩子、插田藨。

药用部位：根。

习性生境：灌木。生于山谷、山地灌丛。

产　　地：韶关（乐昌）、清远（连山）。

性味功效：涩、苦，凉。活血止血，祛风除湿。

戟叶悬钩子 Rubus hastifolius Lévl. et Vant. *

别　　名：红绵藤。

药用部位：叶。

习性生境：灌木。生于海拔500～1 000m的山地灌丛中。

产　　地：韶关（乐昌）、广州（从化）、清远（连山）。

性味功效：涩，平。收敛止血。

蓬藟 Rubus hirsutus Thunb.

别　　名：野杜利、三月泡。

药用部位：叶、根。

习性生境：灌木。生于山谷林中。

产　　地：梅州（平远）、清远（连山）。

性味功效：甘、微苦，平。叶：消炎，接骨。根：祛风活络，清热解毒。

无腺白叶莓 Rubus innominatus S. Moore var. **kuntzeanus**（Hemsl.）Bailey

别　　名：天青地白扭、酸母子。

药用部位：根。

习性生境：灌木。生于山地路旁灌丛。

产　　地：韶关（乳源）。

性味功效：辛，温。祛风散寒，止咳平喘。

灰毛泡 Rubus irenaeus Focke

别　　名：地五泡藤。

药用部位：根、叶。

习性生境：灌木。生于海拔300～900m的山谷、溪边林中。

产　　地：韶关（乳源、乐昌）、清远（阳山）。

性味功效：咸，温。理气止痛，散毒生肌。

高粱泡 Rubus lambertianus Ser.

别　　名：细烟筒子、秧泡子。

药用部位：根、叶。

习性生境：灌木。生于丘陵或山地林中、灌丛。

产　　地：广东大部分地区有产。

性味功效：甘、苦，平。活血调经，消肿解毒。

白花悬钩子 Rubus leucanthus Hance

别　　名：泡藤。

药用部位：根。

习性生境：灌木。生于海拔200～700m的山地林中或灌丛。

产　　地：广东大部分地区有产。

性味功效：酸、甘，平。利湿止泻。

太平莓 Rubus pacificus Hance

别　　名：大叶莓。

药用部位：全株。

习性生境：灌木。生于海拔800m的山顶疏林中。

产　　地：韶关（乳源）。

性味功效：辛、苦、酸，平。清热活血。

茅莓 Rubus parvifolius L.

别　　名：蛇泡簕、三月泡、红梅消。

药用部位：全株。

习性生境：灌木。生于山地林中或灌丛。

产　　地：广东大部分地区有产。

性味功效：苦、涩，凉。清热凉血，散结，止痛，利尿消肿。

梨叶悬钩子 Rubus pirifolius Smith

别　　名：红簕钩、蛇泡、太平悬钩子。

药用部位：全株。

习性生境：灌木。生于低海拔至中海拔的山地、丘陵林中或灌丛。

产　　地：广东大部分地区有产。

性味功效：淡、涩，凉。清肺止咳，行气解郁。

锈毛莓 Rubus reflexus Ker Gawl.

别　　名：红泡刺。

药用部位：根、叶。

习性生境：灌木。生于海拔300～1 000m的山坡林中或灌丛。

产　　地：广东大部分地区有产。

性味功效：根：苦，平；祛风除湿，活血消肿。叶：活血止血。

浅裂锈毛莓 Rubus reflexus Ker var. **hui**（Diels apud Hu）Metc.

别　　名：胡氏悬钩子、山佛手。

药用部位：根、果实。

习性生境：灌木。生于海拔250～1 000m的丘陵、山地灌丛或林中。

产　　地：韶关（始兴、乳源、乐昌、南雄）、梅州（大埔）、惠州（博罗、惠东、龙门）、深圳、广州（从化）、肇庆（德庆）。

性味功效：根：涩、苦，平；清热除湿，祛风通络。果实：微苦、辛，平；活血补血，补肾接骨。

深裂绣毛莓 Rubus reflexus Ker var. **lanceolobus** Metc.

别　　名：红泡刺、七爪风、黄牛簕桐、七裂叶悬钩子。

药用部位：根。

习性生境：灌木。生于海拔160～600m的山地林中或灌丛。

产　　地：韶关（始兴、乳源、乐昌）、河源（连平）、惠州（博罗、龙门）、深圳（宝安）、清远（连山、英德）、肇庆（怀集、封开、高要）、云浮（新兴）、阳江（阳春）、茂名（高州、信宜）。

性味功效：苦，平。祛风除湿，活血消肿。

空心泡 Rubus rosaefolius Smith

别　　名：倒触伞、蔷薇莓、白花三月泡。

药用部位：根、嫩枝叶。

习性生境：灌木。生于山地、林缘的灌丛中。

产　　地：广东大部分地区有产。

性味功效：涩、微辛、苦，平。清热止咳，收敛止血，解毒接骨。

▼甜茶 Rubus suavissimus S. Lee. *

别　　名：甜叶悬钩子。

药用部位：根、叶。

习性生境：灌木。生于山地林中或灌丛。

产　　地：广州、清远（阳山、连州）、肇庆（广宁）有引种栽培。

性味功效：甘、酸，温。补肾降压，清热生津。治咽喉肿痛、无名肿毒、糖尿病、肾炎、小便不利、风湿骨痛、痢疾、高血压。

红腺悬钩子 Rubus sumatranus Miq.

别　　名：牛奶莓、腺毛悬钩子、马泡、长果悬钩子。

药用部位：根。

习性生境：灌木。生于海拔200～900m的山地丘陵的林中或灌丛。

产　　地：广东各地均有产。

性味功效：苦，寒。清热解毒，开胃，利水。

木莓 Rubus swinhoei Hance

别　　名：高脚老虎扭、斯氏悬钩子。

药用部位：全株。

习性生境：灌木。生于海拔300～800m的山地林中或灌丛。

产　　地：韶关（始兴、仁化、乳源、乐昌、南雄）、梅州（大埔）、潮州（饶平）、惠州（博罗）、深圳、广州（从化）、清远（连山、英德、连州）。

性味功效：涩、苦，平。凉血止血，活血调经，收敛解毒。

灰白毛莓 Rubus tephrodes Hance

别　　名：乌龙摆尾、蓬蘽、黑乌苞、灰绿悬钩子。

药用部位：根、叶、种子。

习性生境：灌木。生于山地、丘陵林中或灌丛。

产　　地：韶关（乳源、乐昌）、清远（阳山、连山、连州）、阳江（阳春）。

性味功效：酸、甘，平。根：祛风除湿，活血调经。叶：止血，解毒。种子：补气益精。

地榆 Sanguisorba officinalis L.

别　　名：黄瓜香、玉札、山枣子。

药用部位：根。

习性生境：草本。生于山坡、荒地灌丛或草丛中。

产　　地：韶关（乳源、乐昌）、清远（阳山、连州）。

性味功效：苦、酸，微寒。凉血止血，解毒敛疮。

水榆花楸 Sorbus alnifolia（Sieb. et Zucc.）K. Koch *

别　　名： 粘枣子、千筋树、枫榆、花楸、黄山榆。

药用部位： 果实。

习性生境： 乔木。生于山谷林中。

产　　地： 韶关（乳源）。

性味功效： 甘，平。养血补虚。

美脉花楸 Sorbus caloneura（Stapf）Rehd.

别　　名： 山黄果、豆格盘、川花楸。

药用部位： 根、果实。

习性生境： 灌木或乔木。生于山谷、溪边或山坡林中。

产　　地： 韶关（仁化、翁源、乳源、乐昌）、梅州（丰顺、五华）、潮州（饶平）、清远（阳山、连山、英德）、肇庆（怀集）、茂名（信宜）。

性味功效： 甘、辛，平。消食健胃，收敛止泻。

石灰花楸 Sorbus folgneri（Schneid.）Rehd. *

别　　名： 粉背叶、石灰树、华盖木、毛栒子、白绵子树。

药用部位： 茎。

习性生境： 乔木。生于山坡杂木林中。

产　　地： 韶关（乳源、乐昌）、清远（连州）。

性味功效： 酸、苦，平。祛风除湿，舒筋活络。

绣球绣线菊 Spiraea blumei G. Don *

别　　名： 珍珠绣球、麻叶绣球。

药用部位： 根。

习性生境： 灌木。生于低海拔山谷、溪边或旷野灌丛。

产　　地： 韶关（乳源）。

性味功效： 辛，微温。活血止痛，解毒祛湿。

麻叶绣线菊 Spiraea cantoniensis Lour. *

别　　名： 麻球。

药用部位： 叶、枝。

习性生境： 灌木。多生于石灰岩地区的向阳坡地灌木丛中。

产　　地： 韶关（乳源）、广州、清远（英德、连州）。

性味功效： 苦，凉。清热解毒，凉血，祛瘀，杀菌。

中华绣线菊 Spiraea chinensis Maxim.

别　　名： 华绣线菊、铁黑汉条。

药用部位： 根。

习性生境： 灌木。生于山地林中或灌丛。

产　　地： 韶关（乳源）、河源（和平）、梅州（平远）、惠州（博罗）、清远（阳山、连州）。

性味功效： 微甘、苦，凉。清热解毒，祛风散瘀。

渐尖粉花绣线菊 Spiraea japonica L. f. var. **acuminata** Franch.

别　　名： 狭叶绣线菊。

药用部位： 全株。

习性生境： 灌木。生于山地林中。

产　　地： 韶关（乳源、乐昌）。

性味功效： 微苦，平。清热解毒，活血调经，通利二便。

光叶粉花绣线菊 Spiraea japonica L. f. var. **fortunei**（Planch.）Rehd. *

别　　名： 光叶绣线菊、蚂蝗梢、大绣线菊。

药用部位： 叶、根。

习性生境： 灌木。生于山坡、田野或杂木林下。

产　　地： 韶关（乳源）。

性味功效： 苦，凉。清热解毒。

华空木 Stephanandra chinensis Hance

别　　名： 中国小米空木、野珠兰。

药用部位： 根。

习性生境： 灌木。生于中海拔的山地林中或旷地灌丛。

产　　地：韶关（仁化、乳源）、清远（连州）。
性味功效：苦，微寒。解毒利咽，止血调经。

无腺灰白毛莓 Rubus tephrodes Hance var. **ampliflorus**（Lévl. et Vant.）Hand.-Mazz.
药用部位：根。
习性生境：灌木。生于低海拔至中海拔的山地、丘陵的林中或灌丛。
产　　地：韶关（乳源、乐昌）、清远（阳山、连山、连州）、阳江（阳春）。
性味功效：酸、辛，温。活血通络，祛风除湿。

88. 蜡梅科 Calycanthaceae

▼蜡梅 Chimonanthus praecox（L.）Link
别　　名：黄梅花、黄腊梅、腊木、铁筷子。
药用部位：花蕾、根、根皮。
习性生境：落叶灌木。栽培。
产　　地：广东各地有栽培。
性味功效：花蕾：辛，凉；解暑生津，开胃散郁，止咳。根、根皮：辛，温；祛风，解毒，止血。

89. 含羞草科 Mimosaceae

▼大叶相思 Acacia auriculiformis A. Cunn. ex Benth.
别　　名：耳叶相思。
药用部位：叶。
习性生境：乔木。栽培。
产　　地：深圳、广州、肇庆有引种栽培。
性味功效：民间用于治疗风湿肿痛。

▼儿茶 Acacia catechu（L. f.）Willd. *
别　　名：儿茶膏、孩儿茶、黑儿茶。
药用部位：树干加水煎汁制成的干浸膏。
习性生境：乔木。栽培。
产　　地：广州、湛江有引种栽培。
性味功效：苦、涩，微寒。清热化痰，敛疮止血。

▼台湾相思 Acacia confusa Merr.
别　　名：相思仔、台湾柳、相思树。
药用部位：枝叶。
习性生境：乔木。栽培。
产　　地：东莞、深圳、广州、肇庆、江门（鹤山）、茂名、湛江（徐闻、雷州）有栽培。
性味功效：去腐生肌。

▼金合欢 Acacia farnesiana（L.）Willd.
别　　名：鸭皂树、消息花、金钱梅、牛角花。
药用部位：茎皮、根、叶。
习性生境：灌木或小乔木。栽培。
产　　地：广东西南部、中部各地均有栽培。
性味功效：微酸、涩，平。消痈排脓，收敛止血。

▼黑荆 Acacia mearnsi De Wilde *
别　　名：澳洲金合欢、黑儿茶。
药用部位：树胶。
习性生境：乔木。栽培。
产　　地：广东大部分地区有栽培。
性味功效：树胶可代替阿拉伯胶使用。

羽叶金合欢 Acacia pennata（L.）Willd.
别　　名：蛇藤、龙骨刺、臭菜、南蛇簕藤、加力酸藤。
药用部位：根及老茎。
习性生境：藤本。多生于低海拔的疏林中，常攀附于灌木或小乔木的顶部。
产　　地：阳江、茂名（信宜）。
性味功效：苦、辛、微甘、涩，微温。祛风湿，强筋骨，活血止痛。

藤金合欢 Acacia sinuata（Lour.）Merr.
别　　名：南蛇公、小样南蛇簕、小金合欢。

药用部位：全株。
习性生境：藤本。生于疏林或灌丛中。
产　　地：韶关（翁源、乳源、乐昌）、河源（和平）、梅州（大埔）、深圳、清远（阳山、连山、连州）、肇庆（封开）。
性味功效：甘、淡，凉。解毒消肿。

▼海红豆 Adenanthera pavonina L. var. **microsperma**（Teijsm. et Binnend.）Nielsen
别　　名：孔雀豆、相思格。
药用部位：叶、种子。
习性生境：乔木。多生于山沟、溪边林中或栽培于庭园。
产　　地：汕尾（海丰）、惠州（博罗、惠东）、珠海、广州、清远（英德、阳山）、肇庆（德庆、封开）、云浮（郁南）、阳江（阳春）、茂名（高州）、湛江（徐闻）。
性味功效：微苦、辛，微寒；有小毒。疏风清热，燥湿止痒，润肤养颜。

楹树 Albizia chinensis（Osb.）Merr.
别　　名：牛尾木。
药用部位：茎皮。
习性生境：乔木。多生于林中、旷野、谷地或河溪边。
产　　地：韶关（翁源）、惠州、深圳、广州（番禺）、肇庆、湛江（徐闻）。
性味功效：淡、涩，平。固涩止泻，收敛生肌。

天香藤 Albizia corniculata（Lour.）Druce
别　　名：藤山丝、刺藤。
药用部位：心材。
习性生境：攀援灌木或藤本。生于旷野或山地疏林中，常攀附于树上。
产　　地：广东大部分地区有产。
性味功效：甘，平。行气散瘀，止血。

▼南洋楹 Albizia falcataria（L.）Baker ex Merr.
别　　名：仁仁树、仁人木。
药用部位：茎皮。
习性生境：乔木。栽培。
产　　地：广东大部分地区有引种栽培。
性味功效：淡、涩。固涩止泻，收敛生肌。

合欢 Albizia julibrissin Durazz.
别　　名：合欢皮、绒花树、芙蓉花树、马樱花、夜合花。
药用部位：茎皮、花。
习性生境：乔木。生于山坡，亦有栽培。
产　　地：韶关（乳源、乐昌）。
性味功效：茎皮：甘，平；安神解郁，和血止痛。花：甘、苦，平；养心，开胃，理气，解郁。

山槐 Albizia kalkora（Roxb.）Prain
别　　名：山合欢、黑心树、夜蒿树。
药用部位：茎皮。
习性生境：乔木。生于溪边、路旁、山坡。
产　　地：韶关（始兴、乳源）、河源（和平）、清远（连山、英德、连州）、湛江（徐闻）。
性味功效：甘，平。安神解郁，和血止痛。

▼阔荚合欢 Albizia lebbeck（L.）Benth.
别　　名：大叶合欢。
药用部位：茎皮。
习性生境：乔木。栽培。
产　　地：惠州（博罗）、深圳、广州、肇庆。
性味功效：苦，平。消肿镇痛、收敛止泻。

猴耳环 Archidendron clypearia（Jack.）Nielsen
别　　名：鸡心树、围诞树。
药用部位：叶、果实、种子。
习性生境：乔木。生于疏林或密林中。
产　　地：韶关（乳源）、梅州（大埔、丰顺、五华、蕉岭）、潮州（饶平）、汕头、汕尾（陆河）、惠州（博罗、龙门）、深圳、广州、佛山（南海）、清远（阳山、连山）、肇庆（鼎湖、封开）、江门（开平、鹤山、恩平）、茂名（信宜）、湛江（徐闻）。

性味功效：微苦、涩，凉。清热解毒，凉血消肿。

亮叶猴耳环 Archidendron lucidum（Benth.）Nielsen

别　　名：亮叶围涎树、雷公凿、亮叶围诞树、围涎树。

药用部位：枝、叶。

习性生境：乔木。多生于混交林或阔叶林中。

产　　地：广东大部分地区有产。

性味功效：微苦、辛，凉；有小毒。祛风消肿，凉血解毒，收敛生肌。

大叶合欢 Archidendron turgidum（Merr.）I. C. Nielsen［*Cylindrokelupha turgida*（Merr.）T. L. Wu］

别　　名：鼎湖合欢、桂合欢、胀荚合欢。

药用部位：根。

习性生境：乔木。生于山沟、林中。

产　　地：肇庆（高要）、云浮（新兴）、江门（恩平）、阳江（阳春）、茂名（高州、信宜）。

性味功效：止痛。

榼藤子 Entada phaseoloides（L.）Merr.

别　　名：过岗扁龙、过江龙、眼镜豆、牛眼睛、眼镜豆。

药用部位：藤、种仁。

习性生境：藤本。生于山涧或山坡混交林中，攀援于大乔木上。

产　　地：汕头（南澳）、惠州（博罗）、肇庆（高要）、云浮、江门（台山）。

性味功效：藤：微苦、涩，平；祛风除湿，活血通络。种仁：微甘、涩，平；利湿消肿。

银合欢 Leucaena leucocephala（Lam.）de Wit.

别　　名：白合欢。

药用部位：叶。

习性生境：灌木或小乔木。生于低海拔的荒地或疏林中。

产　　地：梅州（梅县）、汕头、深圳、珠海、广州、肇庆（高要）、云浮、湛江（徐闻）。

性味功效：收敛止血。

含羞草 Mimosa pudica L.

别　　名：感应草、知羞草、喝呼草、怕丑草。

药用部位：全草。

习性生境：草本。生于旷野荒坡草地。

产　　地：广东大部分地区有产。

性味功效：甘、涩，凉；有小毒。清热利尿，化痰止咳，安神止痛。

90. 苏木科 Caesalpiniaceae

▼缅茄 Afzelia xylocarpa（Kurz.）Craib. *

别　　名：细茄、沔茄、木茄。

药用部位：种子。

习性生境：乔木。栽培。

产　　地：茂名（高州）、湛江有引种栽培。

性味功效：辛，平。清热解毒，消肿止痛。

火索藤 Bauhinia aurea Lévl.

别　　名：牛蹄藤、金毛羊蹄甲、金叶羊蹄甲、红绒毛羊蹄甲。

药用部位：根、藤茎。

习性生境：粗壮木质藤本。生于山坡或山沟岩石边灌丛中。

产　　地：阳江（阳春、阳西）、茂名（电白）。

性味功效：苦、涩，温。祛风除湿，通络止痛。

龙须藤 Bauhinia championii（Benth.）Benth.

别　　名：九龙藤、乌皮藤、百代藤、过江圆龙、五花血藤、英德羊蹄甲。

药用部位：根、藤茎、叶、种子。

习性生境：木质藤本。多生于混交林或阔叶林中。

产　　地：广东大部分地区有产。

性味功效：根、藤茎：微苦、甘，平；祛风除湿，活血止痛，健脾理气。叶：苦、甘，平；利尿化瘀，理气止痛。种子（过江龙子）：苦、辛，平；行气止痛，活血化瘀。

首冠藤 Bauhinia corymbosa Roxb. ex DC.

别　　名：深裂叶羊蹄甲。

药用部位：叶。

习性生境：木质藤本。生于山谷疏林中或山坡阳处。

产　　地：珠海、广州、肇庆（广宁）、阳江（阳春）。

性味功效：苦、涩，凉。清热利湿，解毒止痒。

孪叶羊蹄甲 Bauhinia didyma L. Chen

别　　名：燕子尾、二裂片羊蹄甲、牛耳麻、飞机藤。

药用部位：枝叶。

习性生境：藤本。生于海拔100～500m的山坡灌丛或山谷、溪边疏林中。

产　　地：阳江（阳春）、茂名（信宜）。

性味功效：苦，平。祛湿通络，解毒。

▼粉叶羊蹄甲 Bauhinia glauca（Wall. ex Benth.）Benth.

别　　名：双肾藤、鄂羊蹄甲、拟粉叶羊蹄甲。

药用部位：根、茎叶。

习性生境：木质藤本。生于山地疏林中或山谷荫蔽的密林或灌丛中。

产　　地：广东大部分地区均有栽培。

性味功效：苦、涩，平。收敛固涩，解毒除湿。

薄叶羊蹄甲 Bauhinia glauca（Wall. ex Benth.）Benth. subsp. **hupehana**（Craib）T. Chen

别　　名：双肾藤根、马蹄、羊蹄藤、鄂羊蹄甲。

药用部位：根、叶。

习性生境：木质藤本。生于山坡疏林或山谷灌丛中。

产　　地：韶关（乐昌、乳源）、河源（连平）、梅州（蕉岭、平远）、惠州（博罗）、清远（英德）、茂名（信宜）。

性味功效：辛、甘，温。补肾固脱，补血，镇咳。

▼羊蹄甲 Bauhinia purpurea L.

别　　名：紫羊蹄甲、紫花羊蹄甲、玲甲花。

药用部位：根、茎皮、叶、花。

习性生境：直立灌木或乔木。栽培。

产　　地：广东各地均有栽培。

性味功效：苦，寒。解毒清热。

红毛羊蹄甲 Bauhinia pyrrhoclada Drake

别　　名：九龙根、羊蹄藤、红毛枝羊蹄甲。

药用部位：根、茎叶。

习性生境：木质藤本。生于山地林中。

产　　地：肇庆（德庆、封开）。

性味功效：微苦、甘，温。根：活血，通经。茎叶：祛风止痉。

▼洋紫荆 Bauhinia variegata L.

别　　名：羊蹄甲、宫粉紫荆、弯叶树、红花紫荆、红紫荆。

药用部位：根、茎皮、叶、花。

习性生境：灌木或乔木。栽培。

产　　地：广东各地均有引种栽培。

性味功效：根：苦、涩，平；健脾祛湿，止血。

茎皮：苦、涩，平；健脾祛湿。叶：淡，凉；止咳化痰，通便。花（老白花）：淡，凉；清热解毒，止咳。

▼白花洋紫荆 Bauhinia variegata L. var. **candida**（Roxb.）Voigt *

别　　名： 白花宫粉羊蹄甲、大白花。

药用部位： 根、茎皮、叶、花。

习性生境： 落叶乔木。栽培。

产　　地： 广东各地均有栽培。

性味功效： 根：苦、涩，平；健脾祛湿，止血。茎皮：苦、涩，平；健脾祛湿。叶：淡，凉；止咳化痰，通便。花（老白花）：淡，凉；清热解毒，止咳。

刺果苏木 Caesalpinia bonduc（L.）Roxb.

别　　名： 大托叶云实。

药用部位： 叶、种子。

习性生境： 藤本。生于山地林中。

产　　地： 广东大部分地区有产。

性味功效： 苦，寒。叶：清热解毒，祛瘀止痛。种子：活血止痛，解毒消肿。

华南云实 Caesalpinia crista L.［*C. nuga* Ait.］

别　　名： 南天藤、假老虎簕、虎耳藤、双角龙。

药用部位： 根、茎叶。

习性生境： 藤本。生于海拔400～1 500m的山地林中。

产　　地： 广东大部分地区有产。

性味功效： 苦，凉。清热解毒，利尿通淋。

云实 Caesalpinia decapetala（Roth）Alston

别　　名： 天豆、水皂角、马豆、铁场豆、药王子。

药用部位： 根或根皮、叶、种子、云实蛀虫。

习性生境： 藤本。生于山坡灌丛中或平地。

产　　地： 广东各地有产。

性味功效： 根或根皮：苦、辛，平；解毒除湿，解毒消肿。叶（四时青）：苦、辛，凉；除湿解毒，活血消肿。种子：辛，温；解毒除湿，止咳化痰，杀虫。云实蛀虫：益气，透疹，消疳。

大叶云实 Caesalpinia magnifoliolata Metc. *

别　　名： 铁藤根。

药用部位： 根。

习性生境： 藤本。生于海拔500～1 300m处的灌木丛中。

产　　地： 深圳、肇庆（封开）、云浮（罗定）。

性味功效： 甘、辛，温。活血消肿。

小叶云实 Caesalpinia millettii Hook. et Arn.

别　　名： 假楠。

药用部位： 根。

习性生境： 藤本。生于山脚灌丛中或溪水旁。

产　　地： 韶关（从化、始兴、翁源）、惠州（博罗）、清远（英德）、肇庆（怀集、高要）、江门（台山）。

性味功效： 甘，温。祛风除湿，消食化积、健脾和胃。

喙荚云实 Caesalpinia minax Hance

别　　名： 南蛇簕、石莲子、苦石莲。

药用部位： 根、嫩茎叶、种子。

习性生境： 藤本。生于山沟、溪旁或灌丛中。

产　　地： 韶关（翁源）、河源、梅州、深圳、中山、广州（增城、从化）、清远（英德）、肇庆（德庆）、云浮（罗定）、江门（台山）、阳江。

性味功效： 苦，寒。根（南蛇簕根）：清热利湿，散瘀消肿。嫩茎叶（南蛇簕苗）：清热解毒，活血。种子（苦石莲）：清热化湿，散瘀止痛。

▼洋金凤 Caesalpinia pulcherrima（L.）Sw.

别　　名： 蛱蝶花、黄蝴蝶、金凤花。

药用部位：花、根、茎皮、叶。
习性生境：灌木或小乔木。栽培。
产　　地：广东中部、南部均有栽培。
性味功效：甘、淡，平。活血，通经。

▼苏木 Caesalpinia sappan L. *
别　　名：苏方木、苏方、苏枋。
药用部位：红色心材。
习性生境：小乔木。栽培。
产　　地：珠海、广州、清远（连山）、肇庆、云浮（罗定）、茂名、湛江（徐闻）等地有栽培。
性味功效：甘、咸、微辛，平。活血祛瘀，消肿止痛。

鸡嘴簕 Caesalpinia sinensis（Hemsl.）Vidal
别　　名：石南龙、南茄。
药用部位：根、茎、叶。
习性生境：藤本。生于山谷、灌木丛中。
产　　地：韶关（乐昌）、肇庆。
性味功效：根、茎：清热解毒，消肿止痛，止痒。叶：止泻。

春云实 Caesalpinia vernalis Champ.
别　　名：乌爪簕藤。
药用部位：种子、根。
习性生境：藤本。生于山沟湿润的沙土上或岩石旁。
产　　地：韶关（乳源）、潮州（饶平）、汕尾（海丰）、惠州（博罗、惠东、龙门）、深圳、广州（增城）、肇庆（怀集）。
性味功效：种子：辛，温；有小毒；祛痰止咳，止痢。根：解表散寒，祛风活络。

▼翅荚决明 Cassia alata L.
别　　名：对叶豆、非洲木通。
药用部位：叶。
习性生境：灌木。栽培。
产　　地：广东大部分地区有引种栽培。
性味功效：苦，寒。祛风燥湿，止痒缓泻。

▼腊肠树 Cassia fistula L.
别　　名：婆罗门皂荚、猪肠豆、波斯皂荚。
药用部位：果实、叶。
习性生境：乔木。园林绿化栽培。
产　　地：广东中部、西南部各地城市有栽培。
性味功效：果实：苦，寒；有小毒；清热通便，化滞止痛。叶：苦，凉；祛风通络，解毒杀虫。

大叶山扁豆 Cassia leschenaultiana DC.
别　　名：短叶决明、地油甘、牛旧藤、铁箭矮陀。
药用部位：根、全草。
习性生境：草本。生于山地路旁的灌木丛或草丛中。
产　　地：广东西部和南部的茂名、湛江，雷州半岛。
性味功效：微苦，平。消食化积，健脾利湿。

山扁豆 Cassia mimosoides L.
别　　名：含羞草决明、小扁豆。
药用部位：全株。
习性生境：草本。生于旷野、山麓的疏林边。
产　　地：广东大部分地区有产。
性味功效：甘、微苦，平。清热解毒，健脾利湿，通便。

望江南 Cassia occidentalis L.
别　　名：野扁豆。
药用部位：茎叶、种子。
习性生境：亚灌木或灌木。生于平缓旷地、村边或丘陵的疏林中。
产　　地：广东大部分地区有产。
性味功效：茎叶：甘，寒；有小毒；解毒。种子：清肝明目，健胃润肠。

▼槐叶决明 Cassia sophera L.

别　　名：茳芒决明、望江南。

药用部位：根。

习性生境：亚灌木或灌木。栽培。

产　　地：韶关（翁源）、广州、肇庆、江门（台山）、云浮、阳江（阳春）。

性味功效：苦，寒。消炎，止痛，健胃。

▼黄槐决明 Cassia surattensis Burm. f.

别　　名：黄槐。

药用部位：叶。

习性生境：灌木或小乔木。园林绿化栽培。

产　　地：广东各地有栽培。

性味功效：甘、苦，寒。清凉，解毒，润肠。

决明 Cassia tora L.

别　　名：草决明、假花生、假绿豆、马蹄决明。

药用部位：种子或全草。

习性生境：草本。生于山坡、旷野及河滩沙地上。

产　　地：广东各地均有产。

性味功效：苦，凉。清肝明目，轻泻，解毒止痛。

紫荆 Cercis chinensis Bge. *

别　　名：紫荆皮。

药用部位：根和根皮、茎皮、心材、花、果实。

习性生境：灌木。少数生于密林或石灰岩地区，亦有栽培。

产　　地：韶关（乳源）、广州。

性味功效：苦，平。根和根皮：破瘀活血，消痈解毒。茎皮（紫荆皮）、心材（紫荆木）：活血，通淋，解毒。花：清热凉血，通淋解毒。果实：甘、微苦，平；止咳平喘，行气止痛。

▼凤凰木 Delonix regia（Boj.）Raf.

别　　名：红花楹、火凤凰、红楹、火树、凤凰花。

药用部位：茎皮。

习性生境：落叶乔木。栽培。

产　　地：广东大部分地区有产。

性味功效：甘、淡，寒。平肝潜阳。治肝热型高血压。

格木 Erythrophleum fordii Oliv.

别　　名：孤坟柴、赤叶木、斗登风。

药用部位：茎皮、种子。

习性生境：乔木。生于低海拔疏林中。

产　　地：广州、肇庆（高要）、云浮。

性味功效：辛，平；有毒，含强心苷。强心，益气活血。

小果皂荚 Gleditsia australis Hemsl.

药用部位：果实。

习性生境：乔木。生于山谷林中或路旁水边。

产　　地：韶关（乐昌、乳源）、梅州（平远）、清远（阳山）、茂名（高州）。

性味功效：苦，寒。解毒消肿，驱虫。

华南皂荚 Gleditsia fera（Lour.）Merr.

药用部位：果实。

习性生境：乔木。生于海拔65～700m的山坡林中或谷地路旁。

产　　地：韶关（始兴、曲江、翁源）、广州、清远（英德）、肇庆（高要）、江门（台山）、湛江（徐闻）。

性味功效：苦、辛，温；有小毒。豁痰开窍，杀虫止痒。

皂荚 Gleditsia sinensis Lam. *

别　　名：猪牙皂、皂角。

药用部位：茎刺、果实、种子。

习性生境：乔木。生于路旁、溪边、宅旁或向阳处。

产　　地：韶关（乐昌、乳源）、清远（连州）、肇庆（高要）。

性味功效：辛、咸，温；有小毒。祛痰，开窍。

肥皂荚 Gymnocladus chinensis Baill. *

别　　名：肉皂角、肥皂树、肥猪子。

药用部位：茎皮、根、种子。

习性生境：落叶乔木。生于山坡杂木林中及村边或岩石旁。

产　　地：韶关（乳源）、梅州（大埔）、广州（从化）、清远（阳山、连州）。

性味功效：辛，温。祛风除湿，活血消肿。

仪花 Lysidice rhodostegia Hance

别　　名：铁罗伞、单刀根。

药用部位：根、叶。

习性生境：灌木或乔木。生于河边或杂木林中。

产　　地：河源（和平）、梅州（五华）、广州、清远（连山）、肇庆（封开、德庆、高要）、云浮、阳江、茂名（高州）。

性味功效：苦、辛，温；有小毒。活血散瘀，消肿止痛。

老虎刺 Pterolobium punctatum Hemsl.

别　　名：蚰蛇利、崖婆勒、倒钩藤、石龙花、倒爪刺。

药用部位：枝、叶。

习性生境：灌木或藤本。生于山坡疏林、路旁石上。

产　　地：韶关（始兴、乳源、乐昌、南雄）、河源（和平）、深圳（宝安）、清远（阳山、连山、连州）、云浮（郁南）、阳江（阳春）。

性味功效：苦、涩，凉。清热解毒，止咳，散风除湿，消肿定痛。

▼中国无忧花 Saraca dives Pierre *

别　　名：无忧花、四方木、袈裟树、无忧树、火焰花。

药用部位：茎皮。

习性生境：乔木。栽培。

产　　地：广州、深圳、湛江。

性味功效：苦、涩，平。祛风止痛，止咳。

▼酸豆 Tamarindus indica L. *

别　　名：罗望子、酸角、酸梅。

药用部位：果实。

习性生境：乔木。栽培或逸为野生。

产　　地：湛江（徐闻），雷州半岛各地。

性味功效：甘、酸，凉。清热解暑，消食化积。

91. 蝶形花科 Papilionacese

鸡骨草 Abrus cantoniensis Hance

别　　名：广州相思子。

药用部位：摘除荚果的植株。

习性生境：藤本。生于海拔约200m的疏林、灌丛或山坡。

产　　地：广东各地均有产。

性味功效：甘、淡，凉。利湿退黄，清热解毒，疏肝止痛。

毛相思子 Abrus mollis Hance

别　　名：毛鸡骨草、鸡骨草、油甘藤、蜻蜓藤。

药用部位：全株。

习性生境：藤本。生于疏林或灌木丛中。

产　　地：韶关（乳源、新丰）、梅州（大埔）、潮州（饶平）、汕尾（海丰）、惠州（惠东）、深圳、珠海、广州、肇庆（德庆、高要）、云浮（新兴、云安、罗定）、江门（恩平）、阳江（阳春）、茂名、湛江（徐闻）。

性味功效：甘、淡，凉。利湿退黄，清热解毒，疏肝止痛。

相思子 Abrus precatorius L.

别　　名：相思豆、红豆。

药用部位： 根、藤、叶、种子。
习性生境： 藤本。生于疏林中或灌木丛中。
产　　地： 惠州（博罗）、广州、清远（连山）、江门（台山）、茂名（信宜）。
性味功效： 根、藤、叶：甘，平；清热解毒，利尿。种子：苦、辛，平；有大毒；清热解毒，祛痰，杀虫。

合萌 Aeschynomene indica L.
别　　名： 镰刀草、田皂角、水皂角。
药用部位： 全草或茎髓。
习性生境： 草本。生于旷野或潮湿地上。
产　　地： 韶关（仁化、翁源）、梅州、深圳、肇庆、阳江（阳春）。
性味功效： 苦、涩，微寒。清热利尿，解毒。

柴胡叶链荚豆 Alysicarpus bupleurifolius（L.）DC. *
别　　名： 长叶炼荚豆。
药用部位： 全草。
习性生境： 草本。生于山谷或草丛中。
产　　地： 深圳、珠海。
性味功效： 淡，平。接骨消肿，去腐生肌。治刀伤、骨折、外伤出血、疮疡溃烂。

链荚豆 Alysicarpus vaginalis（L.）DC.
别　　名： 假地豆、小号野花生、水咸草。
药用部位： 全株。
习性生境： 草本。生于旷野、草坡、路旁或海边沙地。
产　　地： 广东各地均有产。
性味功效： 甘、苦，平。活血通络，清热化湿，驳骨消肿，去腐生肌。

紫穗槐 Amorpha fruticosa L. *
别　　名： 穗花槐、紫翠槐、棉条、椒条。
药用部位： 叶。
习性生境： 落叶灌木。栽培。
产　　地： 广东北部，以及广州、肇庆（德庆）有栽培。
性味功效： 微苦，凉。清热解毒，祛湿消肿。

两型豆 Amphicarpaea edgeworthii Benth.
别　　名： 野毛扁豆、山巴豆、三籽两型豆、阴阳豆。
药用部位： 种子。
习性生境： 藤本。生于山坡、路旁、旷野草地。
产　　地： 韶关（乳源）。
性味功效： 苦、淡，平。消食，解毒，止痛。

肉色土栾儿 Apios carnea（Wall.）Benth. ex Baker
别　　名： 满塘红。
药用部位： 根。
习性生境： 藤本。生于沟边杂木林中或溪边路旁或缠绕在树上。
产　　地： 韶关（仁化、乳源、乐昌）、清远（阳山、连山）、肇庆（怀集）、茂名（信宜）。
性味功效： 微苦，平。清热解毒，利气散结，补肾强筋。

▼花生 Arachis hypogaea L.
别　　名： 落花生、花豆、地豆。
药用部位： 花生皮、花生油、花生壳。
习性生境： 草本。栽培。
产　　地： 广东各地有栽培。
性味功效： 花生皮：甘、微苦、涩，平；止血，散瘀，消肿。花生油：淡，平；润肠通便。花生壳：淡、涩，平；敛肺止咳。

紫云英 Astragalus sinicus L.
别　　名： 苕子草、沙蒺藜、红花草、翘摇。
药用部位： 全草。
习性生境： 草本。栽培或逸为野生。
产　　地： 广东各地均有栽培或逸为野生。

性味功效：微辛、微甘，平。祛风明目，健脾益气，解毒止痛。

藤槐 Bowringia callicarpa Champ. ex Benth.

别　　名：包令豆。

药用部位：根、叶。

习性生境：攀援灌木。生于山谷林缘或河溪旁。

产　　地：广东各地均有产。

性味功效：苦，寒。清热、凉血。

木豆 Cajanus cajan（L.）Millsp.

别　　名：三叶豆、豆蓉、扭豆。

药用部位：根、叶、种子。

习性生境：灌木。栽培。

产　　地：广东各地均有产。

性味功效：根：苦，寒；清热解毒，利湿止血。叶：平，淡，有小毒；解毒消肿。种子：辛、涩，平；利湿，消肿，散瘀，止血。

蔓草虫豆 Cajanus scarabaeoides（L.）Thouars

别　　名：止血草、水风草、地豆草。

药用部位：全草。

习性生境：草质藤本。生于灌木丛中或旷野草地上。

产　　地：广东各地均有产。

性味功效：甘、淡、微辛，平。疏风解表，化湿，止血。

杭子梢 Campylotropis macrocarpa（Bge.）Rehd.

别　　名：多花杭子梢。

药用部位：根、枝叶。

习性生境：灌木。生于海拔150～1 300m的山坡、灌丛、林缘、山谷沟边及林中。

产　　地：韶关（乳源）、梅州、清远（连州）。

性味功效：微辛、苦，平。疏风解表，活血通络。

小刀豆 Canavalia cathartica Thou.

别　　名：野刀板豆、洋刀豆。

药用部位：根、全草。

习性生境：藤本。生于海滨或河滨，攀援于石壁或灌木上。

产　　地：韶关（翁源）、梅州、汕头（南澳）、惠州（博罗、惠东）、东莞、深圳、珠海、广州、清远（英德）、肇庆（高要）、江门（新会、台山）、阳江、湛江（徐闻）。

性味功效：甘，温。清热消肿，杀虫止痒。

▼刀豆 Canavalia gladiata（Jacq.）DC.

别　　名：刀豆子、挟剑豆、野刀板藤、葛豆、刀坝豆、刀豆角。

药用部位：种子、果壳、根。

习性生境：藤本。栽培。

产　　地：广东各地有栽培。

性味功效：甘，温。种子：温中降逆，补肾。果壳：通经活血，止泻。根：散瘀止痛。

海刀豆 Canavalia rosea（Sw.）DC.

药用部位：根。

习性生境：藤本。蔓生于海边沙滩上、村庄旁、河岸树丛中。

产　　地：广东沿海各地区。

性味功效：行气止呃，清热利湿，利肠胃。

铺地蝙蝠草 Christia obcordata（Poir.）Bakh. f. ex Meeuwen

别　　名：罗藟草、半边钱、蝴蝶叶。

药用部位：全草、根。

习性生境：藤本。生于旷野、坡地上。

产　　地：韶关（乳源）、汕头、深圳、广州、清远（阳山）、肇庆、湛江（徐闻、雷州）。

性味功效：微苦，凉。清热利湿，利尿止带。根：凉血。

蝙蝠草 Christia vespertilionis（L. f.）Bakh. f.
别　　名：飞锡草、雷州蝴蝶草、月见罗藟草。
药用部位：全草。
习性生境：草本。生于山坡草地或灌丛中。
产　　地：广州、肇庆、湛江（徐闻）。
性味功效：微苦，凉。清热凉血，接骨。

翅荚香槐 Cladrastis platycarpa（Maxim.）Makino *
药用部位：根、果实。
习性生境：大乔木。生于海拔1 000m以下的山谷疏林中或山坡杂木林中。
产　　地：韶关（始兴、乳源、乐昌）、清远（阳山、连山、连州）。
性味功效：辛、苦，平。祛风止痛。

广东蝶豆 Clitoria hanceana Hemsl.
别　　名：韩氏蝶豆、山葛薯。
药用部位：块根。
习性生境：藤本。常生于荒坡、荒地、路旁灌丛中。
产　　地：韶关（乐昌）、广州、清远（阳山）、云浮（新兴）、江门（开平）、茂名（电白）。
性味功效：甘、微苦，平。止咳祛痰，消肿拔毒。

▼蝶豆 Clitoria ternatea L. *
别　　名：蝴蝶花豆、蓝花豆、蓝蝴蝶、蝴蝶豆。
药用部位：根、种子。
习性生境：藤本。栽培。
产　　地：广东各地均有栽培。
性味功效：有毒。化瘀止痛。

圆叶舞草 Codariocalyx gyroides（Roxb. ex Link）Hassk.
药用部位：全草。
习性生境：灌木。生于海拔100～1 200m的草地及山坡疏林中。
产　　地：韶关（乐昌）、河源（连平）、惠州（博罗）、广州、肇庆（高要）、云浮（郁南）、阳江（阳春）。
性味功效：微涩、甘，平。祛瘀生新，活血消肿。

舞草 Codariocalyx motorius（Houtt.）Ohashi
别　　名：钟萼豆、风流草、多情草、无风独摇草。
药用部位：全草、枝叶。
习性生境：灌木。生于丘陵山坡或山沟灌丛中。
产　　地：韶关（乐昌、始兴）、云浮（郁南、新兴）。
性味功效：淡、微涩，平。活血祛风，安神镇静。

翅托叶猪屎豆 Crotalaria alata Buch.-Ham. ex D. Don *
别　　名：翅托叶野百合。
药用部位：全草。
习性生境：草本或亚灌木。生于海拔100～1 200m的荒山草地。
产　　地：广东南部雷州半岛，湛江湖光岩。
性味功效：泻肺消痰，清热利湿，解毒消肿。

响铃豆 Crotalaria albida Heyne ex Roth
别　　名：黄花地丁、小响铃、马口铃。
药用部位：全草。
习性生境：草本。生于山坡路旁、草丛中、灌丛或岩石旁。
产　　地：广东西部、中部、东部至北部。
性味功效：苦、辛，凉。泻肺消痰，清热利湿，解毒消肿。

大猪屎豆 Crotalaria assamica Benth.
别　　名：马铃根、自消容、凸尖野百合、大猪屎青。
药用部位：茎叶、种子。

习性生境：草本。生于海拔50～900m的山坡路边及山谷草丛中。

产　　地：广东西部、中部、东部至北部。

性味功效：茎叶：淡，微凉；清热解毒，凉血止血，利水消肿。种子：微苦，温；有毒；祛风除湿，止血消肿，杀虫。

长萼猪屎豆 Crotalaria calycina Schrank.

别　　名：长萼野百合、狗铃豆。

药用部位：全草。

习性生境：草本。生于旷野草地上。

产　　地：韶关（乐昌）、汕头、深圳、珠海、肇庆、江门（台山）、湛江（徐闻）。

性味功效：辛、甘，平。健脾消食。

假地蓝 Crotalaria ferruginea Grah. ex Benth.

别　　名：狗响铃、响铃草、荷猪草。

药用部位：根、全草。

习性生境：草本。生于海拔400～1 000m的山坡疏林及荒山草地。

产　　地：广东各地均有产。

性味功效：苦、微酸，平。养肝滋肾，止咳平喘，利湿解毒。

▼菽麻 Crotalaria juncea L. *

别　　名：太阳麻、印度麻。

药用部位：根。

习性生境：草本。栽培。

产　　地：广州、肇庆有引种栽培。

性味功效：苦，寒。利尿解毒。

线叶猪屎豆 Crotalaria linifolia L. f.

别　　名：条叶猪屎豆、小苦参。

药用部位：根、全草。

习性生境：草本。生于路旁、田边及空旷地方。

产　　地：韶关（始兴、乳源、乐昌）、广州（从化）、肇庆（高要）、茂名（电白）、湛江（徐闻）。

性味功效：苦、微酸，平。养肝滋肾，止咳平喘，利湿解毒。

假苜蓿 Crotalaria medicaginea Lamk.

别　　名：元江猪屎豆。

药用部位：全草。

习性生境：草本。生于荒地路边及沙滩海滨干旱处。

产　　地：汕尾（陆丰）、珠海。

性味功效：清热，化湿，利尿，抗肿瘤。

三尖叶猪屎豆 Crotalaria micans Link

别　　名：美洲野百合、黄野百合。

药用部位：全草。

习性生境：草本。生于荒地上。

产　　地：汕尾（陆丰）、广州、湛江（徐闻）。

性味功效：祛风除湿，消肿止痛。

猪屎豆 Crotalaria pallida Ait.

别　　名：野花生、猪屎青、土沙苑子、大马铃。

药用部位：根、种子、茎、叶。

习性生境：草本。生于海拔100～900m的荒山草地及沙质土壤中。

产　　地：广东大部分地区有产。

性味功效：根：微苦、辛，平；解毒散结，消积。种子：甘、涩，凉；补肝肾，明目，固精。茎、叶：苦、辛，平；清热祛湿。

吊裙草 Crotalaria retusa L.

别　　名：凹叶野百合。

药用部位：茎叶、种子、根。

习性生境：草本。生于荒山草地及沙滩、海滨海拔较低处。

产　　地：河源（龙川）、汕尾（海丰）、惠州（惠东）、深圳、珠海、广州（增城）、佛山（南海）、江门（台山）、湛江（徐闻）。

性味功效：茎叶：止咳解毒，抗癌。种子：补肝，益肾，明目，固精。根：治胃肠胀气。

野百合 Crotalaria sessiliflora L.

别　　名：农吉利、鼠蛋草、响铃草。

药用部位：全草。

习性生境：草本。生于海拔70～1 500m的荒地路旁及山谷草地。

产　　地：河源（龙川）、汕尾（海丰）、惠州（惠东）、深圳、珠海、广州（增城）、佛山（南海）、江门（台山）、湛江（徐闻）。

性味功效：甘、淡，平；有毒。清热利湿，解毒消积。

南岭黄檀 Dalbergia assamica Benth.［*D. balansae* Prain］

别　　名：秧青、南岭檀、水相思、黄类树。

药用部位：心材。

习性生境：乔木。生于海拔300～900m的山地杂木林中或灌丛中。

产　　地：韶关（南雄、翁源、乳源、乐昌、新丰）、惠州（龙门）、梅州（梅县、平远）、广州（从化）、清远（连州、英德）、肇庆（高要）、云浮（罗定）、茂名。

性味功效：辛，温。行气止痛，解毒消肿。

两粤黄檀 Dalbergia benthamii Prain

别　　名：两广黄檀。

药用部位：心材。

习性生境：乔木。生于山地疏林或灌丛中。

产　　地：梅州（大埔）、惠州（博罗）、东莞、深圳、肇庆、阳江、湛江（遂溪）。

性味功效：辛，温。活血通经。

大金刚藤 Dalbergia dyeriana Harms

别　　名：大金刚藤黄檀。

药用部位：根。

习性生境：大藤本。生于海拔700～1 500m的山坡灌丛或山谷密林中。

产　　地：韶关（仁化、乳源、乐昌）、河源（连平）、清远（阳山、连山、连州）、肇庆（德庆）。

性味功效：理气散寒，活络止痛。

▼海南檀 Dalbergia hainanensis Merr. et Chun

别　　名：花梨木、花梨公。

药用部位：心材。

习性生境：乔木。栽培。

产　　地：广东中部、西部和南部有栽培。

性味功效：辛，温。理气止痛，止血。

藤黄檀 Dalbergia hancei Benth.

别　　名：藤檀、大香藤、痛必灵、梣果藤、丁香柴。

药用部位：茎、根。

习性生境：藤本。生于山坡灌丛中或山谷溪旁。

产　　地：广东中部、西部、东部至北部。

性味功效：辛，温。理气止痛。

黄檀 Dalbergia hupeana Hance

别　　名：檀树、黄檀树。

药用部位：根。

习性生境：乔木。生于海拔600～1 400m的林中、灌丛中、山沟溪旁及坡地。

产　　地：韶关（始兴、乳源、乐昌）、惠州（博罗）、广州、清远（阳山、连山）、肇庆（怀集）、云浮（新兴）。

性味功效：辛，平；有小毒。活血止痛。

香港黄檀 Dalbergia millettii Benth.

药用部位：叶。

习性生境：藤本。生于海拔350～800m的山谷疏林或密林中。

产　　地：韶关（乳源）、河源（紫金）、梅州（大埔）、汕头（南澳）、深圳、肇庆（怀集）。
性味功效：苦，寒。清热解毒。

▼降香 Dalbergia odorifera T. Chen
别　　名：花梨母、降香黄檀、花梨木、降香檀。
药用部位：树干和根部心材。
习性生境：乔木。栽培。
产　　地：广东各地有栽培。
性味功效：辛，温。行气活血，止痛止血。

斜叶黄檀 Dalbergia pinnata（Lour.）Prain
别　　名：羽叶檀、罗望子叶黄檀、斜叶檀。
药用部位：叶。
习性生境：乔木。生于海拔1 000m以下的密林中。
产　　地：广州、肇庆（高要）、云浮、阳江（阳春）、茂名（高州、信宜）。
性味功效：辛，温。祛风止痛，活血，敛疮。

假木豆 Dendrolobium triangulare（Retz.）Schindl.
别　　名：野蚂蝗、明金条、木黄豆、千金不藤。
药用部位：根、叶。
习性生境：灌木。生于山坡、灌木林中。
产　　地：广州、肇庆（德庆、高要）、云浮（新兴、郁南、罗定）。
性味功效：辛、甘，寒。清热凉血，强筋壮骨，健脾利湿。

白花鱼藤 Derris alborubra Hemsl.
药用部位：根。
习性生境：木质藤本。生于山地疏林或灌木丛中。
产　　地：广州、江门（台山）。
性味功效：苦，平；有毒。杀虫。

▼毛鱼藤 Derris elliptica（Roxb.）Benth. *
药用部位：枝、叶、根。
习性生境：灌木。栽培。
产　　地：广东各地有栽培。梅州（丰顺）。
性味功效：苦，平；有毒。杀虫。

中南鱼藤 Derris fordii Oliv.
别　　名：毒鱼藤、霍氏鱼藤。
药用部位：茎、叶。
习性生境：攀援灌木。生于山坡或溪边灌丛中或疏林中。
产　　地：韶关（始兴、仁化、翁源、乳源、新丰、乐昌、南雄）、河源（龙川、连平、和平）、梅州（大埔、蕉岭）、惠州（博罗、龙门）、广州、清远（阳山、连山、英德、连州）、肇庆（怀集）、阳江（阳春）。
性味功效：苦，平；有毒。杀虫解毒。外治疮毒、皮炎。

粤东鱼藤 Paraderris hancei（Hemsley）T. C. Chen & Pedley *
别　　名：肇庆鱼藤、韩氏鱼藤。
药用部位：根。
习性生境：攀援灌木。生于灌木林或疏林中。
产　　地：广州、肇庆、湛江（廉江）。
性味功效：苦、辛，温；有毒。接骨，消肿止痛。

边荚鱼藤 Derris marginata（Roxb.）Benth. *
别　　名：纤毛萼鱼藤。
药用部位：根。
习性生境：攀援灌木。生于山地疏林或密林中。
产　　地：韶关（始兴、仁化、翁源、乳源、新丰、乐昌、南雄）、河源（龙川、连平、和平）、梅州（大埔、蕉岭）、惠州（博罗、龙门）、广州、清远（阳山、连山、英德、连州）、肇庆（怀集）、阳江（阳春）。

性味功效：苦，平；有毒。杀虫止痒。

粗茎鱼藤 Derris scabricaulis（Franch.）Gagnep. *

别　　名：毛枝鱼藤。

药用部位：根。

习性生境：攀援灌木。生于灌木林中。

产　　地：广东南部湛江（徐闻）。

性味功效：苦、辛，寒；有毒。消肿止痛。治跌打肿痛。

鱼藤 Derris trifoliata Lour.

别　　名：毒鱼藤、露藤。

药用部位：根、茎叶。

习性生境：攀援灌木。生于沿海河岸灌木丛或海岸的红树林中。

产　　地：潮州（饶平）、惠州（惠东）、东莞、深圳、珠海、广州、江门（台山）、阳江、湛江（徐闻）。

性味功效：辛，温；有大毒。散瘀止痛，杀虫。

小槐花 Desmodium caudatum（Thunb.）DC.

别　　名：清酒缸、草鞋板、味噌草、羊带归、拿身草。

药用部位：全株、根。

习性生境：灌木或亚灌木。生于海拔150～1 000m的山坡林下或草地。

产　　地：广东西部、中部、东部至北部各地。

性味功效：全株：微苦、辛，平；清热利湿，消积散瘀。根：微苦，温；祛风利湿，化瘀拔毒。

大叶山蚂蝗 Desmodium gangeticum（L.）DC.

别　　名：红母鸡草、恒河山绿豆、单叶山蚂蝗、大叶山绿豆。

药用部位：全草。

习性生境：亚灌木。生于海拔100～900m的荒地草丛或次生林中。

产　　地：惠州（博罗）、东莞、深圳、广州（从化）、佛山（南海、顺德）、清远（阳山）、肇庆、云浮（郁南、罗定）、江门（台山）、茂名、湛江（徐闻）。

性味功效：甘、微辛，平。祛瘀调经，解毒止痛。

假地豆 Desmodium heterocarpon（L.）DC.

别　　名：异果山绿豆、山花生、大叶青、稗豆。

药用部位：全株。

习性生境：小灌木或亚灌木。生于山谷、水旁、灌丛或林中。

产　　地：韶关（始兴、翁源）、河源（连平）、梅州（大埔）、汕头、汕尾（海丰）、惠州、深圳、广州、佛山（高明）、清远（阳山、连山、英德）、肇庆（怀集、封开、高要）、云浮（罗定）、江门（台山）、阳江（阳春）、茂名（高州）、湛江（徐闻）。

性味功效：甘、微苦，寒。清热，利尿，解毒。

异叶山蚂蝗 Desmodium heterophyllum（Willd.）DC.

别　　名：铁线草、异叶山绿豆、田胡蜘蛛、变叶山蚂蝗。

药用部位：全株。

习性生境：草本。生于海拔250～480m的河边、田边或草地。

产　　地：韶关（始兴）、河源（和平）、梅州（大埔、平远、蕉岭）、汕尾（陆丰）、惠州（惠东、龙门）、广州（花都）、清远（连山）、肇庆（封开、德庆）、云浮（新兴）、江门（台山）、茂名、湛江（徐闻）。

性味功效：甘、淡，凉。清热解毒，利尿通淋。

大叶拿身草 Desmodium laxiflorum DC.

别　　名： 疏花山蚂蝗。

药用部位： 全草。

习性生境： 灌木或亚灌木。生于山地林缘灌丛或草坡。

产　　地： 韶关（始兴、翁源、新丰）、河源（和平）、梅州（梅县）、惠州（博罗、龙门）、肇庆（高要）、云浮（新兴、罗定）、阳江（阳春）、茂名（信宜）。

性味功效： 甘，平。活血，平肝，清热，利湿，解毒。

小叶三点金 Desmodium microphyllum（Thunb.）DC.

别　　名： 铺地山绿豆、红藤、小叶山蚂蝗。

药用部位： 全草。

习性生境： 草本。生于海拔50m以上的草丛或灌木林中。

产　　地： 韶关（始兴、仁化、翁源、乳源、乐昌、南雄）、河源（连平）、汕头（南澳）、深圳、清远（阳山、连山、英德）、肇庆（怀集）。

性味功效： 甘，平。健脾利湿，止咳平喘，解毒消肿。

饿蚂蝗 Desmodium multiflorum DC.

别　　名： 山黄豆、多花山蚂蝗、粘身草、胃痛草、红掌草。

药用部位： 根或全株及种子。

习性生境： 灌木。生于海拔500～1 200m的草地或林缘。

产　　地： 广东中部、东部至北部，韶关（仁化、乳源、乐昌）、梅州（大埔、兴宁）、深圳、广州、清远（阳山、连山）、肇庆（怀集）。

性味功效： 甘，凉。清热解毒，消食止痛。

显脉山绿豆 Desmodium reticulatum Champ. ex Benth.

别　　名： 假花生、山地豆。

药用部位： 全株。

习性生境： 亚灌木。生于250～900m的山地灌丛或草坡上。

产　　地： 梅州（丰顺）、汕头（南澳）、惠州（博罗、惠东、龙门）、深圳、广州、肇庆（封开、高要）、云浮、江门（新会）、阳江、茂名、湛江（徐闻）。

性味功效： 淡，凉。去腐，生肌。

赤山蚂蝗 Desmodium rubrum（Lour.）DC.

别　　名： 赤山绿豆、单叶假地豆。

药用部位： 叶。

习性生境： 亚灌木。生于荒地和海滨沙地。

产　　地： 阳江、湛江（吴川、雷州）。

性味功效： 清热解毒，消食健胃，消炎止泻，利湿。

长波叶山蚂蝗 Desmodium sequax Wall.

别　　名： 粘人花、波叶山蚂蝗、瓦子草。

药用部位： 根、茎叶、果实。

习性生境： 灌木。生于山谷、草坡或林缘。

产　　地： 清远（阳山、连山）、肇庆（怀集、封开）、云浮（罗定）。

性味功效： 根：微苦、涩，温；有小毒；润肺止咳，驱虫。茎叶：微苦、涩，平；清热泻火，活血祛瘀，敛疮。果实：涩，平；收敛止血。

广金钱草 Desmodium styracifolium（Osb.）Merr.

别　　名： 金钱草、落地金钱、铜钱草。

药用部位： 全草。

习性生境： 草本。生于海拔1 000m以下的山坡、草地或灌木丛中。

产　　地：汕尾（海丰）、惠州（博罗）、深圳、广州、肇庆、云浮（新兴）、江门（新会）。广东各地多有栽培。
性味功效：甘、淡，凉。清热利湿，通淋排石。

三点金 Desmodium triflorum（L.）DC.
别　　名：三花山绿豆、八字草、蝇翅草、三点金草。
药用部位：全草。
习性生境：草本。生于旷野荒地草丛中或河边沙土上。
产　　地：韶关（乐昌）、梅州（蕉岭）、汕头（南澳）、揭阳（惠来）、汕尾（海丰）、深圳、广州、肇庆（高要）、云浮（郁南、罗定）、阳江（阳春）、茂名、湛江（徐闻）。
性味功效：苦、微辛，温。理气和中，祛风活血。

黄毛野扁豆 Dunbaria fusca（Wall.）Kurz
药用部位：全株、根、叶。
习性生境：藤本。生于海拔200～1 200m的山谷、山坡或旷野草地上。
产　　地：汕尾（海丰）、深圳、广州、肇庆（德庆、高要）。
性味功效：全株：治天花，外用治疮疡肿毒。根、叶：健胃，利尿。

长柄野扁豆 Dunbaria podocarpa Kurz.
别　　名：山绿豆。
药用部位：全株。
习性生境：藤本。生于河边、灌丛或攀援于树上。
产　　地：汕尾（海丰）、惠州（博罗、惠东）、深圳、广州（从化）、清远（连山）、肇庆（封开、德庆）、云浮（郁南）、江门（鹤山）、阳江、茂名（电白）、湛江（徐闻）。
性味功效：甘，平。清热解毒，消肿止带。

圆叶野扁豆 Dunbaria rotundifolia（Lour.）Merr.
别　　名：罗网藤、假绿豆。
药用部位：根、全草。
习性生境：藤本。常生于山坡灌丛中和旷野草地上。
产　　地：韶关（翁源、新丰）、河源（连平）、梅州（大埔）、惠州（惠东、龙门）、深圳、广州、清远（阳山、连山）、肇庆（高要）、云浮（新兴）、茂名、湛江。
性味功效：淡，凉。清热解毒，止血生肌。

野扁豆 Dunbaria villosa（Thunb.）Makino
别　　名：野赤小豆、毛野扁豆。
药用部位：种子。
习性生境：草本。常生于旷野或山谷路旁灌丛中。
产　　地：揭阳（惠来）、深圳、肇庆、湛江（徐闻）。
性味功效：甘，平。清热解毒，消肿止带。

鸡头薯 Eriosema chinense Vog.
别　　名：猪仔笠、地草果、毛瓣花、岗菊、雀脷珠、山葛。
药用部位：块根。
习性生境：草本。生于向阳山坡草地、干旱山顶。
产　　地：韶关（始兴、翁源、乳源、乐昌、南雄）、河源（和平）、梅州（大埔、兴宁）、汕头（南澳）、汕尾（海丰）、惠州（博罗、惠东）、深圳（宝安）、广州、佛山（南海）、清远（阳山、英德、连州）、肇庆（怀集、封开、高要）、云浮、江门（开平）、茂名、湛江（徐闻）。
性味功效：甘、微涩，平。清热解毒，生津止渴，止咳化痰。

▼龙牙花 Erythrina corallodendron L. *

别　　名：刺桐、珊瑚刺桐、珊瑚树、象牙红。

药用部位：茎皮。

习性生境：灌木或小乔木。栽培。

产　　地：广东省各地多有栽培。主产于惠州（博罗）、广州、肇庆（高要）。

性味功效：苦、辛，温。疏肝行气，止痛。

鸡冠刺桐 Erythrina crista-galli L.

别　　名：刺桐。

药用部位：茎皮。

习性生境：小乔木。栽培。

产　　地：广州有引种栽培。

性味功效：用作收敛剂、镇静剂、驱虫剂，用于治疗腹泻。

▼刺桐 Erythrina variegata L.

别　　名：海桐皮、鸡桐木、空桐树、山芙蓉。

药用部位：茎皮、叶。

习性生境：大乔木。栽培。

产　　地：广东各地有栽培。

性味功效：茎皮：苦、辛，平；祛风除湿，舒筋通络，杀虫止痒。叶：苦，平；消积驱蛔。

山豆根 Euchresta japonica Hook. f. ex Regel *

别　　名：三叶丹、鸦片七。

药用部位：全株。

习性生境：藤状灌木。生于海拔500～1 150m的山谷或山坡密林中。

产　　地：韶关（仁化、乐昌）。

性味功效：苦，寒；有小毒。清热解毒，消肿止痛，通便。

大叶千斤拔 Flemingia macrophylla（Willd.）Prain

别　　名：大猪尾、千金红。

药用部位：根。

习性生境：灌木。生于空旷地及灌丛中。

产　　地：广东西部、中部、东部至北部。

性味功效：甘、微涩，平。祛风湿，益脾肾，强筋骨。

千斤拔 Flemingia prostrata Roxb. f. ex Roxb.

别　　名：蔓性千斤拔、一条根、老鼠尾、钻地风。

药用部位：地上部分和根须。

习性生境：亚灌木。生于较干旱的山坡、路旁灌丛或草丛中。

产　　地：韶关（翁源、乳源）、河源（连平）、梅州（蕉岭）、汕头、惠州（博罗）、深圳、珠海、广州、清远（阳山、连南）、肇庆（封开）。

性味功效：甘、微涩，平。祛风除湿，强筋壮骨，活血解毒。

球穗千斤拔 Flemingia strobilifera（L.）et Ait. f.

别　　名：咳嗽草、半灌木千斤拔、大苞千斤拔。

药用部位：根或全草。

习性生境：灌木。常生于海拔200～1 280m的山坡草丛或灌丛中。

产　　地：韶关（乳源、乐昌）、清远（阳山）、肇庆（怀集）。

性味功效：苦、甘，凉。止咳祛痰，清热除湿，补虚劳，壮筋骨。

干花豆 Fordia cauliflora Hemsl.

别　　名：茎花豆、虾须豆、土甘草。

药用部位：根、叶。

习性生境：灌木。生于灌木林中，亦有栽培。

产　　地：珠海、广州、清远（阳山）、肇庆（封开、高要）、江门（台山）、阳江（阳春）。

性味功效：辛、甘，平。活血通络，消肿止痛，化痰止咳。

乳豆 Galactia tenuiflora（Klein ex Willd.）Wight et Arn.

别　　名：细花乳豆、台湾乳豆、毛豆、老鼠藤。

药用部位：种子。

习性生境：藤本。生于林中或丘陵灌丛中。

产　　地：韶关（始兴、乳源、乐昌）、清远（阳山）、江门（台山）、湛江（徐闻）。

性味功效：酸、苦，平。行气活血。

▼大豆 Glycine max（L.）Merr.

别　　名：黄豆、白豆。

药用部位：种皮、种子。

习性生境：草本。栽培。

产　　地：广东各地有栽培。

性味功效：甘，平。宽中导滞，健脾利水，解毒消肿。

野大豆 Glycine soja Sieb. et Zucc.

别　　名：马料豆、白花野大豆、乌豆、蔓大豆、野黄豆。

药用部位：根、茎藤、种子。

习性生境：草本。生于山坡、路旁、河边或旷地上。

产　　地：韶关（始兴、乳源）、广州。

性味功效：甘，凉。补益肝肾，祛风解毒。

疏花长柄山蚂蝗 Hylodesmum laxum（DC.）H. Ohashi & R. R. Mill.

别　　名：长果柄山蚂蝗、疏花山绿豆。

药用部位：根。

习性生境：草本。生于海拔430～1 100m的山坡阔叶林中。

产　　地：韶关（始兴、翁源、乳源、新丰）、河源（连平）、梅州（梅县、大埔）、惠州（博罗、惠东）、深圳、广州、清远（连南）、肇庆（怀集、高要）、茂名。

性味功效：甘、淡，平。降血压，消炎。

细长柄山蚂蝗 Hylodesmum leptopus（A. Gray ex Benth.）H. Ohashi & R. R. Mill.

别　　名：细柄山绿豆、细梗山蚂蝗。

药用部位：根、全草。

习性生境：亚灌木。生于山谷林下及溪边荫蔽处。

产　　地：河源（和平）、肇庆（怀集）、云浮（郁南）。

性味功效：清热利湿，健脾消积。

长柄山蚂蝗 Hylodesmum podocarpum（DC.）H. Ohashi & R. R. Mill.

药用部位：根、叶。

习性生境：草本。生于山坡、草坡、次生阔叶林下或高山草甸处。

产　　地：韶关（乳源）。

性味功效：苦，温。散寒解表，止咳，止血。

深紫木蓝 Indigofera atropurpurea Buch.-Ham. ex Hornem.

别　　名：流产草、线苞木蓝。

药用部位：根。

习性生境：灌木或小乔木。生于山坡路旁灌丛、山谷疏林及路旁草坡和溪沟边。

产　　地：韶关（乐昌、乳源、翁源、始兴）、梅州（梅县、大埔）、广州、清远（阳山）、肇庆（德庆）。

性味功效：苦、微涩，凉。催产，解毒，截疟。

▼河北木蓝 Indigofera bungeana Walp. *

别　　名：马棘、本氏木蓝、马棘、陕甘木蓝。

药用部位：全株。

习性生境：直立灌木。栽培。

产　　地：广州及部分地区有引种栽培。

性味功效：苦、涩，平。清热解毒，消肿散结。

庭藤 Indigofera decora Lindl.
别　　名：铜锣伞、胡豆。
药用部位：根、全草。
习性生境：灌木。生于海拔200～1 200m的溪谷杂木林或灌丛中。
产　　地：韶关（始兴、仁化、翁源、乳源、新丰、乐昌、南雄）、河源（龙川、连平、和平）、潮州（饶平）、深圳、广州（从化）、清远（阳山、连山、英德、连州）、肇庆（广宁、怀集）。
性味功效：辛、微酸，平。续筋接骨，散瘀止痛。

宜昌木蓝 Indigofera decora Lindl. var. **ichangensis**（Craib.）Y. Y. Fang et C. Z. Zheng
别　　名：木蓝山豆根。
药用部位：根。
习性生境：灌木。生于灌丛或杂木林中。
产　　地：韶关（乳源）、河源（龙川、连平）、梅州（蕉岭）、清远（阳山）。
性味功效：苦，寒。清热利咽，解毒，通便。

假大青蓝 Indigofera galegoides DC. *
药用部位：叶。
习性生境：灌木或亚灌木。生于海拔700m左右的旷野或山谷中。
产　　地：肇庆（德庆）。
性味功效：苦，寒。解毒消肿。

硬毛木蓝 Indigofera hirsuta L.
别　　名：刚毛木蓝。
药用部位：枝、叶。
习性生境：亚灌木。生于低海拔的山坡草地及海滨沙地上。
产　　地：汕头（南澳）、揭阳（惠来）、汕尾（陆丰）、惠州（博罗）、深圳、珠海、中山、广州、云浮（郁南）、江门（台山）、阳江、湛江（徐闻、吴川）。
性味功效：苦、微涩，凉。解毒消肿，杀虫止痒。

穗序木蓝 Indigofera hendecaphylla Jacquem.
别　　名：铁箭岩陀、十一叶木蓝、假蓝靛。
药用部位：全草。
习性生境：草本。生于空旷地、竹园、路边潮湿的向阳处。
产　　地：广州、湛江（徐闻）。
性味功效：淡，凉。避孕，绝育。

远志木蓝 Indigofera squalida Prain. *
别　　名：块根木蓝、地萝卜、鸡心薯。
药用部位：全草。
习性生境：草本。生于海拔600m以下的斜坡旷野、山脚、路旁向阳草地上。
产　　地：韶关（乐昌）、清远（阳山）。
性味功效：辛、微甘，平。活血舒筋，消肿止痛。

野青树 Indigofera suffruticosa Mill.
别　　名：木蓝、假蓝靛。
药用部位：全株或根。
习性生境：灌木或亚灌木。生于低海拔山地路旁、山谷疏林、田野沟边及海滩沙地。
产　　地：韶关（翁源）、梅州（蕉岭）、惠州（博罗、惠东、龙门）、深圳（宝安）、广州（增城、从化）、肇庆（怀集、封开、德庆、高要）、云浮（新兴、罗定）、江门（台山）、阳江（阳春）、湛江（徐闻、廉江）。
性味功效：苦，凉。清热解毒，凉血，透疹。

木蓝 Indigofera tinctoria L.
别　　名：蓝靛、靛。
药用部位：茎叶。

习性生境： 亚灌木。栽培。
产　　地： 韶关（乳源）、潮州（潮安）。
性味功效： 微苦，寒。清热解毒，凉血止血。

三叶木蓝 Indigofera trifoliata L. *
别　　名： 地蓝根。
药用部位： 根、全草。
习性生境： 草本。生于山坡草地。
产　　地： 韶关（乳源、乐昌）、潮州（饶平）、广州、清远（阳山、英德、连州）、云浮（罗定）。
性味功效： 苦，寒。清热解毒。

鸡眼草 Kummerowia striata（Thunb.）Schindl.
别　　名： 人字草、三叶人字草、老鸦须、铺地锦。
药用部位： 全草。
习性生境： 草本。生于山坡、路旁、田边、林边和林下。
产　　地： 韶关（始兴、仁化、翁源、乐昌）、河源（龙川）、梅州（平远）、惠州（博罗）、东莞、深圳、广州、清远（阳山、连山、英德）、肇庆（高要）、云浮（新兴、郁南、罗定）、阳江（阳春）。
性味功效： 苦，寒。清热解毒，健脾利湿，活血止血。

▼扁豆 Lablab purpureus（L.）Sweet
别　　名： 白扁豆、火镰扁豆、峨眉豆、茶豆、雪豆、扁豆子。
药用部位： 种子。
习性生境： 藤本。栽培。
产　　地： 广东各地均有栽培。
性味功效： 甘，微温。健脾化湿，和中消暑。

胡枝子 Lespedeza bicolor Turcz.
别　　名： 随军茶、萩。
药用部位： 枝、叶。
习性生境： 直立灌木。生于海拔150～1 000m的山坡、林缘、路旁、灌丛及杂木林间。
产　　地： 韶关（始兴、仁化、翁源、乳源、新丰、乐昌、南雄）、河源（连平）、梅州（大埔、五华）、惠州（龙门）、广州、清远（英德）、肇庆（怀集、封开、高要）、云浮、江门（台山）。
性味功效： 甘，平。清热润肺，利尿通淋，止血。

中华胡枝子 Lespedeza chinensis G. Don
别　　名： 细叶马料梢、太阳草、华胡枝子。
药用部位： 根、全株。
习性生境： 小灌木。生于灌木丛中、草丛等处。
产　　地： 韶关（翁源）、河源（连平）、珠海、江门（台山）。
性味功效： 微苦，凉。清热解毒，宣肺平喘，截疟。

截叶铁扫帚 Lespedeza cuneata（Dum.-Cours.）G. Don
别　　名： 铁扫帚、苍蝇翼、三叶公母草、夜关门。
药用部位： 全株。
习性生境： 小灌木。生于海拔100m以下的山坡路旁。
产　　地： 韶关（始兴、仁化、翁源、乳源、新丰、乐昌、南雄）、河源（连平、和平）、梅州（大埔、兴宁）、汕头（南澳）、惠州（博罗、惠东、龙门）、广州（从化）、清远（阳山、连山、英德、连州）、肇庆（怀集、封开、高要）、云浮（新兴、郁南）、茂名。
性味功效： 甘、微苦，平。清热利湿，消食除积，祛痰止咳。

大叶胡枝子 Lespedeza davidii Franch.
别　　名： 和血丹。
药用部位： 全株。
习性生境： 直立灌木。生于海拔约800m的山坡灌丛中。
产　　地： 韶关（始兴、乳源、乐昌、南雄）、潮州（饶平）、广州、清远（阳山、连山、连州）。
性味功效： 甘，平。清热解表，止咳止血，通经活络。

多花胡枝子 Lespedeza floribunda Bge.
别　　名： 铁鞭草、米汤草、四川胡枝子。
药用部位： 根、全草。
习性生境： 小灌木。生于海拔1 300m以下的石质山坡。
产　　地： 韶关（始兴、乳源、乐昌）、梅州（兴宁）、潮州（饶平）、珠海、肇庆（封开）、江门（台山）。
性味功效： 涩，凉。消积，截疟。

美丽胡枝子 Lespedeza formosa（Vog.）Koehne
别　　名： 马扫帚、柔毛胡枝子、路生胡枝子、南胡枝子。
药用部位： 根、全株。
习性生境： 直立灌木。生于山坡林下或杂草丛中。
产　　地： 韶关（新丰、翁源、乐昌、乳源）、河源（和平）、梅州（大埔、梅县）、惠州（龙门、惠东、博罗）、广州（从化）、清远（阳山、连山、英德）、肇庆（怀集、封开）。
性味功效： 苦、微涩，平。清热凉血，活血散瘀，消肿止痛。

铁马鞭 Lespedeza pilosa（Thunb.）Sieb. et Zucc. *
别　　名： 野花生、狗尾巴。
药用部位： 全草。
习性生境： 草本。生于海拔1 000m以下的荒山坡及草地。
产　　地： 韶关（始兴）、清远（连州）。
性味功效： 苦、辛，平。清热散结，活血止痛，行水消肿。

绒毛胡枝子 Lespedeza tomentosa（Thunb.）Sieb. ex Maxim. *
别　　名： 山豆花、毛胡枝子、白胡枝子、白土子、白萩。
药用部位： 根。
习性生境： 灌木。生于海拔1 000m以下的山坡草地及灌丛间。
产　　地： 韶关（乳源）、清远（连州）。
性味功效： 甘，平。健脾补虚。

细梗胡枝子 Lespedeza virgata（Thunb.）DC.
别　　名： 掐不齐、莳绘萩。
药用部位： 根、全草。
习性生境： 小灌木。多见于石山山坡。
产　　地： 韶关（乳源）、潮州（饶平）、惠州（博罗）、清远（英德、连州）。
性味功效： 甘、微苦，平。清暑利尿，截疟。

天蓝苜蓿 Medicago lupulina L.
别　　名： 老蜗生、黑荚苜蓿。
药用部位： 全草。
习性生境： 草本。常见于河岸、田野及林缘。
产　　地： 韶关（乐昌）。
性味功效： 甘、苦、微涩，凉；有小毒。清热利湿，舒筋活络，止咳平喘，凉血解毒。

▼南苜蓿 Medicago polymorpha L. *
别　　名： 金花菜、黄花草子。
药用部位： 根、全草。
习性生境： 草本。栽培。
产　　地： 广州。

性味功效： 微甘、苦、涩，平。清热凉血，利湿退黄，通淋排石。

紫苜蓿 Medicago sativa L.

别　　名： 苜蓿根、苜蓿。

药用部位： 根。

习性生境： 草本。生于田边、路旁、旷野、草原、河岸及沟谷等地。

产　　地： 韶关（乐昌）。

性味功效： 涩、苦、微甘，平。清热凉血，利湿退黄，通淋排石。

草木樨 Melilotus officinalis（L.）Pall.

别　　名： 黄香草木犀、辟汗草、黄花草木樨。

药用部位： 全草。

习性生境： 草本。生于山坡、河岸、路旁、沙质草地及林缘。

产　　地： 韶关（乐昌）。

性味功效： 辛、苦，凉；有小毒。清暑解毒，健胃和中，化湿，杀虫。

绿花鸡血藤 Millettia championii Benth.

别　　名： 绿花崖豆藤、苦大力。

药用部位： 根。

习性生境： 藤本。生于海拔800m以下的山谷、灌丛间。

产　　地： 韶关（乳源）、梅州（大埔）、汕尾（海丰）、清远（英德）。

性味功效： 苦，凉。祛风通络，凉血散瘀。

香花鸡血藤 Millettia dielsiana Harms

别　　名： 灰毛崖豆藤、山鸡血藤、香花崖豆藤。

药用部位： 根和藤。

习性生境： 攀援灌木。生于海拔800m以下的山谷、灌丛间。

产　　地： 广东各地均有产。

性味功效： 甘，温。补血行血，通经活络。

注：《中国植物志》已修订该物种学名，正名为"香花鸡血藤 Callerya dielsiana（Harms）P. K. Loc ex Z. Wei & Pedley"。

异果鸡血藤 Millettia dielsiana Harms var. **heterocarpa**（Chun ex T. Chen）Z. Wei

别　　名： 异果崖豆藤。

药用部位： 根。

习性生境： 攀援灌木。生于山坡杂木林缘或灌丛中。

产　　地： 广东大部分地区有产。

性味功效： 涩、淡，温。补血、行血。

注：《中国植物志》已修订该物种学名，正名为"异果鸡血藤 Callerya dielsiana var. heterocarpa（Chun ex T. C. Chen）X. Y. Zhu ex Z. Wei & Pedley"。

亮叶鸡血藤 Millettia nitida Benth.

别　　名： 光叶崖豆藤。

药用部位： 藤茎。

习性生境： 攀援灌木。常见于山谷林缘或山野间。

产　　地： 广东大部分地区有产。

性味功效： 苦，温。活血补血，舒筋活络。

注：《中国植物志》已修订该物种学名，正名为"亮叶鸡血藤 Callerya nitida（Benth.）R. Geesink"。

皱果鸡血藤 Callerya oosperma（Dunn）Z. Wei & Pedley *

别　　名： 皱果崖豆藤。

药用部位： 全株。

习性生境： 攀援灌木。生于海拔200～1 100m的山谷疏林中。

产　　地： 广东西部至南部各地区。

性味功效： 甘、苦，温。补血。

厚果崖豆藤 Millettia pachycarpa Benth.

别　　名： 厚果鸡血藤。

药用部位： 茎、种子、叶。

习性生境：巨大藤本。生于山坡常绿阔叶林或疏林中。

产　　地：广东大部分地区有产。

性味功效：苦、辛，温；有毒。种子：攻毒止痛，消积杀虫。叶：活血消肿，祛风杀虫。

海南崖豆藤 Millettia pachyloba Drake

别　　名：白药根、雷公藤蹄、毛瓣鸡血藤。

药用部位：藤茎。

习性生境：大藤本。生于疏林中或溪边灌丛中。

产　　地：广州、清远（连山）、肇庆（怀集、高要）、云浮、江门（恩平）、湛江（徐闻）。

性味功效：苦、辛，温；有小毒。消炎止痛。

印度崖豆藤 Millettia pulchra（Benth.）Kurz

别　　名：疏叶鸡血藤、印度鸡血藤、冲天子、闹鱼藤、美花鸡血藤。

药用部位：根。

习性生境：灌木或小乔木。生于山地林中。

产　　地：韶关（曲江、翁源、乳源、乐昌）、汕头（南澳）、深圳、广州、清远（阳山、连山、连州）、肇庆（封开）、云浮（新兴）、江门（台山）、阳江（阳春）、茂名（高州、信宜）。

性味功效：甘、辛，平。散瘀，消肿，止痛。

昆明鸡血藤 Millettia reticulata Benth.

别　　名：鸡血藤、网络崖豆藤。

药用部位：根枝。

习性生境：藤本。生于海拔1 000m以下的山地灌丛及沟谷。

产　　地：韶关（乳源、乐昌）、惠州（博罗）、肇庆（怀集、德庆、高要）、云浮（罗定）、阳江（阳春）、茂名（信宜）。

性味功效：甘、涩，温；有小毒。补血活血，祛风湿，通经络，强筋骨。

注：《中国植物志》已修订该物种学名，正名为“网络鸡血藤 Callerya reticulata（Benth.）Schot”。

美丽崖豆藤 Millettia speciosa Champ. ex Benth.

别　　名：猪脚笠、倒吊金钟、牛大力。

药用部位：块根。

习性生境：藤本。生于山谷、路旁、疏林中和灌丛中。

产　　地：韶关（翁源）、深圳、珠海、广州（从化）、佛山、清远（连山）、肇庆（鼎湖）、江门（台山）、阳江（阳春）、茂名、湛江（徐闻）。

性味功效：甘，平。补虚润肺，强筋活络。

注：《中国植物志》已修订该物种学名，正名为“美丽鸡血藤 Callerya speciosa（Champ. ex Benth.）Schot”。

喙果崖豆藤 Millettia tsui Metc.

别　　名：三叶鸡血藤、老虎豆、徐氏鸡血藤。

药用部位：藤茎。

习性生境：藤本。生于海拔200～1 000m的山地杂木林中。

产　　地：韶关（曲江、翁源、乳源、乐昌）、广州（从化）、佛山（高明）、清远（阳山、连山、英德、连州）、肇庆（怀集、德庆、高要）、阳江、茂名（电白、信宜）。

性味功效：微苦、涩，平。补血，祛风湿。

注：《中国植物志》已修订该物种学名，正名为“喙果鸡血藤 Callerya tsui（F. P. Metcalf）Z. Wei & Pedley”。

白花油麻藤 Mucuna birdwoodiana Tutch.

别　　名：血藤、鸡血藤、禾雀花。

药用部位：藤茎。

习性生境：木质藤本。生于山谷林中。
产　　地：河源（和平）、梅州（大埔、蕉岭）、潮州（饶平）、汕尾（陆丰）、惠州（博罗、惠东、龙门）、东莞、深圳、广州（增城、从化）、清远（连山）、肇庆、云浮（罗定）、江门（新会）、阳江（阳春）、茂名（信宜）。
性味功效：微苦、涩，平。补血，通经络，强筋骨。

港油麻藤 Mucuna championii Benth. *
别　　名：毒毛麻雀豆、绢毛油麻藤。
药用部位：根。
习性生境：藤本。生于山地疏林中，攀援于其他树上。
产　　地：深圳、清远（阳山）。
性味功效：甘、涩，平；有小毒。祛风除湿，舒筋活络，解毒。

▼黧豆 Mucuna pruriens（L.）DC. var. **utilis**（Wall. ex Wight）Baker ex Burck
别　　名：狗爪豆、龙爪黧豆、猫豆。
药用部位：种子、叶。
习性生境：藤本。栽培。
产　　地：广东各地均有栽培。
性味功效：补中益气，清热，凉血。

常春油麻藤 Mucuna sempervirens Hemsl.
别　　名：棉麻藤、牛马藤、常绿油麻藤。
药用部位：藤茎。
习性生境：木质藤本。生于亚热带森林、灌木丛、溪谷、河边。
产　　地：广东各地有栽培。
性味功效：甘、微苦，温。活血调经，补血舒筋。

肥荚红豆 Ormosia fordiana Oliv.
别　　名：福氏红豆、鸭公青、青竹蛇、大红豆。
药用部位：茎皮、根、叶。
习性生境：乔木。生于海拔100m以上的山谷、山坡路旁、溪边杂木林。
产　　地：韶关（乳源、乐昌）、惠州（博罗）、肇庆（怀集、德庆、高要）、云浮（罗定）、阳江（阳春）、茂名（信宜）。
性味功效：苦、涩，凉；有小毒。清热解毒，消肿止痛。

花榈木 Ormosia henryi Prain
别　　名：花梨木、红豆树、花梨木、亨氏红豆。
药用部位：根、根皮、茎、叶。
习性生境：乔木。生于山地林中。
产　　地：韶关（始兴、乐昌、南雄）、梅州（五华）、惠州（龙门）、广州、清远（英德）。
性味功效：辛，温；有毒。活血化瘀，祛风消肿。

▼沙葛 Pachyrhizus erosus（L.）Urb.
别　　名：凉薯、葛薯、豆薯、凉瓜、地罗卜。
药用部位：块根、花、种子。
习性生境：藤本。栽培。
产　　地：广东各地均有栽培。
性味功效：甘，微凉。块根、花：止渴，解酒毒。种子：有毒；杀虫。

▼棉豆 Phaseolus lunatus L. *
别　　名：金甲豆、香豆、大白芸豆。
药用部位：种子。
习性生境：草本。栽培。
产　　地：广东各地均有栽培。
性味功效：甘、苦，平。补血，活血，消肿。

▼菜豆 Phaseolus vulgaris L.
别　　名：云藊豆、四季豆、龙牙豆。
药用部位：果荚。

习性生境： 草本。栽培。
产　　地： 广东各地均有栽培。
性味功效： 甘、淡，平。滋养解热，利尿消肿。

毛排钱树 Phyllodium elegans（Lour.）Desv.
别　　名： 连里尾树、毛排钱草。
药用部位： 根、枝叶。
习性生境： 灌木。生于海拔40～800m的平原、丘陵荒地或山坡、疏林或灌丛中。
产　　地： 韶关（翁源）、河源、梅州（蕉岭）、揭阳（揭西）、汕尾（海丰、陆河、陆丰）、惠州（惠东）、深圳（宝安）、珠海、广州（增城）、佛山（三水）、肇庆（德庆、高要）、云浮（新兴、郁南、罗定）、江门（台山）、阳江（阳春）、茂名（信宜）、湛江（徐闻）。
性味功效： 淡、涩，平；有小毒。清热利湿，活血祛瘀，软坚散结。

排钱树 Phyllodium pulchellum（L.）Desv.
别　　名： 排钱草、虎尾金钱、钱串草。
药用部位： 根、叶。
习性生境： 灌木。生于海拔100～1 300m的丘陵荒地、路旁或山坡疏林中。
产　　地： 韶关（翁源）、河源、梅州（蕉岭）、揭阳（揭西）、汕尾（海丰、陆河、陆丰）、惠州（惠东）、深圳（宝安）、珠海、广州（增城）、佛山（三水）、肇庆（德庆、高要）、云浮（新兴、郁南、罗定）、江门（台山）、阳江（阳春）、茂名（信宜）、湛江（徐闻）。
性味功效： 淡、涩，平；有小毒。清热利湿，活血祛瘀，软坚散结。

▼**豌豆 Pisum sativum** L.
别　　名： 回鹘豆、麦豆、雪豆、荷兰豆。
药用部位： 种子。
习性生境： 藤本。栽培。
产　　地： 广东各地均有栽培。
性味功效： 甘，平。利小便，调营卫，益中平气。

水黄皮 Pongamia pinnata（L.）Pierre
别　　名： 水流豆、水流兵、水罗豆、水刀豆。
药用部位： 根、花、种子。
习性生境： 乔木。生于海边潮汐能到达的岸边或池塘边。
产　　地： 东莞、深圳、广州等东南部沿海地区。
性味功效： 苦，寒；有小毒。祛风除湿，解毒杀虫。

▼**补骨脂 Psoralea corylifolia** L. *
别　　名： 破故纸、和兰苋、胡韭子。
药用部位： 种子。
习性生境： 草本。栽培。
产　　地： 广州有引种栽培。
性味功效： 辛、微苦，大温。温肾壮阳。

▼**紫檀 Pterocarpus indicus** Willd.
别　　名： 青龙木、印度紫檀、赤檀、紫榆、羽叶檀。
药用部位： 树脂、心材、胶。
习性生境： 乔木。栽培。
产　　地： 惠州（博罗）、广州、湛江。
性味功效： 咸，平。祛瘀和营，止血定痛，解毒消肿。

野葛 Pueraria lobata（Willd.）Ohwi
别　　名： 葛、葛藤。
药用部位： 根、花。
习性生境： 藤本。生于旷野灌丛中或山地疏林下。
产　　地： 广东各地均有产。
性味功效： 根：甘、辛，平。解肌退热，生津止渴，透发斑疹。

葛麻姆 Pueraria lobata (Willd.) Ohwi var. **montana** (Lour.) van der Maesen [*P. montana* (Lour.) Merr.]

别　　名：葛藤、野葛。

药用部位：根、花。

习性生境：藤本。生于草坡、路边或疏林下。

产　　地：广东各地均有产。

性味功效：根：甘、辛，平；解肌退热，生津止渴，透发斑疹；治感冒发热、头痛项强、疹出不透、急性胃肠炎、小儿腹泻、肠梗阻、痢疾、高血压引起的颈项强直和疼痛、心绞痛、突发性耳聋，并可解酒。

▼粉葛 Pueraria lobata (Willd.) Ohwi var. **thomsonii** (Benth.) van der Maesen [*P. thomsonii* Benth.]

别　　名：葛、葛根。

药用部位：根、花。

习性生境：藤本。栽培。

产　　地：广东各地均有栽培。

性味功效：根：甘、辛，平；解肌退热，生津止渴，透发斑疹。

三裂叶野葛 Pueraria phaseoloides (Roxb.) Benth.

药用部位：全株。

习性生境：藤本。生于山地、路旁、水边及山谷灌丛中。

产　　地：河源、梅州（大埔）、汕尾（海丰）、惠州（龙门、惠东）、深圳、广州（从化）、清远（英德）、肇庆（高要、德庆）、云浮（新兴、罗定、郁南）、江门（台山）、阳江（阳春）、茂名、湛江（徐闻）。

性味功效：解热，驱虫。治外感发热头痛、项背强痛、麻疹不透、热痢、眩晕头痛、中风偏瘫。

密子豆 Pycnospora lutescens (Poir.) Schindl.

别　　名：假番豆草。

药用部位：全草。

习性生境：草本。生于海拔50～1 300m的山野草坡及平原。

产　　地：韶关（乳源）、河源、潮州（饶平）、汕尾（海丰）、惠州（博罗、惠东、龙门）、深圳、珠海、广州（从化）、清远（阳山、连山、英德）、云浮（新兴、罗定）、湛江（徐闻）。

性味功效：淡，凉。利水通淋，消肿解毒。

菱叶鹿藿 Rhynchosia dielsii Harms ex Diels

别　　名：山黄豆藤。

药用部位：根、茎叶。

习性生境：草本。常生于海拔600～1 100m的山坡、路旁灌丛中。

产　　地：广东各地均有产。

性味功效：涩、苦，凉。祛风清热，定惊解毒。

鹿藿 Rhynchosia volubilis Lour.

别　　名：山黑豆、老鼠眼、痰切豆。

药用部位：根、茎叶。

习性生境：藤本。生于土坡上、杂草丛中。

产　　地：韶关（曲江、始兴、仁化、翁源、乳源、乐昌）、河源（紫金、连平、和平）、梅州（大埔、平远、蕉岭）、惠州（博罗、龙门）、深圳、广州（增城、从化）、清远（阳山、连山、英德、连州）、肇庆（怀集、封开、高要）、云浮（郁南、罗定）、江门（台山）、茂名（高州、信宜）、湛江（徐闻）。

性味功效：根：苦，平；活血止痛，解毒，消积。茎叶：苦、酸，平；祛风除湿，活血解毒。

刺槐 Robinia pseudoacacia L.

别　　名：洋槐、槐树、刺儿槐。

药用部位：根、花。

习性生境：落叶乔木。栽培。

产　　地：韶关（乐昌）有引种栽培。

性味功效：根：苦，微寒；凉血止血，舒筋活络。花：甘，平；止血。

铁刀木 Sennasiamea（Lamarck）H. S. Irwin & Barneby

别　　名：孟买蔷薇木、孟买黑檀、泰国山扁豆、黑心树。

药用部位：叶、果实、心材、根。

习性生境：乔木。广东有栽培。

产　　地：广东部分城市（如广州等）有引种栽培。

性味功效：叶、果实：治痞满腹胀、头晕、脚转筋。心材：缓泻，利尿，用于治疗性病。根：驱除肠寄生虫，治小儿惊厥。

田菁 Sesbania cannabina（Retz.）Pers.

别　　名：向天蜈蚣。

药用部位：根、叶、种子。

习性生境：草本。栽培或逸生于水田、水沟等潮湿低地边。

产　　地：潮州（饶平）、汕尾（海丰）、广州、肇庆（高要、封开）、湛江（徐闻）。

性味功效：甘、微苦，平。清热凉血，解毒利尿。

▼大花田菁 Sesbania grandiflora（L.）Pers. *

别　　名：木田菁。

药用部位：茎皮。

习性生境：草本。园林栽培。

产　　地：广州、深圳有引种栽培。

性味功效：甘、涩，寒。清热解毒，祛湿敛疮。

密节坡油甘 Smithia conferta Smith

别　　名：密节膜苞豆、密节施氏豆。

药用部位：全草。

习性生境：草本。生于山地、沟谷、林缘路旁。

产　　地：韶关（新丰）、惠州（龙门）、深圳、珠海、肇庆（怀集）、云浮（新兴、郁南）、茂名（电白）。

性味功效：微苦，平。民间用于治疗妇科病。

坡油甘 Smithia sensitiva Ait.

别　　名：田基豆、田唇乌蝇翼。

药用部位：全株。

习性生境：草本。生于海拔50～1 000m的田边或低湿处。

产　　地：韶关（始兴、翁源、乳源、新丰）、河源（连平）、惠州（博罗、惠东）、广州（白云山）、清远（阳山、连山、英德）、肇庆（德庆、高要）、云浮（新兴）、阳江（阳春）。

性味功效：微苦，平。解毒消肿，止咳。

苦参 Sophora flavescens Ait. *

别　　名：野槐、苦骨、地骨、地槐、山槐子。

药用部位：根。

习性生境：草本或亚灌木。生于山坡、沙地草坡灌木林中或田野附近。

产　　地：韶关（乳源）、汕头（南澳）、清远（连州）、云浮。

性味功效：苦，寒；有小毒。清热利湿，祛风杀虫。

▼槐 Sophora japonica L.

别　　名：金药树、护房树、豆槐。

药用部位：花蕾、果实。

习性生境：乔木。栽培。

产　　地：广东北部有引种栽培。

性味功效：苦，微寒。凉血止血，清肝明目。

▼越南槐 Sophora tonkinensis Gagnep. *

别　　名：柔枝槐、山豆根、广豆根。

药用部位：根。

习性生境：灌木。栽培。

产　　地：广东东部和西部有引种栽培。

性味功效：苦，寒。清热解毒，消肿止痛，通便。

红血藤 Spatholobus sinensis Chun et T. Chen *

别　　名：华密花豆、血格龙。

药用部位：根状茎。

习性生境：藤本。生于低海拔山谷密林中较阴湿的地方。

产　　地：广东西部云浮。

性味功效：甘、辛，温。活血止痛，祛风除湿。

密花豆 Spatholobus suberectus Dunn

别　　名：鸡血藤、血风、血藤、血风藤。

药用部位：藤茎。

习性生境：木质藤本。生于海拔500～1 300m的山地疏密林沟谷或灌丛中。

产　　地：清远（英德）、肇庆（怀集、高要）。

性味功效：苦、甘，温。行血补血，通经活络。

蔓茎葫芦茶 Tadehagi pseudotriquetrum（DC.）Yang et Huang

别　　名：一条根、龙舌黄、葫芦茶。

药用部位：根、全株。

习性生境：亚灌木。生于山地疏林下。

产　　地：清远（阳山）。

性味功效：苦、涩，凉。清热解毒，利湿退黄，消积杀虫。

葫芦茶 Tadehagi triquetrum（L.）Ohashi

别　　名：剃刀柄、虫草、金剑草。

药用部位：全株。

习性生境：灌木或亚灌木。生于海拔1 400m以下的荒地或山地林缘、路旁。

产　　地：广东各地均有产。

性味功效：微苦、涩，凉。清热解毒，消积利湿，杀虫防腐。

▼灰叶 Tephrosia purpurea（L.）Pers.

别　　名：野蓝靛、野青树、假靛青、山青。

药用部位：根、茎、叶。

习性生境：草本。栽培。

产　　地：广东各地有栽培。

性味功效：微苦，平；有毒。解表，健脾燥湿，行气止痛。

▼胡卢巴 Trigonella foenum-graecum L. *

别　　名：芸香、香豆、香草。

药用部位：种子。

习性生境：草本。栽培。

产　　地：广东部分地区有栽培。

性味功效：苦，温。补肾壮阳，祛痰除湿。

猫尾草 Uraria crinita（L.）Desv. ex DC.

别　　名：狐狸尾、猫尾射。

药用部位：根、全草。

习性生境：亚灌木。生于海拔850m以下的坡地、路旁或灌丛中。

产　　地：广东各地均有产。

性味功效：淡，凉。散瘀止血，清热止咳，凉血消肿。

长穗猫尾草 Uraria crinita（L.）Desv. ex DC. var. **macrostachya** Wall.

别　　名：长穗猫尾射、兔狗尾、狐狸尾、虎尾轮、石参。

药用部位：全草。

习性生境：灌木或亚灌木。生于旷野坡地灌丛中。

产　　地：广东各地均有产。

性味功效：淡，凉。清热化痰，凉血止血，杀虫。

狸尾草 Uraria lagopodioides（L.）Desv. et DC.

别　　名：兔尾草、龙狗尾、狐狸尾。

药用部位：全草。

习性生境：多年生草本。多生于海拔1 000m以下的旷野坡地灌丛中。

产　　地：韶关（翁源、乳源、乐昌）、惠州（惠东、龙门）、深圳、广州（从化）、清远（英德）、肇庆（封开、高要）、云浮、茂名（电白）、湛江（徐闻）。

性味功效：甘、淡，平。散结消肿，清热解毒。

广布野豌豆 Vicia cracca L. *

别　　名：落豆秧、鬼豆角、草藤、灰野豌豆。

药用部位：全草。

习性生境：草本。生于田边、路旁、草坡。

产　　地：韶关（乳源）、广州、肇庆（高要）。

性味功效：辛、苦，温。祛风除湿，活血消肿，解毒止痛。

▼蚕豆 Vicia faba L. *

别　　名：胡豆。

药用部位：梗、叶、花、豆荚、种子。

习性生境：草本。栽培。

产　　地：广东各地均有栽培。

性味功效：梗：止血止泻。叶：解毒。花：甘，凉；凉血止血，止带降压。豆荚：敛疮。种子（豆）：甘，平；健脾利湿。

小巢菜 Vicia hirsuta（L.）S. F. Gray *

别　　名：硬毛果野豌豆、雀野豆、小巢豆。

药用部位：全草。

习性生境：草本。生于海拔200～1 500m的山沟、河滩、田边和路旁草丛。

产　　地：韶关（曲江、乐昌）、广州。

性味功效：甘、淡，平。清热利湿，调经止血。

救荒野豌豆 Vicia sativa L. *

别　　名：野豌豆、大巢菜、野绿豆、马豆草、野麻碗。

药用部位：全草、种子。

习性生境：草本。生于海拔50～1 000m的荒山、田边草丛及林中。

产　　地：韶关（曲江、乳源）、梅州（梅县）、广州、清远（英德）、肇庆（高要）。

性味功效：甘、辛，寒。补肾调经，祛痰止咳。

野豌豆 Vicia sepium L.

别　　名：滇野豌豆。

药用部位：全草。

习性生境：草本。生于海拔700～1 200m的山坡、林缘草丛。

产　　地：韶关（乐昌）。

性味功效：辛、甘，温。祛风除湿，活血消肿。

▼赤豆 Vigna angularis（Willd.）Ohwi et H. Ohashi

别　　名：红豆、红小豆。

药用部位：种子。

习性生境：草本。栽培。

产　　地：广东各地均有栽培。

性味功效：甘、酸，平。清湿热，利尿，排脓消肿。

贼小豆 Vigna minima（Roxb.）Ohwi et H. Ohashi

别　　名：山绿豆、狭叶菜豆、细茎豇豆、细叶小豇豆。

药用部位：种子。

习性生境：草本。生于路旁、田野、旷野。

产　　地：韶关（翁源、乳源、新丰、乐昌）、惠州（博罗、惠东）、广州（从化）、清远（阳山、连山、连州）、肇庆（怀集、高要）、江门（台山）、茂名、湛江（徐闻）。

性味功效：甘、苦，凉。利水除湿，和血排脓，消肿解毒。

▼绿豆 **Vigna radiata**（L.）Wilczek *
药用部位：种子。
习性生境：草本。栽培。
产　　地：广东各地均有栽培。
性味功效：淡，平。清凉解毒，利尿明目。

▼赤小豆 **Vigna umbellata**（Thunb.）Ohwi et Ohashi
别　　名：小豆、红饭豆、多花菜豆。
药用部位：种子。
习性生境：草本。栽培。
产　　地：广东各地均有栽培或逸为野生。
性味功效：甘、酸，平。清湿热，利尿，排脓消肿。

▼豇豆 **Vigna unguiculata**（L.）Walp.
别　　名：豆角。
药用部位：种子、叶、果荚、根。
习性生境：藤本或草本。栽培。
产　　地：广东各地均有栽培。
性味功效：甘、酸，平。健胃利湿，清热解毒，敛汗止血。

▼短豇豆 **Vigna unguiculata**（L.）Walp. subsp. **cylindrica**（L.）Verdc. *
别　　名：饭豇豆、眉豆、饭豆。
药用部位：种子。
习性生境：草本。栽培。
产　　地：广东各地均有栽培。
性味功效：甘、酸，平。补中益气，健脾益肾。

野豇豆 **Vigna vexillata**（L.）Rich.
别　　名：山土瓜、云南野豇豆、山马豆根。
药用部位：根、全草。
习性生境：草本。生于旷野、灌丛或疏林中。
产　　地：韶关（仁化）、河源（连平）、清远（阳山）。
性味功效：根：甘、苦，平；益气，生津，利咽，解毒。全草：清热解毒，消肿止痛

▼紫藤 **Wisteria sinensis**（Sims）Sweet
别　　名：藤萝。
药用部位：根、茎皮、种子。
习性生境：落叶藤本。栽培。
产　　地：广东各地均有栽培。
性味功效：根：甘，温；祛风除湿，舒筋活络。茎皮：甘、苦，微温；有小毒；利水，除痹，杀虫。种子：甘，微温；有小毒；活血，通络，解毒，驱虫。

丁葵草 **Zornia gibbosa** Spanog.
别　　名：人字草、乌蝇翼草、老鸦草。
药用部位：全草。
习性生境：草本。生于稍干旱的旷地上。
产　　地：韶关（翁源、南雄）、河源（连平、和平）、汕头（南澳）、汕尾（陆丰）、惠州（博罗、龙门）、深圳（宝安）、广州、云浮（新兴）、江门（恩平）、阳江（阳春）、茂名、湛江（廉江）。
性味功效：甘、淡，凉。清热解表，凉血解毒，除湿利尿。

92. 旌节花科 Stachyuraceae

中国旌节花 **Stachyurus chinensis** Franch. *
别　　名：水凉子、小通草、小通藤、旌节花、萝卜药、尖叶旌节花。
药用部位：茎部髓心。
习性生境：灌木。生于山沟边、谷地、林中或林缘。
产　　地：韶关（始兴、仁化、翁源、乳源、乐

昌、南雄）、河源（和平）、清远（阳山、连山、连州）。

性味功效：淡，平。清热利水，通乳。

西域旌节花 Stachyurus himalaicus Hook. f. et Thoms. ex Benth.

别　　名：空藤杆、通条木、喜马山旌节花、短穗旌节花。

药用部位：茎部髓心、根和叶。

习性生境：灌木。常生于山坡林中。

产　　地：韶关（乳源、乐昌、南雄）、清远（阳山、连山、连州）。

性味功效：淡，平。利尿催乳，清热安神。

93. 金缕梅科 Hamamelidaceae

蕈树 Altingia chinensis（Champ.）Oliv. ex Hance

别　　名：阿丁枫、山锂枝。

药用部位：根、枝、叶。

习性生境：乔木。生于山地常绿阔叶林中。

产　　地：韶关（曲江、翁源、乳源、新丰、乐昌）、河源（紫金、龙川、和平）、梅州（大埔、五华、平远）、潮州（饶平）、惠州（博罗、惠东、龙门）、深圳、珠海、广州（增城、从化）、清远（阳山、连山、英德、连州）、肇庆（广宁、怀集、封开、德庆、高要）、云浮（郁南）、阳江（阳春）、茂名（信宜）。

性味功效：甘，温。祛风除湿，舒筋活血。

细柄蕈树 Altingia gracilipes Hemsl.

别　　名：细柄阿丁枫、龙泉檀香、细叶枫。

药用部位：分泌树脂。

习性生境：乔木。生于山地常绿林中。

产　　地：韶关（新丰）、河源（紫金、连平、和平）、梅州（梅县、大埔、丰顺、平远、蕉岭）、潮州（饶平）、云浮。

性味功效：解毒止痛，止血。

蜡瓣花 Corylopsis sinensis Hemsl.

别　　名：中华蜡瓣花、连核梅、连合子。

药用部位：根皮、叶。

习性生境：灌木。生于山地、山谷林中。

产　　地：韶关（乳源、乐昌）、清远（连州）。

性味功效：甘，平。疏风和胃，宁心安神。

杨梅叶蚊母树 Distylium myricoides Hemsl.

别　　名：亮叶蚊母树。

药用部位：根。

习性生境：灌木或小乔木。生于山地林中。

产　　地：韶关（仁化、乳源、新丰、乐昌）、河源（龙川）、梅州（大埔、平远）、潮州（饶平）、惠州（博罗、龙门）、广州（从化）、清远（连山、英德、连州）。

性味功效：辛、微苦，平。利水渗湿，祛风活络。

蚊母树 Distylium racemosum Sieb. et Zucc.

别　　名：米心树、蚊母、蚊子树。

药用部位：根、茎皮。

习性生境：灌木。生于海拔100～200m的丘陵地带。

产　　地：汕头（南澳）、惠州（博罗）、深圳、珠海、江门（台山）。

性味功效：活血祛瘀，抗肿瘤。

马蹄荷 Exbucklandia populnea（R. Br.）R. W. Brown

药用部位：茎、枝。

习性生境：乔木。生于山地常绿林中。

产　　地：韶关（乳源）、梅州（兴宁）、清远（连州）、阳江（阳春）。

性味功效：酸，温。祛风活络，止痛。

大果马蹄荷 Exbucklandia tonkinensis（Lec.）Steenis

药用部位： 根。

习性生境： 乔木。生于常绿林中。

产　　地： 韶关（曲江、翁源、乳源、新丰、乐昌）、河源（和平）、梅州（梅县、大埔、五华、平远）、潮州（饶平）、清远（阳山、连山、英德、连州）、肇庆（怀集、封开）、阳江（阳春）、茂名（信宜）。

性味功效： 辛、甘、苦，平。祛风除湿，活血舒筋，止痛。

缺萼枫香 Liquidambar acalycina H. T. Chang *

药用部位： 果实、树脂。

习性生境： 落叶乔木。生于中海拔的山地常绿林中。

产　　地： 韶关（乳源、乐昌）、深圳。

性味功效： 辛、苦，平。息风，止痒，止痉。

枫香 Liquidambar formosana Hance

别　　名： 枫香树、路路通、大叶枫、枫子树、鸡爪枫、白胶香。

药用部位： 根、叶、果实、树脂。

习性生境： 大乔木。生于平原或丘陵地区。

产　　地： 韶关（始兴、仁化、乳源、新丰、乐昌）、河源（和平）、梅州（梅县、大埔、丰顺、五华、平远、蕉岭）、惠州（博罗、龙门）、深圳（宝安）、广州（从化）、佛山（南海）、清远（阳山、连山、英德、连州）、肇庆（怀集、封开、德庆、高要）、茂名（高州、信宜）。

性味功效： 根：苦，温；祛风止痛。叶：苦，平；祛风除湿，行气止痛。果实（路路通）：苦，平；祛风通络，利水，下乳。白胶香（枫香脂）：苦、辛，平；解毒生肌，止血止痛。

▼苏合香树 Liquidambar orientalis Mill. *

别　　名： 苏合香。

药用部位： 树脂。

习性生境： 大乔木。广东引种栽培。

产　　地： 湛江、雷州半岛有引种栽培。

性味功效： 辛，温。开窍，辟秽，止痛。

檵木 Loropetalum chinense（R. Br.）Oliv.

别　　名： 桎木柴、檵花、坚漆檵。

药用部位： 叶、花、根。

习性生境： 灌木或乔木。生于丘陵或荒山灌丛中。

产　　地： 韶关（始兴、仁化、翁源、乳源、新丰、乐昌、南雄）、河源（紫金、龙川、连平、和平）、梅州（梅县、大埔、丰顺、五华、平远、蕉岭、兴宁）、潮州（饶平）、深圳、珠海、广州（增城、从化）、清远（阳山、连山、英德、连州）、肇庆（怀集、封开、德庆）、云浮（郁南）、江门（台山）、茂名（信宜）。

性味功效： 叶：苦、涩，平；止血，止泻，止痛，生肌。花：甘、涩，平；清热，止血。根：苦，温；行血祛瘀。

壳菜果 Mytilaria laosensis Lec.

别　　名： 米老排、三角枫。

药用部位： 全株。

习性生境： 乔木。多生于山谷低坡常绿林中。

产　　地： 广州、肇庆（封开、德庆）、云浮（郁南）、阳江（阳春）、茂名（信宜）。

性味功效： 淡，平。清热祛风。

红花荷 Rhodoleia championii Hook. f.

别　　名： 红苞木。

药用部位： 叶。

习性生境： 乔木。生于山谷密林中。

产　　地：惠州（博罗、龙门）、广州（增城、从化）、云浮（罗定）、江门（新会、恩平）、阳江（阳春）、茂名（信宜）。
性味功效：辛，温。活血止血。

半枫荷 Semiliquidambar cathayensis H. T. Chang
别　　名：阿丁枫、闽半枫荷、小叶半枫荷。
药用部位：根、叶、茎皮。
习性生境：大乔木。生于山谷密林中。
产　　地：韶关（乳源）、茂名（信宜）。
性味功效：甘，温。祛风除湿，舒筋活血。

细柄半枫荷 Semiliquidambar chingii（Metc.）H. T. Chang *
别　　名：金缕半枫荷、半枫荷。
药用部位：根。
习性生境：乔木。生于山地常绿林中。
产　　地：韶关（乐昌）、清远（英德）。
性味功效：辛、苦，平。祛风除湿，活血消肿。

尖叶假蚊母树 Distyliopsis dunnii（Hemsley）P. K. Endress *
别　　名：假蚊母、尖叶水丝梨。
药用部位：根皮、叶。
习性生境：常绿灌木或小乔木。生于山地常绿林中。
产　　地：广东中部、东部、北部地区。
性味功效：酸、甘、苦，凉。养阴润燥，清心除烦。

94. 杜仲科 Eucommiaceae

▼杜仲 Eucommia ulmoides Oliv.
别　　名：扯丝皮、思仲、丝棉皮、玉丝皮、川杜仲。
药用部位：茎皮。
习性生境：乔木。栽培。
产　　地：韶关（乐昌、乳源）有引种栽培。
性味功效：甘、微辛，温。补肝肾，强筋骨，安胎。

95. 黄杨科 Buxaceae

雀舌黄杨 Buxus bodinieri Lévl.
别　　名：细叶黄杨。
药用部位：叶。
习性生境：灌木。生于林下。
产　　地：韶关（仁化、乐昌）、河源（和平）、珠海、广州（增城）、清远（阳山、连山、连州）、肇庆（怀集）、江门（台山）、茂名（信宜）。
性味功效：甘、苦，凉。止咳，止血，清热解毒。

匙叶黄杨 Buxus harlandii Hance *
别　　名：清明矮、千年矮、万年青、黄头艾。
药用部位：叶。
习性生境：灌木。生于溪流的石缝中或河岸边。
产　　地：韶关（仁化、乐昌）、河源（和平）、广州（增城）、清远（阳山、连山、连州）、肇庆（怀集）、茂名（信宜）。
性味功效：苦、甘，凉。清热解毒。

大叶黄杨 Buxus megistophylla Lévl.
别　　名：万年青。
药用部位：根、茎、叶、果实。
习性生境：灌木。生于林中或山谷灌丛中。
产　　地：韶关（翁源、乳源）、惠州（惠东）、广州（从化）、清远（阳山、连山）、肇庆（广宁、封开、德庆）、阳江（阳春）。
性味功效：根：祛风除湿，行气活血。茎：祛风除湿，理气止痛。叶：治难产、暑疖。果实：治中暑、面上生疖。

黄杨 Buxus sinica（Rehd. et Wils.）M. Cheng

别　　名：瓜子黄杨、锦熟黄杨、黄杨木。

药用部位：根、叶。

习性生境：灌木或小乔木。生于山顶灌丛中。

产　　地：韶关（乳源、乐昌）、汕头（南澳）、梅州（平远）、惠州（博罗、惠东）、深圳、珠海、广州（从化）、肇庆（封开）、江门（台山）。

性味功效：苦、辛，平。祛风除湿，行气活血。

多毛板凳果 Pachysandra axillaris Franch. var. **stylosa**（Dunn）M. Cheng *

别　　名：三角咪、多毛富贵草。

药用部位：根茎、全株。

习性生境：亚灌木。生于林下潮湿处。

产　　地：韶关（乳源）、河源（和平）。

性味功效：苦、辛，温。祛风除湿，活血止痛。

长叶柄野扇花 Sarcococca longipetiolata M. Cheng *

别　　名：链骨连、千年青、柑子树。

药用部位：全株。

习性生境：灌木。生于海拔350～800m的山谷、溪边林下。

产　　地：韶关（始兴、乳源、新丰、乐昌）、河源（连平、和平）、清远（阳山）。

性味功效：微苦、涩、微辛，寒。凉血散瘀，解毒敛疮。

96. 杨柳科 Salicaceae

响叶杨 Populus adenopoda Maxim. *

别　　名：绵杨、白杨树。

药用部位：根皮、茎皮、叶。

习性生境：乔木。生于海拔700～1 300m的阳坡灌丛、杂木林中，或沿河两旁。

产　　地：韶关（乐昌）。

性味功效：苦，平。祛风止痛，活血通络。

▼垂柳 Salix babylonica L.

别　　名：柳树、清明柳、吊杨柳、线柳。

药用部位：全株。

习性生境：乔木。多种植于水边、堤岸上。

产　　地：广东各地有栽培。

性味功效：苦，寒。清热解毒，祛风利湿。

97. 杨梅科 Myricaceae

青杨梅 Myrica adenophora Hance *

别　　名：青梅、火梅。

药用部位：果实。

习性生境：灌木。生于山坡疏林中或沿河谷成纯小片生长。

产　　地：湛江（徐闻）。

性味功效：祛痰，解酒毒，止吐等。

毛杨梅 Myrica esculenta Buch.-Ham. ex D. Don *

别　　名：杨梅。

药用部位：根皮。

习性生境：乔木。常生于稀疏杂木林内或干燥的山坡灌丛中。

产　　地：广东大部分地区有产。

性味功效：苦、涩，温。消肿散瘀，止痛，杀虫，收敛。

杨梅 Myrica rubra Sieb. et Zucc.

别　　名：树梅、珠红。

药用部位：根、茎皮、果实。

习性生境：乔木。生于山谷疏林内或山坡、村落的灌木丛中，或栽培作果树。

产　　地：广东大部分地区有栽培。

性味功效：根、茎皮：苦，温；散瘀止血，止痛。果实：酸、甘，平；生津止渴。

98. 桦木科 Betulaceae

江南桤木 Alnus trabeculosa Hand.-Mazz.

别　　名：水冬瓜。

药用部位：茎、叶。

习性生境：乔木。生于山谷或河谷的林中、岸边或村落附近。

产　　地：韶关（乐昌、南雄）、清远（连山、英德）。

性味功效：苦，寒。清热解毒。

华南桦 Betula austro-sinensis Chun ex P. C. Li *

药用部位：茎皮。

习性生境：乔木。生于海拔800～1 500m的山地杂木林中。

产　　地：韶关（乳源、乐昌）、清远（阳山）。

性味功效：利水通淋，清热解毒。

亮叶桦 Betula luminifera H. Winkl. *

别　　名：光皮桦、尖叶桦、大叶榔、红桦树、桦角、花胶树。

药用部位：根、叶、茎皮。

习性生境：乔木。生于阳坡的杂木林中。

产　　地：韶关（曲江、始兴、乳源、乐昌）、清远（英德）、广州（从化）。

性味功效：根、叶：甘、微辛，凉；清热利尿，解毒。茎皮：甘、辛，微温；祛湿散寒，消滞和中，解毒。

99. 壳斗科 Fagaceae

锥栗 Castanea henryi（Skan）Rehd. et Wils.

别　　名：锥子、尖栗、箭栗。

药用部位：种子。

习性生境：乔木。生于海拔100～1 400m的丘陵与山地。

产　　地：韶关（乳源、乐昌）、广州（从化）、肇庆（高要）。

性味功效：甘，平。安神宁心。

▼板栗 Castanea mollissima Bl.

别　　名：栗子、枫栗、毛栗壳。

药用部位：根或根皮、茎皮、叶、总苞、花和花序、外果皮、内果皮、种仁。

习性生境：乔木。栽培。

产　　地：广东北部、东部有栽培。

性味功效：根和根皮：微苦，平；行气止痛，活血调经。茎皮：苦、涩，平；清热解毒，收敛止血。叶、总苞（栗毛球）：微甘、涩，平；清热散结，化痰，止血。花和花序（栗花）：微苦、涩，平；清热燥湿，止血，散结。外果皮（栗壳）：微甘，平；降逆生津，化痰止咳，清热散结，止血。内果皮（栗荴）：甘、涩，平；散结下气，养颜。种仁：甘、微咸，平；益气健脾，补肾强筋，活血消肿，止血。

茅栗 Castanea seguinii Dode *

别　　名：野栗子、毛栗。

药用部位：根。

习性生境：乔木。生于海拔400～1 200m的丘陵、山地或灌木丛中。

产　　地：韶关（乐昌）、清远（阳山）。

性味功效：苦，寒。清热解毒，消食。

米槠 Castanopsis carlesii（Hemsl.）Hayata

别　　名：米锥、白椅、石槠、小叶槠。

药用部位：果实。

习性生境：乔木。生于海拔1 500m以下的向阳山坡。

产　　地：韶关（翁源、乳源、乐昌、南雄）、河源（和平）、梅州（大埔、丰顺）、惠州（龙门）、广州（增城、从化）、清远（阳山、连山、英德）、肇庆（怀集、封开、高要）、阳江（阳春）、茂名（高州、信宜）、湛江（廉江）。

性味功效： 民间用于治疗痢疾。

锥 Castanopsis chinensis Hance

别　　名： 中华锥、山锥、锥子树、勒翠、桂林栲、米锥栗。

药用部位： 外果皮、叶、种子。

习性生境： 乔木。生于海拔1 300m以下的山地林中。

产　　地： 韶关（乐昌）、河源、汕尾（海丰）、惠州（博罗）、广州（番禺、增城、从化）、清远（英德）、肇庆（鼎湖、高要）、云浮（罗定）、阳江（阳春）、茂名、湛江（遂溪、雷州）。

性味功效： 外果皮、叶：苦、涩，平；健胃补肾，除湿。种子：甘，平。

甜槠 Castanopsis eyrei（Champ. ex Benth.）Tutch.

药用部位： 种子。

习性生境： 乔木。生于海拔300m以上的丘陵或山地疏密林中。

产　　地： 韶关（始兴、仁化、翁源、乳源、新丰、乐昌、南雄）、河源（和平）、梅州（梅县、大埔、丰顺、五华、平远、蕉岭、兴宁）、惠州（博罗、龙门）、深圳、广州（增城、从化）、清远（阳山、连山、英德、连州）、肇庆（怀集、封开、德庆、高要）、阳江（阳春）。

性味功效： 苦，平。理气止痛，止泻。

栲 Castanopsis fargesii Franch.

别　　名： 红叶栲、红背槠、火烧柯、绥江锥。

药用部位： 总苞、种仁。

习性生境： 乔木。生于海拔1 200m以下的坡地或山脊杂木林中。

产　　地： 广东西部、中部至北部各地区。

性味功效： 清热，消炎，消肿止痛，止泻。

红锥 Castanopsis hystrix A. DC.

别　　名： 锥栗、刺锥栗、红锥栗、锥丝栗、椆栗。

药用部位： 种子。

习性生境： 乔木。生于缓坡及山地常绿阔叶林中。

产　　地： 韶关（仁化、乳源、新丰）、河源（连平）、梅州（梅县、大埔）、惠州（博罗、惠东）、广州（从化）、清远（连山）、肇庆、云浮（罗定）、茂名（信宜）。

性味功效： 甘，微温。滋养强壮，健胃消食。

鹿角锥 Castanopsis lamontii Hance

别　　名： 白橡。

药用部位： 种仁。

习性生境： 乔木。生于海拔500～1 900m的山地疏林或密林中。

产　　地： 韶关（曲江、始兴、仁化、乳源、乐昌）、河源（紫金）、梅州（大埔、平远、蕉岭）、潮州（饶平）、揭阳（揭西）、惠州（博罗）、清远（连山、英德）、肇庆（怀集）、云浮（新兴）、茂名（信宜）。

性味功效： 涩肠止泻。民间用于治疗痢疾。

苦槠 Castanopsis sclerophylla（Lindl.）Schott.

别　　名： 结节锥栗、槠栗、苦槠锥、血槠、苦槠子。

药用部位： 种仁。

习性生境： 乔木。生于海拔200～1 000m的山地疏林或密林中。

产　　地： 韶关（仁化、乳源、乐昌）、广州、清远（阳山、连山）。

性味功效：甘、苦、涩，平。涩肠止泻，生津止渴。

钩锥 Castanopsis tibetana Hance

别　　名：大叶钩栗、大叶锥栗、大叶槠、巴栗、钩栗、假板栗。

药用部位：果实。

习性生境：乔木。生于海拔1 500m以下的山地杂木林中。

产　　地：韶关（乐昌）、河源、梅州（五华）、广州、清远（连山、英德）、茂名（信宜）。

性味功效：甘，平。敛肠，止痢。

竹叶青冈 Cyclobalanopsis bambusifolia（Hance）Hsu & Jen

别　　名：竹叶青冈栎。

药用部位：叶。

习性生境：乔木。生于海拔500～2 200m的山地密林中，生于干燥环境时植株矮小。

产　　地：惠州（博罗）、珠海。

性味功效：民间用于治疗尿石症。

饭甑青冈 Cyclobalanopsis fleuryi（Hick. et A. Camus）Chun

别　　名：饭甑椆。

药用部位：成熟果实。

习性生境：乔木。生于海拔较高的山坡或沟谷林中。

产　　地：韶关（曲江、仁化、翁源、新丰、乐昌）、梅州（五华）、潮州（饶平）、惠州（博罗、龙门）、广州（增城、从化）、清远（阳山、连山）、肇庆（怀集、封开）、江门（台山）、阳江（阳春）、茂名（信宜）。

性味功效：甘、微苦，凉。清热解毒，收敛肺气，止咳。

青冈 Cyclobalanopsis glauca（Thunb.）Oerst.

别　　名：青冈栎、铁椆。

药用部位：种子。

习性生境：乔木。生于山坡或沟谷林中。

产　　地：广东西部、中部至北部地区。

性味功效：甘、苦、涩，平。涩肠止泻，生津止渴。

杨梅叶青冈 Cyclobalanopsis myrsinaefolia（Bl.）Oerst.

别　　名：小叶青冈、青栲、青椆。

药用部位：种仁。

习性生境：乔木。生于海拔200m以上的杂木林中。

产　　地：广东东部至北部各地。

性味功效：辛、苦，凉。涩肠，止渴。

柯 Lithocarpus glaber（Thunb.）Nakai

别　　名：稠木、石栎、椆、珠子栎、槠子。

药用部位：茎皮。

习性生境：乔木。生于坡地杂木林中。

产　　地：韶关（曲江、始兴、仁化、翁源、乳源、新丰、乐昌、南雄）、河源（龙川、连平、和平）、梅州（梅县、大埔、丰顺、五华、平远、蕉岭、兴宁）、潮州（饶平）、汕头（澄海）、汕尾（海丰）、惠州（博罗、惠东）、东莞、深圳、广州（从化）、清远（阳山、英德、连州）、肇庆（鼎湖、封开、德庆）、茂名（高州）、湛江（廉江）。

性味功效：辛，平；有小毒。行气，利水。

木姜叶柯 Lithocarpus litseifolius（Hance）Chun

别　　名：多穗稠、甜茶、甜叶子树。

药用部位：根、叶。

习性生境：乔木。生于山地林中。

产　　地：韶关（曲江、始兴、仁化、翁源、乳源、乐昌）、河源（紫金、和平）、梅州（梅县、大埔、丰顺、五华、平远、蕉岭）、潮州（饶平）、汕尾（海丰）、惠州（博罗、惠东、龙门）、深圳、广州（从化）、清远（阳山、连山、英德、连州）、肇庆（广宁、封开、高要）、云浮（郁南、罗定）、江门（新会、台山）、阳江（阳春）、茂名（电白、信宜）。

性味功效：甘、涩，平。滋补肝肾，祛风湿，止痹痛。

麻栎 Quercus acutissima Carruth.

别　　名：橡实、青冈、栎、橡椀树。

药用部位：根皮、茎皮、果实、壳斗。

习性生境：乔木。生于山地林中。

产　　地：韶关（乳源、南雄）、惠州（龙门）、广州、清远（英德）、肇庆（封开）。

性味功效：根皮、茎皮（橡木皮）：苦、涩，平；解毒利湿，涩肠止泻。果实：苦、涩，微温；收敛固涩，止血，解毒。壳斗（橡实壳）：涩，温；涩肠止泻，止带止血，敛疮。

白栎 Quercus fabri Hance

别　　名：栗子树、白紫蒲树、栎子、橡子。

药用部位：总苞、种子、根、带虫瘿的果实。

习性生境：乔木。生于海拔1 200m左右的山地林缘或低海拔的丘陵疏林中。

产　　地：韶关（乳源、乐昌）、清远（阳山、连州）、茂名。

性味功效：苦、涩，平。理气消平，明目解毒。种子、根：降火。带虫瘿的果实：消痞去积。

栓皮栎 Quercus variabilis Bl.

别　　名：青杠碗、软木栎、粗皮栎、白麻栎。

药用部位：果实、果壳（壳斗）。

习性生境：乔木。生于山地林中。

产　　地：韶关（乳源、乐昌、南雄）、清远（阳山、连山、连州）。

性味功效：苦、涩，平。止咳，止泻，止血，解毒。

100. 木麻黄科 Casuarinaceae

▼木麻黄 Casuarina equisetifolia Forst.

别　　名：木麻黄属、马尾松。

药用部位：茎皮、幼嫩枝叶、种子。

习性生境：乔木。栽培。

产　　地：广东中部至西南部沿海各地均有栽培。

性味功效：微苦、辛，温。宣肺止咳，行气止痛，温中止泻，利湿。

101. 榆科 Ulmaceae

糙叶树 Aphananthe aspera（Thunb.）Planch.

别　　名：牛筋树、沙朴。

药用部位：根皮、茎皮。

习性生境：乔木。生于山坡或林缘。

产　　地：广东各地均有产。

性味功效：辛、苦，平。化瘀止痛。

紫弹树 Celtis biondii Pamp.

别　　名：黑弹朴、中筋树、沙楠子树、毛果朴。

药用部位：根皮、茎、枝、叶。

习性生境：乔木。生于山谷疏林或村边、路旁和旷地上。

产　　地：韶关（翁源、乳源、南雄）、河源（连平）、梅州（大埔、五华、平远）、汕头、深圳、广州（从化）、清远（阳山、连州）、肇庆（高要）、云浮。

性味功效：甘，寒。清热解毒，祛痰，利尿。

朴树 Celtis sinensis Pers.

别　　名：小叶牛筋树。

药用部位：根皮、茎皮、叶、果实。

习性生境：乔木。生于疏林或密林中。

产　　地：广东各地均有产。

性味功效：苦、涩，平。根皮：散瘀止泻。果实：清热利喉。

假玉桂 Celtis timorensis Span.

别　　名：大叶朴树、樟叶朴。

药用部位：根、叶。

习性生境：乔木。生于疏林或密林中。

产　　地：韶关（仁化）、惠州（博罗、惠东）、深圳、珠海、清远（连山、英德）、肇庆（封开、高要）、云浮、阳江、茂名（高州）、湛江（徐闻、廉江、雷州）。

性味功效：淡，平。祛瘀散结，消肿止血。

白颜树 Gironniera subaequalis Planch.

别　　名：大叶白颜树。

药用部位：根、叶。

习性生境：乔木。生于山坡、山脚、荒坡的灌木丛中。

产　　地：河源、惠州（博罗）、东莞、广州、清远、肇庆（高要）、云浮、江门（新会、台山、鹤山、恩平）、阳江（阳春）、茂名（电白、信宜）、湛江（廉江）。

性味功效：清凉，止血，止痛。

青檀 Pteroceltis tatarinowii Maxim.

别　　名：檀、檀树、翼朴。

药用部位：枝、叶。

习性生境：乔木。生于石灰岩山地林中。

产　　地：韶关（乳源、乐昌）、清远（阳山、连州）、肇庆（封开）。

性味功效：辛、苦，平。祛风，止痛，止血。

狭叶山黄麻 Trema angustifolia（Planch.）Bl.

别　　名：山郎木、小麻筋木、细尖叶谷木树。

药用部位：根、叶。

习性生境：灌木或小乔木。生于海拔100～1 200m的疏林或灌丛中。

产　　地：韶关（新丰）、惠州（博罗）、清远、肇庆（封开、德庆、高要）、云浮（新兴、郁南、罗定）、江门（恩平）、阳江（阳春）。

性味功效：辛，凉。疏风清热，凉血止血。

光叶山黄麻 Trema cannabina Lonr.

别　　名：硬壳郎、滑郎树。

药用部位：根皮。

习性生境：灌木或小乔木。生于低海拔山坡、旷野的疏林或灌丛中。

产　　地：韶关（翁源、新丰、乐昌）、梅州（梅县、大埔、五华、平远、蕉岭）、惠州（博罗）、深圳、广州（从化）、清远（阳山）、肇庆（怀集、封开）、江门（鹤山、恩平）、湛江（徐闻）。

性味功效：甘、微酸，平。健脾利水，化瘀生新。

山油麻 Trema cannabina Lonr. var. **dielsiana**（Hand.-Mazz.）C. J. Chen

别　　名：山脚麻、野丝棉、山野麻、羊角杯。

药用部位：根、叶。

习性生境：灌木或小乔木。生于山谷、路旁、林缘。

产　　地：广东各地均有产。

性味功效：甘、微苦，微寒。解毒消肿，止血。

山黄麻 Trema tomentosa（Roxb.）Hara

别　　名：麻桐树、麻络木。

药用部位：根、根皮、叶。

习性生境：小乔木。生于山谷林中或空旷山坡上。

产　　地：广东中南部及沿海各岛屿常见，北达英德。

性味功效：涩，平。散瘀，消肿，止血。

榔榆 Ulmus parvifolia Jacq.

别　　名：白榆、小叶榆、春榆、粘榔树。

药用部位：果实、根皮、茎皮、叶。

习性生境：乔木。生于酸性、中性、钙质土的山坡、平原和溪河边。

产　　地：广东中部、东部至北部。

性味功效：果（榆钱）：微辛，平；安神健脾。皮、叶：甘、微苦，寒；安神，利小便。

大叶榉树 Zelkova schneideriana Hand.-Mazz. *

别　　名：大叶榉、血榉、鸡油树。

药用部位：茎皮、叶。

习性生境：乔木。生于山地、山谷林中。

产　　地：韶关（乳源、乐昌）。

性味功效：苦，寒。茎皮：清热安胎。叶：清热解毒，凉血。

102. 桑科 Moraceae

见血封喉 Antiaris toxicaria（Pers.）Lesch.

别　　名：箭毒木、加毒、大毒木、药树。

药用部位：乳汁、种子。

习性生境：乔木。常生于低海拔的山地常绿阔叶林中或丘陵、平地、村边杂木林中。

产　　地：广东中部江门恩平以南的地区。

性味功效：苦，温；有大毒。鲜树汁：强心，催吐，泻下，麻醉。种子：解热。

▼波罗蜜 Artocarpus heterophyllus Lam.

别　　名：菠萝蜜、牛肚子果、树波罗、木波罗。

药用部位：树液、果仁。

习性生境：乔木。栽培。

产　　地：广东中部、西部、南部各地有栽培。

性味功效：树液：淡、涩，平；散结消肿，止痛。果仁：甘、平；滋养益气、生津止渴、通乳。

白桂木 Artocarpus hypargyreus Hance

别　　名：将军木、胭脂木、狗卵果。

药用部位：根。

习性生境：乔木。生于低海拔的疏林中。

产　　地：韶关（始兴、翁源、乳源、乐昌、南雄）、河源（连平、和平）、梅州（大埔、丰顺、五华、平远、蕉岭、兴宁）、潮州（饶平）、汕头（南澳）、揭阳（揭西）、惠州（龙门）、深圳、珠海、广州（从化）、清远（阳山、连山、连州）、肇庆（广宁、封开）、阳江。

性味功效：甘、淡，温。祛风利湿，止痛。

桂木 Artocarpus nitidus Trec. subsp. **lingnanensis**（Merr.）Jarr.

别　　名：大叶胭脂、胭脂公、红桂木。

药用部位：果实、根。

习性生境：乔木。生于中海拔湿润的杂木林中。

产　　地：广东西部至南部雷州半岛。广州有栽培。

性味功效：果实：甘、酸，平；清肺止咳，活血止血。根：辛，微温；健胃行气，活血祛风。

二色波罗蜜 Artocarpus styracifolius Pierre

别　　名：红枫荷、奶浆果、小叶胭脂树。

药用部位：根。

习性生境：乔木。生于中海拔的山谷、山坡疏林中。

产　　地：韶关（翁源、新丰、乐昌）、河源、惠州（博罗、龙门）、广州（增城、从化）、清远（连山、英德）、肇庆（广宁、怀集、封开、德庆、高要）、云浮（新兴、罗定）、阳江（阳春）、茂名（高州、信宜）。

性味功效：甘，温。祛风除湿，舒筋活血。

楮 *Broussonetia kazinoki* Sieb.

别　　名：构皮麻、小构树、藤构、葡蟠。

药用部位：根、根皮、叶、茎皮、树汁。

习性生境：灌木。生于山坡、丘陵灌丛或次生杂木林中，常攀援于它物上。

产　　地：广东西部、中部至北部地区。

性味功效：甘、淡，平。根、根皮：散瘀止痛。叶、茎皮：解毒，杀虫。树汁：祛风止痒，清热解毒。

构树 *Broussonetia papyrifera* (L.) L'Hert. ex Vent.

别　　名：楮实、楮树白皮、沙纸树、谷木、谷浆树。

药用部位：根、皮（根皮和茎皮）、树汁、枝条、叶、果实。

习性生境：乔木。多生于村旁旷地上。

产　　地：韶关（曲江、始兴、翁源、乳源、乐昌）、河源（和平）、梅州（平远）、惠州、广州（从化）、清远（阳山、连山、英德）、肇庆（德庆、高要）、江门（新会、鹤山）、茂名（信宜）、湛江（徐闻）。

性味功效：根：甘，微寒；凉血散瘀，清热利湿。皮（楮树白皮）：甘，平；利尿止血。树汁（楮皮间白汁）：甘，平；利尿，杀虫解毒。枝条：祛风，明目，利湿。叶：甘，凉；凉血止血，利尿解毒。果实：甘，寒；滋肾益阴，清肝明目，健脾利水。

▼号角树 *Cecropia peltata* L. *

别　　名：蚁栖树、聚蚁树。

药用部位：嫩叶、树汁。

习性生境：乔木。栽培。

产　　地：广州有引种栽培。

性味功效：消炎，利水。

葨芝 *Cudrania cochinchinensis* (Lour.) Kudo & Masamune

别　　名：穿破石、金蝉退壳、黄龙退壳、牵扯入石。

药用部位：根。

习性生境：灌木。生于山谷林中或山坡灌丛中。

产　　地：广东各地均有产。

性味功效：微苦，微寒。止咳化痰，祛风利湿，散瘀止痛。

注：《中国植物志》已修订该物种学名，正名为“构棘Maclura cochinchinensis (Lour.) Corner”。

毛柘藤 *Cudrania pubescens* Tréc. *

别　　名：黄桑、黄勒婆。

药用部位：根。

习性生境：灌木。生于山谷林中或山坡灌丛中。

产　　地：广东各地均有产。

性味功效：祛风散寒，止咳。治风湿痹痛、感冒咳嗽。

柘树 *Cudrania tricuspidata* (Carr.) Bur. ex Lavallee

别　　名：黄簕根、黄霜簕、猫爪簕。

药用部位：根。

习性生境：灌木或乔木。生于阳光充足的山地、荒坡灌丛中。

产　　地：韶关（曲江、乳源、乐昌）、河源、深圳、广州、清远（阳山、连山）、肇庆（封开、德庆、高要）。

性味功效：甘，微寒。舒经络，壮筋骨，祛风湿，散瘀消肿。

水蛇麻 Fatoua villosa（Thunb.）Nakai

别　　名：小蛇麻。

药用部位：全草。

习性生境：草本。生于荒地或路旁、灌丛中。

产　　地：广东中部、东部至北部。

性味功效：苦，寒。清热解毒。

石榕树 Ficus abelii Miq.

别　　名：毛脉榕、水石榕。

药用部位：叶。

习性生境：灌木。生于低海拔至中海拔的山谷或溪边潮湿地上。

产　　地：韶关（翁源、乳源、乐昌）、河源（紫金、连平、和平）、惠州（博罗、惠东、龙门）、广州（从化）、清远（阳山、连山、英德）、肇庆（广宁、怀集、封开、高要）、阳江（阳春）、茂名（信宜）。

性味功效：苦，凉。消肿止痛，去腐生新。

▼高山榕 Ficus altissima Bl.

别　　名：鸡榕、大叶榕。

药用部位：气生根。

习性生境：乔木。栽培。

产　　地：广东各地有栽培。

性味功效：清热解毒，活血，止痛。

▼垂叶榕 Ficus benjamina L.

别　　名：吊丝榕。

药用部位：叶、气根。

习性生境：乔木。栽培。

产　　地：广东各地有栽培。

性味功效：淡、微涩，凉。行气，消肿散瘀。

▼无花果 Ficus carica L.

别　　名：文先果、奶浆果、树地瓜、映日果、明目果、密果。

药用部位：果实、根、叶。

习性生境：落叶灌木或小乔木。栽培。

产　　地：广东各地有栽培。

性味功效：果实：甘，平；润肺止咳，清热润肠。根、叶：淡、涩，平；散瘀消肿，止泻。

纸叶榕 Ficus chartacea Wall. ex King

药用部位：枝叶、根、花托。

习性生境：灌木。生于山谷沟林旁。

产　　地：韶关（乳源）。

性味功效：枝叶：治跌打损伤、月经不调。根：消肿。花托：补血。

雅榕 Ficus concinna（Miq.）Miq.

别　　名：无柄小叶榕、小叶榕、近无柄雅榕。

药用部位：根。

习性生境：乔木。生于山地林中。

产　　地：韶关（翁源）、梅州（丰顺）、清远（阳山）。

性味功效：微苦，平。祛风除湿，行气活血。

▼印度胶榕 Ficus elastica Roxb. ex Hornem.

别　　名：橡胶榕。

药用部位：树胶。

习性生境：乔木。栽培。

产　　地：广东各地有栽培。

性味功效：酸、苦涩，凉。止血。

天仙果 Ficus erecta Thunb. var. **beecheyana**（Hook. et Arn.）King

别　　名：牛乳茶、牛奶子、山牛奶、鹿饭榕。

药用部位：根。

习性生境：灌木或小乔木。常生于山坡、林下、溪边潮湿处。

产　　地：广东西部、中部、东部至北部各地。

性味功效：甘、辛、酸，温。祛风化湿，止痛。

注：《中国植物志》已修订该物种学名，正名为“矮小天仙果 Ficus erecta Thunb.”。

黄毛榕 Ficus esquiroliana Lévl.

别　　名：老虎掌、老鸦风、大赦婆树、毛棵。

药用部位：根皮。

习性生境：灌木或小乔木。生于山谷、溪边林中。

产　　地：梅州（大埔）、广州（从化）、清远、肇庆（怀集）、云浮（新兴）、江门（恩平）、茂名（信宜）。

性味功效：甘，平。健脾益气，活血祛风。

水同木 Ficus fistulosa Reinw. ex Bl.

别　　名：哈氏榕。

药用部位：根皮、叶。

习性生境：小乔木。生于溪旁、岩石上或散生于村落附近的疏林中。

产　　地：河源、梅州（大埔）、潮州（饶平）、揭阳（揭西）、惠州（博罗、惠东）、深圳、珠海、广州（从化）、清远（英德）、肇庆（封开、高要）、阳江（阳春）、茂名。

性味功效：甘，平。补气润肺，活血，渗湿利尿。

台湾榕 Ficus formosana Maxim.

别　　名：细叶牛奶树、石榨、长叶牛奶树。

药用部位：全株。

习性生境：灌木。生于溪边、旷野的疏林或灌木丛中。

产　　地：广东西部、中部、东部至北部各地。

性味功效：甘、微涩，平。柔肝和脾，清热利湿。

窄叶台湾榕 Ficus formosana Maxim. var. **shimadai**（Hayata）W. C. Chen

别　　名：细叶台湾榕、奶汁树、狭叶台湾榕。

药用部位：根或根皮。

习性生境：灌木。生于山溪、河旁或山谷林下阴湿处。

产　　地：韶关（曲江、始兴、翁源、乳源、新丰、乐昌、南雄）、梅州（大埔、平远、蕉岭）、河源（连平、和平）、汕头（南澳）、惠州（博罗、惠东、龙门）、广州（从化）、清远（阳山、连山、英德）、肇庆（怀集、封开）、江门（恩平）、茂名（信宜）。

性味功效：甘、微涩，平。柔肝和脾，清热利湿。

注：《中国植物志》已修订该物种学名，正名为“细叶台湾榕 Ficus formosana f. shimadai Hayata”。

异叶榕 Ficus heteromorpha Hemsl.

别　　名：奶浆果、大山枇杷、牛奶子、异叶天仙果。

药用部位：根、全株、果实。

习性生境：灌木或乔木。生于山谷或山坡林中。

产　　地：韶关（乳源、乐昌、南雄）、惠州（龙门）、清远（阳山、连山、连州）、肇庆（怀集）。

性味功效：酸、甘，温。下乳补血，健脾补气。

粗叶榕 Ficus hirta Vahl

别　　名：五指毛桃、掌叶榕、佛掌榕、大叶牛奶子。

药用部位：根、果实。

习性生境：灌木或小乔木。生于山坡、山谷疏林中或林边、村旁、旷地上。

产　　地：广东各地均有产。

性味功效：甘，微温。健脾化湿，行气化痰，舒筋活络。

对叶榕 Ficus hispida L. f.

别　　名：牛奶树、牛奶子、多糯树、稔水冬瓜。

药用部位：根、叶、果实。

习性生境：灌木或小乔木。生于山谷、溪边、疏林或灌木丛中、池塘边或河边近水处。

产　　地：广东各地均有产。

性味功效：淡，凉。清热祛湿，消积化痰。

榕树 Ficus microcarpa L. f.

别　　名：小叶榕。

药用部位：枝叶、气根。

习性生境：乔木。生于村边、路旁或丘陵疏林中，常栽培作行道树及防风树。

产　　地：广东各地均有产。

性味功效：枝叶：微苦、涩，凉；清热，解表，化湿。气根：微苦、涩，凉；发汗，清热，透疹。

琴叶榕 Ficus pandurata Hance

别　　名：牛奶子树、铁牛入石、倒吊葫芦。

药用部位：根、叶。

习性生境：灌木。生于山野间或村庄附近旷地。

产　　地：广东各地有产或栽培。

性味功效：甘，温。行气活血，舒筋活络。

狭全缘榕 Ficus pandurata Hance var. **angustifolia** Cheng

别　　名：条叶榕、竹叶榕。

药用部位：根、叶、茎和全株。

习性生境：灌木。生于山谷、溪边林中或旷野。

产　　地：广东各地有产或栽培。

性味功效：根：祛风除湿，行气活血。叶：外用治乳痈。茎和全株：祛痰止咳，行气活血，祛风除湿。

全缘榕 Ficus pandurata Hance var. **holophylla** Migo

别　　名：全缘琴叶榕、全叶榕。

药用部位：根、叶。

习性生境：灌木。生于山谷、溪边林中或旷野。

产　　地：韶关（乐昌、乳源、翁源）、汕头（南澳）、深圳、清远（连州、连山、阳山）、阳江（阳春）。

性味功效：辛、微涩，温。祛风利湿，清热解毒。治腰痛、黄疸、疟疾、百日咳、背痈、乳痈、乳汁不足、齿龈肿痛、毒蛇咬伤。

薜荔 Ficus pumila L.

别　　名：凉粉果、王不留行、爬墙虎、木馒头。

药用部位：果实、茎藤。

习性生境：藤本。生于村郊、旷野，常攀附于残墙破壁或树上。

产　　地：广东各地均有产。

性味功效：果实：甘，平；补肾固精，活血，催乳。茎藤：苦，平；祛风通络，活血止痛。

舶梨榕 Ficus pyriformis Hk. et Arn.

别　　名：梨状牛奶子、梨果榕、毛脉舶梨榕。

药用部位：茎。

习性生境：灌木。生于中海拔的山谷、沟边。

产　　地：广东西部、中部、东部至北部大部分地区。

性味功效：涩，凉。清热止痛，利水通淋。

▼菩提树 Ficus religiosa L.

别　　名：印度菩提树、思维树。

药用部位：茎皮、花、果实。

习性生境：乔木。栽培。

产　　地：广东各地均有栽培。

性味功效：茎皮：固齿，止痛。花、果实：发汗解热，镇静。

珍珠莲 Ficus sarmentosa Buch.-Ham. ex J. E. Sm. var. **henryi**（King ex D. Oliv.）Corner

别　　名：岩石榴、冰粉树、凉粉树。

药用部位：果实。

习性生境：攀援灌木。生于山地灌丛中。

产　　地： 韶关（曲江、始兴、仁化、翁源、乳源、乐昌、南雄）、河源（紫金、连平）、梅州（梅县、大埔、五华、兴宁）、潮州（饶平）、惠州（龙门）、广州（增城、从化）、清远（阳山、连山、英德、连州）、肇庆（怀集、高要）、云浮（罗定）、阳江、茂名（信宜）。

性味功效： 甘、涩，平。消肿止痛，止血。

爬藤榕 Ficus sarmentosa Buch.-Ham. ex J. E. Sm. var. **impressa**（Champ. ex Benth.）Corner

别　　名： 纽榕。

药用部位： 根、茎。

习性生境： 攀援灌木。生于山地较阴湿的地方。

产　　地： 韶关（乳源、乐昌）、河源（和平）、梅州（大埔）、揭阳（揭西）、惠州（博罗）、深圳、广州（增城）、肇庆（怀集、封开、高要）、云浮（罗定）、阳江（阳春）。

性味功效： 甘、辛，温。祛风除湿，行气活血，消肿止痛。

裂掌榕 Ficus simplicissima Lour.

别　　名： 极简榕、五指毛桃。

药用部位： 根、果实。

习性生境： 灌木。生于低海拔山坡林中。

产　　地： 韶关（翁源）、梅州（蕉岭）、广州、清远（连山）、茂名（信宜）。

性味功效： 根：甘，平；健脾化湿，行气化痰，舒筋活络。果实：生津通便，催乳。

竹叶榕 Ficus stenophylla Hemsl.

别　　名： 狭叶榕、水稻清、竹叶牛奶树、水边柳。

药用部位： 全株。

习性生境： 灌木。生于山谷、小河、溪边较阴处。

产　　地： 韶关（翁源、乳源、新丰、乐昌）、河源（和平）、广州（增城）、清远（阳山、连山、英德、连州）、肇庆（封开）、阳江、茂名（信宜）。

性味功效： 甘、苦，温。祛痰止咳，行气活血，祛风除湿。

笔管榕 Ficus subpisocarpa Gagnepain

别　　名： 笔管树、雀榕。

药用部位： 根、叶。

习性生境： 乔木。生于低海拔山坡林中或河岸，或栽培作行道树。

产　　地： 广东各地均有产。

性味功效： 甘、微苦，平。清热解毒。

斜叶榕 Ficus tinctoria G. Forst. f. subsp. **gibbosa**（Bl.）Corner

别　　名： 马勒。

药用部位： 茎皮、根、叶。

习性生境： 乔木。生于村郊废墙或旷地上，常盘绕它树上。

产　　地： 惠州、深圳、广州、清远（英德）、云浮、阳江（阳春）、茂名（电白、信宜）、湛江（徐闻）。

性味功效： 苦，寒。清热，消炎，解痉。

青果榕 Ficus variegata Bl. var. **chlorocarpa**（Benth.）King

别　　名： 干花榕。

药用部位： 根、叶。

习性生境： 灌木或乔木。生于低海拔至中海拔的丘陵或山地疏林中。

产　　地： 汕尾（陆丰）、惠州（惠东、惠阳、博罗）、深圳、珠海、广州（增城）、清远、肇庆（四会）、江门（台山）、阳江（阳春）、茂名、湛江（廉江、徐闻）。

性味功效：苦，寒。清热泻火。治乳腺炎。

变叶榕 Ficus variolosa Lindl. ex Benth.

别　　名：赌博赖、击常木。

药用部位：根。

习性生境：灌木或乔木。生于丘陵、平原或山地疏林中。

产　　地：广东西部、中部、东部至北部。

性味功效：微苦、辛，微温。补脾健胃，祛风除湿。

黄葛树 Ficus virens Ait. var. **sublanceolata**（Miq.）Corner［*F. lacor* Buch.-Ham.］

别　　名：大叶榕、马尾榕。

药用部位：根、叶。

习性生境：乔木。生于山谷、溪边或村郊疏林中，亦有栽培。

产　　地：广东各地有产或栽培。

性味功效：微苦、涩，平。消肿止痛，止血，祛风活血。

牛筋藤 Malaisia scandens（Lour.）Planch.

别　　名：包饭果藤。

药用部位：根。

习性生境：攀援灌木。生于丘陵灌丛中，通常攀援于灌木或乔木上。

产　　地：广东西南部沿海各地。

性味功效：祛风湿，止痛，补血，利尿。

▼桑 Morus alba L.

别　　名：桑树、家桑、蚕桑。

药用部位：根皮（桑白皮）、果序（桑椹）、桑叶、桑枝。

习性生境：灌木或小乔木。栽培，亦有野生于村边旷地。

产　　地：广东各地均有栽培。

性味功效：根皮（桑白皮）：甘，寒；润肺平喘，利水消肿。果序（桑椹）：甘、酸，凉；滋补肝肾，养血祛风。桑叶：甘、苦，寒；疏风清热，清肝明目。桑枝：苦，平；祛风清痛，通络。

鸡桑 Morus australis Poir.

别　　名：小叶桑、鸡爪叶桑、戟叶桑、细裂叶鸡桑。

药用部位：根皮。

习性生境：灌木或小乔木。多生于石灰岩地区沟谷或山坡上。

产　　地：韶关（曲江、始兴、仁化、翁源、乳源、乐昌）、河源、惠州（龙门）、肇庆（怀集、高要）、阳江（阳春）。

性味功效：甘，寒。润肺平喘，利水消肿。

鹊肾树 Streblus asper Lour.

别　　名：鸡压树、鸡德树、百日晒。

药用部位：茎皮、叶。

习性生境：灌木或乔木。生于旷野灌丛或疏林中。

产　　地：广东西部沿海各地和南部雷州半岛，阳江、湛江（徐闻、雷州）。

性味功效：酸、涩，凉；有小毒。催顽痰。

假鹊肾树 Streblus indicus（Bur.）Corner.

别　　名：鸡下树、鸡啄树。

药用部位：茎皮。

习性生境：乔木。生于旷野灌丛或疏林中。

产　　地：广东西南部。

性味功效：苦、微辛，温。化瘀止血，消肿止痛。

103. 荨麻科 Urticaceae

序叶苎麻 Boehmeria clidemioides Miq. var. **diffusa**（Wedd.）Hand.-Mazz. *

别　　名：合麻仁、水苎麻、水苏麻、米麻、野麻藤。

药用部位：全草。
习性生境：草本或亚灌木。生于丘陵或低山山谷林中、林边、灌丛、草坡或溪边。
产　　地：韶关（始兴、乐昌）、清远（英德）、阳江（阳春）。
性味功效：辛，温。祛风除湿。

密球苎麻 Boehmeria densiglomerata W. T. Wang
别　　名：土麻仁、野紫苏。
药用部位：全草。
习性生境：草本。生于山地林下或溪旁草丛中。
产　　地：韶关（始兴、翁源、乐昌）、梅州（蕉岭）、清远（英德）。
性味功效：祛风除湿。

海岛苎麻 Boehmeria formosana Hayata
药用部位：叶。
习性生境：草本或亚灌木。生于海拔1 200m以下的疏林、灌丛中或沟边。
产　　地：韶关（翁源、乐昌）、梅州（大埔）。
性味功效：辛、苦，平。活血散瘀，消肿止痛。

小赤麻 Boehmeria spicata（Thunb.）Thunb.
别　　名：细野麻。
药用部位：根、全草。
习性生境：草本或亚灌木。生于海拔100m以上的山坡草地、灌丛中。
产　　地：韶关（始兴、乳源）。
性味功效：辛、酸、苦，平。利尿消肿，止血。

野线麻 Boehmeria longispica Steud.
别　　名：长穗苎麻、大叶苎麻。
药用部位：全草。
习性生境：草本或亚灌木。生于海拔300～600m的丘陵或山地灌丛、疏林、田边或溪边。
产　　地：韶关（新丰、翁源、乐昌、乳源）、河源（和平）、梅州（蕉岭）、广州（从化）、清远（连南）。
性味功效：甘、辛，凉。清热解毒，化瘀消肿。

水苎麻 Boehmeria macrophylla Hornem.
别　　名：阔叶苎麻。
药用部位：根、全草。
习性生境：草本或亚灌木。生于山谷林下或沟边。
产　　地：清远（阳山）。
性味功效：微苦、辛，温。祛风止痛。

糙叶水苎麻 Boehmeria macrophylla Hornem. var. **scabrella**（Roxb.）Long
别　　名：糙叶水苎麻。
药用部位：根、茎叶。
习性生境：草本或亚灌木。生于山谷、沟边或林缘。
产　　地：韶关（翁源）、惠州（博罗）、广州（从化）、肇庆（高要）、云浮（新兴、郁南、罗定）、阳江（阳春）、茂名（信宜）。
性味功效：辛、微苦，平。祛风除湿，解毒，疗疟。

苎麻 Boehmeria nivea（L.）Gaud.
别　　名：白麻、青麻、家苎麻、圆麻。
药用部位：根、茎皮、叶、花。
习性生境：亚灌木或灌木。多生于石灰岩风化土中或溪涧边土质较肥的湿润处。
产　　地：广东各地区均有产。
性味功效：甘，寒。根：清热利尿，凉血安胎。茎皮：清烦热，利小便、散瘀，止血。叶：止血，解毒。花：清心除烦，凉血透疹。

小赤麻 Boehmeria spicata（Thunb.）Thunb.
别　　名：小红活麻。
药用部位：全草。
习性生境：草本或亚灌木。生于山谷林下或沟边阴处。

产　　地： 韶关（始兴）。

性味功效： 淡、辛，凉。利尿消肿。治小儿麻疹、水肿腹胀。

悬铃叶苎麻 Boehmeria tricuspis（Hance）Makino

别　　名： 八角麻。

药用部位： 根、叶。

习性生境： 草本或亚灌木。生于山谷疏林下、沟边或田边。

产　　地： 韶关（乳源、乐昌、南雄）、清远（连山）、肇庆。

性味功效： 涩、微苦，平。清热解毒，收敛止血，生肌。

微柱麻 Chamabainia cuspidata Wight. *

别　　名： 多齿微柱麻、小叶微柱麻。

药用部位： 全草。

习性生境： 草本。生于山地林中、灌丛、沟边或石上。

产　　地： 韶关（乐昌、乳源、曲江）、梅州（平远）、清远（英德）、阳江。

性味功效： 微酸、苦，平。止血，生肌敛疮。治金疮出血、痢疾、腹痛。

鳞片水麻 Debregeasia squamata King ex Hook. f.

别　　名： 大血吉、野苎麻、山苎麻、山草麻、山野麻。

药用部位： 全株。

习性生境： 灌木。生于中海拔至高海拔的山谷中潮湿处。

产　　地： 河源（和平）、梅州（大埔）、惠州（龙门）、肇庆（封开）、云浮（新兴、罗定）、阳江（阳春）。

性味功效： 甘、微苦，凉。止血，活血。

全缘火麻树 Dendrocnide sinuata（Bl.）Chew. *

别　　名： 圆齿艾麻、老虎俐。

药用部位： 根皮、茎叶。

习性生境： 灌木或小乔木。生于山谷林下或湿润处。

产　　地： 阳江（阳春）。

性味功效： 根：微苦，平；健脾消疳。茎叶：辛，温；有毒；活血化瘀，止痛。

锐齿楼梯草 Elatostema cyrtandrifolium（Zoll. et Mor.）Miq. *

药用部位： 全草。

习性生境： 草本。生于山谷、溪边石上或山洞林中。

产　　地： 韶关（乳源）、河源（连平）。

性味功效： 微苦、辛，凉。祛风除湿，解毒杀虫。

楼梯草 Elatostema involucratum Franch. et Sav.

别　　名： 半边伞、养血草。

药用部位： 全草。

习性生境： 草本。生于海拔200m以上的山谷沟边石上、林中或灌丛中。

产　　地： 韶关（乳源、乐昌）、梅州（蕉岭）。

性味功效： 辛、苦，温；有小毒。祛风除湿，活血散瘀。

狭叶楼梯草 Elatostema lineolatum Wight var. **majus** Wedd.

别　　名： 多齿楼梯草。

药用部位： 全草。

习性生境： 亚灌木。生于山地沟边、林边或灌丛中。

产　　地： 韶关（翁源、乐昌）、惠州（博罗）、清远（英德）、肇庆、云浮（新兴）、茂名（信宜）。

性味功效： 苦，寒。活血通络，消肿止痛，清热解毒。

多序楼梯草 Elatostema macintyrei Dunn

别　　名： 菜板、石生楼梯草、青叶楼梯草。

药用部位：全草。
习性生境：亚灌木。生于山谷林中或沟边阴处。
产　　地：韶关（新丰）、深圳、肇庆（高要）、云浮、茂名。
性味功效：辛、苦，寒。清热，润肺止咳，消肿止痛。

糯米团 Gonostegia hirta（Bl.）Miq.
别　　名：糯米草、糯米藤、糯米条。
药用部位：全草。
习性生境：草本。生于溪旁、林下、沟边，或田野、草地潮湿处。
产　　地：广东各地均有产。
性味功效：淡，平。健脾消食，清热利湿，解毒消肿。

珠芽艾麻 Laportea bulbifera Wedd. *
别　　名：棱果艾麻、皱果艾麻、心叶艾麻、火麻、珠芽螫麻。
药用部位：全草。
习性生境：草本。生于海拔1 000m以上的山坡林下或半阴坡湿润处。
产　　地：韶关（乳源、乐昌）、河源（和平）、广州。
性味功效：辛，温。祛风除湿，活血止痛。治风湿痹痛、肢体麻木、跌打损伤、骨折疼痛。

假楼梯草 Lecanthus peduncularis（Wall. ex Royle）Wedd. *
别　　名：长梗盘花麻、头花荨麻。
药用部位：全草。
习性生境：草本。生于山谷林下阴湿处。
产　　地：韶关（乐昌、乳源）、河源（和平）、深圳、清远（连山）。
性味功效：甘，寒。润肺止咳，止血。治肺热咳嗽或阴虚久咳、咯血。

毛花点草 Nanocnide lobata Wedd.
别　　名：花点草、雪药、油点草。
药用部位：全草。
习性生境：草本。生于水沟边或林缘湿润处。
产　　地：韶关（乐昌）、清远（连山）、肇庆（高要）。
性味功效：酸，凉。清热解毒，消肿散结。

紫麻 Oreocnide frutescens（Thunb.）Miq.
别　　名：山麻、紫苎麻、白水苎麻、野麻。
药用部位：全株。
习性生境：灌木或小乔木。生于海拔300～1 500m的山谷和林缘半阴湿处或石缝。
产　　地：韶关（曲江、始兴、翁源、乳源、新丰、乐昌、南雄）、河源（连平、和平）、梅州（平远）、惠州（博罗、龙门）、东莞、深圳、广州、清远（阳山、连山、英德、连州）、肇庆（怀集、封开、德庆）、云浮（新兴、罗定）、阳江（阳春）、茂名（信宜）。
性味功效：甘，凉。清热解毒，行气活血，透疹。

倒卵叶紫麻 Oreocnide obovata（C. H. Wright）Merr.
别　　名：凸尖紫麻、灰背叶紫麻。
药用部位：根。
习性生境：灌木。生于海拔200～1 400m的山谷水旁林下。
产　　地：肇庆（高要）、云浮。
性味功效：辛，温。发表透疹，祛风化湿，活血散瘀。

短叶赤车 Pellionia brevifolia Benth.
别　　名：小叶赤车。
药用部位：全草。

习性生境：草本。生于海拔350～1 000m的山地林中、山谷、溪边或石边。
产　　地：韶关（新丰）、梅州（丰顺）、惠州（龙门）、广州（从化）。
性味功效：甘，温。活血化瘀，消肿镇痛。

赤车 Pellionia radicans（Sieb. et Zucc.）Wedd.
别　　名：赤车使者、岩下青、坑兰、拔血红。
药用部位：全草。
习性生境：草本。生于海拔200～1 500m的山谷林下、灌丛阴湿处。
产　　地：韶关（曲江、始兴、翁源、乳源、新丰、乐昌）、河源（和平）、惠州（龙门）、深圳、广州（从化）、清远（阳山、连山、英德）、肇庆（怀集、高要）、云浮（罗定）、阳江（阳春）、茂名（信宜）。
性味功效：辛、苦，温；有小毒。祛风除湿，活血散瘀。

▼吐烟花 Pellionia repens（Lour.）Merr.
药用部位：全草。
习性生境：草本。生于山谷林下、溪边阴湿地。
产　　地：广州有引种栽培。
性味功效：甘、微涩，凉。清热利湿。

蔓赤车 Pellionia scabra Benth.
别　　名：毛赤车、羊眼草、石解骨、坑兰、坑冷。
药用部位：全草。
习性生境：草本。生于海拔700m以下的山谷、溪边或林中。
产　　地：韶关（仁化、翁源、乳源、乐昌）、河源（连平）、梅州（大埔、平远、蕉岭）、惠州（博罗、惠东、龙门）、深圳、广州（增城、从化）、清远（英德、连州）、肇庆（封开、高要）、云浮（郁南）、江门（新会）、阳江（阳春）。
性味功效：甘、淡，凉。清热解毒，凉血散瘀。

圆瓣冷水花 Pilea angulata（Bl.）Bl. *
别　　名：皱叶冷水花。
药用部位：全草。
习性生境：草本。生于海拔800m左右的山坡阴湿处。
产　　地：韶关（翁源、乳源、乐昌）、河源（连平、和平）、肇庆（怀集）。
性味功效：辛，温。祛风通络，活血止痛。

湿生冷水花 Pilea aquarum Dunn
别　　名：四轮草。
药用部位：全草。
习性生境：草本。生于海拔350～1 500m的山沟水边阴湿处。
产　　地：韶关（仁化、乐昌、南雄）、梅州（大埔）、惠州（龙门）、清远（英德）。
性味功效：淡，凉。清热解毒。

波缘冷水花 Pilea cavaleriei Lévl.
别　　名：石油菜、石苋菜、石花菜、小石芥。
药用部位：全草。
习性生境：草本。生于海拔200～1 500m的林下石上湿处。
产　　地：韶关（仁化、乳源）、清远（阳山、连山）、肇庆（封开）。
性味功效：甘、淡，凉。清热解毒，润肺止咳，消肿。

山冷水花 Pilea japonica（Maxim.）Hand.-Mazz.
别　　名：苔水花。
药用部位：全草。
习性生境：草本。生于林下、山谷溪旁草丛中或石缝、树干长苔藓的阴湿处。
产　　地：韶关（翁源）。
性味功效：甘，凉。清热解毒，利水通淋。

小叶冷水花 Pilea microphylla（L.）Liebm.

别　　名：透明草、玻璃草。

药用部位：全草。

习性生境：草本。常生于路边石缝和墙上阴湿处。

产　　地：深圳、广州（番禺）、肇庆（高要）、江门（台山）、阳江（阳春）、茂名（高州）。

性味功效：淡、涩，凉。清热解毒。

冷水花 Pilea notata C. H. Wright

别　　名：长柄冷水麻。

药用部位：全草。

习性生境：草本。生于海拔300～1 500m的山谷、溪旁或林下阴湿处。

产　　地：韶关（仁化、乳源）、河源（连平）、清远（连山）、肇庆（封开）。

性味功效：淡、微苦，凉。清热利湿，生津止渴，利胆退黄。

盾叶冷水花 Pilea peltata Hance

别　　名：背花疮。

药用部位：全草。

习性生境：草本。常生于海拔100～500m的石灰岩山上石缝或灌丛阴湿处。

产　　地：肇庆。

性味功效：辛、淡，凉。清热解毒，祛痰止咳，化瘀。

矮冷水花 Pilea peploides（Gaud.）Hook. et. Arn.

别　　名：圆叶豆瓣草、坐镇草、苎艾冷水花。

药用部位：全草。

习性生境：草本。生于山谷石缝或山坡草地上。

产　　地：韶关（始兴、仁化、乳源、乐昌）、河源（连平）、清远（阳山、连山、英德）、茂名（信宜）。

性味功效：辛，微寒。清热解毒，祛瘀止痛。

透茎冷水花 Pilea pumila（L.）A. Gray

别　　名：美青豆、直苎麻。

药用部位：全草。

习性生境：草本。生于海拔400m以上的山坡林下或岩石缝的阴湿处。

产　　地：韶关（乳源、新丰、乐昌）、河源（连平、和平）、惠州（龙门）、清远（阳山）、肇庆（怀集）。

性味功效：甘，寒。利尿解热，安胎。

厚叶冷水花 Pilea sinocrassifolia C. J. Chen

别　　名：石芫荽。

药用部位：全草。

习性生境：草本。生于山坡林下阴湿处。

产　　地：韶关（仁化）。

性味功效：苦，凉。清热解毒。

粗齿冷水花 Pilea sinofasciata C. J. Chen

别　　名：紫绿麻。

药用部位：全草。

习性生境：草本。生于山地林下阴湿处或水边。

产　　地：韶关（乳源）、惠州（博罗）、清远（连州、阳山）。

性味功效：辛，平。清热解毒，润肺止咳，理气止痛，祛风止血，活血。

三角形冷水花 Pilea swinglei Merr.

别　　名：三角叶冷水花、玻璃草。

药用部位：全草。

习性生境：草本。生于山谷、沟边或石缝中。

产　　地：河源（和平）、梅州（蕉岭）、惠州（龙门、博罗）、广州（从化）、清远（连州）。

性味功效：淡、微甘，凉。解毒消肿。

疣果冷水花 Pilea verrucosa Hand.-Mazz. *

别　　名：土甘草、铁杆水草。

药用部位：全草。

习性生境：草本。生于海拔400m以上的山谷阴湿处。

产　　地：韶关（新丰、乐昌）、河源（和平）、清远（连山）。

性味功效：微甘、淡，凉。清热解毒，消肿。

雾水葛 Pouzolzia zeylanica（L.）Benn.

别　　名：啜脓膏、粘榔根。

药用部位：全草。

习性生境：草本。生于田野、旷地、沟边、村边路旁等湿润处。

产　　地：韶关（始兴、翁源、乳源、乐昌）、河源（和平）、梅州（大埔、丰顺）、揭阳（揭西）、汕尾（陆河）、惠州（博罗、惠东）、深圳（宝安）、广州、清远（连山）、肇庆（高要）、云浮（新兴、郁南、罗定）、江门（台山）、阳江（阳春）、茂名（高州）、湛江（徐闻）。

性味功效：甘，凉。清热利湿，解毒排脓。

多枝雾水葛 Pouzolzia zeylanica（L.）Benn. var. **microphylla**（Wedd.）W. T. Wang

别　　名：石珠、强盗草。

药用部位：全草。

习性生境：草本。生于海拔达500m的平原或丘陵草地、田边或草坡上。

产　　地：河源（和平）、惠州、深圳、茂名（高州）。

性味功效：甘、苦，凉。解毒消肿，接骨。

藤麻 Procris wightiana Wall. et Wedd.

别　　名：平滑楼梯草、石羊草、金玉叶。

药用部位：全草。

习性生境：草本。生于山谷林下、水沟旁或石上。

产　　地：韶关（翁源、新丰）、梅州（五华）、惠州（惠东、龙门）、深圳、广州（从化）、肇庆（怀集）、阳江（阳春）、茂名（信宜）。

性味功效：淡，凉。消肿拔毒，清热凉肝，润肺止咳。

104. 大麻科 Cannabinaceae

▼大麻 Cannabis sativa L. *

别　　名：火麻、野麻、胡麻、线麻。

药用部位：果实。

习性生境：草本。栽培。

产　　地：清远（连山）、云浮有栽培。

性味功效：甘，平。润燥，滑肠。

葎草 Humulus scandens（Lour.）Merr.

别　　名：割人藤、拉拉秧、拉拉藤、五爪龙。

药用部位：全草。

习性生境：藤本。生于沟边、村边、路旁的绿篱中。

产　　地：广东各地均有产。

性味功效：甘、苦，寒。清热解毒，利尿消肿。

105. 冬青科 Aquifoliaceae

满树星 Ilex aculeolata Nakai

别　　名：鼠李冬青、秤星木、天星木。

药用部位：根皮。

习性生境：落叶灌木。生于山坡次生林或灌木丛中。

产　　地：韶关（始兴、仁化、乳源、乐昌、南雄）、河源（龙川、连平、和平）、清远（阳山、连山、英德、连州）、肇庆（广宁）。

性味功效：微苦、甘，凉。清热解毒，化痰止咳。

梅叶冬青 Ilex asprella（Hook. et Arn.）Champ. ex Benth.

别　　名：岗梅、秤星树、点称星、土甘草、山梅根、假青梅。

药用部位：根、茎。

习性生境：落叶灌木。生于山地疏林、丘陵灌丛、村边路旁或旷地上。

产　　地：广东各地均有产。

性味功效：苦、甘，凉。清热解毒，生津止渴。

黄杨叶冬青 Ilex buxoides S. Y. Hu

别　　名：黄杨冬青。

药用部位：叶。

习性生境：常绿乔木。生于海拔800m左右的山地密林中。

产　　地：广州（增城）、清远（阳山）。

性味功效：辛、苦，寒。清火，消肿。

冬青 Ilex chinensis Sims

别　　名：四季红、红冬青、油叶树。

药用部位：根、茎皮、叶、果实。

习性生境：常绿乔木。生于海拔500～1 000m的山坡常绿阔叶林中。

产　　地：韶关（始兴、乳源、乐昌、南雄）、河源（龙川、和平）、潮州（饶平）、惠州（惠东）、清远（阳山、连山、英德、连州）。

性味功效：茎皮：甘、苦，凉；凉血解毒，止血止带。叶：苦、涩，凉；清热解毒，生肌敛疮，活血止血。果实（冬青子）：甘、苦，凉；补肝肾，祛风湿，止血敛疮。

枸骨 Ilex cornuta Lindl. ex Paxt. *

别　　名：功劳叶、羊角刺、六角茶、猫儿刺。

药用部位：根、叶、果实。

习性生境：常绿灌木或小乔木。生于丘陵、谷地、溪边或山坡水边。

产　　地：广州、肇庆、高要。现各地均有栽培。

性味功效：根：苦，凉；祛风止痛。叶（功劳叶）：甘，凉；滋阴清热，补肾壮骨。果实（枸骨子）：苦、涩，微温；固涩下焦。

榕叶冬青 Ilex ficoidea Hemsl.

别　　名：上山虎。

药用部位：根。

习性生境：常绿乔木。生于常绿阔叶林中或林缘。

产　　地：韶关（曲江、仁化、翁源、乳源、新丰、乐昌）、河源（紫金、和平）、梅州（梅县、平远、蕉岭）、潮州（饶平）、惠州（龙门）、广州（增城、从化）、清远（阳山、连山、连州）、肇庆（广宁、德庆、高要）、江门（台山）、阳江（阳春）、茂名（信宜）。

性味功效：甘、苦，凉。清热解毒，活血止痛。

光枝刺叶冬青 Ilex hylonoma Hu & Tang var. **glabra** S. Y. Hu

别　　名：刺叶冬青。

药用部位：根、叶。

习性生境：灌木或小乔木。生于海拔100～600m的山地林中。

产　　地：韶关（乳源、乐昌）。

性味功效：根：消肿止痛，治跌打损伤、风湿痹痛、关节痛。叶：治跌打损伤。

扣树 Ilex kaushue S. Y. Hu *

别　　名：苦登茶。

药用部位：叶。

习性生境：常绿乔木。生于海拔800m左右的密林中。

产　　地：韶关（乳源）、清远（英德）、肇庆（高要）。

性味功效：清热解毒、消炎、祛暑。

广东冬青 Ilex kwangtungensis Merr.

别　　名： 大叶茶。

药用部位： 根、叶。

习性生境： 常绿灌木或小乔木。生于常绿阔叶林或灌木林中。

产　　地： 韶关（乐昌、乳源、曲江、南雄、始兴、仁化、翁源、新丰）、河源（和平、连平）、梅州（蕉岭、大埔）、惠州（龙门、博罗、惠阳）、广州、清远（连州、连山、连南、阳山、英德）、肇庆（怀集、封开）、茂名（信宜）。

性味功效： 清热解毒，消肿止痛，消炎。

大叶冬青 Ilex latifolia Thunb.［*I. kudingcha* C. J. Tseng］

别　　名： 苦登茶、大叶茶。

药用部位： 根、叶。

习性生境： 常绿乔木。生于常绿阔叶林或灌木林中。

产　　地： 韶关（乐昌）、梅州（大埔）、清远（阳山、英德）。

性味功效： 苦，凉。清热解毒，止渴生津。治斑痧肚痛、病后烦渴、疟疾，并作凉茶配料。

大果冬青 Ilex macrocarpa Oliv.

别　　名： 见水蓝、狗沾子、臭樟树、青刺香。

药用部位： 全株。

习性生境： 落叶乔木。生于山地林中。

产　　地： 韶关（乳源、乐昌）、清远（连州）、肇庆（德庆）、阳江、茂名（信宜）。

性味功效： 辛、苦，平。清热解毒，润肺止咳，祛风止痛。

小果冬青 Ilex micrococca Maxim. *

别　　名： 细果冬青、球果冬青。

药用部位： 根、茎皮、叶。

习性生境： 落叶乔木。生于海拔500～1 300m的山地常绿阔叶林中。

产　　地： 韶关（仁化、翁源、乳源、乐昌）、梅州（五华）、潮州（饶平）、汕头、清远（阳山、英德、连州）、肇庆（广宁、封开、德庆、高要）。

性味功效： 苦，凉。清热解毒，疗疮消肿。

疏齿冬青 Ilex oligodonta Merr. et Chun *

别　　名： 少齿冬青、刘明根树。

药用部位： 根。

习性生境： 常绿灌木。生于海拔800～1 200m的山地密林或灌丛中。

产　　地： 韶关（仁化、乳源）、广州（从化）。

性味功效： 辛，寒。祛风止痛。

毛冬青 Ilex pubescens Hook. et Arn.

别　　名： 乌尾丁、酸味木、毛披树、细叶冬青、山熊胆。

药用部位： 根、茎。

习性生境： 灌木或小乔木。生于山坡、丘陵、林边、疏林或灌木丛中。

产　　地： 广东西部、中部、东部至北部。

性味功效： 甘，平。活血通脉，消肿止痛，清热解毒。

铁冬青 Ilex rotunda Thunb.

别　　名： 救必应、熊胆木、白银香、白银茎皮、九层皮、白兰香。

药用部位： 根、茎皮、叶。

习性生境： 常绿乔木。生于山谷、溪边的疏林中，或丘陵、村边旷地上。

产　　地： 广东各地均有栽培。

性味功效： 苦，寒。清热解毒，消肿止痛。

四川冬青 Ilex szechwanensis Loes.

别　　名： 川冬青、枝桃树、小万年青。

药用部位：叶。

习性生境：灌木或乔木。生于海拔250～1 000m的山地常绿阔叶林中。

产　　地：韶关（乳源、乐昌）、梅州（五华）、惠州（博罗）、清远（阳山、连山、连州）。

性味功效：苦，凉。清热解毒。

三花冬青 Ilex triflora Bl.

药用部位：根。

习性生境：灌木或乔木。生于山谷、山地林中。

产　　地：韶关（曲江、始兴、仁化、翁源、乳源、新丰、乐昌、南雄）、河源（连平、和平）、梅州（大埔、丰顺、五华、平远、蕉岭）、潮州（饶平）、汕头、惠州（博罗、惠东、龙门）、广州（从化）、佛山（南海）、清远（阳山、连山、英德、连州）、肇庆（广宁、怀集、封开、高要）、云浮（罗定）、江门（新会、台山）、阳江（阳春）、茂名（高州、信宜）。

性味功效：苦，凉。清热解毒。

绿冬青 Ilex viridis Champ. ex Benth.

别　　名：亮叶冬青、细叶三花冬青。

药用部位：根、叶。

习性生境：灌木或乔木。生于山地常绿阔叶林中。

产　　地：韶关（乐昌、乳源、翁源、新丰）、河源（连平、和平）、汕头（南澳）、惠州（龙门、博罗）、广州（从化）、清远（连山、阳山）、肇庆（德庆）、江门（新会）、阳江。

性味功效：根：甘、微辛，凉；祛风除湿，活血通络。叶：微辛，凉；凉血解毒。

106. 卫矛科 Celastraceae

过山枫 Celastrus aculeatus Merr.

别　　名：落霜红、穿山龙。

药用部位：根、茎。

习性生境：藤状灌木。生于海拔100～1 000m的山地灌丛或路边疏林中。

产　　地：广东西部、中部、东部至北部各地。

性味功效：苦，凉。祛湿止痛，祛湿利胆，平肝潜阳。

苦皮藤 Celastrus angulatus Maxim. *

别　　名：苦树皮、马断肠、老虎麻、棱枝南蛇藤。

药用部位：根。

习性生境：藤状灌木。生于山地丛林及山坡灌丛中。

产　　地：韶关（乐昌）、广州（从化）、肇庆（怀集、德庆）。

性味功效：辛、苦，凉；有毒。祛风除湿，舒筋活络，消肿止血，清热解毒。

大芽南蛇藤 Celastrus gemmatus Loes.

别　　名：吊干麻、哥兰叶、霜红藤、地南蛇。

药用部位：根。

习性生境：藤状灌木。生于山地密林或灌丛中。

产　　地：韶关（仁化、乳源、乐昌）、梅州（平远）、潮州（饶平）、惠州（博罗）、清远（阳山、连山、连州）、茂名（信宜）。

性味功效：涩，温。舒筋活血，散瘀。

青江藤 Celastrus hindsii Benth.

别　　名：夜茶藤、黄果藤。

药用部位：根。

习性生境：常绿藤本。生于山地灌丛或林中。

产　　地：广东各地均有产。

性味功效：辛、苦，平。通经，利尿，祛风除湿，壮筋骨。

滇边南蛇藤 Celastrus hookeri Prain. *
别　　名：尖药南蛇藤。
药用部位：根。
习性生境：藤状灌木。生于疏林或灌丛中。
产　　地：韶关（始兴、翁源、乳源、乐昌）、河源（和平）、梅州（大埔、丰顺、五华）、惠州（博罗）、广州（从化）、清远（连山）、云浮。
性味功效：苦、辛，温；有小毒。活血行气，祛风化湿。

粉背南蛇藤 Celastrus hypoleucus（Oliv.）Warb. ex Loes *
别　　名：博根藤、绵藤。
药用部位：根、茎。
习性生境：藤状灌木。生于海拔400m以上的丛林中。
产　　地：韶关（乳源、乐昌）、惠州（博罗）、清远（阳山、连州）。
性味功效：辛，平。化瘀消肿。

圆叶南蛇藤 Celastrus kusanoi Hayata
别　　名：过山枫、秤星蛇、双虎排牙。
药用部位：根。
习性生境：藤状小灌木。生于山谷、山沟疏林或灌木丛中。
产　　地：韶关（曲江、仁化、乳源、乐昌）、河源（龙川）、潮州（饶平）、汕头、惠州（惠东）、深圳、广州（从化）、清远（英德）、肇庆（封开、高要）、阳江（阳春）、茂名（高州、信宜）、湛江（徐闻）。
性味功效：微甘，平。宣肺除痰，止咳解毒。

窄叶南蛇藤 Celastrus oblanceifolius Wang et Tsoong
别　　名：倒披针叶南蛇藤。
药用部位：根、茎。
习性生境：藤状灌木。生于海拔500～1 000m的山坡湿地或溪边灌丛中。
产　　地：广东西部、中部、东部至北部地区。
性味功效：辛、苦，温。祛风除湿，跌打损伤。

南蛇藤 Celastrus orbiculatus Thunb.
别　　名：南蛇风、过山风。
药用部位：全株。
习性生境：藤状灌木。生于山沟、山坡灌木丛中。
产　　地：韶关（乐昌）、广州（从化、增城）、清远（阳山、连山）、云浮（郁南、罗定）。
性味功效：根、藤：辛，温；祛风活血，消肿止痛。果实：甘、苦，平；安神镇静。叶：苦，平；解毒，散瘀。

灯油藤 Celastrus paniculatus Willd. *
别　　名：锥序南蛇藤。
药用部位：种子。
习性生境：藤状灌木。生于海拔200m以上的丛林中。
产　　地：韶关（乳源）。
性味功效：辛、苦，平；有小毒。疏风止痛，通便，催吐，消食。

短梗南蛇藤 Celastrus rosthornianus Loes.
别　　名：黄绳儿、丛花南蛇藤。
药用部位：根。
习性生境：藤状灌木。生于海拔500m以上的山坡林缘和丛林下。
产　　地：韶关（乳源、乐昌）。
性味功效：辛，平。祛风除湿，强筋骨，活血止痛，解毒消肿。

显柱南蛇藤 Celastrus stylosus Wall.
别　　名：山货榔、茎花南蛇藤。
药用部位：根、茎。

习性生境：藤状灌木。生于海拔1 000m左右的山坡林地。
产　　地：韶关（乳源）。
性味功效：辛、苦，平；有小毒。祛风除湿，利尿通淋，活血止痛。

刺果卫矛 Euonymus acanthocarpus Franch.
别　　名：藤杜仲、长梗刺果卫矛。
药用部位：藤、茎皮及根。
习性生境：直立灌木或藤本。生于山地林中或林缘。
产　　地：韶关（乐昌、乳源）。
性味功效：苦，温。祛风除湿，通经活络。

卫矛 Euonymus alatus（Thunb.）Sieb.
别　　名：鬼箭羽、麻药、四棱树。
药用部位：剪取的带翅枝条，或木栓翅。
习性生境：灌木。生于山坡、沟边林缘。
产　　地：韶关（乐昌、乳源）。
性味功效：辛、苦，寒。破血通经，解毒消肿。

星刺卫矛 Euonymus actinocarpus Loes. *
别　　名：小千金、硬筋藤、紫刺卫矛。
药用部位：根。
习性生境：直立灌木或藤本。生于山地疏林中，攀附于其他树上。
产　　地：韶关（乳源、乐昌）、潮州（饶平）、清远（阳山）。
性味功效：辛、微苦，温。祛风除湿，舒筋活络。

百齿卫矛 Euonymus centidens Lévl.
别　　名：丝绵木、桃叶卫矛、华北卫矛。
药用部位：全株。
习性生境：灌木。生于山坡林下或灌丛中。
产　　地：广东西部、中部至北部各地。
性味功效：甘、苦，微温。祛风散寒，理气平喘，活血解毒。

裂果卫矛 Euonymus dielsianus Loes. ex Diels *
别　　名：全育卫矛、宽蕊卫矛。
药用部位：根、茎皮。
习性生境：灌木或小乔木。生于小山顶、山尖岩石上和山坡、溪边的疏林中及山谷中。
产　　地：韶关（乳源、新丰、乐昌）、清远（阳山、英德、连州）。
性味功效：甘、微苦，微温。强筋壮骨，活血调经。

鸦椿卫矛 Euonymus euscaphis Hand.-Mazz. *
药用部位：根。
习性生境：灌木。生于山间林中及山坡路边。
产　　地：清远（连山、连南）。
性味功效：辛、苦，平。活血通络，祛风除湿，消肿解毒。

扶芳藤 Euonymus fortunei（Turcz.）Hand.-Mazz.
别　　名：爬行卫矛、胶东卫矛、常春卫矛。
药用部位：根皮。
习性生境：常绿藤本灌木。绕树、爬墙或匍匐于石上。
产　　地：韶关（始兴、仁化、翁源、乳源、新丰、乐昌）、河源（连平、和平）、梅州（大埔）、惠州（龙门）、深圳（宝安）、广州（增城、从化）、清远（连山、连州）、肇庆（怀集、封开）、阳江（阳春）、茂名（电白、信宜）。
性味功效：甘、苦，温。舒筋活络，散瘀止血。

西南卫矛 Euonymus hamiltonianus Wall. f. **lanceifolius**（Loes.）C. Y. Cheng. *
别　　名：毛脉西南卫矛。
药用部位：根皮。
习性生境：小乔木。生于山地林中。

产　　地：韶关（乳源、乐昌）、清远（阳山）、肇庆（怀集）。
性味功效：苦，平。祛风湿，强筋骨。

冬青卫矛 Euonymus japonicus Thunb. *
别　　名：大叶黄杨、扶芳树、正木。
药用部位：根、茎枝、叶。
习性生境：灌木。生于路旁、田野、旷野。
产　　地：广州、中山、深圳有引种栽培。
性味功效：苦、辛，温。根：祛风湿，活血调经。茎枝：祛风湿，强筋骨，活血止血。叶：解毒消肿。

疏花卫矛 Euonymus laxiflorus Champ. ex Benth.
别　　名：山杜仲、飞天驳、土杜仲、木杜仲。
药用部位：根、茎皮。
习性生境：灌木。生于山谷林下、林缘或水边较阴湿处。
产　　地：广东西部、中部、东部至北部。
性味功效：淡、涩，平。祛风湿，强筋骨。

白杜 Euonymus maackii Rupr. *
别　　名：丝棉木、桃叶卫矛、白桃树。
药用部位：根、茎皮、枝叶。
习性生境：小乔木。生于山坡、路旁、林缘等处。
产　　地：韶关（乐昌）、惠州（博罗）。
性味功效：苦、涩，寒；有小毒。根、茎皮：止痛。枝叶：解毒。

大果卫矛 Euonymus myrianthus Hemsl.
别　　名：黄褚、梅风。
药用部位：根。
习性生境：灌木。生于山谷林缘、溪旁沟边较湿润处。
产　　地：广东西部、中部、东部至北部各地。
性味功效：淡，平。补肾活血，健脾利湿。

中华卫矛 Euonymus nitidus Benth.
别　　名：华卫矛、杜仲藤、矩叶卫矛。
药用部位：全株。
习性生境：灌木或小乔木。生于山坡、林边或疏林中。
产　　地：除南部以外的各个地区。
性味功效：微辛、涩，平。舒筋活络，强壮筋骨。

矩圆叶卫矛 Euonymus oblongifolius Loes. et Rehd.
别　　名：鸡心肫、黄心卫矛。
药用部位：根、果实。
习性生境：灌木和小乔木。生于海拔300～800m的山坡或山谷林中。
产　　地：韶关（乐昌、乳源、翁源）、梅州（平远）、清远（连州）、肇庆（封开）。
性味功效：苦、涩，寒；有小毒。凉血止血。
注：《中国植物志》已将“中华卫矛 Euonymus nitidus Benth.”和“矩圆叶卫矛 Euonymus oblongifolius Loes. et Rehd.”归并成“中华卫矛 Euonymus nitidus Benth.”。

变叶美登木 Maytenus diversifolius（Maxim.）D. Hou
别　　名：变叶裸实、细叶裸实。
药用部位：地上部分。
习性生境：灌木和小乔木。生于近海滨的山坡、路旁疏林中。
产　　地：潮州（饶平）、汕尾（海丰）、阳江、湛江。
性味功效：辛、苦，温。化瘀消肿，解毒。

▼美登木 Maytenus hookeri Loes.
别　　名：长梗美登木、云南美登木。
药用部位：叶。
习性生境：灌木。栽培。

产　　地：广东各地有引种栽培。
性味功效：苦，温。活血化瘀。

雷公藤 Tripterygium wilfordii Hook. f.
别　　名：紫金皮、东北雷公藤、紫金藤。
药用部位：根、叶、花、果实。
习性生境：藤本灌木。生长于山地林内阴湿处。
产　　地：韶关（乳源）、梅州（五华）、清远（阳山、连州）、肇庆（怀集）。
性味功效：苦、辛，凉；有大毒。祛风，解毒，杀虫。

107. 翅子藤科 Hippocrateaceae

五层龙 Salacia chinensis L.
别　　名：桫拉木。
药用部位：根、茎。
习性生境：攀援灌木。生于山坡、丘陵、丛林、溪旁。
产　　地：广东南部，湛江（廉江）。
性味功效：涩、温。祛风除湿，通经活血。

无柄五层龙 Salacia sessiliflora Hand. -Mazz.
别　　名：狗卵子、棱子藤、野柑子、野黄果。
药用部位：果实。
习性生境：灌木。生于海拔600～1 000m的林中。
产　　地：清远（阳山、连州）。
性味功效：治胃痛。

108. 茶茱萸科 Icacinaceae

粗丝木 Gomphandra tetrandra（Wall.）Sleum. *
别　　名：黑骨走马、毛蕊木、海南粗丝木、矩圆叶蓝果树。
药用部位：根。
习性生境：灌木和小乔木。生于疏密林下、石灰山林内及路旁灌丛、林缘、箐沟边。
产　　地：清远（阳山）。
性味功效：甘、苦，平。清热利湿，解毒。

小果微花藤 Iodes vitiginea（Hance）Hemsl.
别　　名：吹风藤、约有藤、花心藤。
药用部位：根、藤茎。
习性生境：木质藤本。生于林中或灌木丛中，攀援于树上。
产　　地：肇庆（高要）、云浮（罗定）、阳江（阳春）、茂名（高州）。
性味功效：辛，微温。祛风散寒，除湿通络。

定心藤 Mappianthus iodoides Hand.-Mazz.
别　　名：甜果藤、马比花、铜钻、藤蛇总管。
药用部位：根、藤茎。
习性生境：木质藤本。生于山谷林中或沟边湿润处，攀援于树上。
产　　地：河源（和平）、梅州（平远）、惠州（龙门）、深圳、广州（从化）、肇庆（怀集、封开、德庆、高要）、云浮（新兴）、江门（台山）、阳江（阳春）、茂名（信宜）。
性味功效：苦、涩，平。祛风除湿，调经活血，止痛。

马比木 Nothapodytes pittosporoides（Oliv.）Sleumer
别　　名：公黄珠子、南紫花树。
药用部位：根皮。
习性生境：灌木。生于山地林中。
产　　地：韶关（乳源、新丰）、清远（阳山、英德、连州）。
性味功效：辛，温。祛风利湿，理气散寒。

109. 铁青树科 Olacaceae

赤苍藤 Erythropalum scandens Bl.
别　　名：腥藤、土白芍、假黄藤、茶藤。
药用部位：全株。
习性生境：藤本。生于低海拔的密林或溪谷林缘，攀援于树上。

产　　地： 肇庆（封开）、云浮（郁南、罗定）、江门（台山、开平、恩平）、阳江（阳春）、茂名（高州、信宜）。

性味功效： 微苦，平。清热利湿，祛风活血。

华南青皮木 Schoepfia chinensis Gardn. et Champ.

别　　名： 碎骨仔树、管花青皮木、香芙木、退骨王。

药用部位： 根、茎枝、叶。

习性生境： 落叶小乔木。生于低海拔林区山谷、溪边的密林或疏林中。

产　　地： 广东西部、中部、东部至北部。

性味功效： 甘、淡，凉。清热利湿，消肿止痛。

青皮木 Schoepfia jasminodora Sieb. et Zucc.

别　　名： 脆骨风、碎骨风、吊钟花、鸡白柴、羊脆骨。

药用部位： 全株。

习性生境： 灌木或落叶小乔木。生于山坡、山谷疏林中。

产　　地： 韶关（仁化）、惠州（博罗）、清远（连山、英德、连州）。

性味功效： 甘、微涩，平。祛风除湿，散瘀止痛。

110. 山柚子科 Opiliaceae

山柑藤 Cansjera rheedei J. F. Gmel.

别　　名： 山柑。

药用部位： 茎。

习性生境： 攀援灌木。多见于低海拔山地疏林或灌木林中。

产　　地： 汕头（南澳）、东莞、深圳、珠海、广州（花都）、云浮（罗定）、江门（台山）、阳江（阳春）、茂名（化州）、湛江（雷州、徐闻）。

性味功效： 微酸、涩；有小毒。治小儿惊风。提取物为药用原料。

111. 桑寄生科 Loranthaceae

五蕊寄生 Dendrophthoe pentandra（L.）Miq.

别　　名： 茶树寄生、乌榄寄生。

药用部位： 全株。

习性生境： 灌木。寄生于乌榄、油桐、芒果等植物上。

产　　地： 广东珠江三角洲及南部、西部。

性味功效： 苦、甘，平。祛风湿，补肝肾，止泻痢。

离瓣寄生 Helixanthera parasitica Lour.

别　　名： 五瓣寄生。

药用部位： 带叶茎枝。

习性生境： 灌木。寄生于樟树、荷树及壳斗科等植物上。

产　　地： 广东各地。

性味功效： 苦、甘，平。祛风湿，止咳，止痢。

油茶离瓣寄生 Helixanthera sampsoni（Hance）Danser

别　　名： 油茶桑寄生。

药用部位： 全株。

习性生境： 灌木。寄生于山茶科、大戟科、柿科或樟科等植物上。

产　　地： 广东东部、西部。

性味功效： 祛痰，消炎。

栗寄生 Korthalsella japonica（Thunb.）Engler *

别　　名： 狭茎栗寄生。

药用部位： 全株。

习性生境： 亚灌木。常寄生于山茶科或壳斗科植物上。

产　　地： 韶关（始兴）、河源（紫金、和平）、梅州（大埔）、潮州（饶平）、广州（增城）、肇庆（封开）。

性味功效： 甘、苦，微温。祛风湿，补肝肾，行气活血，止痛。

椆树桑寄生 Loranthus delavayi Van Tiegh.

别　　名： 杂木寄生、椆木寄生。

药用部位： 枝、叶。

习性生境： 灌木。寄生于山地林区的壳斗科等植物上。

产　　地： 广东中部、东部、北部山地林区。

性味功效： 甘、苦，微温。补肝肾，祛风湿，续筋骨。

双花鞘花 Macrosolen bibracteolatus（Hance）Danser

别　　名： 八角寄生、二苞鞘花。

药用部位： 带叶茎枝。

习性生境： 灌木。寄生于山地林区的樟属、山茶属、五月茶属、灰木属等植物上。

产　　地： 韶关（乐昌）、清远（阳山、连山、英德、连州）、肇庆（怀集、封开）、茂名（信宜）。

性味功效： 辛，温。祛风湿。

鞘花 Macrosolen cochinchinensis（Lour.）Van Tiegh.

别　　名： 杉寄生、枫鞘花寄生。

药用部位： 全株。

习性生境： 灌木。寄生于壳斗科、山茶科、桑科等植物或枫香树、油桐等常绿阔叶树上。

产　　地： 广东各地山地林区。

性味功效： 清热止咳，补肝肾，祛风湿。

红花寄生 Scurrula parasitica L.

别　　名： 桑寄生、柠檬寄生。

药用部位： 带叶茎枝。

习性生境： 灌木。寄生于柚、黄皮、油茶等各种常绿阔叶树上。

产　　地： 广东各地山地林区。

性味功效： 辛、苦，平。补肝肾，祛风湿，降血压，养血安胎，活血解毒。

广寄生 Taxillus chinensis（DC.）Danser

别　　名： 桑寄生、梧州寄生茶。

药用部位： 带叶茎枝。

习性生境： 灌木。生于平原或低丘陵地区疏林中，能寄生于70多种植物上。

产　　地： 广东各地均有产。

性味功效： 苦，平。补肝肾，祛风湿，降血压，养血安胎。

绣毛钝果寄生 Taxillus levinei（Merr.）H. S. Kiu

别　　名： 板栗寄生、茶树寄生。

药用部位： 带叶茎枝。

习性生境： 灌木。多寄生于壳斗科植物、油茶树等常绿林中。

产　　地： 广东东部、中部、北部山区。

性味功效： 苦，凉。清肺止咳，祛风湿。

木兰寄生 Taxillus limprichtii（Grüning）H. S. Kiu *

别　　名： 广东寄生、枫木寄生。

药用部位： 带叶茎枝。

习性生境： 灌木。常寄生于常绿阔叶林中木兰科、壳斗科等植物上。

产　　地： 韶关地区。

性味功效： 甘、苦，微温。补肝肾，祛风湿，安胎。

桑寄生 Taxillus sutchuenensis（Lecomte）Danser

别　　名： 桑上寄生。

药用部位： 带叶茎枝。

习性生境： 灌木。常寄生于壳斗科等植物上。

产　　地： 广东北部和西北部高山林区，韶关（乳源、乐昌、南雄）、河源、清远（连州）、肇庆（封开）。

性味功效： 苦、甘，平。补肝肾，强筋骨，祛风湿。

大苞寄生 Tolypanthus maclurei (Merr.) Danser

别　　名： 椰榆寄生。

药用部位： 带叶茎枝。

习性生境： 灌木。常寄生于山茶科、柿树科等植物上。

产　　地： 广东东部、中部和北部。

性味功效： 苦、甘，微温。补肝肾，强筋骨，祛风除湿。

扁枝槲寄生 Viscum articulatum Burm. f.

别　　名： 无叶槲寄生、枫木寄生、柿寄生、麻栎寄生。

药用部位： 茎枝。

习性生境： 柔弱亚灌木。常寄生于桑寄生属、樟科、壳斗科等植物上。

产　　地： 广东南部、中部。

性味功效： 辛、苦，平。祛风除湿，舒筋活血，止咳化痰，止血。

棱枝槲寄生 Viscum diospyrosicolum Hayata

别　　名： 柿寄生、青冈栎寄生。

药用部位： 带叶茎枝。

习性生境： 亚灌木。寄生于樟树、柿树以及壳斗科等常绿阔叶树上。

产　　地： 广东各地山地林区。

性味功效： 苦，平。祛风湿，强筋骨，止咳，消肿，降压。

枫香槲寄生 Viscum liquidambaricolum Hayata *

别　　名： 枫香寄生、螃蟹脚。

药用部位： 带叶茎枝。

习性生境： 亚灌木。常寄生于壳斗科植物或枫香树、柿树等树上。

产　　地： 广东各地山地林区。

性味功效： 微苦，平。祛风除湿，舒筋活络，止咳化痰，止血。

柄果槲寄生 Viscum multinerve (Hayata) Hayata *

别　　名： 有柄槲寄生、桂花寄生、油桐寄生。

药用部位： 全株。

习性生境： 小灌木。寄生于壳斗科及各种常绿阔叶树上。

产　　地： 广东除北部外的大部分山地林区。

性味功效： 辛、苦，平。祛风湿，补肝肾，活血止痛，安胎，下乳。

瘤果槲寄生 Viscum ovalifolium DC.

别　　名： 柚树寄生、柄寄生。

药用部位： 全株。

习性生境： 小灌木。常寄生于柚、黄皮、柿等多种植物上。

产　　地： 广东除北部、东部外，其余各地均有产。

性味功效： 苦、辛，凉。祛风除湿、活血止痛，化痰止咳，解毒。

112. 檀香科 Santalaceae

寄生藤 Dendrotrophe varians (Bl.) Miq.

别　　名： 上树酸藤、大叶酸藤、黄藤、堂仙公、酸藤公。

药用部位： 全株。

习性生境： 木质藤本或披散灌木。生于山地疏林或丘陵灌木丛中。以根寄生，攀援于其他树上。

产　　地： 广东西部、中部、东部至北部。

性味功效： 微甘、苦、涩，平。疏风解热，除湿。

檀梨 Pyrularia edulis (Wall.) A. DC. *

别　　名： 油葫芦、麂子果。

药用部位： 茎皮、种子。

习性生境： 灌木或小乔木。生于海拔600～1 000m的常绿阔叶林中。

产　　地：韶关（乳源、乐昌）、河源（和平）、潮州（饶平）、清远（阳山、连山）。
性味功效：活血化瘀。

▼**檀香 Santalum album** L.
别　　名：白檀、白檀木。
药用部位：心材。
习性生境：小乔木。栽培。
产　　地：广东中部以南各地均有栽培。
性味功效：辛，温。行气，散寒，止痛。

百蕊草 Thesium chinense Turcz. *
别　　名：凤芽蒿、珊瑚草、打食草、石菜子。
药用部位：全草。
习性生境：草本。生于荒坡、草地上。
产　　地：韶关（乳源、乐昌）、清远（英德）、茂名（信宜）。
性味功效：辛、微苦，寒。清热，利湿，解毒。

113. 蛇菰科 Balanophoraceae

红冬蛇菰 Balanophora harlandii Hook. f.
别　　名：葛蕈、筒鞘蛇菰、宜昌蛇菰、红烛蛇菰。
药用部位：全草。
习性生境：草本。寄生于密林中的木本植物的根上。
产　　地：韶关（乳源、新丰）、河源、潮州（潮安）、惠州（博罗、惠东、龙门）、深圳、广州（从化）、清远（阳山、英德）、肇庆（怀集、封开）。
性味功效：苦、涩，寒。凉血止血，清热解毒。

疏花蛇菰 Balanophora laxiflora Hemsl.
别　　名：鹿仙草、石上莲、山菠萝、皱球蛇菰、穗花蛇菰。
药用部位：全草。
习性生境：草本。生于海拔660～1 700m的密林中或山谷水沟旁。
产　　地：韶关（乳源、仁化、乐昌）、惠州（龙门）、清远（英德、连南、连州）、肇庆（封开）、云浮（郁南）、阳江（阳春）、茂名（电白）。
性味功效：苦，凉。益肾养阴，清热止血。

穗花蛇菰 Balanophora spicata Hayata *
别　　名：疏花蛇菰。
药用部位：全株。
习性生境：草本。生于海拔700～1 300m的山谷阔叶林中。
产　　地：韶关（仁化、乳源、乐昌）、惠州（龙门）、清远（阳山、连山、英德、连州）、肇庆（封开）、云浮（郁南）、江门（恩平）、阳江（阳春）、茂名（电白）。
性味功效：苦、微涩，凉。清热解毒，凉血止血。

114. 鼠李科 Rhamnaceae

多花勾儿茶 Berchemia floribunda（Wall.）Brongn.
别　　名：勾儿茶、黄鳝藤。
药用部位：根、茎。
习性生境：攀援灌木。生于山地沟旁、路旁和林缘灌丛中或疏林下。
产　　地：广东各地均有产。
性味功效：微涩，温。祛风利湿，活血止痛。

铁包金 Berchemia lineata（L.）DC.
别　　名：老鼠耳、小叶黄鳝藤、米拉藤、乌龙根。
药用部位：全株。
习性生境：小灌木或灌木。生于山野沟谷疏林、丘陵路旁灌木丛中。

产　　地：广东各地均有产。

性味功效：微苦、涩，平。化瘀止血，镇咳止痛。

光枝勾儿茶 Berchemia polyphylla Wall. ex Laws. var. **leioclada** Hand.-Mazz.

别　　名：乌饭藤、铁包金。

药用部位：根、藤茎。

习性生境：攀援灌木。生于山地路旁、沟旁或林缘。

产　　地：广东各地均有产。

性味功效：涩、苦，平。消肿解毒，止痛镇痛，祛风除湿。

苞叶木 Chaydaia rubrinervis（Lévl.）C. Y. Wu ex Y. L. Chen *

别　　名：十两叶、红脉麦果。

药用部位：全株。

习性生境：灌木或小乔木。生于山地林中或灌丛中。

产　　地：广州有引种栽培。

性味功效：淡，平。利胆退黄，祛风止痛。

毛咀签 Gouania javanica Miq. *

别　　名：烧伤藤、节节藤、总状藤山柳。

药用部位：茎叶。

习性生境：攀援灌木或藤本。生于灌丛或疏林中。

产　　地：肇庆（高要）、云浮。

性味功效：苦、涩，凉。清热解毒，收敛止血。

拐枣 Hovenia acerba Lindl.

别　　名：南枳椇、金果梨、鸡爪树、万字果。

药用部位：根、茎皮、果柄、种子。

习性生境：乔木。生于山地林中、村旁。

产　　地：广东各地均有产。

性味功效：甘、平。止渴除烦，解酒毒，止呕，利二便。

北枳椇 Hovenia dulcis Thunb.

别　　名：枳椇、万字果。

药用部位：根、茎皮、果柄、种子。

习性生境：乔木。生于山地林中、村旁。

产　　地：韶关（翁源、乳源、乐昌、南雄）、梅州（蕉岭）、清远（连州）、云浮（新兴）。

性味功效：甘、平。止渴除烦，解酒毒，止呕，利二便。

毛果枳椇 Hovenia trichocarpa Chun et Tsiang *

别　　名：黄毛枳椇、毛枳椇、枳椇。

药用部位：根、茎皮、果实、种子。

习性生境：乔木。生于海拔600～1 300m的山地林中。

产　　地：韶关（乳源）、清远（英德）。

性味功效：甘，平。根、茎皮：辟秽除臭。果实、种子：清热利尿，止咳除烦，解酒毒，利二便。

铜钱树 Paliurus hemsleyanus Rehd.

别　　名：金钱木。

药用部位：根。

习性生境：小乔木或灌木。生于石山、河堤和路旁等处。

产　　地：韶关（乳源、乐昌）、清远（英德、连州）、肇庆（怀集、封开）、阳江（阳春）。

性味功效：苦、涩，寒。祛风湿，解毒。

马甲子 Paliurus ramosissimus（Lour.）Poir.

别　　名：铁篱笆、企头簕、雄虎刺。

药用部位：根、刺、叶和花。

习性生境：小乔木或灌木。生于山地沟谷及平坦地区的酸碱性较强的湿土中。

产　　地：广东各地均有产。

性味功效：苦，平。祛风，止痛，解毒。

长叶冻绿 Rhamnus crenata Sieb. et Zucc.
别　　名：黎辣根、黄药。
药用部位：根、根皮。
习性生境：灌木。生于山地阳处灌丛中或疏林下。
产　　地：广东各地均有产。
性味功效：苦、辛，平；有毒。清热解毒，杀虫利湿。

薄叶鼠李 Rhamnus leptophylla Schneid. *
别　　名：细叶鼠李、绛梨木子。
药用部位：根、叶、果实。
习性生境：灌木。生于石山或村旁灌丛中。
产　　地：韶关（乳源、乐昌、南雄）、潮州（饶平）、汕头（南澳）、深圳、清远（阳山、连州）、肇庆（封开）。
性味功效：苦、涩，平。根：清热止咳，行水化滞，散瘀。叶：消食通便，清热解毒。果实：消食化滞，行水通便。

尼泊尔鼠李 Rhamnus napalensis（Wall.）Laws.
别　　名：叶青、大风药。
药用部位：根、茎。
习性生境：木质藤本或灌木。生于海拔1 800m以下的疏林或密林中，或灌丛中。
产　　地：广东北部至中部，南部少见。
性味功效：涩、微甘，平。祛风除湿，利水消胀。

皱叶鼠李 Rhamnus rugulosa Hemsl.
药用部位：果实。
习性生境：灌木。生于山坡、路旁或沟边灌丛中。
产　　地：韶关（乳源、乐昌）、清远（阳山、连州）。
性味功效：苦，凉。清热解毒。

冻绿 Rhamnus utilis Decne.
别　　名：油葫芦子、狗李。
药用部位：根皮、茎皮、叶、果实。
习性生境：灌木或小乔木。常生于海拔1 500m以下的山地、丘陵、山坡草丛、灌丛或疏林下。
产　　地：韶关（乳源、乐昌）、河源（和平）、梅州（梅县）、汕头、清远（连州）。
性味功效：苦、甘，凉。根皮、茎皮：清热解毒，凉血，杀虫。叶：止痛，消食。果实：清热利湿，消积通便。

梗花雀梅藤 Sageretia henryi Drumm. et Sprague *
别　　名：红雀梅藤、红藤、皱锦藤。
药用部位：果实。
习性生境：藤状灌木或小乔木。生于山地林下或灌丛中。
产　　地：韶关（翁源、乳源、新丰、乐昌）、梅州（大埔）、惠州（龙门）、深圳、广州（从化）、清远（连山、英德）、肇庆（怀集、封开、德庆）、云浮（罗定）、阳江（阳春）。
性味功效：苦，寒。清热，降火。

皱叶雀梅藤 Sageretia rugosa Hance
别　　名：锈毛雀梅藤、九把伞。
药用部位：根。
习性生境：攀援或直立灌木。生于石灰岩疏林下或灌丛中、平地路旁、沟旁等，亦有散生。
产　　地：韶关（乳源、乐昌）、清远（阳山、连州）、肇庆（封开）。
性味功效：辛、苦，凉。降气，化痰，祛风利湿。

雀梅藤 Sageretia thea（Osb.）Johnst.
别　　名：酸梅簕、对节刺、碎米子、抗癌藤。
药用部位：根、叶。
习性生境：攀援或直立灌木。生于山地、丘陵、平原、山谷、旷野、路旁等的疏林或灌木丛中。

产　　地：广东各地均有产。

性味功效：根：甘、淡，平；行气化痰。叶：酸，凉；解毒消肿，止痛。

翼核果 Ventilago leiocarpa Benth.

别　　名：血风藤、红蛇根、铁牛入石、血宽根。

药用部位：根。

习性生境：攀援灌木。生于低海拔山野间、林谷中或沟边石隙中。

产　　地：广东各地均有产。

性味功效：苦，温。养血祛风，舒筋活络。

▼枣 Ziziphus jujuba Mill.

别　　名：枣子、大甜枣、酸枣、红枣。

药用部位：果实、茎皮、根。

习性生境：灌木或落叶小乔木。栽培。

产　　地：韶关（乳源、南雄）、广州、清远（阳山）、茂名（信宜）有栽培。

性味功效：果实（大枣）：甘，温；补脾益气，养心安神。茎皮：苦、涩，温；消炎，止血，止泻。根：甘，温；行气，活血，调经。

▼滇刺枣 Ziziphus mauritiana Lam.

别　　名：缅枣、台湾青枣、毛叶枣。

药用部位：茎皮、果实。

习性生境：常绿灌木或小乔木。栽培。

产　　地：广州、湛江（徐闻）有引种栽培。

性味功效：涩、微苦，凉。清热止痛，收敛止泻。

115. 胡颓子科 Elaeagnaceae

长叶胡颓子 Elaeagnus bockii Diels *

别　　名：牛奶子、马鹊树。

药用部位：根、枝叶、果实。

习性生境：灌木。生于山地林中和山坡灌丛中。

产　　地：韶关（乐昌）、广州、肇庆（怀集）。

性味功效：酸、微苦，平。止咳平喘，活血止痛。

巴东胡颓子 Elaeagnus difficilis Serv.

别　　名：铜色叶胡颓子。

药用部位：根。

习性生境：灌木。生于山地路旁、水旁和山坡灌丛中。

产　　地：韶关（乳源）、河源（连平）、汕头、广州（从化）、清远（阳山、英德）。

性味功效：微苦、涩，温。祛寒湿，收敛止泻。

蔓胡颓子 Elaeagnus glabra Thunb.

别　　名：耳环果、羊奶果、甜棒槌、砂糖罐、桂香柳。

药用部位：叶、果实、根。

习性生境：灌木或藤本。生于山谷林缘或山坡、丘陵路旁灌木丛中。

产　　地：广东各地均有产。

性味功效：酸，平。叶：平喘止咳。果实：收敛止泻。根：利水通淋，散瘀消肿。

角花胡颓子 Elaeagnus gonyanthes Benth.

别　　名：羊母奶子、吊中子藤。

药用部位：叶、根、果实。

习性生境：灌木。生于旷野灌丛、山地混交林或山谷水边疏林中。

产　　地：惠州（龙门）、珠海、广州（从化）、清远（阳山）、肇庆（封开、高要）、云浮（郁南、罗定）、江门（台山）、阳江（阳春）、茂名（信宜）、湛江（徐闻）。

性味功效：微苦、涩，温。叶：平喘止咳。根：祛风通络，行气止痛，消肿解毒。果实：收敛止泻。

宜昌胡颓子 Elaeagnus henryi Warb. Apud Diels

别　　名： 红鸡踢香。

药用部位： 根、茎叶。

习性生境： 灌木。生于海拔450～1 300m的疏林或灌丛中。

产　　地： 惠州（博罗）、广州（增城）。

性味功效： 根：苦、酸，平；清热利湿，止咳，止血。茎叶：苦，温；散瘀消肿，接骨止痛，平喘止咳。

披针叶胡颓子 Elaeagnus lanceolata Warb. *

别　　名： 盐匏藤。

药用部位： 根、叶。

习性生境： 灌木。生于海拔600m以上的山地林中。

产　　地： 韶关（乳源）。

性味功效： 酸、微甘，温。活血通络，疏风止咳，温肾缩尿。

鸡柏紫藤 Elaeagnus loureirii Champ.

别　　名： 铺山燕、灯吊子、吊钟子腾。

药用部位： 根、茎叶。

习性生境： 灌木。生于丘陵及山地的林下、坑边、路旁等半荫蔽或荫蔽处。

产　　地： 惠州（惠阳、博罗）、深圳、茂名（信宜、化州）。

性味功效： 酸、涩，微温。止咳平喘，收敛止泻，祛风活血。

银果牛奶子 Elaeagnus magna（Serv.）Rehd.

别　　名： 银果胡颓子。

药用部位： 果实。

习性生境： 灌木。生于山地林缘、山谷、河边灌丛或石灰岩石缝中。

产　　地： 韶关（乳源、乐昌）、清远（阳山）。

性味功效： 甘、酸，平。生津润燥，消食开胃。

福建胡颓子 Elaeagnus oldhami Maxim.

别　　名： 宜悟、宜悟根。

药用部位： 根、叶。

习性生境： 灌木。生于海拔500m以下的旷地、草地或山坡灌丛中。

产　　地： 惠州（惠阳）、深圳、湛江（徐闻）等沿海地区。

性味功效： 根：苦、酸，微温；祛风活血，健脾益肾。叶：酸、涩，平；敛肺定喘。

胡颓子 Elaeagnus pungens Thunb.

别　　名： 牛奶子根、半春子、半含春。

药用部位： 根、叶、果实。

习性生境： 灌木。生于山地林缘或山坡灌丛中。

产　　地： 韶关（翁源、乳源）、惠州（博罗）、清远（阳山）、肇庆（怀集、封开）、湛江（徐闻）。

性味功效： 根：苦，平；祛风利湿，祛瘀止血。叶：微苦，平；止咳平喘。果实：甘、酸，平；消食止痢。

116. 葡萄科 Vitaceae

广东蛇葡萄 Ampelopsis cantoniensis（Hook. et Arn.）Planch.

别　　名： 无莿根、藤茶、田浦茶、背带藤、粤蛇葡萄。

药用部位： 全株。

习性生境： 木质藤本。生于海拔100～850m的山谷林中或山坡灌丛。

产　　地： 韶关（仁化、翁源、乐昌）、河源（紫金）、梅州（大埔、梅县、丰顺、蕉岭）、潮州（饶平）、汕头（南澳）、汕尾（陆丰、海丰）、惠州（龙门、惠东、惠阳、博罗）、深圳、珠海、广州（从化）、清远（连山、阳山、英德）、肇庆（高要、怀集、封开）、云浮（新兴、罗定）、江门（台山、新会）、阳江（阳春）、茂名（信宜、高州）。

性味功效： 辛、微苦，凉。祛风化湿，清热解毒。

三裂蛇葡萄 Ampelopsis delavayana Planch. ex Franch.

别　　名： 金刚散、绿葡萄。

药用部位： 根、茎。

习性生境： 木质藤本。生于海拔50m以上的山谷林中或山坡灌木林中。

产　　地： 韶关（乳源）、河源（龙川）、清远（连州、英德）、肇庆（封开）。

性味功效： 辛、淡、涩，平。清热利湿，活血通淋，止血生肌。

显齿蛇葡萄 Ampelopsis grossedentata（Hand.-Mazz.）W. T. Wang

别　　名： 甜茶藤。

药用部位： 根、茎叶。

习性生境： 木质藤本。生于海拔200～1 500m的沟谷林中或山坡灌丛。

产　　地： 韶关（仁化、翁源、乳源、新丰、乐昌）、河源（和平）、梅州（梅县、大埔、蕉岭）、广州（从化）、清远（阳山、连山、英德）、肇庆（德庆、高要）、茂名（信宜）。

性味功效： 甘、淡，凉。清热解毒，利湿消肿。

异叶蛇葡萄 Ampelopsis heterophylla（Thunb.）Sieb. et Zucc.

别　　名： 紫葛。

药用部位： 根皮。

习性生境： 木质藤本。生于山谷林地或山坡灌丛中。

产　　地： 韶关（乳源、乐昌）、梅州（平远、蕉岭）、惠州（龙门）、深圳、广州（从化）、清远（连州、连南、连山、阳山）、肇庆。

性味功效： 甘、微苦，寒。清热，散瘀，通络，解毒。

光叶蛇葡萄 Ampelopsis heterophylla（Thunb.）Sieb. et Zucc. var. **hancei** Planch.

别　　名： 山葡萄。

药用部位： 根、根皮。

习性生境： 木质藤本。生于山谷林地或山坡灌丛中。

产　　地： 韶关（翁源、乳源、始兴、乐昌）、河源（连平）、汕头（南澳）、深圳、珠海、广州（番禺）、佛山（高明）、清远（连州、英德）、江门（台山）、阳江（阳春）、茂名（高州）、湛江（徐闻）。

性味功效： 苦，寒。清热利湿，解毒消肿。

锈毛蛇葡萄 Ampelopsis heterophylla（Thunb.）Sieb. et Zucc. var. **vestita** Rehd.

别　　名： 蛇葡萄。

药用部位： 茎、叶。

习性生境： 木质藤本。生于海拔50m以上的山谷林中。

产　　地： 韶关（翁源、乳源、乐昌）、河源（和平）、梅州（梅县、大埔）、惠州（博罗、龙门）、深圳、广州（增城）、清远（阳山、连山、英德、连州）、肇庆（怀集、封开、德庆、高要）、云浮（郁南）、茂名（信宜）、湛江（徐闻）。

性味功效： 苦，凉。清热利湿，解毒，散瘀止血。

注：《中国植物志》已修订该物种学名，正名为“蛇葡萄 Ampelopsis glandulosa（Wall.）Momiyama”。

葎叶蛇葡萄 Ampelopsis humulifolia Bge.

别　　名： 七角白蔹。

药用部位： 根皮。

习性生境： 木质藤本。生于海拔400～1 100m的山沟地边或灌丛林缘或林中。

产　　地： 清远（阳山）。

性味功效： 辛、温。祛风湿，散瘀肿，解毒。

白蔹 Ampelopsis japonica（Thunb.）Makino *

别　　名： 黄狗蛋、山地瓜、五爪藤。

药用部位： 块根。

习性生境： 木质藤本。生于海拔100～900m的山坡、灌丛或草地。

产　　地： 韶关（乐昌、乳源、南雄）、清远（连州）。

性味功效： 苦，平。清热解毒，消肿止痛。

角花乌蔹莓 Cayratia corniculata（Benth.）Gagnep.

别　　名： 九牛薯、菱茎野葡萄、野葡萄。

药用部位： 块根。

习性生境： 草质藤本。生于低海拔的潮湿山谷、林中。

产　　地： 韶关（南雄）、梅州（丰顺、五华、平远）、深圳、广州、清远（英德）、云浮。

性味功效： 甘，平。润肺止咳，止血。

乌蔹莓 Cayratia japonica（Thunb.）Gagnep.

别　　名： 母猪藤、红母猪藤、五爪龙、五叶藤。

药用部位： 全株。

习性生境： 草质藤本。生于山坡、路旁草丛或灌丛中。

产　　地： 韶关（乳源、乐昌）、河源（连平、和平）、梅州（兴宁）、惠州（博罗）、深圳、清远（连山、英德）、肇庆（鼎湖、怀集）、江门（鹤山、恩平）、茂名（信宜）。

性味功效： 酸、苦，寒。解毒消肿，活血散瘀，利尿，止血。

毛乌蔹莓 Cayratia japonica（Thunb.）Gagnep. var. **mollis**（Wall.）Momiyama

药用部位： 全草。

习性生境： 草质藤本。生于海拔300m以上的山谷林中或山坡灌丛。

产　　地： 韶关（翁源、乐昌）、肇庆（德庆）、阳江、湛江（徐闻）。

性味功效： 苦，寒。清肝，祛风明目，凉血消痈，活血，散瘀止痛。

尖叶乌蔹莓 Cayratia japonica（Thunb.）Gagnep. var. **pseudotrifolia**（W. T. Wang）C. L. Li

别　　名： 母猪藤。

药用部位： 根、茎叶。

习性生境： 草质藤本。生于海拔300～1 500m的山地、沟谷林下。

产　　地： 肇庆（鼎湖）。

性味功效： 根：辛，凉；有毒；清热解毒。茎叶：辛，平；舒筋活血。

苦郎藤 Cissus assamica（Laws.）Craib. *

别　　名： 风叶藤、毛叶白粉藤、左爬藤。

药用部位： 根。

习性生境： 木质藤本。生于低海拔至中海拔的密林或疏林及溪边。

产　　地： 韶关（翁源、乳源、乐昌）、梅州（梅县、五华）、清远（连山、连州）、肇庆（鼎湖）、茂名（信宜）。

性味功效： 淡、微涩，平。拔脓消肿，散瘀止痛。

翅茎白粉藤 Cissus hexangularis Thorel ex Planch.

别　　名： 六方藤、六棱粉藤、方茎宽筋藤。

药用部位： 藤茎。

习性生境：木质藤本。生于海拔50～400m的溪边林中。

产　　地：肇庆、湛江（徐闻）。

性味功效：微苦，凉。祛风活络，散瘀活血。

鸡心藤 Cissus kerrii Craib.

别　　名：四方藤、方藤、红四方藤、翼枝白粉藤。

药用部位：茎。

习性生境：藤本。生于田边、草坡、灌丛和林中。

产　　地：惠州、广州、阳江（阳春）。

性味功效：苦，寒。清热利湿，解毒消肿。

翼茎白粉藤 Cissus pteroclada Hayata

别　　名：白粉藤。

药用部位：藤茎。

习性生境：木质藤本。生于山坡、山谷阴湿处。

产　　地：韶关（翁源）、清远（英德）、肇庆（鼎湖、高要）、云浮（新兴）。

性味功效：微酸、涩，平。祛风湿，舒筋络。

白粉藤 Cissus repens Lamk.

别　　名：白薯藤、独脚乌桕、白鸡屎藤。

药用部位：块根、茎藤。

习性生境：草质藤本。生于山坡、旷地或沿河两岸的灌木丛中。

产　　地：韶关（始兴）、云浮（新兴）、阳江。

性味功效：块根：苦、微辛，凉；活血通络，化痰散结，解毒消痈。茎藤：苦，寒；清热利湿，解毒消肿。

无毛崖爬藤 Tetrastigma obtectum（Wall.）Planch. ex Franch. var. **glabrum**（Levl. & Vant.）Gagnep.

别　　名：光叶崖爬藤。

药用部位：全株。

习性生境：草质藤本。生于海拔150m以上的山坡或沟谷林下或崖石上。

产　　地：肇庆（鼎湖）。

性味功效：微苦、涩，寒。接骨生肌，止血消炎。

火筒树 Leea indica（Burm. f.）Merr. *

别　　名：祖公柴、五指枫。

药用部位：全株。

习性生境：直立灌木。生于海拔200～800m的山坡、溪边林下或灌丛中。

产　　地：广东西部至中部，广州、阳江。

性味功效：淡，平。清热解毒。

异叶地锦 Parthenocissus dalzielii Gagnep.

别　　名：异叶爬山虎、吊岩风、爬山虎、三叶爬山虎、上树蛇。

药用部位：全株。

习性生境：木质藤本。生于山地林中或岩石上，常攀附于墙壁或树干上。

产　　地：河源（和平）、梅州（五华）、广州、清远（阳山）、阳江（阳春）、茂名（信宜）。

性味功效：酸、涩，温。祛风活络，活血止痛。

绿叶爬山虎 Parthenocissus laetevirens Rehd. *

别　　名：五叶壁藤、绿爬山虎、绿叶地锦。

药用部位：藤茎。

习性生境：木质藤本。生于海拔140～1 100m的山谷、山坡灌丛，攀援树上或岩石壁上。

产　　地：清远（英德）。

性味功效：辛，温。舒筋活络，消肿散瘀，续筋接骨。

三叶地锦 Parthenocissus semicordata（Wall.）Planch.

别　　名：毛脉地锦。

药用部位：根、茎、叶。

习性生境：木质藤本。生于海拔500～1 500m的山坡林中或灌丛。

产　　地： 肇庆、阳江（阳春）。

性味功效： 根、茎：接骨祛瘀，活络，祛风除湿。叶：清热解毒。

尾叶崖爬藤 Tetrastigma caudatum Merr. et Chun

药用部位： 茎。

习性生境： 木质藤本。生于海拔200～700m的山谷林中或山坡灌丛阴处。

产　　地： 韶关（乐昌、翁源）、广州、清远（英德）、肇庆（封开）、云浮（郁南）、阳江（阳春）、茂名（信宜）。

性味功效： 祛风湿，散瘀止痛，消肿拔毒。

三叶崖爬藤 Tetrastigma hemsleyanum Diels et Gilg

别　　名： 蛇附子、三叶扁藤、三叶青、骨碎藤。

药用部位： 全株。

习性生境： 草质藤本。生于海拔300～1 300m上的山坡灌丛、林谷岩石缝中。

产　　地： 韶关（乐昌）、河源（和平）、梅州（大埔）、深圳、广州（从化、增城）、清远（英德、连州）、肇庆（封开）、茂名（信宜）。

性味功效： 苦，平。清热解毒，祛风化痰，活血止痛。

崖爬藤 Tetrastigma obtectum（Wall.）Planch. ex Franch.

别　　名： 走游草、爬山虎、毛叶崖爬藤。

药用部位： 全株。

习性生境： 草质藤本。生于海拔250m以上的山坡岩石或林下石壁上。

产　　地： 茂名（信宜）。

性味功效： 辛、涩，温。祛风活络，活血止痛。

厚叶崖爬藤 Tetrastigma pachyphyllum（Hemsl.）Chun

别　　名： 孖带藤。

药用部位： 茎、叶。

习性生境： 木质藤本。生于低海拔林中或山坡灌丛。

产　　地： 云浮（郁南）、阳江、湛江（徐闻）。

性味功效： 茎：消肿，祛风。叶：外用治跌打损伤。

扁担藤 Tetrastigma planicaule（Hook.）Gagnep.

别　　名： 扁藤、大芦藤、铁带藤、扁茎崖爬藤。

药用部位： 全株。

习性生境： 木质大藤本。生于海拔100m以上的山谷林中或山坡岩石缝中。

产　　地： 韶关（翁源）、河源、惠州（博罗）、广州、清远（英德）、肇庆（怀集）、云浮（新兴）、阳江（阳春）、茂名（高州、信宜）。

性味功效： 辛、涩，温。祛风除湿，舒筋活络。

毛脉崖爬藤 Tetrastigma pubinerve Merr. & Chun *

药用部位： 全株。

习性生境： 木质藤本。生于海拔300～600m的山谷或石山坡灌丛中。

产　　地： 云浮、茂名。

性味功效： 甘、微酸，平。祛风除湿，舒筋骨。

小果野葡萄 Vitis balanseana Planch.

别　　名： 小葡萄、小果葡萄、野葡萄、大血藤、山菩提。

药用部位： 根皮、茎叶。

习性生境： 木质藤本。生于山地灌木林中。

产　　地： 韶关（乳源）、肇庆、阳江、湛江。

性味功效： 涩，平。舒筋活血，清热解毒，生肌利湿。

蘡薁 Vitis bryoniifolia Bge.［*V. adstricta* Hance］
别　　名：山葡萄、野葡萄。
药用部位：茎、根、果实。
习性生境：木质藤本。生于海拔150m以上的山谷林中、灌丛、沟边或田埂。
产　　地：韶关（乳源、乐昌、始兴）、梅州（平远、蕉岭）、清远（连山）。
性味功效：甘、酸，平。清热利湿，解毒消肿，生津止渴。

闽赣葡萄 Vitis chungii Metcalf
别　　名：红扁藤。
药用部位：全株。
习性生境：木质藤本。生于海拔200～1 000m的山坡、沟谷林中或灌丛。
产　　地：河源（龙川、连平）、梅州（大埔、平远）、清远（连州、连山、连南）、肇庆（高要、封开）。
性味功效：甘、涩，平。消肿拔毒。

刺葡萄 Vitis davidii（Roman. du Caill.）Foex. *
别　　名：山葡萄。
药用部位：根。
习性生境：木质藤本。生于山谷疏林或山坡灌丛中。
产　　地：韶关（乳源）。
性味功效：甘，平。祛风湿，利小便。

葛藟葡萄 Vitis flexuosa Thunb.
别　　名：蔓山葡萄、割谷镰藤、野葡萄、栽秧藤。
药用部位：全株。
习性生境：木质藤本。生于山区疏林或灌丛中。
产　　地：韶关（乐昌、乳源）、梅州（大埔）、潮州（饶平）、惠州（龙门、博罗）、广州（从化）、清远（连南、英德、阳山、连山）、茂名（信宜）。
性味功效：甘，平。补五脏，续筋骨，长肌肉。果实可食。

毛葡萄 Vitis heyneana Roem. & Schult.
别　　名：橡根藤、五角叶葡萄、飞天白鹤、茅婆驳骨、野葡萄。
药用部位：根皮、叶。
习性生境：木质藤本。生于山谷林下。
产　　地：韶关（乳源）、梅州、惠州（惠东）、清远（连州、连南、连山）、肇庆（怀集、德庆、高要）、云浮（新兴）。
性味功效：微苦、酸，平。根皮：调经活血，舒筋活络。叶：止血。

绵毛葡萄 Vitis retordii Roman. du Caill. ex Planch.
别　　名：河口葡萄。
药用部位：根。
习性生境：木质藤本。生于海拔200～1 000m的山坡、沟谷疏林处或灌丛中。
产　　地：惠州（惠东、博罗）、珠海、肇庆（高要、怀集、封开、德庆）、云浮（新兴）、茂名（信宜）。
性味功效：治风湿、跌打损伤。

▼葡萄 Vitis vinifera L. *
别　　名：索索葡萄、草龙珠、葡萄秧。
药用部位：果实、根、藤。
习性生境：木质藤本。栽培。
产　　地：广东各地普遍有栽培。
性味功效：甘，平。果实：补气血，强筋骨，利小便。根、藤：祛风通络，祛湿消肿，解毒。

117. 芸香科 Rutaceae

山油柑 Acronychia pedunculata（L.）Miq.
别　　名：降真香、沙塘木、山橘。
药用部位：根、心材、叶、果实。

习性生境：乔木。生于海拔约600m以下的山坡或平地杂木林中。
产　　地：广东中部以南各地。
性味功效：甘，平。根、心材、叶：祛风活血，理气止痛。果实：健脾消食。

酒饼簕 Atalantia buxifolia（Poir.）Oliv. ex Benth.
别　　名：东风橘、针仔簕、牛屎橘、狗橘刺。
药用部位：根、叶。
习性生境：灌木或小乔木。生于平地、丘陵阴坡较干燥的空旷地灌丛中。
产　　地：广东北回归线以南各地。
性味功效：苦、辛，温。祛风解表，化痰止咳，理气止痛。

广东酒饼簕 Atalantia kwangtungensis Merr. *
别　　名：无刺东风橘、无刺酒饼簕。
药用部位：根。
习性生境：灌木或小乔木。生于海拔100～400m的山地常绿阔叶林中。
产　　地：广东西南部以及雷州半岛各地。
性味功效：微苦、辛，温。祛风，解表，化痰止咳，行气止痛。

臭节草 Boenninghausenia albiflora（Hook.）Reichb.
别　　名：松风草、白虎草、臭草、岩椒草、大叶石椒。
药用部位：全草。
习性生境：草本。生于海拔较高的石灰岩山地。
产　　地：韶关（乳源、乐昌、仁化）、清远（连州、连山、连南、阳山）、河源（和平）、梅州、肇庆（怀集）、茂名（信宜）。
性味功效：辛、苦，温。解表截疟，活血散瘀，解毒。

▼酸橙 Citrus aurantium L.
别　　名：枳壳。
药用部位：未成熟果实、幼果。
习性生境：小乔木。栽培。
产　　地：韶关（南雄、乐昌）、惠州（龙门）、阳江（阳春）等地有零散种植。
性味功效：苦、酸，微寒。未成熟果实（枳壳）：破气，行痰，散积，消痞。幼果（枳实）：功效与枳壳相同而力稍猛。

▼柚 Citrus grandis（L.）Osb.
别　　名：橘红、柚子、气柑、文旦、栋柚。
药用部位：果皮、根、叶。
习性生境：乔木。栽培。
产　　地：广东各地广泛栽培。
性味功效：果皮：辛、甘，平；根：辛、温；无毒、理气止痛，散风寒；宽中理气，化痰止咳。叶：解毒消肿。

▼化橘红 Citrus grandis（L.）Osb. var. **tomentosa** Hort.
别　　名：化州橘红、毛橘红。
药用部位：果实、花。
习性生境：乔木。栽培。
产　　地：茂名（化州）、湛江（吴川）。
性味功效：苦、辛，温。理气化痰，燥湿消食。

▼柠檬 Citrus limon（L.）Burm. f.
别　　名：黎檬。
药用部位：果实、根。
习性生境：乔木。栽培。
产　　地：广东各地均有栽培。
性味功效：果实：酸、甘，平；化痰止咳，生津健胃。根：辛、苦，温；行气止痛，止咳平喘。

▼香橼 Citrus medica L.
别　　名：枸橼、香圆、陈香圆。
药用部位：成熟果实。

习性生境： 小乔木。栽培。

产　　地： 广东各地零散种植。

性味功效： 苦、辛、酸，温。理气，止痛，化痰。

▼佛手 Citrus medica L. var. **sarcodactylis** (Noot.) Swingle

别　　名： 佛手柑、手柑。

药用部位： 成熟果实、叶、根。

习性生境： 小乔木。栽培。

产　　地： 广东各地广泛栽培。

性味功效： 辛、微苦、酸，平。理气止痛，消食化痰。

▼柑橘 Citrus reticulata Blanco

别　　名： 番橘、橘仔、桔子、橘子。

药用部位： 果皮、幼嫩果实的果皮、种子、叶。

习性生境： 小乔木。栽培。

产　　地： 广东各地广泛栽培。

性味功效： 果皮（陈皮）：苦、辛，温；理气健胃，燥湿化痰。种子（橘核）：苦，平；理气止痛。橘络：苦，平；通络，化痰。叶（橘叶）：苦，平；行气，解郁，散结。幼嫩果实的果皮（青皮）：苦、辛，温；破气散结，疏肝止痛，消食化滞。

▼茶枝柑 Citrus reticulata Blanco cv. **Chachiensis**

别　　名： 新会柑、广陈皮。

药用部位： 陈皮、青皮（幼嫩果实的果皮）。

习性生境： 小乔木。栽培。

产　　地： 江门（新会）、韶关（乐昌、乳源）、河源有引种栽培。

性味功效： 陈皮：苦、辛，温；理气健胃，燥湿化痰。青皮：苦、辛，温；破气散结，疏肝止痛，消食化滞。

▼甜橙 Citrus sinensis (L.) Osb.

别　　名： 黄果树、广柑、橙、脐橙、香橙、橙子。

药用部位： 果皮、叶。

习性生境： 小乔木。栽培。

产　　地： 广东各地广泛栽培。

性味功效： 果皮：辛、苦，温；行气健脾；降逆化痰。叶：辛、苦，平；散瘀止痛。

齿叶黄皮 Clausena dunniana Lévl. *

别　　名： 山黄皮。

药用部位： 根、叶。

习性生境： 乔木。常见于石灰岩山上的灌木丛中。

产　　地： 广东西江和北江沿岸各地，但高要以东及以南不产。

性味功效： 微辛、苦，温。疏风解表，行气散瘀，除湿消肿。

假黄皮 Clausena excavata Burm. f.

别　　名： 臭黄皮、臭麻木、大果、黑鸡蛋、野黄皮。

药用部位： 根、叶。

习性生境： 小乔木。生于低海拔丘陵坡地灌丛或疏林中。

产　　地： 高要，沿西江以西南各地。

性味功效： 苦、辛，温。疏风解表，行气利湿，截疟。

▼黄皮 Clausena lansium (Lour.) Skeels

别　　名： 油皮、油梅。

药用部位： 全株。

习性生境： 乔木。栽培。

产　　地： 广东各地广泛栽培。

性味功效： 叶：辛、苦，平；解表散热，顺气化痰。根、核：苦、辛，微温；行气止痛，健胃消肿。果实：甘、酸，微温；化痰消食。

华南吴茱萸 Evodia austrosinensis Hand.-Mazz.

别　　名： 枪椿、大树椒。

药用部位：果实。
习性生境：乔木。生于海拔500m以下的山地杂木林中。
产　　地：韶关（始兴、乐昌、翁源）、梅州（大埔）、广州（从化）、清远（连州、连山、连南、英德）、阳江（阳春）、茂名（信宜）。
性味功效：辛，温。温中散寒，行气止痛。

臭辣吴萸 Evodia fargesii Dode
别　　名：臭辣树。
药用部位：果实。
习性生境：乔木。常生于山脊向阳坡地。
产　　地：韶关（乳源、乐昌）。
性味功效：苦、辛，温。止咳，散寒。
注：《中国植物志》已修订，将"臭辣吴萸 Evodia fargesii"和"楝叶吴萸 Evodia glabrifolia"归并成"楝叶吴萸 Tetradium glabrifolium（Champ. ex Benth.）T. G. Hartley"。

楝叶吴萸 Evodia glabrifolia（Champ. ex Benth.）Huang［*E. meliaefolia*（Hance）Benth.］
别　　名：野吴芋、野芳子、山辣子、米辣子。
药用部位：果实、根、叶。
习性生境：乔木。生于溪涧两岸树林中或村边、路旁的湿润处。
产　　地：韶关（乳源、乐昌）、梅州（五华、兴宁、平远）、汕头（台山）、汕尾（陆丰）、惠州（惠东、惠阳、博罗）、深圳、珠海、广州、清远、肇庆（广宁、高要、德庆）、云浮（新兴）、阳江（阳春）、茂名（信宜、高州、化州）、湛江（徐闻）。
性味功效：果实：辛、苦，温；暖胃，止痛。根、叶：辛、微甘、涩，凉；有小毒；清热化痰，止咳。

三桠苦 Evodia lepta（Spreng.）Merr.
别　　名：三叉苦、小黄散、鸡骨树、三丫苦、三枝枪、三叉虎。
药用部位：根、叶。
习性生境：乔木。生于丘陵、平原、溪边、林缘、疏林或灌丛中。
产　　地：广东各地均有产。
性味功效：苦，寒。清热解毒，散瘀止痛。

▼吴茱萸 Evodia rutaecarpa（Juss.）Benth.
别　　名：茶辣、吴萸、辣子、臭辣子、吴椒、臭泡子、豉油子。
药用部位：果实。
习性生境：小乔木。栽培。
产　　地：韶关（南雄、乐昌、乳源）有引种栽培。
性味功效：辛、苦，热；有小毒。温中散寒，燥湿，疏肝，止呕，止痛。

牛纠吴茱萸 Evodia trichotoma（Lour.）Peirre *
别　　名：牛纠树、五除叶、茶辣、树幽子。
药用部位：果实、叶。
习性生境：乔木。生于溪涧或沿河两岸的丛林中。
产　　地：肇庆（高要）。
性味功效：苦、辛，温。果实：理气止痛。叶：祛风除湿。
注：《中国植物志》已修订，将"牛纠吴茱萸 Evodia trichotoma"和"吴茱萸 Tetradium ruticarpum"归并成"吴茱萸 Tetradium ruticarpum（A. Juss.）T. G. Hartley"。

山橘 Fortunella hindsii（Champ. ex Benth.）Swingle
别　　名：金豆、猴子柑、山金桔。
药用部位：根、果实。
习性生境：灌木或小乔木。生于山谷林下较湿润处或阳坡灌木丛中。

产　　地：广东各地均有产。

性味功效：根：辛、苦，温；醒脾行气。果实：辛、酸、甘，温；宽中化痰下气。

▼金柑 **Fortunella japonica**（Thunb.）Swingle

别　　名：罗纹、圆金柑、圆金橘。

药用部位：根、果实、种子、叶。

习性生境：灌木或小乔木。生于山坡疏林或灌木丛中。

产　　地：韶关（乳源、曲江、仁化、新丰）、惠州（龙门、博罗）、肇庆（封开）、阳江（阳春），汕头南澳岛有野生。

性味功效：根：辛、苦，温；宽中化痰下气。果实：辛、甘，温；理气解郁，消食化痰，醒酒。种子：酸、辛，平；化痰散结，理气止痛。叶：辛、苦，寒；疏肝解郁，理气散结。

▼金橘 **Fortunella margarita**（Lour.）Swingle

别　　名：桔子、金枣、牛奶橘。

药用部位：根、果实。

习性生境：灌木或小乔木。栽培。

产　　地：广东各地广泛栽培。

性味功效：根：辛、苦，温；醒脾行气。果实：辛、酸、甘，温；宽中化痰下气。

小花山小橘 **Glycosmis parviflora**（Sims）Little

别　　名：山柑橘、野沙柑、酒饼木、山小橘。

药用部位：根、叶、果实。

习性生境：灌木或小乔木。生于丘陵、坡地、疏林或灌木丛中。

产　　地：韶关（乐昌、翁源）、汕尾（陆丰）、惠州（博罗）、深圳、珠海、广州（花都、增城）、佛山（顺德）、清远（连州、英德）、肇庆（高要、德庆）、云浮（新兴、罗定）、江门（台山）、阳江（阳春）、茂名（化州、高州）、湛江。

性味功效：辛、甘，平。祛痰止咳，理气消积，散瘀消肿。

大管 **Micromelum falcatum**（Lour.）Tanaka

别　　名：野黄皮、鸡卵黄。

药用部位：根、叶。

习性生境：乔木。生于低海拔灌丛或次生林中。

产　　地：雷州半岛。

性味功效：苦、辛，温。散瘀行气，止痛，活血。

小芸木 **Micromelum integerrimum**（Buch.-Ham.）Wight & Arn.

别　　名：野黄皮、半边枫、鸡屎木、山黄皮。

药用部位：根、叶。

习性生境：乔木。生于山地疏林或次生林中。

产　　地：清远（连州、连南、阳山）、肇庆（高要、封开）、云浮、茂名（高州）、湛江。

性味功效：苦、辛，温。疏风解表，散瘀止痛。

千里香 **Murraya exotica** L.

别　　名：九里香。

药用部位：根、叶、花。

习性生境：灌木。生于石灰岩山地。

产　　地：广东中部以北各地。

性味功效：辛、苦，温。麻醉，镇惊，解毒消肿，祛风活络。

▼九里香 **Murraya paniculata**（L.）Jack.

别　　名：七经通。

药用部位：根、叶、花。

习性生境：灌木。沿海岸较干燥的沙土灌丛中，零星野生，多为栽培。

产　　地：广东各地广泛栽培。

性味功效：辛、苦，温。麻醉，镇惊，解毒消肿，祛风活络。

▼黄柏 Phellodendron chinense Schneid. *

别　　名： 川黄柏。

药用部位： 茎皮。

习性生境： 乔木。栽培。

产　　地： 韶关（翁源、乐昌）、河源（和平）、清远（阳山、连山、英德、连州）。

性味功效： 苦，寒。清热解毒，燥湿，泻火，健胃。

秃叶黄檗 Phellodendron chinense Schneid. var. **glabriusculum** Schneid.

别　　名： 川黄柏、黄皮、黄柏。

药用部位： 茎皮。

习性生境： 乔木。生于山地疏林或密林中。

产　　地： 韶关（翁源、乐昌）、河源（和平）、清远（阳山、连山、英德、连州）。

性味功效： 苦，寒。清热解毒，燥湿，泻火，健胃。

▼枳 Poncirus trifoliata（L.）Raf.

别　　名： 铁篱寨、臭橘、枸橘李、臭杞、枳壳、绿衣枯实。

药用部位： 果实、叶。

习性生境： 落叶灌木或小乔木。栽培。

产　　地： 广东东北部、北部各地有栽培。

性味功效： 辛、苦，温。果实：健胃消食，理气止痛。叶：行气消食，止呕。

▼芸香 Ruta graveolens L.

别　　名： 臭草。

药用部位： 全草。

习性生境： 草本。栽培。

产　　地： 广东南部，多为栽培。

性味功效： 辛、微苦，凉。清热解毒，散瘀止痛。

乔木茵芋 Skimmia arborescens T. Anders. ex Gamble

别　　名： 美脉茵芋、广西茵芋。

药用部位： 叶。

习性生境： 乔木。生于山地杂木林中较湿润的地方。

产　　地： 惠州（博罗）、广州（增城、从化）至广东西南部、南部各地。

性味功效： 辛、苦，温；有毒。祛风除湿。

茵芋 Skimmia reevesiana Fort.

别　　名： 黄山桂、深红茵芋、海南茵芋。

药用部位： 茎、叶。

习性生境： 灌木。生于山谷下湿润处。亦时有栽培。

产　　地： 韶关乳源五指山。

性味功效： 辛、苦，温；有毒。祛风胜湿。

飞龙掌血 Toddalia asiatica（L.）Lam.

别　　名： 血见飞、大救驾、三百棒、簕钩。

药用部位： 根、叶。

习性生境： 木质藤本。生于山坡、山谷或沿溪河两岸疏林或灌丛中。

产　　地： 广东各地均有产。

性味功效： 辛、微苦，温。散瘀止血，祛风除湿，消肿解毒。

椿叶花椒 Zanthoxylum ailanthoides Sieb. et Zucc.

别　　名： 樗叶花椒。

药用部位： 根皮。

习性生境： 小乔木。生于山谷密林中或溪边、路旁等湿润处。

产　　地： 韶关（乐昌）、清远（连州、连山、英德、阳山）、惠州（惠东）、深圳、肇庆（怀集）、阳江（阳春）。

性味功效： 甘、辛，平；有小毒。祛风通络，活血散瘀，解蛇毒。

竹叶花椒 Zanthoxylum armatum DC.
别　　名：香椒、花椒、椒目、竹叶椒、贝椒子、山巴椒。
药用部位：根、叶、果实。
习性生境：小乔木。多生于石灰岩的低山疏林灌木丛中。
产　　地：广东北部和西部各地。
性味功效：辛，温。温中散寒，燥湿杀虫，行气止痛。

毛竹叶花椒 Zanthoxylum armatum DC. var. **ferrugineum**（Rehd. et Wils.）Huang
药用部位：果实。
习性生境：小乔木。生于丘陵低地至海拔800m的山地杂木林中。
产　　地：韶关（乳源）、清远（连南、阳山）。
性味功效：辛，温。温中散寒，理气止痛。

岭南花椒 Zanthoxylum austrosinense Huang
别　　名：搜山虎、满山香、总管皮、山胡椒、皮子药。
药用部位：根。
习性生境：小乔木。生于高山杂木林下。
产　　地：韶关（乳源、乐昌）。
性味功效：辛，温；有小毒。祛风解表，行气活血，消肿止痛。

簕党花椒 Zanthoxylum avicennae（Lam.）DC.
别　　名：簕党、狗花椒、鹰不泊、鸡胡党、土花椒。
药用部位：根、叶、果。
习性生境：小乔木。生于山坡、丘陵、平地或路旁的疏林或灌丛中。
产　　地：广东各地均有产。
性味功效：苦、微辛，微温。祛风利湿，活血止痛。

砚壳花椒 Zanthoxylum dissitum Hemsl.
别　　名：蚌壳花椒、单面针、大叶花椒、钻山虎。
药用部位：根、种子。
习性生境：木质藤本。生于山地疏林、灌丛中。
产　　地：江门（恩平）、阳江（阳春）、茂名（信宜）。
性味功效：辛、涩，温；有小毒。根：活血散瘀，续筋接骨。种子：理气止痛。

刺壳花椒 Zanthoxylum echinocarpum Hemsl.
别　　名：单面针。
药用部位：根、根皮、茎叶。
习性生境：攀援木质藤本。生于海拔200m以上的林中。
产　　地：韶关（乳源、乐昌）、清远（连州、阳山）、云浮。
性味功效：辛、苦，凉。运脾消食，行气止痛。

大叶臭花椒 Zanthoxylum myriacanthum Wall. ex Hook. f.
别　　名：驱风通、刺椿木、雷公木。
药用部位：茎、枝叶。
习性生境：乔木。生于山坡疏林或石灰岩地的灌丛中。
产　　地：韶关（乐昌、乳源）、肇庆（怀集、高要）、江门（开平）。
性味功效：辛、微苦，温。祛风除湿，活血散瘀，消肿止痛。

两面针 Zanthoxylum nitidum（Roxb.）DC.
别　　名：光叶花椒、入地金牛。
药用部位：根、茎。
习性生境：攀援藤本。生于较干燥的山坡、荒山、旷野的疏林灌丛中。
产　　地：广东各地均有产。
性味功效：辛、苦，平；有小毒。祛风活血，麻醉止痛，解毒消肿。

异叶花椒 Zanthoxylum ovalifolium Wight

别　　名：羊山刺、三叶花椒。

药用部位：枝叶。

习性生境：灌木。生于山谷密林或山坡疏林中。

产　　地：广东各地不常见。

性味功效：辛，温；有小毒。散寒燥湿。

柄果花椒 Zanthoxylum podocarpum Hemsl. *

别　　名：麻口皮子药、细叶花椒、野花椒。

药用部位：根皮、茎皮。

习性生境：灌木或小乔木。生于平地、低山丘陵或略高的山地疏林或密林下。

产　　地：韶关（乳源、南雄）、广州。

性味功效：辛，温；有小毒。祛风散寒，活血止痛，解毒消肿。

花椒簕 Zanthoxylum scandens Bl.

别　　名：花椒藤、乌口簕藤。

药用部位：根、叶。

习性生境：攀援藤本。生于山坡灌丛、疏林中或村边、路旁。

产　　地：广东各地均有产。

性味功效：辛，温。活血，散瘀，止痛。

青花椒 Zanthoxylum schinifolium Sieb. et Zucc.

别　　名：青椒、野椒、天椒、崖椒、狗椒、香椒子。

药用部位：根、茎叶、果皮。

习性生境：小乔木。生于平原至海拔800m的山地疏林或灌木丛中或岩石旁等多类生境，亦有栽培。

产　　地：北回归线以北各地，韶关（乳源、乐昌）、清远（阳山、连州）。

性味功效：辛，温；有小毒。温中止痛，除湿止泻，杀虫止痒，解鱼腥毒。

野花椒 Zanthoxylum simulans Hance

别　　名：柄果花椒。

药用部位：果皮、种子、根、茎皮、果实。

习性生境：灌木。生于山谷杂木林中。

产　　地：广州华南国家植物园有引种，广东无野生分布。

性味功效：果皮：辛，温；有小毒。温中止痛，驱虫健胃。种子（也可作椒目用）：苦、辛，凉；利尿消肿。根：辛，温；祛风湿，止痛。茎皮：辛、温；祛风除湿，散寒止痛，解毒。果实：辛、温；有小毒；温中止痛、杀虫止痒。

118. 苦木科 Simaroubaceae

臭椿 Ailanthus altissima（Mill.）Swingle *

别　　名：椿根皮、凤眼草、樗白皮。

药用部位：根皮、茎皮、叶、果实。

习性生境：乔木。栽培。

产　　地：韶关（乐昌）、广州有栽培。

性味功效：根皮、茎皮（樗白皮）：苦、涩，寒；燥湿清热，止泻，止血。叶（樗叶）：苦，凉；清热燥湿，杀虫。果实（凤眼草）：苦，凉；清热利尿，止痛，止血。

鸦胆子 Brucea javanica（L.）Merr.

别　　名：苦参子、老鸦胆。

药用部位：根、果实。

习性生境：灌木或小乔木。常生于山坡、丘陵、旷野、村边、路旁的疏林或灌丛中。

产　　地：广东各地均有产。

性味功效：苦，寒；有小毒。清热解毒，杀虫截疟。

牛筋果 Harrisonia perforata（Blanco）Merr.

别　　名：弓刺、连江簕。

药用部位：根。

习性生境：灌木。生于低海拔山坡、丘陵的疏林或灌丛中。

产　　地：雷州半岛。
性味功效：苦，凉。清热解毒。

苦木 Picrasma quassioides（D. Don）Benn. *
别　　名：苦茎皮、苦皮树、苦皮子、苦胆木。
药用部位：树干。
习性生境：落叶乔木。生于湿润、肥沃的山坡、山谷及村边的疏林中。
产　　地：韶关（乳源）、河源（紫金）、惠州（惠东）、深圳、清远（连南、阳山、英德）、茂名（信宜）、湛江（徐闻）。
性味功效：苦，寒；有毒。清热解毒，燥湿杀虫。

119. 橄榄科 Burseraceae

橄榄 Canarium album（Lour.）Raeusch.
别　　名：白榄、黄榄。
药用部位：果实。
习性生境：乔木。生于低海拔的杂木林中。
产　　地：广东中部和南部均有栽培。西部有野生。
性味功效：甘、涩，平。清热解毒，利咽喉。

▼乌榄 Canarium tramdenum Chan Din Dai & G. P. Yakovlev
别　　名：黑榄、木威子。
药用部位：根、叶。
习性生境：乔木。生于中海拔山地林中。
产　　地：广东中部及南部各地。
性味功效：根：味淡，平；舒筋活络，祛风除湿。叶：微苦、微涩，凉；清热解毒，消肿止痛。

120. 楝科 Meliaceae

米仔兰 Aglaia odorata Lour.
别　　名：碎米兰、米兰花、珠兰。
药用部位：枝叶及花。
习性生境：灌木或小乔木。常生于低海拔湿润、肥沃的山坡疏林中。
产　　地：深圳、中山、广州、肇庆、阳江（阳春）、茂名（化州、高州）。
性味功效：枝叶：辛，微温；活血散瘀，消肿止痛。花：甘、辛，平；行气解郁。

大叶山楝 Aphanamixis grandifolia Bl. *
别　　名：苦油木。
药用部位：根、叶。
习性生境：乔木。生于低海拔至中海拔的沟谷林中。
产　　地：深圳、珠海、广州、阳江（阳春）、茂名（信宜）、湛江（徐闻、廉江）。
性味功效：苦、辛，温。祛风止痛。
注：《中国植物志》已修订，大叶山楝 Aphanamixis grandifolia、山楝 Aphanamixis polystachya 归并成山楝 Aphanamixis polystachya（Wall.）R. N. Parker。

山楝 Aphanamixis polystachya（Wall.）R. N. Parker
别　　名：山罗、假桐油。
药用部位：根皮、叶及茎皮。
习性生境：乔木。生于低海拔至中海拔的森林中或路旁。
产　　地：深圳、珠海、广州、阳江（阳春）、茂名（信宜）、湛江（徐闻、廉江）。
性味功效：根皮、叶：祛风消肿。茎皮：收敛。

▼麻楝 Chukrasia tabularis A. Juss.
别　　名：白椿、毛麻楝。
药用部位：根皮。
习性生境：乔木。栽培。
产　　地：韶关（乳源）、惠州（龙门）、广州、清远（连山、连州）、阳江。

性味功效：苦，寒。消炎退热。

▼**毛麻楝 Chukrasia tabularis** A. Juss. var. **velutina**（Wall.）King

药用部位：根皮及叶。

习性生境：乔木。栽培。

产　　地：韶关（乳源）、惠州（龙门）、广州、清远（连山、连州）、阳江。

性味功效：苦，寒。疏风清热。

注：《中国植物志》已修订，将毛麻楝 Chukrasia tabularis var. velutina、麻楝 Chukrasia tabularis 归并成麻楝 Chukrasia tabularis A. Juss.。

▼**浆果楝 Cipadessa cinerascens**（Pellegr.）Hand.-Mazz. *

别　　名：灰毛浆果楝。

药用部位：根、叶。

习性生境：灌木或小乔木。栽培。

产　　地：广州有引种栽培。

性味功效：辛、苦，微温。清热解毒，行气通便，截疟。

楝 Melia azedarach L.

别　　名：苦楝、苦楝皮、楝树果、楝枣子。

药用部位：根皮、茎皮。

习性生境：乔木。生于低海拔丘陵、旷野、村边、路旁的疏林或杂木林中。

产　　地：广东各地均有产或野生。

性味功效：苦，寒；有小毒。杀虫。鲜叶可灭钉螺。

▼**川楝 Melia toosendan** Sieb. et Zucc.

别　　名：川楝皮、川楝子、金铃子、川楝实、大果苦楝。

药用部位：果实、茎皮及根皮（二层皮）。

习性生境：乔木。栽培。

产　　地：广东各地均有栽培。

性味功效：果实：苦，寒；有小毒；泻火，止痛，杀虫。茎皮及根皮（川楝皮）：苦，寒；有毒；杀虫，除湿热，止痛。

注：《中国植物志》已修订，楝 Melia azedarach、川楝 Melia toosendan 归并成楝 Melia azedarach L.。

红椿 Toona ciliata Roem.

别　　名：赤昨工、红楝子、双翅香椿。

药用部位：根皮和果实。

习性生境：乔木。生于低海拔林缘。

产　　地：韶关（曲江、乳源、乐昌）、珠海、云浮（新兴）、茂名（电白）。

性味功效：辛、酸、微苦，凉。除热，燥湿，涩肠止血。

小果香椿 Toona microcarpa（C. DC.）Harms *

别　　名：思茅红椿。

药用部位：根皮、叶、果实。

习性生境：乔木。常生于低海拔至中海拔丘陵地或林中。

产　　地：韶关（曲江、乳源、乐昌）、珠海、云浮（新兴）、茂名（电白）。

性味功效：苦、甘、涩，温。燥湿，止血，杀虫。

香椿 Toona sinensis（A. Juss.）Roem.

别　　名：红椿、椿芽树、椿花、香铃子。

药用部位：根皮、叶、嫩枝、果实。

习性生境：乔木。野生或栽培，生于村边、路旁及房前屋后。

产　　地：韶关（乳源、乐昌）、广州、清远（阳山、英德、连州）、肇庆（封开、高要）。

性味功效：苦、涩，温。祛风利湿，止血止痛。

茸果鹧鸪花 Trichilia sinensis Bentv. *

别　　名：白骨走马、绒果海木。

药用部位：根、叶、果实。

习性生境：灌木。生于低海拔山坡疏林或灌丛中。

产　　地：肇庆（怀集）、阳江、茂名（信宜）。
性味功效：苦，寒；有小毒。杀虫止痒，燥湿止血。
注：《中国植物志》已修订学名物种，正名为 Heynea velutina F. C. How & T. C. Chen.。

杜楝 Turraea pubescens Hellen
别　　名：纽扣丹。
药用部位：枝叶。
习性生境：灌木。生于低海拔山坡或近海边的灌木林中。
产　　地：湛江（徐闻）。
性味功效：苦，凉。清热解毒，收敛止泻。

121. 无患子科 Sapindaceae

异木患 Allophylus viridis Radlk.
别　　名：大果、小叶枫。
药用部位：全株。
习性生境：乔木。生于低海拔灌木林中的湿润地上。
产　　地：湛江（徐闻）。
性味功效：辛、甘，温，气香。祛风散寒，健胃，行气止痛。

倒地铃 Cardiospermum halicacabum L.
别　　名：假苦瓜、包袱草、灯笼草、风船葛。
药用部位：全草、果实。
习性生境：藤本。生于旷野、村边、路旁阳光充足的灌丛中。
产　　地：广东各地均有产。
性味功效：苦、微辛，寒。凉血解毒，散瘀消肿。

▼龙眼 Dimocarpus longan Lour.
别　　名：桂圆、贺眼、圆眼。
药用部位：根、叶、假种皮、种子。
习性生境：乔木。栽培。
产　　地：广东东部、中部、西南部。
性味功效：根：微苦，平；利湿，通络。叶：微苦，平；清热解毒，解表利湿。假种皮：甘，平；补心脾，养血安神。种子：微苦、涩，平；止血，止痛。

坡柳 Dodonaea viscosa（L.）Jacq.
别　　名：山杨柳、油明子、炒米柴、车桑子。
药用部位：全株。
习性生境：灌木。常生于离海岸不远的沙荒地或干旱山坡。
产　　地：汕头、雷州半岛各地。
性味功效：微苦、辛，温。解毒，消炎，止痒。

▼复羽叶栾树 Koelreuteria bipinnata Franch.
别　　名：摇钱树。
药用部位：花、果实、根。
习性生境：乔木。栽培。
产　　地：广东各地城市均有栽培。
性味功效：苦，寒。花（栾华）：清肝明目。果实：行气止痛。根：苦，平；祛风清热，止咳，散瘀，杀虫。

▼栾树 Koelreuteria paniculata Laxm.
别　　名：灯笼树、摇钱树、黑叶树、石栾树、五乌拉叶、栾华。
药用部位：花。
习性生境：乔木。栽种。
产　　地：广州有引种栽培。
性味功效：苦，寒。清肝明目。

▼荔枝 Litchi chinensis Sonn.
别　　名：大荔、丹荔、丽支、勒荔。
药用部位：根、核、假种皮（果肉）。
习性生境：乔木。栽培或野生。
产　　地：广东中部至西南部。
性味功效：根：微苦、涩，温；消肿止痛。核：甘、微苦、涩，温；理气，散结，止痛。假种皮（果肉）：甘、酸，温；益气补血。

韶子 Nephelium chryseum Bl. *

别　　名： 毛荔枝。

药用部位： 果实。

习性生境： 乔木。生于山地林中。

产　　地： 肇庆（高要）、阳江（阳春）、湛江（廉江）。

性味功效： 甘、酸，温。祛风散寒，收敛止痢，消炎解毒。

无患子 Sapindus saponaria L.

别　　名： 油患子、苦患子、洗手果。

药用部位： 根、果实。

习性生境： 乔木。生于低海拔山坡疏林中或村边旷地上。

产　　地： 韶关（始兴、翁源、新丰）、河源（紫金、和平）、梅州（大埔、平远）、广州、清远（连南）、肇庆（封开）、云浮、江门（鹤山）、湛江（徐闻）。

性味功效： 根：苦，凉；清热解毒，化痰散瘀。果实：苦、微辛，寒；有小毒；清热除痰，利咽止泻。

122. 七叶树科 Hippocastanaceae

天师栗 Aesculus wilsonii Rehd. *

别　　名： 猴板栗、娑罗果或娑罗子。

药用部位： 果实或种子。

习性生境： 乔木。生于山地林中。

产　　地： 韶关（乳源）。

性味功效： 甘，温。疏肝理气，止痛。

123. 伯乐树科 Bretschneideraceae

伯乐树 Bretschneidera sinensis Hemsl.

别　　名： 南华木、山桃树、钟萼木。

药用部位： 茎皮。

习性生境： 乔木。生于海拔500～1 500m的山地林中。

产　　地： 韶关（乐昌、乳源、始兴、曲江）、河源（连平、和平）、惠州（龙门）、广州（从化）、清远（连州、连山、阳山）、肇庆（封开）、云浮（新兴）、阳江、茂名（信宜）。

性味功效： 甘、淡，平。祛风除湿，解毒散瘀。

124. 槭树科 Aceraceae

紫果槭 Acer cordatum Pax

别　　名： 紫槭、小紫槭、小紫果槭、长柄紫果槭。

药用部位： 花。

习性生境： 常绿乔木。生于海拔500～1 200m的疏林中。

产　　地： 广东北部至东北部。

性味功效： 微苦，凉。凉血解毒，止咳化痰。

青榨槭 Acer davidii Franch

别　　名： 光陈子、飞故子、青蛤蟆。

药用部位： 根、茎皮。

习性生境： 常绿乔木。生于山地疏林中。

产　　地： 韶关（始兴、翁源、乳源、乐昌）、梅州（平远）、潮州（饶平）、东莞、清远（阳山、连山、英德、连州）、肇庆（广宁、怀集）、茂名（信宜）。

性味功效： 甘、苦，平。祛风除湿，散瘀消肿，消食健脾。

罗浮槭 Acer fabri Hance

别　　名： 蝴蝶果、红翅槭、红槭、费伯槭。

药用部位： 果实。

习性生境： 常绿乔木。生于山地林中。

产　　地： 广东西部、中部、东部至北部。

性味功效： 微苦、涩，凉。清热，利咽喉。

飞蛾槭 Acer oblongum Wall. ex DC.

别　　名： 飞蛾树、鄂西飞蛾槭、异色槭、桉状槭、宽翅飞蛾槭、三裂飞蛾槭、绿叶飞蛾槭。
药用部位：根皮、果实。
习性生境：常绿乔木。生于山林中。
产　　地：清远（阳山、连州）、肇庆（封开）。
性味功效：苦，凉。根皮：祛风除湿。果实：清热利咽。

125. 清风藤科 Sabiaceae

垂枝泡花树 Meliosma flexuosa Pamp. *
药用部位：叶。
习性生境：小乔木。生于海拔约1 000m的山地林中。
产　　地：韶关（乳源）。
性味功效：甘、辛，平。清热解毒，镇痛，利水。

香皮树 Meliosma fordii Hemsl.
别　　名：罗浮泡花树、钝叶泡花树、过假麻、过家见。
药用部位：茎皮、叶。
习性生境：乔木。生于海拔300～1 000m的林中。
产　　地：广东西部、中部、东部至北部各地。
性味功效：苦、甘，平。滑肠通便。

笔罗子 Meliosma rigida Sieb. et Zucc.
别　　名：野枇杷、灵寿茨。
药用部位：根皮、果实。
习性生境：乔木。生于海拔1 500m以下的阔叶林中。
产　　地：广东中部、东部至东北部。
性味功效：根皮：甘、微辛，平；利水解毒。果实：苦，平；解表，止咳。

山様叶泡花树 Meliosma thorelii Lecomte.
别　　名：花木香。
药用部位：根、枝、叶。
习性生境：乔木。生长于海拔200～1 000m的山林间。
产　　地：广州（增城）、清远（英德）、茂名（信宜）。
性味功效：祛风除湿，消肿止痛。主治风湿骨痛、跌打损伤、腰膝疼痛。

灰背清风藤 Sabia discolor Dunn.
别　　名：白背清风藤、广藤根。
药用部位：根、茎。
习性生境：常绿攀援藤本。生于海拔300～1 000m的山地灌木林中。
产　　地：韶关（始兴、乳源、南雄）、河源（和平）、梅州（梅县、大埔、丰顺、平远、蕉岭）、潮州（饶平）、汕头、惠州（龙门）、清远（英德）、肇庆（封开）。
性味功效：甘、苦，平。祛风利湿，活血通络，止痛。

簇花清风藤 Sabia fasciculata Lec. *
别　　名：小发散。
药用部位：全株。
习性生境：藤本。生于山地林中。
产　　地：韶关（乐昌）、深圳、茂名（信宜）。
性味功效：甘、微涩，温。祛风除湿，散瘀消肿。

清风藤 Sabia japonica Maxim.
别　　名：青藤、寻风藤。
药用部位：根、茎叶。
习性生境：落叶藤本。生于山谷疏林或林边。
产　　地：韶关（曲江、始兴、仁化、乳源、乐昌）、河源（连平）、深圳、清远（阳山、英德）。
性味功效：微辛，温。祛风利湿，活血解毒。

毛萼清风藤 Sabia limoniacea Maxim. var. **ardisoides**（Hook. et Arn.）L. Chen

别　　名： 长序清风藤、柠檬清风藤、大叶清风藤。

药用部位： 全株。

习性生境： 灌木。生于山地、山谷密林或林边。

产　　地： 深圳、江门（恩平）。

性味功效： 苦，凉。祛风止痛。

尖叶清风藤 Sabia swinhoei Hemsl.

别　　名： 海南清风藤、伞序清风藤、台湾清风藤。

药用部位： 全株。

习性生境： 常绿攀援灌木。生于山地、山谷密林或林边。

产　　地： 韶关（始兴、仁化、乳源、新丰、乐昌）、河源（连平、和平）、梅州（大埔、平远）、惠州（博罗、龙门）、广州（花都、增城、从化）、清远（阳山、连山、英德、连州）、肇庆（广宁、怀集、封开）、茂名（信宜）。

性味功效： 苦，凉。祛风止痛。

126. 省沽油科 Staphyleaceae

野鸦椿 Euscaphis japonica（Thunb.）Kanitz

别　　名： 鸡肾果、鸡眼睛、鸡肫子。

药用部位： 根、茎皮、叶、果实和种子。

习性生境： 落叶小乔木或灌木。生于山坡、谷地灌丛中。

产　　地： 广东各地均有产。

性味功效： 根：微苦，平；解表，清热，利湿。茎皮：辛，温；行气，利湿，祛风，退翳。叶：辛、苦，微温；祛风止痒。果实和种子：辛，温；祛风散寒，行气止痛。

银鹊树 Tapiscia sinensis Oliv.

别　　名： 瘿椒树。

药用部位： 根、果实、叶。

习性生境： 落叶乔木。生于海拔700～1 000m的山地疏林中。

产　　地： 韶关（乳源、乐昌）。

性味功效： 根、果实：解表，清热，祛湿。叶：用治洗漆疮。

锐尖山香圆 Turpinia arguta（Lindl.）Seem.

别　　名： 两指剑、千打捶、山香圆、七寸钉。

药用部位： 根、叶。

习性生境： 落叶灌木。生于山谷疏林或溪边林缘灌丛中。

产　　地： 广东各地均有产。

性味功效： 苦，寒。活血散瘀，消肿止痛。

越南山香圆 Turpinia cochinchinensis（Lour.）Merr. *

别　　名： 大果山香圆。

药用部位： 全株。

习性生境： 落叶乔木。生于山谷林中。

产　　地： 阳江（阳春）、茂名（高州、信宜）。

性味功效： 淡，平。祛风活血，通经活络。

山香圆 Turpinia montana（Bl.）Kurz

别　　名： 羊屎蒿、光山香圆、狭叶山香圆。

药用部位： 根及根茎、叶。

习性生境： 小乔木。生于密林或山谷疏林中。

产　　地： 韶关（新丰）、梅州（五华）、汕尾（海丰、陆丰）、惠州（博罗、惠东、龙门）、东莞、深圳、珠海、广州（花都、增城、从化）、清远、云浮（罗定）、江门（新会、台山）、阳江（阳春）、茂名（信宜）。

性味功效： 苦，寒。活血止痛，解毒消肿，抗菌消炎。

127. 漆树科 Anacardiaceae

南酸枣 Choerospondias axillaris（Roxb.）Burtt et Hill.

别　　名：五眼果、四眼果、酸枣树。

药用部位：茎皮、果实和果核。

习性生境：落叶乔木。生于低海拔至中海拔山谷疏林中。

产　　地：广东西部、中部、东部至北部各地。

性味功效：酸、涩，凉。解毒，收敛，止痛，止血。

▼人面子 Dracontomelon duperreanum Pierre

别　　名：人面果、银稔、仁面。

药用部位：果实、叶。

习性生境：常绿大乔木。生于村边、路旁、池畔等地。

产　　地：中山、广州、肇庆（高要）。

性味功效：酸，凉。健胃生津，止渴。

厚皮树 Lannea coromandelica（Houtt.）Merr.

别　　名：胶皮麻、厚皮麻、牛瘦木。

药用部位：茎皮（二层皮）。

习性生境：落叶乔木。常见于低海拔干燥的丘陵、山坡疏林或灌丛中。

产　　地：阳江、茂名（高州）、湛江（徐闻、廉江）。

性味功效：淡、涩，凉。接骨，解毒。

▼杧果 Mangifera indica L.

别　　名：马蒙、麻蒙果。

药用部位：果实、果核、叶。

习性生境：乔木。栽培。

产　　地：广东各地均有栽培。

性味功效：酸、甘，平。果实、果核：止咳，健胃，行气。叶：止痒。

泌脂藤 Pegia sarmentosa（Lecomte）Hand.-Mazz.

别　　名：脉果漆、利黄藤。

药用部位：茎、叶。

习性生境：木质藤本。生于山坡灌丛中。

产　　地：清远（英德）、肇庆、云浮。

性味功效：酸，平。清热利湿，解毒消肿。

黄连木 Pistacia chinensis Bge.

别　　名：黄楝树、楷树。

药用部位：茎皮、叶。

习性生境：落叶乔木。多生于温暖的丘陵或平原疏林中。

产　　地：韶关（乳源、乐昌、南雄）、潮州（饶平）、汕尾（陆丰）、广州、清远（阳山、连州）、肇庆（德庆）、云浮。

性味功效：苦，寒；有小毒。清热解毒。

盐肤木 Rhus chinensis Mill.

别　　名：盐霜柏、蒲连盐、老公担盐、五倍子树。

药用部位：根、叶。

习性生境：小乔木或灌木。生于山坡、林缘疏林中或荒坡、旷地的灌木丛中。

产　　地：广东各地均有产。

性味功效：酸、咸，寒。清热解毒，散瘀止血。

野漆 Toxicodendron succedaneum（L.）O. Kuntze

别　　名：木蜡树、漆木、痒漆树、野漆树。

药用部位：根、叶、茎皮、果实。

习性生境：乔木或灌木。多生于海拔1 000m以下的山坡、沟旁灌木丛中。

产　　地：广东各地均有产。

性味功效：苦、涩，平；有小毒。平喘，解毒，散瘀消肿，止痛止血。

木蜡树 Toxicodendron sylvestre（Sieb. et Zucc.）Kuntze

别　　名：野漆树、山漆树、野毛漆。

药用部位：根皮、叶、果实。

习性生境：灌木或小乔木。多生于海拔1 000m以下的山野阳坡疏林或灌木林中。

产　　地：广东西部、中部、东部至北部各地。

性味功效：辛，温；有小毒。散瘀消肿，止血生肌。

▼漆 Toxicodendron vernicifluum（Stokes）F. A. Barkl.

别　　名：山漆、小木漆、大木漆、干漆、漆树。

药用部位：树脂。

习性生境：灌木或乔木。栽培。

产　　地：清远（英德）有栽培。

性味功效：辛，温；有小毒。破瘀，消积，杀虫。

128. 牛栓藤科 Connaraceae

小叶红叶藤 Rourea microphylla（Hook. et Arn.）Planch.

别　　名：牛栓藤、牛见愁、荔枝藤、霸王藤。

药用部位：根、叶。

习性生境：攀援灌木。生于丘陵、山坡疏林或灌丛中。

产　　地：广东西部、中部、东部至北部各地。

性味功效：甘、微辛，温。活血通经，止血止痛。

红叶藤 Rourea minor（Gaerth.）Leenh.

别　　名：瑶藤。

药用部位：叶、根和叶。

习性生境：藤本或攀援灌木。生于海拔800m以下的丘陵或山地的林中或灌丛中。

产　　地：韶关（曲江、翁源）、惠州（博罗）、深圳、珠海、广州（花都）、清远（英德）、肇庆（怀集、封开、德庆、高要）、云浮（新兴）、江门（台山）、阳江（阳春）、茂名（信宜）。

性味功效：苦、涩，凉。消肿止血，收敛生肌。

129. 胡桃科 Juglandaceae

青钱柳 Cyclocarya paliurus（Batalin）Iljinsk. *

别　　名：青钱李、山麻柳、山化树。

药用部位：叶。

习性生境：落叶大乔木。多见于海拔500m以上的山地疏林中。

产　　地：韶关（乳源、乐昌）、梅州（梅县）。

性味功效：辛、微苦，平。祛风止痒，清热解毒。

黄杞 Engelhardia roxburghiana Wall.

别　　名：黄榉、仁杞、土厚朴。

药用部位：茎皮、叶。

习性生境：常绿乔木。生于山地、山谷、丘陵或山坡较干燥的疏林或次生林中。

产　　地：广东各地均有产。

性味功效：茎皮：微苦、辛，平；行气化湿，导滞。叶：微苦，凉；清热止痛。

▼核桃 Juglans regia L.

别　　名：胡桃、胡桃仁、胡桃肉。

药用部位：种仁（核桃仁）、种隔（分心木）、外果皮（青龙皮）、叶。

习性生境：落叶乔木。栽培。

产　　地：韶关（乳源）有栽培。

性味功效：种仁（核桃仁）：甘，温；补肾固精，敛肺定喘。种隔（分心木）：苦、涩，平；补肾涩精。外果皮（青龙皮）：苦、涩，平；有毒；消肿，止痒。叶：苦、涩，平；有毒；解毒，消肿。

圆果化香树 Platycarya longipes Wu

别　　名：化香树。

药用部位：叶。

习性生境：小乔木。常生于海拔450～800m的林中。

产　　地：韶关（乳源、乐昌）、清远（阳山、连州）、肇庆（封开、高要）、云浮、阳江（阳春）。

性味功效：辛，温；有毒。解毒疗疮，杀虫止痒。

注：《中国植物志》已将"圆果化香树 Platycarya longipes"修订，归并为"化香树Platycarya strobilacea Sieb. et Zucc."。

化香树 Platycarya strobilacea Sieb. et Zucc.

别　　名：白皮树、山麻柳。

药用部位：茎皮、果实及叶。

习性生境：落叶乔木。生于山地、山坡疏林中。

产　　地：韶关（乳源、乐昌）、清远（阳山、连州）、肇庆（封开、高要）、云浮、阳江（阳春）。

性味功效：苦、辛，温；有毒。解毒，止痒，杀虫。

枫杨 Pterocarya stenoptera C. DC.

别　　名：麻柳树、水麻柳、小鸡树。

药用部位：枝、叶。

习性生境：落叶乔木。生于山谷、溪河两岸的湿润处。

产　　地：韶关（曲江、始兴、翁源、乐昌、南雄）、河源（和平）、梅州（平远、蕉岭）、广州、清远（阳山、连山、英德）、肇庆（德庆、高要）、江门（台山）。

性味功效：苦、辛，温；有小毒。杀虫止痒，利尿消肿。

130. 山茱萸科 Cornaceae

桃叶珊瑚 Aucuba chinensis Benth.

别　　名：峨眉桃叶珊瑚、天脚板。

药用部位：叶。

习性生境：常绿小乔木或灌木。生于中海拔的山地、山谷、水旁阴处的疏林中。

产　　地：韶关（乳源）、梅州（梅县）、潮州（饶平）、惠州（博罗）、深圳、广州（增城、从化）、阳江（阳春）、肇庆（广宁、封开）、云浮（郁南）、茂名（电白）。

性味功效：苦，凉。清热解毒，消肿镇痛。

灯台树 Bothrocaryum controversum（Hemsl.）Pojark.

别　　名：六角树、瑞木。

药用部位：根皮、叶。

习性生境：落叶乔木。生于海拔250m以上的常绿阔叶林或针阔叶混交林中。

产　　地：韶关（乳源、乐昌）。

性味功效：微苦，凉。清热平肝，止痛，活血消肿。

▼山茱萸 Cornus officinalis Sieb. et Zucc.

别　　名：枣皮。

药用部位：果肉。

习性生境：落叶乔木或灌木。栽培。

产　　地：韶关（乐昌、乳源）有引种栽培。

性味功效：酸，微温。补益肝肾，收敛固脱。

尖叶四照花 Dendrobenthamia angustata（Chun）Fang *

别　　名：野荔枝、武夷四照花、绒毛尖叶四照花。

药用部位：花、叶。

习性生境：常绿乔木或灌木。生于山地密林或混交林中。

产　　地：韶关（始兴、乳源、乐昌、南雄）、河源（连平、和平）、梅州（大埔、平远）、清远（阳山、连州）、肇庆（怀集、封开）。

性味功效： 涩、苦，平。清热解毒，收敛止血，消肿止痛。

注：《中国植物志》已修订该物种学名，正名为“尖叶四照花 Cornus elliptica（Pojarkova）Q. Y. Xiang & Boufford”。

头状四照花 Dendrobenthamia capitata（Wall.）Hutch. *

别　　名： 山荔枝、鸡嗉子、峨眉四照花。

药用部位： 果实。

习性生境： 常绿乔木。生于混交林中。

产　　地： 韶关（始兴、乳源、乐昌）、梅州（大埔）、清远（阳山）、肇庆（德庆）。

性味功效： 甘，平。杀虫消积，清热解毒，利水消肿。

注：《中国植物志》已修订该物种学名，正名为“头状四照花 Cornus capitata Wall.”。

香港四照花 Dendrobenthamia hongkongensis（Hemsl.）Hutch.

别　　名： 野荔枝、山荔枝、糖黄子树。

药用部位： 叶、花。

习性生境： 常绿乔木或灌木。生于湿润山谷和密林或混交林中。

产　　地： 韶关（始兴、仁化、翁源、乳源、新丰、乐昌）、河源（紫金）、汕头、惠州（龙门）、梅州（平远）、广州（从化）、清远（阳山、连山、连南、连州）、肇庆（广宁、怀集、封开、德庆）、云浮（郁南）、阳江（阳春）、茂名（信宜）。

性味功效： 涩、苦，凉。收敛止血。

注：《中国植物志》已修订该物种学名，正名为“香港四照花 Cornus hongkongensis Hemsl.”。

西域青荚叶 Helwingia himalaica Hook. f. et Thoms. ex C. B. Clarke *

别　　名： 喜马拉雅青荚叶、西藏青荚叶、桃叶青荚叶、细梗青荚叶。

药用部位： 叶、果实。

习性生境： 常绿灌木。生于山谷林中。

产　　地： 茂名（信宜）。

性味功效： 辛、苦，平。活血散瘀，除湿利水，接骨止痛。

青荚叶 Helwingia japonica（Thunb.）Dietr. *

别　　名： 大叶通草、叶上珠。

药用部位： 叶、果实。

习性生境： 落叶灌木。喜生于阴湿的地方。

产　　地： 韶关（乳源）、潮州（饶平）、汕头。

性味功效： 辛、苦，平。祛风除湿，活血解毒。

小梾木 Swida paucinervis（Hance）Sojak *

别　　名： 穿鱼藤。

药用部位： 根和枝叶。

习性生境： 落叶灌木。生于海拔50m以上的河旁或溪边灌丛中。

产　　地： 广州有栽培。

性味功效： 辛、苦，凉。清热解表，活血止痛，解毒。

注：《中国植物志》已修订该物种学名，正名为“小梾木 Cornus quinquenervis Franch.”。

毛梾 Swida walteri（Wanger.）Sojak *

别　　名： 癞树叶、癞树、八树。

药用部位： 枝、叶、果实。

习性生境： 落叶乔木。生于海拔300m以上的杂木林或密林下。

产　　地： 连州。

性味功效： 淡、苦，平。清热解毒。

131. 八角枫科 Alangiaceae

八角枫 Alangium chinense（Lour.）Harms

别　　名： 大枫树、八角王。

药用部位： 侧根、须根、花、叶。

习性生境： 落叶乔木或灌木。生于较阴湿的山谷、山坡的杂木林中。

产　　地： 广东各地均有产。

性味功效： 辛，微温；有毒。祛风除湿，舒筋活络。

小花八角枫 Alangium faberi Oliv.

别　　名： 细叶八角枫、西南八角枫。

药用部位： 叶、根。

习性生境： 灌木。生于低海拔山谷疏林或灌木林中。

产　　地： 韶关（翁源、乳源、乐昌、南雄）、广州、清远（阳山、连山、英德、连州）、肇庆（怀集、德庆）、云浮（郁南）。

性味功效： 辛、苦，微温。祛风除湿。

阔叶八角枫 Alangium faberi Oliv. var. **platyphyllum** Chun et How

别　　名： 木瓜、广西八角枫。

药用部位： 根、叶。

习性生境： 灌木。生于土壤较肥沃、疏松的向阳山地。

产　　地： 韶关（新丰）、惠州（龙门）、肇庆（封开）、雷州半岛。

性味功效： 活血化瘀，消肿。

毛八角枫 Alangium kurzii Craib.

别　　名： 毛木瓜。

药用部位： 根、叶。

习性生境： 小乔木。常生于低海拔的疏林中或路旁。

产　　地： 韶关（始兴、新丰）、河源（和平）、梅州（大埔、丰顺、蕉岭）、深圳、广州、清远（连山、英德）、肇庆（封开）、惠州（龙门）、云浮。

性味功效： 苦、辛，温；有小毒。散瘀止痛。

▼瓜木 Alangium platanifolium（Sieb. et Zucc.）Harms

别　　名： 篠悬叶瓜木、八角枫。

药用部位： 根及根状茎。

习性生境： 落叶灌木或小乔木。栽培。

产　　地： 广东有引种栽培。

性味功效： 辛，微温；有毒。祛风除湿，舒筋活络，散瘀止痛。

土坛树 Alangium salviifolium（L. f.）Wanger.

别　　名： 割舌罗、割嘴果。

药用部位： 根、叶。

习性生境： 落叶灌木或乔木。生于海拔1 000m以下的疏林中。

产　　地： 茂名（电白）、湛江（徐闻）。

性味功效： 微苦、涩，凉。消肿止痛，活血祛风。

132. 紫树科 Nyssaceae

喜树 Camptotheca acuminata Decne.

别　　名： 旱莲木、千张树、水桐树。

药用部位： 根、茎皮、根皮、叶和果实。

习性生境： 乔木。生于海拔1 000m以下的山谷、溪边、村旁的疏林或杂木林中。

产　　地： 韶关（曲江、仁化、乳源、乐昌、南雄）、河源（紫金、和平）、广州、清远（连山、连州）、肇庆（怀集）。

性味功效： 苦、涩，凉。抗癌，清热，杀虫。

133. 五加科 Araliaceae

五加 Acanthopanax gracilistylus W. W. Smith

别　　名：细柱五加、南五加皮、刺五加、刺五甲。

药用部位：根和茎皮。

习性生境：落叶藤状灌木。生于山坡阳处的疏林中。

产　　地：惠州（龙门）、广州（增城）、清远（阳山、英德）。

性味功效：辛，温。祛风除湿，强筋壮骨。

注：《中国植物志》已修订该物种学名，正名为"细柱五加 Eleutherococcus nodiflorus（Dunn）S. Y. Hu"。

白簕 Acanthopanax trifoliatus（L.）Merr.

别　　名：白簕花、白簕根、三叶五加、三加皮、刺三加。

药用部位：全株。

习性生境：藤状灌木。生于山坡林缘、溪河两岸的灌丛中或村边路旁等处。

产　　地：广东各地均有产。

性味功效：苦、涩，凉。清热解毒，祛风除湿，散瘀止痛。

刚毛白簕 Acanthopanax trifoliatus（L.）Merr. var. **setosus** Li

别　　名：刚毛刺三加、刚毛白簕花。

药用部位：全株。

习性生境：藤状灌木。生于海拔500～1 300m的林荫下或林缘湿润地。

产　　地：韶关（新丰、翁源）、梅州（大埔）、惠州（博罗罗浮山、龙门）、清远（阳山）、肇庆（怀集）。

性味功效：苦、涩，凉。清热解毒，祛风除湿，散瘀止痛。

注：《中国植物志》对白簕 Acanthopanax trifoliatus 和刚毛白簕 Acanthopanax trifoliatus var. setosus已修订归并为"白簕 Eleutherococcus trifoliatus（L.）S. Y. Hu"。

野楤头 Aralia armata（Wall.）Seem.

别　　名：虎刺楤木、鹰不扑、广东楤木。

药用部位：根皮。

习性生境：小乔木。生于山坡、山谷的疏林中。

产　　地：河源（和平）、惠州（博罗）、深圳、阳江（阳春）。

性味功效：苦、微辛，微寒；有小毒。散瘀消肿，祛风除湿，止痛。

楤木 Aralia chinensis L.

别　　名：黄毛楤木、刺龙包、雀不站、鸟不宿。

药用部位：根皮、茎皮。

习性生境：小乔木。生于山谷林中或林缘、路边灌丛中。

产　　地：韶关（新丰）、河源（和平）。

性味功效：甘、微苦，平。祛风除湿，利尿消肿，活血止痛。

白背叶楤木 Aralia chinensis L. var. **nuda** Nakai

别　　名：光叶楤木、刺包头、大叶槐木。

药用部位：根皮、茎皮。

习性生境：小乔木。生于山谷、溪边的疏林或灌丛中。

产　　地：广东中部至北部。

性味功效：祛风除湿，清热利尿，解毒止痛。

头序楤木 Aralia dasyphylla Miq.

别　　名：毛叶楤木、雷公种。

药用部位：根。

习性生境：小乔木。生于林中、林缘和向阳山坡。

产　　地：广东中部至北部各地山区。

性味功效：辛、苦，平。祛风除湿，活血通经。

秀丽楤木 Aralia edulis Sieb. et Zucc. *

药用部位： 根。

习性生境： 小乔木。生于山坡林缘阳光充足处。

产　　地： 韶关（乳源）、清远。

性味功效： 辛、苦，凉。行气活血，止痛，清热解毒。

黄毛楤木 Aralia decaisneana Hance

别　　名： 台湾毛楤木、鸟不企。

药用部位： 根。

习性生境： 小乔木。生于低海拔至中海拔的疏林中。

产　　地： 韶关（翁源、新丰、乐昌）、梅州（梅县、大埔）、惠州（惠东、博罗）、深圳、珠海、广州（从化）、清远（英德、连州）、肇庆（怀集、德庆、高要）、云浮（新兴、郁南、罗定）、江门（鹤山）、阳江（阳春）。

性味功效： 辛，温。祛风除湿。

棘茎楤木 Aralia echinocaulis Hand.-Mazz.

别　　名： 红楤木、红老虎刺、鸟不踏。

药用部位： 根、根皮。

习性生境： 小乔木。生于林内或林缘。

产　　地： 韶关（始兴、乐昌）、河源（和平）、清远（连山）、云浮。

性味功效： 辛、微苦，平。祛风除湿，活血行气，解毒消肿。

长刺楤木 Aralia spinifolia Merr.

别　　名： 刺叶楤木、广东楤木。

药用部位： 根。

习性生境： 小乔木。生于山谷、溪旁、林缘疏林或灌木丛中。

产　　地： 韶关（仁化、翁源、乐昌）、清远（阳山、连州）、肇庆（德庆、高要）、云浮（新兴）、阳江（阳春）。

性味功效： 苦，平。解毒消肿，止痛，驳骨。

波缘楤木 Aralia undulata Hand.-Mazz.

药用部位： 根。

习性生境： 小乔木。生于林内、林缘、灌丛或路旁。

产　　地： 韶关（乳源）。

性味功效： 辛、苦，凉。活血化瘀，通经止痛，祛风除湿。

罗伞 Brassaiopsis glomerulata（Bl.）Regel

别　　名： 鸭脚罗伞、华丽柏那参、掌叶树。

药用部位： 根、茎皮或叶。

习性生境： 小乔木。生于海拔600m左右的山谷林下。

产　　地： 云浮（罗定）。

性味功效： 微辛、苦，平。祛风除湿，散瘀止痛。

树参 Dendropanax dentiger（Harms）Merr.

别　　名： 枫荷桂、胀果木五加、小荷枫、枫荷梨、木五加。

药用部位： 根、茎皮。

习性生境： 小乔木。生于阴湿的山谷常绿阔叶林中或山坡灌木丛中。

产　　地： 韶关（曲江、始兴、仁化、翁源、乳源、新丰、乐昌）、河源（紫金、连平、和平）、梅州（梅县、大埔、五华、兴宁）、惠州（博罗、惠东）、深圳（宝安）、广州（从化）、清远（阳山、连山、英德、连州）、肇庆（德庆）、阳江（阳春）、茂名（信宜）。

性味功效： 甘、微辛，温。祛风湿，通经络，散瘀血，壮筋骨。

变叶树参 Dendropanax proteus（Champ.）Benth.

别　　名： 三层楼、白半枫荷。

药用部位： 根、茎或茎皮。

习性生境： 小乔木。生于山坡灌丛中或山谷、溪边较阴湿的林下。

产　　地： 广东西部、中部、东部至北部各地。

性味功效： 甘、辛，温。祛风除湿，活血消肿。

锈毛掌叶树 Euaraliopsis ferruginea（Li）Hoo & Tseng *

别　　名： 黄毛掌叶树、锈毛罗伞、锈毛柏那参。

药用部位： 根及茎皮。

习性生境： 无刺灌木。生于山谷林中阴湿处。

产　　地： 清远（英德）。

性味功效： 甘、微辛，温。祛风除湿，通经活络，散瘀行血，壮筋骨。

常春藤 Hedera nepalensis K. Koch.

别　　名： 尼泊尔常春藤、中华常春藤、三角枫、追枫藤。

药用部位： 全株。

习性生境： 大型攀援灌木。攀援于林缘树上、路边墙壁和略荫蔽的岩石上。

产　　地： 广东各地均有产。

性味功效： 苦、辛，温。活血消肿，祛风除湿。

短梗幌伞枫 Heteropanax brevipedicellatus Li

别　　名： 短梗罗汉伞。

药用部位： 根、茎皮。

习性生境： 小乔木。生于山地、山谷、村边的疏林中。

产　　地： 韶关（乐昌、新丰、翁源）、肇庆（怀集）。

性味功效： 苦，凉。清热解毒，活血消肿，止痛。

幌伞枫 Heteropanax fragrans（Roxb.）Seem.

别　　名： 大蛇药、五加通、凉伞木、心叶幌伞枫、狭叶幌伞枫。

药用部位： 根、茎皮。

习性生境： 乔木。生于低海拔的疏林或山谷中。

产　　地： 韶关（乐昌）、广州、清远、云浮（新兴）、茂名、湛江（徐闻、雷州）。

性味功效： 苦，凉。清热解毒，活血消肿，止痛。

刺楸 Kalopanax septemlobus（Thunb.）Koidz.

别　　名： 百鸟不落、辣枫树、茨楸、云楸。

药用部位： 根、根皮、茎皮。

习性生境： 大乔木。生于山地疏林中。

产　　地： 韶关（乳源、乐昌）、潮州（饶平）、清远（连山）、肇庆（怀集）。

性味功效： 辛，平；有小毒。祛风利湿，活血止痛。

短梗大参 Macropanax rosthornii（Harms）C. Y. Wu ex Hoo

别　　名： 七叶莲、七叶风、卢氏梁王茶、节梗大参、七叶枫、接骨丹。

药用部位： 根、叶。

习性生境： 小乔木。生于山地、山谷疏林或山坡、林缘灌丛中。

产　　地： 韶关（始兴、乳源、乐昌）、清远（连山）。

性味功效： 甘，平。祛风除湿，活血。

▼田七 Panax pseudoginseng Wall. var. **notoginseng**（Burkill）Hoo & Tseng *

别　　名： 三七、滇七、云南三七。

药用部位： 根状茎、根和花。

习性生境： 草本。栽培。

产　　地： 韶关（乐昌、南雄）、茂名（信宜）有栽培。

性味功效：根状茎：甘、微苦，温。根：活血祛瘀，止血，消肿止痛。花：甘，凉；清热，平肝，降压。

鹅掌藤 Schefflera arboricola Hayata

别　　名：七加皮、招财树。

药用部位：根、茎。

习性生境：藤状灌木。生于山谷密林下或溪边。

产　　地：惠州（惠阳）、广州有栽培。

性味功效：辛，温。舒筋活络，消肿止痛。

短序鹅掌柴 Schefflera bodinieri（H. Lév.）Rehder

别　　名：川黔鸭脚木。

药用部位：茎皮、根皮。

习性生境：灌木或小乔木。生于海拔400～1 000m的树林中。

产　　地：韶关（曲江、翁源、乐昌）、河源（和平）、汕尾（海丰）、惠州、深圳、珠海、广州（从化）、清远（英德）、肇庆（封开）、云浮（新兴）、茂名（信宜）、湛江（徐闻）。

性味功效：微苦。祛风除湿，行气止痛。

穗序鹅掌柴 Schefflera delavayi（Franch.）Harms. ex Diels

别　　名：绒毛鸭脚木、大加皮、假通脱木。

药用部位：根、茎。

习性生境：乔木。生于山谷密林或山坡疏林中。

产　　地：韶关（始兴、仁化、翁源、乳源、新丰、乐昌）、河源（连平、和平）、清远（阳山、连山、连州）、肇庆（怀集）、茂名（高州、信宜）。

性味功效：苦、涩，平。祛风活血，补肝肾，强筋骨。

星毛鸭脚木 Schefflera minutistellata Merr. ex Li

别　　名：小泡通树、鸭麻木、小星鸭脚木、狭叶鹅掌柴。

药用部位：根、根皮、茎。

习性生境：小乔木。生于低山山谷、林地中。

产　　地：韶关（始兴、仁化、乳源、新丰、乐昌）、潮州（饶平）、惠州（博罗）、广州（从化）、清远（阳山、英德）、肇庆（怀集、封开、高要）、云浮（罗定）、阳江（阳春）、茂名（信宜）。

性味功效：辛、苦，温。发散风寒，活血止痛。

鹅掌柴 Schefflera octophylla（Lour.）Harms

别　　名：鸭母树、鸭脚木、江斧。

药用部位：根、根皮、叶。

习性生境：乔木。生于低山地区阔叶林和针阔混交林中。

产　　地：广东西部、中部、东部至北部各地山区。

性味功效：微苦、淡，平。散热消肿。

注：《中国植物志》已修订该物种学名，正名为“Schefflera heptaphylla（L.）Frodin”。

球序鹅掌柴 Schefflera pauciflora R. Vig *

别　　名：团花鸭脚木。

药用部位：根皮、茎皮。

习性生境：小乔木。生于山谷或山坡的常绿阔叶林中。

产　　地：茂名（信宜）。

性味功效：微苦、辛，平。祛风活络，散瘀止痛，消黄利水。

通脱木 Tetrapanax papyrifer（Hook.）K. Koch *

别　　名：通草、通花根、大通草、白通草、主通、泡通、木通树。

药用部位：茎髓。

习性生境：小乔木或灌木。生于山坡向阳肥沃的土壤上。

产　　地：韶关（乳源、乐昌）。

性味功效：甘、淡，寒。清热利尿，通气下乳。

▼**刺通草 Trevesia palmata**（Roxb.）Vis. *
别　　名：脱萝、广叶侵、棁树、瓜叶掌叶树、棱果刺通草。
药用部位：叶。
习性生境：常绿小乔木。栽培。
产　　地：广州有引种栽培。
性味功效：微苦，平。化瘀止痛。

134. 伞形科 Umbelliferae

▼**莳萝 Anethum graveolens** L. *
别　　名：洋茴香、野茴香、土茴香。
药用部位：嫩茎叶、全草、果实。
习性生境：草本。各地栽培。
产　　地：广东各地均有栽培。
性味功效：嫩茎叶、全草：辛，温；行气利膈，降逆止呕，化痰止咳。果实：辛，温；温脾开胃，散寒暖肝，理气止痛。

▼**芹菜 Apium graveolens** L.
别　　名：旱芹、香芹、药芹菜、洋芹荼菜。
药用部位：全草。
习性生境：草本。栽培。
产　　地：广东各地均有栽培。
性味功效：甘、微辛，凉。降压利尿，凉血止血。

竹叶柴胡 Bupleurum marginatum Wall. ex DC.
别　　名：膜缘柴胡、竹嘎防风、南柴胡。
药用部位：根。
习性生境：草本。生于向阳的山坡草地上。
产　　地：韶关（乳源）、清远（阳山）。
性味功效：苦、微辛，凉，微有香气。发表退热，疏肝解郁，升举中气。

积雪草 Centella asiatica（L.）Urban.
别　　名：崩大碗、雷公根、钱凿菜。
药用部位：全草。
习性生境：草本。生于潮湿路旁、田边或草地上。
产　　地：广东各地均有产。
性味功效：甘、微苦，凉。清热解毒，活血，利尿。

蛇床子 Cnidium monnieri（L.）Cuss.
别　　名：野茴香、野胡萝卜子、蛇米、蛇粟。
药用部位：果实。
习性生境：草本。生于旷野、路旁潮湿处。
产　　地：肇庆（高要）、阳江、湛江（廉江）。
性味功效：苦、涩、微辛，温。温肾壮阳，祛风燥湿，杀虫止痒。

▼**芫荽 Coriandrum sativum** L.
别　　名：芫茜、香菜、胡荽、延荽。
药用部位：全草。
习性生境：草本。栽培。
产　　地：广东各地均有栽培。
性味功效：辛，温。发表透疹，健胃。

鸭儿芹 Cryptotaenia japonica Hassk.
别　　名：鸭脚板、鹅脚板。
药用部位：根或全草。
习性生境：草本。生于林下阴湿处。
产　　地：韶关（始兴、翁源、乳源、新丰）、河源（连平、和平）、梅州（梅县、大埔、平远、蕉岭）、惠州（龙门）、清远（阳山、连山、英德、连州）、肇庆（怀集、封开）、阳江（阳春）。
性味功效：辛，温。祛风止咳，活血祛瘀。

▼**胡萝卜 Daucus carota** L. var. **sativa** Hoffm.
别　　名：红萝卜。
药用部位：块根。
习性生境：草本。栽培。
产　　地：广东各地均有栽培。

性味功效：甘，微温。下气补中，安五脏，利胸膈，润肠胃，助消化，透解麻疹毒。

刺芫荽 Eryngium foetidum L.

别　　名：洋芫荽、假芫荽、山芫荽、香信、马刺、簕芫荽、大叶芫荽。

药用部位：全草。

习性生境：草本。生于较肥沃、湿润的村边、路旁、山坡和空旷地上。

产　　地：广东各地均有产。

性味功效：辛、微苦，温。疏风解热，健胃。

▼茴香 Foeniculum vulgare Mill.

别　　名：香丝菜、怀香、小茴香、茴香菜。

药用部位：果实。

习性生境：草本。栽培。

产　　地：广东各地均有栽培。

性味功效：辛，温，气香。行气止痛，健胃散寒。

珊瑚菜 Glehnia littoralis Fr. Schmidt ex Miq. *

别　　名：北沙参。

药用部位：根。

习性生境：草本。生于海边沙滩或栽培于肥沃疏松的沙质土壤。

产　　地：深圳、阳江、湛江（吴川）等沿海区域。

性味功效：甘、微苦，微寒。养阴清肺，益胃生津。

中华天胡荽 Hydrocotyle chinensis（Dunn）Craib *

别　　名：地弹花、铜钱草。

药用部位：全草。

习性生境：草本。生于山谷、沟边。

产　　地：茂名（高州、信宜）。

性味功效：辛、微苦，平。理气止痛，利湿解毒。

红马蹄草 Hydrocotyle nepalensis Hook.

别　　名：大马蹄草、铜钱草、接骨草、大叶天胡荽、大雷公根。

药用部位：全草。

习性生境：草本。生于山坡阴湿地、水沟和溪边草丛中。

产　　地：广东西部、中部、东部至北部各地。

性味功效：辛、微苦，凉。清肺止咳，活血止血。

天胡荽 Hydrocotyle sibthorpioides Lam.

别　　名：盆上芫荽、满天星。

药用部位：全草。

习性生境：草本。生于中海拔山区的溪边湿地、林下。

产　　地：韶关（始兴、乐昌）、河源（和平）、梅州（大埔）、汕头（南澳）、惠州（龙门）、深圳、广州、清远（连州）、肇庆（德庆）、阳江（阳春）、湛江（徐闻）。

性味功效：甘、淡、微辛，凉。清热利湿，祛痰止痛。

破铜钱 Hydrocotyle sibthorpioides Lam. var. **batrachium**（Hance）Hand.-Mazz.

别　　名：花边灯一盏。

药用部位：全草。

习性生境：草本。生于湿润草地、路旁、河沟边、田埂、湖滩、溪谷等阴湿处。

产　　地：广东各地均有产。

性味功效：甘、淡、微辛，凉。清热利湿，祛痰止痛。

肾叶天胡荽 Hydrocotyle wilfordii Maxim.

别　　名：鱼藤草、水雷公根、透骨草、山灯盏。

药用部位：全草。

习性生境：草本。生于山谷、溪边、岩石的湿润处。

产　　地：韶关（翁源）、梅州（平远）。
性味功效：苦，微寒。清热解毒，利湿。

白苞芹 Nothosmyrnium japonicum Miq. *
别　　名：紫茎芹。
药用部位：根。
习性生境：草本。生于山坡林下阴湿地。
产　　地：韶关（仁化）、惠州（惠阳）、肇庆（怀集）。
性味功效：辛，温。祛风散寒，舒筋活血，镇痉止痛。

短辐水芹 Oenanthe benghalensis Benth. & Hook. f.
别　　名：少花水芹。
药用部位：全草。
习性生境：草本。生于水边湿润处。
产　　地：韶关（始兴、乐昌）、梅州（大埔）、惠州（博罗、惠东、龙门）、清远（连山）、江门（恩平）、茂名（信宜）、湛江（徐闻）。
性味功效：辛，凉。清热透疹，平肝安神。

水芹 Oenanthe javanica（Bl.）DC.
别　　名：水芹菜、小叶芹、野芹菜。
药用部位：全草。
习性生境：草本。生于低湿地或山谷水边及田野间。有些地方作蔬菜栽培。
产　　地：韶关（始兴、仁化、乳源、乐昌、南雄）、河源（连平）、梅州（梅县、丰顺、蕉岭）、潮州（饶平）、惠州（博罗、龙门）、深圳、广州（增城、从化）、清远（阳山、连山、英德）、肇庆（高要）、阳江（阳春）、茂名（信宜）。
性味功效：甘，平。清热解毒，利尿，止血。

卵叶水芹 Oenanthe javanica（Bl.）DC. subsp. **rosthornii**（Diels）F. T. Pu
药用部位：全草。
习性生境：草本。生于山谷林下水沟旁草丛中。
产　　地：韶关（仁化）、河源（连平、和平）、梅州（丰顺）、惠州（龙门）、清远（阳山）、肇庆（怀集）。
性味功效：甘、酸，平。补益气血，止血，利尿消肿。

线叶水芹 Oenanthe linearis Wall. ex DC.
别　　名：西南水芹、水芹菜、细叶水芹、野芫荽。
药用部位：全草。
习性生境：草本。生于山谷、溪边、林下阴湿处。
产　　地：韶关（始兴、乳源）、河源（和平）、梅州（大埔）、惠州（龙门）、佛山（南海）、清远（连山、连州）。
性味功效：辛、苦，微寒。疏风清热，止痛，降压。

隔山香 Ostericum citriodorum（Hance）Yuan et Shan
别　　名：鸡爪参、柠檬香碱草。
药用部位：全草。
习性生境：草本。生于山坡灌木丛中或草丛中。
产　　地：惠州（龙门）、广州、清远（连州）。
性味功效：苦、辛，微温，气香。祛风消肿，活血散瘀，行气止痛。

紫花前胡 Peucedanum decursivum（Miq.）Maxim.
别　　名：前胡。
药用部位：根。

习性生境：草本。生于荒坡、路旁、草地或灌木丛中。
产　　地：韶关（始兴、乳源、新丰、乐昌、南雄）、河源（连平、和平）、梅州（五华、兴宁）、惠州（博罗、惠东）、深圳、广州（从化）、清远（阳山、英德、连州）、肇庆（怀集）。
性味功效：苦、辛，微寒。疏风清热，降气化痰。

前胡 Peucedanum praeruptorum Dunn
别　　名：白花前胡、鸡脚前胡、岩棕。
药用部位：根。
习性生境：草本。生于向阳的山坡、荒地草丛中。
产　　地：韶关（乳源、乐昌）、河源、惠州（惠阳）、清远（连山、连州）、肇庆（怀集）。
性味功效：苦、辛，微寒。疏风清热，降气化痰。

异叶茴芹 Pimpinella diversifolia（Wall.）DC.
别　　名：鹅脚板、八月白、苦爹菜、六月寒、茴芹、冬青草。
药用部位：全草。
习性生境：草本。生于山坡灌木草丛中。
产　　地：韶关（乳源、乐昌）、河源（连平）、梅州（梅县、大埔）、惠州（博罗、龙门）、广州、清远（阳山、连山、英德、连州）、云浮（新兴）、阳江（阳春）、茂名（高州）。
性味功效：辛、苦、微甘，微温。活血散瘀，消肿止痛，祛风解毒。

变豆菜 Sanicula chinensis Bge.
别　　名：蓝布正、鸭脚板。
药用部位：全草。
习性生境：草本。生于潮湿的山地林中。
产　　地：韶关（乳源）、清远（连州）。
性味功效：甘、辛，凉。解毒，止血。

薄片变豆菜 Sanicula lamelligera Hance
别　　名：鹅掌脚草、山芹菜、野芹菜、散血草、肺筋草。
药用部位：全草。
习性生境：草本。生于山坡林下。
产　　地：韶关（乳源、乐昌）、河源（紫金）、潮州（饶平）、广州（增城、从化）、清远（阳山、连山）、肇庆（封开）、茂名（信宜）。
性味功效：甘、辛，平。散寒咳嗽，行经调血。

直刺变叶菜 Sanicula orthacantha S. Moore
别　　名：小紫花菜、黑鹅脚板。
药用部位：全草。
习性生境：草本。生于山坡林下或溪边。
产　　地：韶关（乳源、乐昌）、惠州（龙门）、茂名（信宜）。
性味功效：辛、淡，凉。益肺咳嗽，清热解毒，祛风除湿，活血通络。

小窃衣 Torilis japonica（Houtt.）DC.
别　　名：鹤虱、破子草、粘粘草。
药用部位：根、果实。
习性生境：草本。生于荒坡、旷野、路旁、村边草丛中。
产　　地：韶关（始兴、乳源、乐昌）、梅州（梅县）、广州、清远（阳山、连州）、肇庆（封开）、云浮、阳江（阳春）。
性味功效：微苦、辛，微温；有小毒。活血消肿，收敛杀虫。

窃衣 Torilis scabra（Thunb.）DC.
别　　名：水防风、粘粘草。

药用部位：全草。
习性生境：草本。生于山坡、路旁或荒地。
产　　地：韶关（乐昌）、梅州（平远、蕉岭）、惠州（龙门）、广州（从化）。
性味功效：辛、苦，平。杀虫止泻，收湿止痒。

135. 山柳科（桤叶树科）Clethraceae

云南桤叶树 Clethra cavaleriei Lévl.
别　　名：贵定桤叶树、华中山柳、云南山柳、滇西山柳。
药用部位：根。
习性生境：落叶灌木或小乔木。生于海拔300～1 300m的山坡疏林或密林中。
产　　地：韶关（乳源、乐昌）、河源（紫金）、梅州（梅县、大埔、五华）、汕尾（海丰）、惠州（龙门）、广州（从化）、清远（连山、英德）、肇庆（广宁）。
性味功效：辛、苦，平。活血祛瘀，强壮筋骨。

单毛桤叶树 Clethra bodinieri Lévl.
别　　名：小山柳、腺叶桤叶树、革叶桤叶树、小花桤叶树。
药用部位：根。
习性生境：常绿灌木或小乔木。生于海拔230～1 600m的山坡或山谷密林、疏林或灌丛中。
产　　地：惠州、广州（从化）、清远、肇庆（广宁）。
性味功效：外用治疮疖肿毒。

136. 杜鹃花科 Ericaceae

广东金叶子 Craibiodendron scleranthum（Dop）W. S. Judd var. **kwangtungense**（S. Y. Hu）Judd
别　　名：独角牛、红皮紫陵、广东假吊钟、广东克雷木。
药用部位：根、叶。
习性生境：常绿灌木。生于山地、山坡草地或灌丛中。
产　　地：清远（连山、英德）、肇庆（封开、高要）、云浮、茂名（高州、信宜）。
性味功效：甘、苦、涩，凉。通经活络，散瘀消肿。

齿缘吊钟花 Enkianthus serrulatus（Wils.）Schneid.
别　　名：九节筋、山枝仁、莫铁硝、野支子、黄叶吊钟花。
药用部位：根。
习性生境：落叶灌木或小乔木。生于海拔800m以上的阳坡灌丛中。
产　　地：韶关（乳源、乐昌）、河源（龙川）、惠州（博罗、龙门）、深圳、清远（阳山、连山）、肇庆（广宁、怀集）、茂名（信宜）。
性味功效：辛、苦，平。祛风除湿，活血。

滇白珠树 Gaultheria yunnanensis（Fr.）Rehd.
别　　名：白珠树、透骨香、满山香、小透骨草、钻骨风、火炭子。
药用部位：根或全株。
习性生境：常绿灌木。生于海拔700～1 600m的山谷山坡灌丛或荒坡草丛中。
产　　地：韶关（翁源）、梅州（平远）、清远（阳山、连南）。
性味功效：辛，温。祛风除湿，舒筋活络，活血止痛。

注：《中国植物志》已修订该物种学名，正名为“滇白珠 Gaultheria leucocarpa var. yunnanensis（Franch.）T. Z. Hsu & R. C. Fang”。

珍珠花 Lyonia ovalifolia（Wall.）Drude

别　　名：南烛子、南烛、米饭花。

药用部位：根、叶。

习性生境：半常绿或落叶灌木。生于山坡疏林或灌木丛中。

产　　地：韶关（曲江、翁源、乳源、乐昌）、河源、梅州（大埔、丰顺、平远、蕉岭）、广州、清远（连州）、肇庆（高要）、茂名（信宜）。

性味功效：辛，温；有毒。活血止痛，祛风。

马醉木 Pieris japonica（Thunb.）D. Don ex G. Don

别　　名：广东马醉木、梫木。

药用部位：叶。

习性生境：灌木。生于海拔800～1 200m的灌丛中。

产　　地：梅州。

性味功效：苦，凉；有剧毒。治疥疮。

刺毛杜鹃 Rhododendron championiae Hook.

别　　名：太平杜鹃、山荷桃、狗脚骨。

药用部位：根。

习性生境：灌木。生于山地疏林中。

产　　地：广东各地。

性味功效：涩，温。祛风解表，活血止痛。

羊角杜鹃 Rhododendron cavaleriei Lévl.

别　　名：多花杜鹃。

药用部位：枝叶。

习性生境：常绿灌木。生于海拔700～1 000m的疏林中。

产　　地：清远（阳山、连州）。

性味功效：清热解毒，止血通络。

丁香杜鹃 Rhododendron farrerae Tate ex Sweet

别　　名：华丽杜鹃。

药用部位：根、叶或全株。

习性生境：落叶灌木。生于石灰岩山地。

产　　地：韶关（乳源、乐昌）、梅州（梅县、大埔、丰顺、五华、平远、蕉岭）、潮州（潮安、饶平）、汕头（南澳）、汕尾（海丰）、惠州（惠东、龙门）、深圳、广州（从化）、清远（英德）、肇庆（封开、高要）、阳江、茂名。

性味功效：疏风，止咳。

云锦杜鹃 Rhododendron fortunei Lindl.

别　　名：天目杜鹃、厚叶朱标。

药用部位：花、叶。

习性生境：常绿灌木或小乔木。生于海拔约600m的山林中。

产　　地：韶关（乳源、乐昌）、清远（连山）。

性味功效：苦、辛，寒。消炎，杀虫。

广东杜鹃 Rhododendron kwangtungense Merr. et Chun

药用部位：全株。

习性生境：半常绿灌木。生于海拔800～1 600m的山谷、灌丛中。

产　　地：广东北部和西部。

性味功效：辛、苦，微温。化痰止咳。治老年支气管炎。

鹿角杜鹃 Rhododendron latoucheae Finet et Franch.

别　　名：岩杜鹃、绿杜鹃、高脚铜盘。

药用部位：根、花蕾。

习性生境：常绿灌木或小乔木。生于山坡、丘陵或低山杂木林或灌丛中。

产　　地：韶关（始兴、仁化、乳源、乐昌）、河源（连平）、梅州（平远）、东莞、清远（阳山、连州）、茂名（信宜）。

性味功效：甘、酸，温。根：祛风止痛，清热解毒。花蕾：消炎解毒，除湿，活血。

紫花杜鹃 Rhododendron mariae Hance

别　　名：岭南杜鹃、异叶杜鹃。

药用部位：枝、叶。

习性生境：半常绿灌木。生于低山、丘陵灌丛中。

产　　地：广东中部、北部和西部各地。

性味功效：苦，平。镇咳，祛痰，平喘。治咳嗽、哮喘、支气管炎。

满山红 Rhododendron mariesii Hemsl. et Wils.

别　　名：映山红。

药用部位：叶。

习性生境：落叶灌木。生于海拔200～900m的丘陵、山地杂交林边缘或灌丛中。

产　　地：韶关（始兴、乳源、乐昌）、河源（紫金、和平）、梅州（梅县、大埔、平远、蕉岭）、揭阳（揭西）、惠州（博罗、龙门）、广州（从化）、清远（连山、英德）、肇庆（怀集、封开、高要）、阳江。

性味功效：辛、苦，寒；有小毒。止咳，祛痰。

黄花杜鹃 Rhododendron molle（Bl.）G. Don *

别　　名：羊踯躅、闹羊花、三钱三、毛老虎、一杯倒。

药用部位：全株。

习性生境：落叶灌木。生于山坡林缘或山脊灌丛中、草地上。

产　　地：韶关（乐昌、南雄、曲江）、清远（连州）。

性味功效：根：辛，温；有大毒；祛风，止咳，散瘀，止痛，杀虫。花：辛，温；有大毒；镇痛、杀虫。果实：苦，温；有大毒；搜风止痛，止咳平喘。有大毒，不可内服。

毛棉杜鹃 Rhododendron moulmainense Hook.

别　　名：丝线吊芙蓉、白杜鹃。

药用部位：根皮。

习性生境：灌木或乔木。生于次生林中。

产　　地：广东西部、中部、东部至北部各地。

性味功效：微苦，平。利水，活血。

▼白花杜鹃 Rhododendron mucronatum（Bl.）G. Don *

别　　名：白杜鹃、尖叶杜鹃。

药用部位：全株。

习性生境：半常绿灌木。栽培。

产　　地：广东各地栽培。

性味功效：甘、辛，温。和血止咳，活血化瘀。

马银花 Rhododendron ovatum（Lindl.）Planch. ex Maxim.

别　　名：卵叶杜鹃。

药用部位：根。

习性生境：常绿灌木。生于山谷林下或阴坡山脚。

产　　地：韶关（曲江、始兴、翁源、乳源、乐昌、南雄）、河源（龙川、和平）、梅州（五华）、惠州（龙门）、广州（从化）、清远（阳山、连山、连州）、云浮（罗定）。

性味功效：苦，平；有毒。清湿热，解疮毒。

乳源杜鹃 Rhododendron rhuyuenense Chun ex Tam

药用部位：全株。

习性生境：灌木。多石的西边林缘。

产　　地：韶关（乳源、乐昌）。

性味功效：止咳平喘，消炎。

猴头杜鹃 Rhododendron simiarum Hance

别　　名：南华杜鹃。

药用部位：花。

习性生境：半常绿灌木或小乔木。生于海拔600m以上的疏林中。

产　　地：韶关（翁源、乳源、新丰、乐昌）、河源（和平）、梅州（梅县）、广州（从化）、茂名（信宜）。

性味功效：甘，温。化痰止咳。

杜鹃 Rhododendron simsii Planch.

别　　名：映山红、满山红、清明花、照山红、山石榴、山踯蠋。

药用部位：根、叶、花。

习性生境：半常绿灌木。生于山坡、丘陵的疏林或灌丛中，或栽培。

产　　地：广东各地均有产。

性味功效：根：酸、涩，温；有毒；祛风湿，活血祛瘀，止血。叶、花：甘、酸，平；清热解毒，化痰止咳，止痒。

137. 越橘科 Vacciniaceae

南烛 Vaccinium bracteatum Thunb.

别　　名：乌饭树、米饭花、苞越桔、乌饭子、乌饭叶、米饭树、染菽。

药用部位：根、茎枝、叶、果实。

习性生境：常绿灌木或小乔木。生于丘陵地带或海拔400～1 400m的山地、山坡林内或灌丛中。

产　　地：广东各地均有产。

性味功效：根：酸、微甘，平；散瘀，止痛。茎枝、叶：酸、涩，平；益肠胃，养肝肾。果实：酸、甘，平；补肝肾，强筋骨，固精气，止泻痢。

短尾越桔 Vaccinium carlesii Dunn

别　　名：福建乌饭树。

药用部位：全株。

习性生境：常绿灌木。生于海拔270～1 400m的山脊灌丛中。

产　　地：韶关（始兴、翁源、乳源、新丰、乐昌、南雄）、梅州（梅县、大埔、平远、蕉岭）、惠州（博罗）、清远（连山、英德、连州）。

性味功效：清热解毒，固精驻颜，强筋益气，明目乌发，止血，止泻。

鼠刺乌饭树 Vaccinium iteophyllum Hance

别　　名：黄背越桔。

药用部位：根。

习性生境：常绿灌木或小乔木。生于海拔750～1 300m的阳坡疏林中。

产　　地：韶关（始兴、仁化、乳源、新丰、乐昌、南雄）、梅州（五华、平远、蕉岭、兴宁）、潮州（饶平）、惠州（博罗、龙门）、广州（增城、从化）、清远（阳山、连山、英德、连州）、肇庆（德庆、高要）、云浮（罗定）、茂名（信宜）。

性味功效：苦，寒。散瘀止痛，利尿消肿。

江南越桔 Vaccinium mandarinorum Diels

别　　名：西南越橘、米饭花、饱饭花果。

药用部位：果实。

习性生境：常绿灌木或小乔木。生于山坡灌丛、杂木林中或路边林缘。

产　　地：广东各地均有产。

性味功效：甘，平；有毒。消肿。

138. 鹿蹄草科 Pyrolaceae

长叶鹿蹄草 Pyrola elegantula H. Andres *

别　　名：极品鹿蹄草、江西长叶鹿蹄草。

药用部位：全草。

习性生境：常绿草本状小半灌木。生于山地密林中。

产　　地：韶关（乳源）、清远（阳山）。

性味功效：甘、苦，温。祛风湿，强筋骨，止血。

水晶兰 Monotropa uniflora L. *

别　　名：梦兰花、水兰草、银锁匙。

药用部位：全草。

习性生境：肉质、腐生草本。生于山谷、林下潮湿处。

产　　地：乳源、乐昌、英德。

性味功效：咸，平。补虚止咳。

139. 柿树科 Ebenaceae

乌材 Diospyros eriantha Champ. ex Benth.

别　　名：乌材子、乌蛇、小叶乌椿、乌杆仔。

药用部位：根皮、果实。

习性生境：乔木。生于山坡杂木林中或灌丛中。

产　　地：广东各地均有产。

性味功效：苦、涩，凉。消炎解毒，收敛。

柿 Diospyros kaki Thunb.

别　　名：柿子、朱果。

药用部位：果实、宿存萼、柿饼的白霜、根、叶。

习性生境：乔木。栽培。

产　　地：广东各地普遍有栽培。

性味功效：果实：甘，寒；润肺生津，降压止血。柿蒂（宿存萼）：苦，平；降气止呃。柿霜（柿饼的白霜）：甘，凉；生津利咽，润肺止咳。根：苦、涩，凉；清热凉血。叶：苦、酸，凉；降压。

野柿 Diospyros kaki Thunb. var. **silvestris** Makino

别　　名：野柿树、油柿、山柿。

药用部位：根。

习性生境：落叶大乔木。生于山地林中。

产　　地：韶关（翁源、乳源、乐昌、南雄）、惠州（博罗）、广州（从化）、清远（连山）。

性味功效：涩、酸，凉。收敛清热。

君迁子 Diospyros lotus L.

别　　名：黑枣、软枣、红蓝枣。

药用部位：未成熟果实。

习性生境：落叶乔木。生于山坡、山谷疏林、灌丛中，亦有栽培。

产　　地：韶关（乳源、乐昌）、河源（和平）、清远（连山）。

性味功效：甘、涩，平。止泻，止渴，除痰。

罗浮柿 Diospyros morrisiana Hance

别　　名：山柿。

药用部位：茎皮、叶、果实。

习性生境：灌木或乔木。生于山坡、林缘或低丘陵灌丛中。

产　　地：广东各地均有产。

性味功效：苦、涩，凉。消炎解毒，收敛。

油柿 Diospyros oleifera Cheng

别　　名：乌稗、青稗、稗柿、油绿柿、绿柿、漆柿、方柿。

药用部位：果实、根、柿蒂（宿存萼）、柿霜。

习性生境：落叶乔木。生于山地林中。

产　　地：韶关（乐昌、南雄、乳源、翁源）、惠州（博罗）、广州（从化）、清远（连山、连南、连州）、肇庆（封开）。

性味功效：果实：清热、润肺。根：治吐血、痔疮出血。柿蒂（宿存萼）：治呃逆。柿霜：治咳嗽、咽喉痛。

▼**老鸦柿 Diospyros rhombifolia** Hemsl.

药用部位：根。

习性生境：落叶灌木或小乔木。栽培。

产　　地：广州有引种栽培。

性味功效：苦，平。清湿利热，退黄，利胆，化瘀消肿。

信宜柿 Diospyros sunyiensis Chun & L. Chen *

药用部位：果实。

习性生境：落叶灌木或小乔木。生于低山混交林中。

产　　地：茂名（信宜）。

性味功效：消食开胃，消痰。

140. 山榄科 Sapotaceae

▼金叶树 Chrysophyllum lanceolatum（Bl.）DC. var. **stellatocarpon** Van Royen

别　　名：大横纹、横纹独须。

药用部位：根、叶。

习性生境：乔木。生于中海拔阔叶林中。

产　　地：广东各地有引种栽培。

性味功效：甘、涩，温。活血祛瘀，消肿止痛。

▼人心果 Manilkara zapota（L.）Van Royen

别　　名：吴凤柿、赤铁果。

药用部位：茎皮、叶、果实。

习性生境：乔木。栽培。

产　　地：广东各地普遍引种栽培。

性味功效：消炎解毒，收敛。

桃榄 Pouteria annamensis（Pierre ex Dubard）Baehni *

别　　名：大核果树。

药用部位：茎皮。

习性生境：常绿大乔木。常生于中海拔疏林或密林中，村边路旁偶见。

产　　地：江门（台山）、茂名、湛江（廉江）。

性味功效：清热解毒。

141. 紫金牛科 Myrsinaceae

蜡烛果 Aegiceras corniculatum（L.）Blanco

别　　名：浪柴、红蒴、黑脚梗（海南岛）、桐花树。

药用部位：果实。

习性生境：灌木或小乔木。生于污泥滩上。

产　　地：东莞、深圳（宝安）、珠海、江门（台山）、阳江、湛江（徐闻）。

性味功效：抗菌，镇痛，驱虫。

细罗伞 Ardisia affinis Hemsl.

别　　名：矮地茶、波叶紫金牛。

药用部位：全株。

习性生境：小灌木。常见于低海拔地区山间路旁的灌木丛、疏林下或石灰岩林下。

产　　地：韶关（乳源）、清远（连山）。各地多有引种。

性味功效：苦、辛，平。利咽止咳，理气活血。

注：《中国植物志》已修订该物种学名，正名为"细罗伞 Ardisia sinoaustralis C. Chen"。

少年红 Ardisia alyxiaefolia Tsiang ex C. Chen

别　　名：念珠藤叶紫金牛。

药用部位：全株。

习性生境：小灌木。生于海拔1 200m以下的山间林下或石灰岩山坡疏林下阴湿且土壤肥沃的地方。

产　　地：韶关（曲江、翁源）、清远（连州、阳山）。

性味功效：苦、辛，平。止咳平喘，活血散瘀。

注：《中国植物志》已修订该物种学名，正名为"少年红 Ardisia alyxiifolia Tsiang ex C. Chen"。

九管血 Ardisia brevicaulis Diels

别　　名：矮茎朱砂根、短茎紫金牛、血党。

药用部位：根。

习性生境：矮小灌木。生于林下阴处。

产　　地：韶关（仁化、乳源、乐昌）、梅州（梅县）、广州、清远（连山）、肇庆（怀集）。

性味功效：苦、涩，寒。清热利咽，活血消肿。

凹脉紫金牛 Ardisia brunnescens Walker *

别　　名：石凉伞、棕紫金牛、棕紫金牛、山脑根。

药用部位：根。

习性生境：灌木。生于山谷密林中。

产　　地：肇庆、云浮。

性味功效：苦，凉。清热解毒。

尾叶紫金牛 Ardisia caudata Hemsl. *

别　　名：峨眉紫金牛、薄叶紫金牛。

药用部位：根。

习性生境：多枝灌木。常见于山谷、坡边潮湿的地方或溪旁。

产　　地：茂名（信宜）。

性味功效：苦、辛，寒。祛风湿，解热毒，止痛。

小紫金牛 Ardisia chinensis Benth.

别　　名：紫金牛、华紫金牛、衫纽根、产后草、石狮子。

药用部位：全株。

习性生境：亚灌木状矮灌木。生于山沟、山谷林下。

产　　地：韶关（始兴、翁源、乳源、新丰、乐昌、南雄）、河源（连平、和平）、梅州（大埔）、惠州（龙门）、珠海、广州（从化）、佛山（南海）、清远（连山）、肇庆（封开、高要）、江门（恩平）、阳江（阳春）。

性味功效：苦，平。止血，止痛。

红凉伞 Ardisia crenata Sims var. **bicolor**（Walker）C. Y. Wu et C. Chen

别　　名：紫背紫金牛、红色紫金牛、大罗伞、大凉伞、珍珠伞。

药用部位：根。

习性生境：灌木。生于丘陵、山地林下。

产　　地：广东各地山区。

性味功效：苦、辛，平。行血祛风，解毒消肿。

注：《中国植物志》已修订该物种学名，与朱砂根 Ardisia crenata Sims归并”。

朱砂根 Ardisia crenata Sims

别　　名：圆齿紫金牛、大罗伞。

药用部位：根、叶。

习性生境：灌木。生于丘陵、山地常绿阔叶林、杉木林下，或溪边荫蔽潮湿的灌木林中。

产　　地：广东各地均有产。

性味功效：苦、辛，平。行血祛风，解毒消肿。

百两金 Ardisia crispa（Thunb.）A. DC.

别　　名：小罗伞、斑叶朱砂根、八爪金、细柄百两金、大叶百两金。

药用部位：根、根茎。

习性生境：灌木。生于山坡或山谷林下。

产　　地：韶关（仁化、乳源）、肇庆。

性味功效：苦，平。清利咽喉，散瘀消肿。

郎伞木 Ardisia elegans Andr.

别　　名：美丽紫金牛、雀儿肾、胭脂木、大罗伞。

药用部位：根。

习性生境：灌木。生于海拔1 300m以下的山谷、坡地疏林和密林中，阳处、阴湿处或溪旁。

产　　地：广东各地山区。

性味功效：苦、辛，凉。清热解毒，活血止痛。

月月红 Ardisia faberi Hemsl.

别　　名：江南紫金牛、毛青杠、红毛走马胎、毛虫草。

药用部位：根或全株。

习性生境：小灌木或亚灌木。生于山谷疏密林下、水旁、路边或阴湿处。

产　　地：肇庆（德庆）。

性味功效：辛、苦，平。疏风散热，解毒利咽，消肿。

灰色紫金牛 Ardisia fordii Hemsl.

别　　名：细罗伞、两广紫金牛。

药用部位：全株。

习性生境：小灌木。生于山谷林下。

产　　地：梅州（大埔）、广州（从化）、清远（英德）、肇庆（怀集、封开、德庆、高要）、云浮（新兴）、江门（台山）、阳江（阳春）、茂名（信宜）。

性味功效：活血消肿。

走马胎 Ardisia gigantifolia Stapf

别　　名：大叶紫金牛、马胎、山猪药、走马风。

药用部位：根或全株。

习性生境：大灌木或亚灌木。生于林下的潮湿处。

产　　地：韶关（曲江、始兴、新丰、乐昌）、梅州（大埔）、清远（英德）、肇庆（怀集、封开）、阳江、茂名（高州、信宜）。

性味功效：苦、微辛，温。行血祛风，消肿止痛，活血。

大罗伞树 Ardisia hanceana Mez

别　　名：罗伞盖珍珠、珍珠盖罗伞。

药用部位：根。

习性生境：灌木。生于山沟林下。

产　　地：广东西部、中部、东部至北部各地山区。

性味功效：苦、辛，平。活血散瘀，止痛。

矮紫金牛 Ardisia humilis Vahl

别　　名：大叶紫钱。

药用部位：茎皮。

习性生境：灌木。生于低海拔的林中。

产　　地：湛江（徐闻）、雷州半岛。

性味功效：辛，平。止咳化痰，祛风解毒，活血止痛。

紫金牛 Ardisia japonica（Thunb.）Bl.

别　　名：矮地茶、矮茶风、矮脚樟、平地木、地青杠、不出林。

药用部位：全株。

习性生境：小灌木或亚灌木。生于林下阴湿处。

产　　地：韶关（乳源、乐昌、南雄）、梅州（大埔）、惠州（龙门）、清远（阳山）。

性味功效：辛，平。止咳化痰，祛风解毒，活血止痛。

山血丹 Ardisia lindleyana D. Dietr.

别　　名：斑叶朱砂根、血党、腺点紫金牛、出血丹、细罗伞。

药用部位：根、叶。

习性生境：灌木。生于山地林中。

产　　地：韶关（翁源、新丰、乐昌、南雄）、河源（紫金、和平）、梅州（大埔、平远、蕉岭）、潮州（饶平）、汕头（南澳）、惠州（博罗）、深圳、广州（增城、从化）、清远（英德）、肇庆（封开）。

性味功效：辛、苦，温。活血调经，散瘀消肿，祛风止痛。

心叶紫金牛 Ardisia maclurei Merr.

别　　名：红云草、假地榕、红毛藤。

药用部位：根、叶。

习性生境：近草质亚灌木或小灌木。生于山坡密林下及山谷中的阴湿环境中。

产　　地：韶关（仁化、乳源）、河源（连平）、肇庆（封开）、阳江（阳春）。

性味功效：苦，凉。止血，清热解毒。

虎舌红 Ardisia mamillata Hance

别　　名：红毛紫金牛、毛青杠、红毛毡、老虎脷、毛凉伞、红胆。

药用部位：全株。

习性生境：矮小灌木。生于山坡密林下和水旁，耐阴喜湿。

产　　地：广东除南部外，其余各地均有产。

性味功效：苦、微辛，凉。散瘀止血，清热利湿。

莲座紫金牛 Ardisia primulaefolia Gardn. et Champ.

别　　名：毛虫药、毛虫药公、老虎脷、老虎毛虫药、落地紫金牛。

药用部位：全株。

习性生境：矮小灌木或近草本。生于密林下阴湿的地方。

产　　地：广东除南部外，其余各地均有产。

性味功效：辛、苦，凉。祛风通络，散瘀止血，解毒消痈。

九节龙 Ardisia pusilla A. DC.

别　　名：毛青杠、毛茎紫金牛、轮叶紫金牛、狮子头、蛇药、五托莲。

药用部位：全株。

习性生境：亚灌木状小灌木。生于山谷、林下。

产　　地：韶关（曲江、始兴、翁源、乳源、新丰、乐昌、南雄）、河源（连平、和平）、梅州（大埔）、惠州（龙门）、清远（阳山、连山、英德、连州）、肇庆（怀集）、阳江、茂名（高州）。

性味功效：苦，凉。清热解毒，消肿止痛。

罗伞树 Ardisia quinquegona Bl.

别　　名：高脚罗伞树、高脚罗伞、五角紫金牛。

药用部位：根、叶。

习性生境：灌木或灌木状小乔木。生于山坡、山谷杂木林中。

产　　地：广东各地均有产。

性味功效：苦、辛，平。清咽消肿，散瘀止痛。

雪下红 Ardisia villosa Roxb.

别　　名：卷毛紫金牛、矮罗伞、毛罗伞。

药用部位：全株。

习性生境：直立灌木。常见于密林下较阴湿的环境中。

产　　地：广东各地均有产。

性味功效：苦、辛，平。活血散瘀，消肿止痛。

酸藤子 Embelia laeta（L.）Mez.

别　　名：酸果藤、酸藤果、山盐酸鸡、酸醋藤、信筒子、入地龙。

药用部位：根、叶、果实。

习性生境：攀援灌木或藤本。多生于丘陵山坡灌丛及山地疏林中向阳之处。

产　　地：广东各地均有产。

性味功效：根、叶：酸，平；祛瘀止痛，消炎止泻。果实：甘、酸，平；补血。

当归藤 Embelia parviflora Wall. ex A. DC.

别　　名：小花酸藤子、虎尾草、筛箕木强。

药用部位：根、藤茎。

习性生境：攀援灌木或藤本。多生于山坡密林中及水旁荫处。

产　　地：韶关（翁源、乳源、新丰、乐昌）、河源（和平）、梅州（大埔、蕉岭）、惠州（龙门）、广州（从化）、清远（英德）、肇庆（怀集、德庆）、茂名（信宜）。

性味功效： 涩、苦，平。补血调经，强腰膝。

白花酸藤果 Embelia ribes Burm. f.

别　　名： 牛尾藤、小种楠藤、羊公板仔、碎米果。

药用部位： 根、果实。

习性生境： 攀援灌木或藤本。常见于海拔1 000m以下的疏林内及灌木丛中。

产　　地： 梅州（丰顺）、惠州、深圳（宝安）、珠海、广州（从化）、清远（英德）、肇庆（封开、德庆、高要）、云浮、江门（台山、恩平）、阳江（阳春）、茂名（信宜）。

性味功效： 辛、酸，平。活血调经，清热利湿，消肿解毒。

厚叶白花酸藤果 Embelia ribes Burm. f. var. **pachyphylla** Chun ex C. Y. Wu et C. Chen

别　　名： 旱禾酸。

药用部位： 根、叶、果实。

习性生境： 攀援灌木或藤本。多生于阳光充足的山坡林缘或丘陵灌丛中。

产　　地： 韶关（乐昌）、梅州（丰顺）、惠州（博罗）、肇庆（广宁、封开）、茂名（信宜）。

性味功效： 根、叶：酸，平；祛瘀止痛，消炎，止泻。果实：甘、酸，平。补血。

注：《中国植物志》已修订该物种学名，正名为“厚叶白花酸藤果 Embelia ribes subsp. pachyphylla（Chun ex C. Y. Wu & C. Chen）Pipoly & C. Chen”。

网脉酸藤子 Embelia rudis Hand.-Mazz.

别　　名： 大样酸藤子、了哥脷、米汤果、打虫果、矩叶酸藤果、断骨藤、马挂花。

药用部位： 根、茎。

习性生境： 攀援灌木。生于林下或灌木丛中。

产　　地： 韶关（仁化、翁源、乳源、新丰、乐昌）、河源（和平）、梅州（五华、平远、蕉岭）、潮州（饶平）、广州（从化）、清远（阳山、连山、英德、连州）、肇庆（封开）、云浮（新兴）、茂名（信宜）。

性味功效： 辛，微温。清热解毒，滋阴补肾。

注：《中国植物志》已修订该物种学名，正名为“密齿酸藤子 Embelia vestita Roxb.”。

瘤皮孔酸藤子 Embelia scandens（Lour.）Mez

别　　名： 假刺藤、乌肺叶。

药用部位： 根和叶。

习性生境： 攀援灌木。多生于阳光充足的灌丛中或林缘。

产　　地： 肇庆（封开）、湛江（徐闻）。

性味功效： 淡、涩，平；有小毒。舒经活络，疗肺止咳。

大叶酸藤子 Embelia subcoriacea（C. B. Clarke）Mez

别　　名： 吊罗果、没归息、近革叶酸藤果、平叶酸藤子、长叶酸藤子。

药用部位： 全株、果实、茎皮。

习性生境： 攀援灌木或小乔木。生于山地疏林中。

产　　地： 韶关（新丰、曲江、翁源、乳源、乐昌）、河源（和平）、梅州（蕉岭）、汕尾（陆丰）、惠州（龙门）、广州（从化）、清远（连山、连州、阳山、英德）、肇庆（封开）、茂名（信宜）。

性味功效： 酸、涩，平。祛风利湿，消肿散瘀。

注：《中国植物志》已修订该物种学名，与平叶酸藤子归并，正名为“平叶酸藤子 Embelia undulata（Wall.）Mez”。

长叶酸藤子 Embelia undulata（Wall.）Mez［*E. longifolia*（Benth.）Hemsl.］

别　　名：大叶酸藤、酸盘子、长叶酸藤果、马桂花、吊罗果。

药用部位：全株。

习性生境：攀援灌木或藤本。生于疏林及灌丛中。

产　　地：韶关（乐昌、乳源、始兴、南雄、曲江、翁源）、河源（连平、和平、龙川）、梅州（蕉岭、大埔）、惠州（龙门、博罗）、广州（从化）、清远（连州、连南、连山、阳山）、肇庆（怀集、封开）、云浮（郁南）、江门（恩平）、茂名（信宜）。

性味功效：酸、涩，平。祛风利湿，消肿散瘀。

多脉酸藤子 Embelia vestita Roxb.

别　　名：米汤果、打虫果、马挂花、粗糠果、矩叶酸藤果、断骨藤。

药用部位：果实。

习性生境：攀援灌木或藤本。生于山谷林下。

产　　地：梅州（大埔）、惠州（博罗）、深圳、广州、清远（英德）、肇庆（怀集、德庆、高要）、云浮（新兴）、江门（开平、恩平）、茂名（信宜）。

性味功效：甘、酸，平。驱虫，止泻。

注：《中国植物志》已修订该物种学名，正名为“密齿酸藤子 Embelia vestita Roxb.”。

毛穗杜茎山 Maesa insignis Chun

药用部位：根状茎。

习性生境：灌木。生于山坡、丘陵地疏林下。

产　　地：肇庆（封开）、茂名（信宜）。

性味功效：治疗风湿肿痛、浮肿、跌打损伤。

杜茎山 Maesa japonica（Thunb.）Moritzi ex Zoll.

别　　名：野胡椒、鱼子花、踏天桥、山茄子。

药用部位：全株。

习性生境：直立或攀援灌木。生于灌木丛中或荒坡地上。

产　　地：广东各地均有产。

性味功效：苦，寒。祛风利尿，止血，消肿。

金珠柳 Maesa montana A. DC.

别　　名：山地杜茎山、观音茶、杜宏山、普洱茶、白子木、野兰。

药用部位：根、叶。

习性生境：灌木或小乔木。生于海拔200～1 000m的杂木林下或疏林下。

产　　地：河源（连平）、广州、江门（开平）。

性味功效：苦，寒。清热利湿。

鲫鱼胆 Maesa perlarius（Lour.）Merr.

别　　名：空心花、嫩肉木、丁药。

药用部位：全株。

习性生境：灌木。生于村边空旷的灌木丛中及疏林中。

产　　地：广东各地均有产。

性味功效：苦，平。接骨消肿，生肌祛腐。

腺毛铁仔 Myrsine africana L. var. **glandulosa** J. M. Zhang *

别　　名：明立花。

药用部位：根、枝、叶。

习性生境：灌木。生于山坡灌丛中。

产　　地：广州、清远（连山）、肇庆（德庆）及北部山区。

性味功效：苦、涩、微甘，平。清热利湿，收敛止血。

注：《中国植物志》已修订该物种学名，此种与铁仔归并，正名为“铁仔 Myrsine africana L.”。

针齿铁仔 Myrsine semiserrata Wall.

别　　名： 齿叶铁仔。

药用部位： 根、果实。

习性生境： 大灌木或小乔木。生于海拔500～1 700m的山坡疏密林中、路旁、水沟边、石灰岩山坡等向阳处。

产　　地： 韶关（乳源、乐昌）、潮州（饶平）、广州（从化）、清远（阳山、连山、英德、连州）、茂名（信宜）。

性味功效： 苦、酸，平。驱虫。

光叶铁仔 Myrsine stolonifera（Koidz.）Walker

别　　名： 匍匐铁仔、蔓竹杞。

药用部位： 根或全株。

习性生境： 灌木。生于海拔250～1 000m的疏密林中潮湿或土壤瘠薄的山坡向阳处。

产　　地： 韶关（曲江、仁化、翁源、乳源、乐昌）、河源（和平）、梅州（大埔）、潮州（饶平）、汕尾（海丰）、惠州（龙门）、广州（花都、增城、从化）、清远（阳山、连山、英德、连州）、肇庆（广宁、怀集、封开）、阳江（阳春）、茂名（信宜）。

性味功效： 苦、涩，微平。清热利湿，收敛止血。

密花树 Rapanea neriifolia（Sieb. & Zucc.）Mez

别　　名： 打铁树、鹅骨梢。

药用部位： 叶、根皮。

习性生境： 大灌木或小乔木。生于较密的次生林中。

产　　地： 广东中部、西部、北部山区。

性味功效： 淡，寒。清热解毒，凉血，祛湿。

142. 安息香科 Styracaceae

赤杨叶 Alniphyllum fortunei（Hemsl.）Makino

别　　名： 白苍木、白花盏、依果白、豆渣树、红皮岭麻、高山望、冬瓜木。

药用部位： 根、叶。

习性生境： 乔木。生于海拔600～1 000m的林中。

产　　地： 韶关（曲江、始兴、仁化、翁源、乳源、新丰、乐昌、南雄）、河源（龙川、连平、和平）、梅州（大埔、五华、平远、蕉岭、兴宁）、惠州（龙门）、珠海、广州（从化）、清远（阳山、连山、英德、连州）、肇庆（怀集、封开、德庆、高要）、云浮、阳江（阳春）、茂名（高州、信宜）。

性味功效： 辛，微温。祛风除湿，利尿消肿。

陀螺果 Melliodendron xylocarpum Hand.-Mazz.

别　　名： 鸦头梨、冬瓜木、水冬瓜、鸭头梨。

药用部位： 根、枝叶。

习性生境： 乔木。生于海拔700～1 000m的林中。

产　　地： 韶关（乐昌、乳源、始兴、南雄、曲江、仁化、翁源）、梅州（平远）、清远（连山、连南、阳山、英德）、肇庆（怀集、德庆）。

性味功效： 根：清热，杀虫。枝叶：滑肠。治便秘、小儿秃疮。

赛山梅 Styrax confusus Hemsl.

别　　名： 白山龙、乌蚊子、猛骨子、油榨果、白扣子。

药用部位： 根、叶、果实或全株。

习性生境： 小乔木。生于海拔300～600m的林中或林缘。

产　　地： 韶关（乐昌、乳源、始兴、南雄、曲江、仁化、翁源）、梅州（平远）、清远（连山、连南、阳山、英德）、肇庆（怀集、德庆）。

性味功效： 根：治胃脘痛。叶：治外伤出血、风湿痹痛、跌打损伤。果实：清热解毒，消痈散疖。全株：止泻，止痒。

白花龙 Styrax faberi Perk.

别　　名： 白龙条、扫酒树、棉子树、扣子柴、梦童子。

药用部位： 果实。

习性生境： 灌木。生于山地、丘陵、疏林中。

产　　地： 韶关（曲江、始兴、仁化、乳源、新丰、乐昌、南雄）、河源、梅州（梅县、平远、蕉岭）、潮州（饶平）、惠州（博罗）、深圳、广州、清远（连山、英德、连州）、肇庆（怀集、封开、德庆、高要）、云浮（郁南、罗定）、江门（台山、鹤山、恩平）、阳江、茂名（高州、信宜）。

性味功效： 苦，寒。清热解毒，消痈散结。

台湾安息香 Styrax formosanus Matsum.

别　　名： 乌皮九芎、奋起湖野茉莉。

药用部位： 茎叶。

习性生境： 灌木。生于海拔500～1 300m的丘陵或山地灌丛中。

产　　地： 韶关（乳源）、惠州（博罗）、清远（连山）。

性味功效： 在台湾被用作祛痰剂。

野茉莉 Styrax japonicus Sieb. et Zucc.

别　　名： 安息香、耳完桃、君迁子、木桔子、黑茶花、茉莉苞、野花棓。

药用部位： 叶。

习性生境： 小乔木。生于海拔400～800m的林中。

产　　地： 广东东部和北部山区。

性味功效： 辛、苦，温；有小毒。祛风除湿，舒筋活络。

芬芳安息香 Styrax odoratissimus Champ. ex Benth.

别　　名： 白木、野菱莉、郁香野茉莉。

药用部位： 全株。

习性生境： 小乔木。生于海拔600～1 100m的林中。

产　　地： 广东中部和北部山区。

性味功效： 甘、苦，微寒。润肺生津，止痒止咳，杀虫。

栓叶安息香 Styrax suberifolius Hook. et Arn.

别　　名： 铁甲子、稠树、狐狸公。

药用部位： 根、叶。

习性生境： 小乔木。生于密林中。

产　　地： 广东各地。

性味功效： 辛，微温。祛风除湿，理气止痛。

越南安息香 Styrax tonkinensis（Pierre）Craib ex Hartwichk

别　　名： 滇桂野茉莉、白背安息香。

药用部位： 叶、树脂。

习性生境： 乔木。生于山地林中。

产　　地： 韶关（乳源、乐昌）、惠州、广州、清远（英德）、肇庆（封开）、阳江（阳春）、茂名（高州、信宜）。

性味功效： 叶：苦、甘，平；润肺止咳。树脂：通窍镇静，祛腐生肌。

143. 山矾科 Symplocaceae

薄叶山矾 Symplocos anomala Brand

别　　名： 薄叶冬青。

药用部位： 叶。

习性生境： 小乔木。生于海拔800～1 700m的山地杂林中。

产　　地： 韶关（曲江、翁源、乳源、乐昌）、河源（和平）、梅州（梅县、大埔、蕉岭）、惠州（博罗）、广州（增城）、清远（连山、英德）、肇庆（怀集、封开、德庆）、云浮（罗定）、阳江（阳春）、茂名（高州、信宜）、湛江（廉江）。
性味功效：苦，平。活血消肿。

华山矾 Symplocos chinensis（Lour.）Druce
别　　名：土常山、白檀、狗屎木、华灰木。
药用部位：根、叶、果实。
习性生境：灌木。生于海拔800m以下的丘陵荒坡灌丛中。
产　　地：广东各地均有产。
性味功效：甘、微苦，凉；小毒。根：解表退热，解毒除烦。叶：止血。果实：清热解毒。
注：《中国植物志》已修订该物种学名，与白檀归并为“白檀 Symplocos paniculata（Thunb.）Miq.”。

十棱山矾 Symplocos chunii Merr.
别　　名：乌脚木、上身眉。
药用部位：枝、叶。
习性生境：乔木。生于海拔400m以上的溪边、山坡的疏林或密林中。
产　　地：阳江、湛江（雷州、廉江、徐闻）。
性味功效：清热解毒。
注：《中国植物志》已修订该物种学名，正名为“丛花山矾 Symplocos poilanei Guill.”。

越南山矾 Symplocos cochinchinensis（Lour.）S. Moore
别　　名：火灰树（海南土名）。
药用部位：根、花蕾。
习性生境：乔木。生于海拔1 200m以下的溪边、路旁及阔叶林中。
产　　地：广东各地均有产。
性味功效：根：化痰止咳。花蕾：清热疏肝，解郁。

南岭山矾 Symplocos confusa Brand
药用部位：叶。
习性生境：常绿小乔木。生于海拔500～1 600m的溪边、路旁、石山或山坡阔叶林中。
产　　地：广东北部、东部、西南部。
性味功效：清热利湿，理气化痰。
注：《中国植物志》已修订该物种学名，正名为“南岭山矾 Symplocos pendula Wight var. hirtistylis（C. B. Clarke）Nooteboom”。

密花山矾 Symplocos congesta Benth.
药用部位：根。
习性生境：常绿乔木或灌木。生于海拔200～1 500m的密林中。
产　　地：广东各地均有产。
性味功效：酸、微苦，平。消肿止痛。

美山矾 Symplocos decora Hance
别　　名：坛果山矾、总状山矾、卵苞山矾、葫芦果山矾、山矾。
药用部位：叶。
习性生境：常绿小乔木。生于海拔500～1 800m的杂木林或山谷边，或栽培在公园中。
产　　地：广东西南部、西北部及沿海岛屿。
性味功效：清热解毒。
注：《中国植物志》已修订该物种学名，与山矾归并正名为“山矾 Symplocos sumuntia Buch.-Ham. ex D. Don”。

长毛山矾 Symplocos dolichotricha Merr.
药用部位：根。
习性生境：乔木。生于低海拔的路旁、山谷密林中。
产　　地：肇庆（高要）、云浮（罗定）、江门（恩平）、阳江（阳春）。
性味功效：治黄疸、水肿、泄泻、脾虚、消化不良、痧症。

羊舌树 Symplocos glauca（Thunb.）Koidz.

别　　名： 羊屎木。

药用部位： 茎皮。

习性生境： 乔木。常生于中海拔的密林或疏林中。

产　　地： 韶关（翁源）、河源（和平）、梅州（大埔、蕉岭）、潮州（饶平）、深圳（宝安）、珠海、清远（英德）、江门（台山、恩平）。

性味功效： 清热解表。

光叶山矾 Symplocos lancifolia Sieb. et Zucc.

别　　名： 刀灰树、滑叶常山、广西山矾、潮州山矾、卵叶山矾。

药用部位： 全株。

习性生境： 小乔木。多生于中海拔至高海拔的疏林中。

产　　地： 广东各地均有产。

性味功效： 甘，平。和肝健脾，止血生肌。

黄牛奶树 Symplocos laurina（Retz.）Wall.

别　　名： 散风木、泡花子、苦山矾、花香木。

药用部位： 茎皮。

习性生境： 乔木。生于山地林中。

产　　地： 广东各地均有产。

性味功效： 苦、涩，凉。散寒清热。

注：《中国植物志》已修订该物种学名，正名为“黄牛奶树 Symplocos cochinchinensis（Lour.）S. Moore var. laurina（Retzius）Nooteboom”。

白檀 Symplocos paniculata（Thunb.）Miq.

别　　名： 野养面根、大撵约、地胡椒、乌子树。

药用部位： 根、叶。

习性生境： 落叶灌木或小乔木。生于山坡灌丛中。

产　　地： 广东各地均有产。

性味功效： 苦、涩，微寒。消炎软坚，调气。

珠仔树 Symplocos racemosa Roxb.

别　　名： 总序山矾。

药用部位： 根。

习性生境： 灌木或小乔木。生于海拔130～1 600m的林中。

产　　地： 清远（阳山）、阳江、茂名、湛江（遂溪、徐闻、廉江、雷州）。

性味功效： 活血化瘀。

四川山矾 Symplocos setchuensis Brand

别　　名： 波叶灰木、光亮山矾、茶条果、留春树、棱角山矾、蒙自山矾。

药用部位： 根、茎、叶。

习性生境： 小乔木。生于山地林中。

产　　地： 韶关（乳源、新丰、乐昌）、惠州（博罗、龙门）、深圳、珠海、广州（增城、从化）、清远（阳山、连山、英德）、肇庆（广宁、高要）、云浮（罗定）、江门（台山）、阳江（阳春）、茂名（电白、信宜）、湛江（廉江）。

性味功效： 苦，寒。清热解毒，行水，定喘。

注：《中国植物志》已修订该物种学名，正名为“光亮山矾 Symplocos lucida（Thunb.）Siebold & Zuccarini”。

老鼠矢 Symplocos stellaris Brand

别　　名： 小药木、毛灰树、星状山矾。

药用部位： 根、叶。

习性生境： 常绿乔木。生于海拔1 600m以下的林中。

产　　地： 广东各地均有产。

性味功效： 辛、苦，微温。活血止血。

山矾 Symplocos sumuntia Buch. -Ham. ex D. Don

别　　名： 十里香、山桂花、田螺柴。

药用部位： 根、叶、花。

习性生境：乔木。生于低海拔至中海拔的山林中。

产　　地：广东各地均有产。

性味功效：苦、辛，平。清热利湿，理气化痰。

微毛山矾 Symplocos wikstroemiifolia Hayata

别　　名：月桔叶灰木。

药用部位：根、叶。

习性生境：灌木或乔木。生于海拔700m左右的密林中。

产　　地：韶关（翁源、乳源、乐昌）、梅州（大埔、蕉岭）、惠州（龙门）、深圳、广州（增城）、清远（连山、英德）、肇庆（鼎湖、怀集、封开、高要）、云浮、茂名（信宜）。

性味功效：辛、苦，凉。清热解表，解毒除烦。

144. 马钱科 Loganiaceae

白背枫狭 Buddleja asiatica Lour.

别　　名：驳骨丹、叶醉鱼草、白花洋泡、七里香、白叶枫。

药用部位：全株。

习性生境：常绿灌木或亚灌木。生于河岸沙石地、向阳山坡。

产　　地：广东西部、中部、东部至北部各地。

性味功效：辛、苦，温；有小毒。祛风利湿，行气活血。

大叶醉鱼草 Buddleja davidii Franch. *

别　　名：大卫醉鱼草。

药用部位：枝、叶、根。

习性生境：落叶灌木。生于山谷、路旁旷野。

产　　地：韶关（乐昌）。

性味功效：辛、微苦，温；有毒。祛风散寒，活血止痛，解毒杀虫。

醉鱼草 Buddleja lindleyana Fort.

别　　名：毒鱼草、公鸡尾、闹鱼花、鱼尾草、痒见消、铁线尾。

药用部位：带根的全草及叶、花。

习性生境：落叶灌木。生于山地、路旁、山谷或溪旁。

产　　地：广东中部、东部至北部各地。韶关（乳源、乐昌、南雄）、河源（龙川、连平、和平）、梅州（大埔、平远、蕉岭）、潮州（饶平）、惠州（博罗、龙门）、广州（花都）、清远（阳山、连山、连州）、肇庆（广宁、怀集）、云浮。

性味功效：苦、微辛，温；有毒。祛风除湿，止咳化痰，散瘀，杀虫。

▼密蒙花 Buddleja officinalis Maxim. *

别　　名：蒙花、蒙花珠、老蒙花、羊耳朵朵尖、水锦花、黄花醉鱼草。

药用部位：叶、根、花。

习性生境：灌木。栽培。

产　　地：广东广州有引种栽培。

性味功效：甘，微寒。清肝明目，去翳。

灰莉 Fagraea ceilanica Thunb.

别　　名：华灰莉、非洲茉莉、华灰莉木。

药用部位：叶。

习性生境：攀援灌木或小乔木。生于山谷疏林或密林中，或栽培。

产　　地：广州、阳江（阳春）、茂名，各地园林有栽培。

性味功效：外用治伤口溃烂、感染。

柳叶蓬莱葛 Gardneria lanceolata Rehd. & Wils.

别　　名：披针叶蓬莱葛、黑斤藤、窄叶血光藤。

药用部位：根、茎。

习性生境：攀援灌木。生于山坡灌木丛中或山地疏林下。

产　　地：揭阳（揭西）、惠州（博罗）、广州、阳江（阳春、阳西）、茂名。

性味功效： 苦、涩，温。根：祛风利湿，活络健脾。茎：止汗。

蓬莱葛 Gardneria multiflora Makino

别　　名： 多花蓬莱葛、清香藤、落地烘。

药用部位： 根、种子。

习性生境： 常绿攀援藤本。生于疏林中。

产　　地： 韶关（乳源）、惠州（龙门）、深圳、肇庆（封开）、茂名（信宜）。

性味功效： 辛、苦，温。祛风通络，止血。

钩吻 Gelsemium elegans（Gardn. et Champ.）Benth.

别　　名： 胡蔓藤、断肠草、大茶药、大炮叶、黄猛菜、黄花苦蔓。

药用部位： 根。

习性生境： 木质大藤本。生于丘陵、疏林或灌丛中。

产　　地： 广东西部、中部、东部至北部各地。

性味功效： 苦、辛，温；有剧毒。攻毒拔脓，散瘀止痛，杀虫止痒。

水田白 Mitrasacme pygmaea R. Br.

别　　名： 矮形光巾草、小姬苗、姬苗、裸茎姬苗、水田白裸茎、田字草。

药用部位： 全草。

习性生境： 一年生纤细草本。生于旷野草地上。

产　　地： 广东各地均有产。

性味功效： 治咳嗽、小儿疳积、小儿惊风。

大叶度量草 Mitreola pedicellata Benth.

别　　名： 毛度量草。

药用部位： 全草。

习性生境： 多年生草本。生于海拔400～1 900m的山地疏林下。

产　　地： 梅州（丰顺）、肇庆（封开）、阳江（阳春）。

性味功效： 用于治疗跌打损伤、筋骨痛。

牛眼马钱 Strychnos angustiflora Benth.

别　　名： 牛眼珠、狭花马钱、小果马钱、牛眼睛、牛目周。

药用部位： 种子。

习性生境： 藤状灌木。生于山地疏林灌丛中。

产　　地： 韶关（翁源）、汕头（南澳）、惠州（博罗）、深圳、珠海、中山、肇庆（怀集、封开、德庆、高要）、湛江（徐闻）。

性味功效： 苦，寒；有剧毒。通经络，消肿，止痛。

华马钱 Strychnos cathayensis Merr.

别　　名： 九目椒、三脉马钱、伞花马钱。

药用部位： 根、种子。

习性生境： 攀援灌木。生于山地疏林下或山坡灌丛中。

产　　地： 广州（从化）、韶关（翁源）、深圳、肇庆（怀集、封开、德庆、高要）、惠州（博罗、惠东、龙门）、河源、阳江（阳春）、清远（英德、连州）。

性味功效： 苦、辛，温；有剧毒。祛风除湿，利水消肿。

▼山马钱 Strychnos nux-blanda A. W. Hill *

药用部位： 根、种子。

习性生境： 乔木。栽培。

产　　地： 广东南部及西南部栽培。

性味功效： 苦，寒；有大毒。祛风散结，消肿止痛。

▼马钱子 Strychnos nux-vomica L. *

别　　名： 印度马钱、番木鳖、苦实。

药用部位： 种子。

习性生境： 乔木。栽培。

产　　地： 湛江、广州有引种栽培。

性味功效： 苦，寒；剧毒。通络散结，消肿止痛。

密花马钱 Strychnos ovata A. W. Hill

药用部位： 根、茎、叶、果皮、种子。

习性生境： 攀援灌木。生于海拔200～600m的山地密林中或山坡灌木丛中。

产　　地： 湛江（徐闻）。

性味功效： 通络止痛，散结消肿。

145. 木犀科 Oleaceae

▼连翘 Forsythia suspensa（Thunb.）Vahl *

别　　名： 黄花杆、黄寿丹。

药用部位： 果实。

习性生境： 落叶灌木。栽培。

产　　地： 广州园林有引种栽培。

性味功效： 苦，微寒。止血，清心火，清热解毒，散结消肿，利尿。

白蜡树 Fraxinus chinensis Roxb. *

别　　名： 秦皮、梣木、鸡糠树、青榔木、白荆树。

药用部位： 根皮、茎皮。

习性生境： 落叶乔木。生于山谷林中潮湿的地方。

产　　地： 韶关（仁化、乐昌）、广州、佛山（南海、顺德）、清远（英德）、肇庆（封开、高要）、江门（新会）。

性味功效： 苦，微寒。清热燥湿，止痢，明目。

扭肚藤 Jasminum elongatum（Bergius）Willd.

别　　名： 白花茶、青藤、毛毛茶。

药用部位： 茎、叶。

习性生境： 攀援灌木。生于海拔850m以下的灌木丛、混交林及沙地。

产　　地： 惠州（博罗）、东莞、珠海、广州（番禺、花都）、佛山（南海）、清远（英德）、肇庆（怀集、封开、德庆、高要）、江门（台山、鹤山）、阳江（阳春）、茂名（高州）、湛江（徐闻、雷州）。

性味功效： 微苦，凉。清热解毒，利湿消滞。

▼素馨花 Jasminum grandiflorum L.

别　　名： 大花素馨花。

药用部位： 花蕾。

习性生境： 攀援灌木。栽培。

产　　地： 广州园林有引种栽培。

性味功效： 甘，平。疏肝解郁，行气止痛。

清香藤 Jasminum lanceolarium Roxb.

别　　名： 破骨风、破膝风、川滇茉莉。

药用部位： 根、茎。

习性生境： 大型攀援灌木。生于山地、河边杂木林或灌丛中。

产　　地： 广东西部、中部、东部至北部各地。

性味功效： 苦，温。祛风除湿，活血散瘀。

▼野迎春 Jasminum mesnyi Hance *

别　　名： 云南黄素馨、云南黄馨、云南迎春、南迎春。

药用部位： 全株。

习性生境： 常绿直立亚灌木。栽培。

产　　地： 广东各地园林有栽培。

性味功效： 苦、微辛，凉。清热散结，活血止痛，行气。

青藤仔 Jasminum nervosum Lour.

别　　名： 牛腿虱、鸡香骨、蟹鱼胆藤。

药用部位： 茎、叶、花。

习性生境： 攀援灌木。生于山坡、沙地、灌木丛及泥交林中。

产　　地： 东莞、广州、清远（阳山）、肇庆（怀集）、云浮、江门（开平、恩平）、阳江、茂名（高州、信宜）、湛江（徐闻、雷州）。

性味功效： 微苦，凉。清热利湿，拔脓生肌。

厚叶素馨 Jasminum pentaneurum Hand.-Mazz.

别　　名： 樟叶茉莉、鲫鱼胆、厚叶茉莉、青竹藤。

药用部位： 全株。

习性生境： 攀援灌木。生于疏林或灌木丛中。

产　　地： 韶关（乳源）、惠州（博罗、龙门）、广州（从化）、清远（英德）、肇庆（广宁、怀集、封开、德庆、高要）、云浮（新兴、郁南、罗定）、江门（恩平）、阳江（阳春）、茂名（信宜）。

性味功效： 淡，凉。清热解毒，祛瘀生肌。

▼茉莉花 Jasminum sambac（L.）Ait.

别　　名： 茉莉。

药用部位： 叶、花、根。

习性生境： 直立或攀援灌木。栽培。

产　　地： 广东各地均有栽培。

性味功效： 叶、花：辛、甘，凉；清热解表，利湿。根：辛、甘，凉；有毒；麻醉，镇痛。

华素馨 Jasminum sinense Hemsl.

别　　名： 华清香藤、九龙藤、吊三角。

药用部位： 全株。

习性生境： 缠绕藤本。生于山坡、灌丛或混交林中。

产　　地： 韶关（始兴、仁化、翁源、乳源、乐昌）、河源（龙川、连平、和平）、梅州（蕉岭）、东莞、广州、清远（阳山、连山、连州）、肇庆（怀集）。

性味功效： 苦，寒。清热解毒，消炎。

日本女贞 Ligustrum amamianum Koidz.

别　　名： 苦茶叶、台湾女贞、小白腊、苦味散。

药用部位： 叶。

习性生境： 灌木或小乔木。生于石灰岩沙砾山岭林中。

产　　地： 梅州（蕉岭）、深圳。

性味功效： 微甘、苦，凉。清肝火，解热毒。

▼女贞 Ligustrum lucidum Ait.

别　　名： 女贞子、爆格蚤、冬青子、大叶女贞、冬青、落叶女贞。

药用部位： 果实、枝、叶、茎皮。

习性生境： 灌木或小乔木。常植于村边、庭园和路旁。

产　　地： 韶关（曲江、始兴、仁化、翁源、乳源、乐昌、南雄）、河源（紫金、和平）、梅州（大埔）、惠州（博罗）、清远（阳山、连山、英德、连州）、肇庆（怀集、封开）、云浮（郁南）、阳江（阳春）、茂名（信宜）。

性味功效： 苦，平。滋补肝肾，乌发明目。

小蜡 Ligustrum sinense Lour.

别　　名： 小蜡树、板子茶、蚊仔树、山指甲、花叶女贞。

药用部位： 叶。

习性生境： 落叶灌木或小乔木。生于山地疏林下或路旁、沟边。

产　　地： 广东各地均有产。

性味功效： 苦，寒。清热解毒，抑菌杀菌，消肿止痛，去腐生肌。

光萼小蜡 Ligustrum sinense Lour. var. **myrianthum**（Diels）Hofk.

别　　名： 毛女贞、苦味散。

药用部位： 枝、叶。

习性生境： 落叶灌木或小乔木。生于山坡、溪边的密林、疏林或灌丛中。

产　　地： 韶关（曲江、始兴、仁化、翁源、乳源、乐昌）、梅州（大埔、丰顺、蕉岭）、清远（阳山、英德）、肇庆（德庆）。

性味功效：苦，寒。清肺利咽，清热泻火。

异株木犀榄 Olea dioica Roxb.

别　　名：白茶木、水扫把。

药用部位：茎皮。

习性生境：落叶灌木或小乔木。生于海拔1 300m以下的山谷密林或平地、海边杂木林中。

产　　地：韶关（翁源、乐昌、始兴、新丰、仁化）、梅州（大埔、蕉岭、丰顺）、惠州（博罗）、清远（连州、英德）、肇庆（怀集、封开）、阳江（阳春）、茂名（信宜）。

性味功效：解热，利湿。

▼木犀榄 Olea europaea L.

别　　名：油橄榄、洋橄榄、齐墩果。

药用部位：果实的油。

习性生境：常绿小乔木。栽培。

产　　地：广州（从化）有引种栽培。

性味功效：苦，寒。平肝潜阳，清热解毒。

宁波木犀 Osmanthus cooperi Hemsl.

药用部位：根、花、果实。

习性生境：常绿灌木或小乔木。生于海拔400～800m的山坡、山谷林中阴湿地或沟边。

产　　地：韶关（乳源）。

性味功效：根：祛风湿，散寒。花：化痰，散瘀。果实：暖胃，平肝，散寒。

▼木樨 Osmanthus fragrans（Thunb.）Lour.

别　　名：丹桂、刺桂、桂花、四季桂、银桂、桂、彩桂。

药用部位：花、根、果实。

习性生境：常绿灌木或小乔木。生于山地、村旁林中，或栽培。

产　　地：广东各地均有栽培。

性味功效：花：芳香，辛，温；散寒破结，化痰止咳；提取芳香油，商品为桂花浸膏或桂花净油。根：甘、微涩，平；祛风温，散寒。果实：辛、甘，温；暖胃，平肝，散寒。

牛矢果 Osmanthus matsumuranus Hayata

别　　名：木犀。

药用部位：叶。

习性生境：常绿灌木或乔木。生于丘陵、山谷、林中。

产　　地：韶关（翁源）、汕尾（海丰）、惠州（博罗）、广州、清远（英德）、肇庆（高要）、云浮、湛江（徐闻）。

性味功效：苦，寒。杀菌，消炎。

146. 夹竹桃科 Apocynaceae

▼大花软枝黄蝉 Allamanda cathartica L. var. **hendersonii**（Bull. ex Dombr.）Bail. et Raff.

别　　名：金蝉。

药用部位：全株。

习性生境：藤状灌木。栽培。

产　　地：广东各地均有栽培。

性味功效：苦，寒；有毒。消肿，杀虫。

▼黄蝉 Allamanda schottii Pohl

别　　名：黄兰蝉。

药用部位：全株。

习性生境：直立灌木。栽培。

产　　地：广东各地均有栽培。

性味功效：苦，寒；有毒。消肿，杀虫。

▼糖胶树 Alstonia scholaris（L.）R. Br.

别　　名：象皮木、面条树、面架木、鹰爪木、灯架树、盆架子、大树理肺散。

药用部位：茎皮、嫩枝、叶。

习性生境：乔木。栽培。

产　　地： 广东各地均有栽培。

性味功效： 淡，平；有毒。消炎，化痰止咳，止痛。

▼盆架树 Alstonia rustrata Fischer [*Winchia calophylla* A. DC.]

别　　名： 岭刀柄、灯架、山苦常、列驼牌、摩那、亮叶面盆架子。

药用部位： 叶、茎皮、乳汁。

习性生境： 常绿乔木。栽培。

产　　地： 珠江三角洲地区、汕尾（陆河）、阳江（阳春）。

性味功效： 苦，平；有小毒。止咳平喘。

海南链珠藤 Alyxia hainanensis Merr. et Chun.

别　　名： 白骨藤、乐东链珠藤、卫矛叶链珠藤、茉莉链珠藤、串珠子。

药用部位： 茎、叶。

习性生境： 藤状灌木。生于海拔250～950m的丘陵疏林下或山谷阴湿处。

产　　地： 韶关（仁化、曲江、始兴、乳源、乐昌、南雄）、广州（花都）、清远（连南、阳山、连山）、肇庆（怀集、封开、德庆、高要）、云浮（罗定）、江门（新会、台山、恩平）、阳江（阳春）、茂名（化州、电白、信宜）。

性味功效： 微苦，凉。清热解毒。

注：《中国植物志》已修订该物种学名，正名为"海南链珠藤 Alyxia odorata Wallich ex G. Don"。

筋藤 Alyxia levinei Merr.

别　　名： 瓜子藤、念珠藤、阿利藤、三托藤、香藤、尖叶链珠藤。

药用部位： 全株。

习性生境： 藤状灌木。生于丘陵、山地的疏林下或山谷水沟旁。

产　　地： 韶关（仁化）、肇庆（怀集、德庆、高要）、云浮、阳江（阳春）、茂名（信宜）。

性味功效： 辛、微苦，温。消肿止痛，祛瘀生新。

链珠藤 Alyxia sinensis Champ. ex Benth.

别　　名： 瓜子藤、过山香、念珠藤、阿利藤、满山香、春根藤。

药用部位： 全株。

习性生境： 藤状灌木。生于矮林或灌丛中。

产　　地： 韶关（始兴、仁化、翁源、乳源、新丰、乐昌）、河源（紫金、连平、和平）、梅州（大埔、丰顺、五华、平远、蕉岭）、潮州（饶平）、汕尾（海丰）、惠州（博罗、惠东、龙门）、深圳、珠海、广州（增城、从化）、清远（英德、连州）、江门（台山）、湛江（廉江）。

性味功效： 辛、微苦，温。祛风活血，通经活络。

▼长春花 Catharanthus roseus（L.）G. Don

别　　名： 日日新、雁来红。

药用部位： 全株。

习性生境： 草本或半灌木。栽培。

产　　地： 广东各地均有栽培。

性味功效： 微苦，凉；有毒。抗癌，降血压。

海杧果 Cerbera manghas L.

别　　名： 海檬果、海芒果、黄金茄、牛心荔、牛心茄。

药用部位： 茎皮、叶、乳汁。

习性生境： 常绿乔木。常生于海边湿润的地方。

产　　地： 深圳（宝安）、珠海、广州、肇庆、江门（台山）、阳江、茂名、湛江（徐闻）。

性味功效： 全株有毒，果实有剧毒。催吐，作泻下剂。

▼**鹿角藤 Chonemorpha eriostylis** Pitard *
别　　名：毛柱鹿角藤。
药用部位：老茎。
习性生境：粗壮、木质大藤本。栽培。
产　　地：肇庆、阳江（阳春）、茂名有栽培。
性味功效：民间用于治疗妇女黄疸。

▼**大叶鹿角藤 Chonemorpha macrophylla** G. Don
别　　名：藤仲。
药用部位：茎叶。
习性生境：粗壮、木质大藤本。栽培。
产　　地：广东南部有栽培。
性味功效：祛风活络，止血。

▼**尖蕾狗牙花 Tabernaemontana bufalina** Loureiro *
别　　名：海南狗牙花、澄江狗牙花、单根木、山辣椒树、独根木、鸡爪花。
药用部位：根。
习性生境：灌木。生于山地林中或灌木丛中。
产　　地：广州华南国家植物园有引种。
性味功效：全株有毒。清热解毒，散结利咽，降压止痛。

▼**药用狗牙花 Tabernaemontana bovina** Loureiro *
药用部位：根。
习性生境：灌木。栽培。
产　　地：广州华南国家植物园有引种。
性味功效：苦，凉；有毒。清热降压，消肿止痛。

▼**狗牙花 Tabernaemontana divaricata**（L.）R. Br. ex Roemer & Schultes
别　　名：白狗牙、狮子花、豆腐花。
药用部位：根、叶。
习性生境：灌木。栽培。
产　　地：广东各地有栽培。
性味功效：苦、辛，凉；有毒。清热解毒，散结利咽，降血压，消肿止痛。

▼**止泻木 Holarrhena pubescens** Wallich ex G. Don *
药用部位：茎皮。
习性生境：乔木。栽培。
产　　地：广州、深圳有栽培。
性味功效：苦，凉。行气止痢，杀虫。

腰骨藤 Ichnocarpus frutescens（L.）W. T. Aiton
别　　名：羊角藤、勾临链、犁田公藤。
药用部位：种子。
习性生境：木质藤本。生于海拔150～950m的山地疏林中或灌木丛中。
产　　地：韶关（乐昌）、梅州（大埔）、珠海、广州、清远（阳山）、云浮、阳江（阳春）、茂名、湛江（徐闻）。
性味功效：苦，平。祛风，除湿，止痛。

尖山橙 Melodinus fusiformis Champ. ex Benth.
别　　名：竹藤、乳汁藤。
药用部位：全株。
习性生境：木质藤本。生于疏林中或山坡路旁、山谷水沟边。
产　　地：河源（紫金、龙川、和平）、梅州（大埔、丰顺、蕉岭）、潮州（饶平）、惠州（博罗、惠东、龙门）、深圳、广州（增城、从化）、清远、肇庆（封开、德庆、高要）、云浮（郁南、罗定）、阳江（阳春）、茂名（信宜）。
性味功效：苦、辛，平。活血消肿，祛风除湿。

山橙 Melodinus suaveolens Champ. ex Benth.
别　　名：猢狲果、马骝藤、猴子果。
药用部位：果实。
习性生境：木质藤本。生于向阳山坡，常攀援于树顶。
产　　地：梅州（蕉岭）、汕头（南澳）、惠州

（博罗、惠东）、深圳（宝安）、珠海、广州（从化）、清远、肇庆（高要）、江门（新会、台山）、阳江（阳春）、茂名（化州）、湛江（徐闻、吴川）。

性味功效：苦，微甘，平；有小毒。行气止痛，消积化痰。

▼夹竹桃 **Nerium indicum** Mill.

别　　名：红花夹竹桃、柳叶桃。

药用部位：全株。

习性生境：常绿大灌木。栽培。

产　　地：广东各地均有栽培。

性味功效：辛、苦、涩，温；有大毒。强心利尿，祛痰杀虫。

注：《中国植物志》已修订该物种学名，正名为“夹竹桃 Nerium oleander L.”。

红杜仲藤 **Parabarium chunianum** Tsiang *

别　　名：华南杜仲藤、海南杜仲藤。

药用部位：藤茎。

习性生境：攀援灌木。生于密林或山谷荫蔽之处。

产　　地：广州（从化）、肇庆（封开、高要）、阳江（阳春）、茂名（信宜）。

性味功效：苦、微酸涩，平；有小毒。祛风活络，补腰肾，强筋骨。

注：《中国植物志》已修订该物种学名，正名为“华南杜仲藤 Urceola quintaretii（Pierre）D. J. Middleton”。

杜仲藤 **Parabarium micranthum**（A. DC.）Pierre

别　　名：土杜仲、白杜仲、大种笔须藤（海南岛）。

药用部位：根、茎。

习性生境：攀援灌木。生于海拔300～800m的山地疏密林或林谷中。

产　　地：韶关、佛山、肇庆、云浮（新兴）、阳江（阳春）、湛江（徐闻）。

性味功效：苦、微辛，微温。祛风湿，强筋骨。

注：《中国植物志》已修订该物种学名，正名为“杜仲藤 Urceola micrantha（Wall. ex G. Don）D. J. Middleton”。

▼鸡蛋花 **Plumeria rubra** L. cv. **Acutifolia**

别　　名：缅栀子。

药用部位：花。

习性生境：落叶小乔木。栽培。

产　　地：广东各地均有栽培。

性味功效：甘、微苦，凉。清热解暑，利湿，止咳。

帘子藤 **Pottsia laxiflora**（Bl.）Kuntze

别　　名：薄槭藤、花拐藤。

药用部位：根状茎。

习性生境：木质藤本。生于村中、山坡、路旁、灌丛中的向阳处。

产　　地：广东各地均有产。

性味功效：苦、微辛，微温。祛风除湿，活血通络。

贵州络石 **Trachelospermum bodinieri**（Lévl.）Woods. ex Rehd.

别　　名：云南络石、乳儿绳、长花络石。

药用部位：根、老茎。

习性生境：攀援灌木。生于山地林中。

产　　地：韶关（乳源、乐昌）、惠州（龙门）、潮州（饶平）、广州（从化）、云浮（罗定）。

性味功效：苦、辛，微寒。通络止痛，凉血清热，解毒消肿。

阔叶萝芙木 **Rauvolfia latifrons** Tsiang *

药用部位：根、茎。

习性生境：灌木。生于山坡、山谷林中或路旁灌丛中。

产　　地：梅州（梅县）、惠州（博罗、龙

门）、深圳、珠海、广州、清远、肇庆（高要）、云浮、江门（新会、台山）、阳江（阳春）、茂名（电白）、湛江（徐闻、雷州）等地有栽培。

性味功效：苦、微辛，凉。清热，降压，安神。

注：《中国植物志》已修订该物种学名，正名为“萝芙木 Rauvolfia verticillata（Lour.）Baill.（Lour.）Baill.”。

▼蛇根木 Rauvolfia serpentina（L.）Benth. ex Kurz. *

别　　名：印度萝芙木、印度蛇根木。

药用部位：根、茎皮、叶。

习性生境：灌木。栽培。

产　　地：广州有栽培。

性味功效：苦，凉。清热，凉血解毒，降压。

▼四叶萝芙木 Rauvolfia tetarphylla L. *

别　　名：异叶萝芙木、灰萝芙木。

药用部位：树汁。

习性生境：灌木。栽培。

产　　地：广东部分地区有栽培。

性味功效：催吐，下泻，祛痢，利尿。

萝芙木 Rauvolfia verticillata（Lour.）Baill.

别　　名：台湾萝芙木、云南萝芙木、风湿木、倒披针叶萝芙木。

药用部位：根。

习性生境：灌木。生于丘陵地区或溪边较潮湿的灌木丛中及村边。

产　　地：梅州（梅县）、惠州（博罗、龙门）、深圳、珠海、广州、清远、肇庆（高要）、云浮、江门（新会、台山）、阳江（阳春）、茂名（电白）、湛江（徐闻、雷州）。

性味功效：苦，寒；有小毒。镇静，降压，活血止痛，清热解毒。

▼海南萝芙木 Rauvolfia verticillata（Lour.）Baill. var. **hainanensis** Tsiang *

别　　名：萝芙木。

药用部位：根、茎、叶。

习性生境：灌木。生于山谷阴湿处。

产　　地：广东南部有栽培。

性味功效：苦、辛，平。镇静安神，解郁降压。

注：《中国植物志》已修订该物种学名，此种与阔叶萝芙木 Rauvolfia latifrons、萝芙木 Rauvolfia verticillata 归并为萝芙木，正名为“萝芙木 Rauvolfia verticillata（Lour.）Baill.”。

▼催吐萝芙木 Rauvolfia vomitoria Afzel. ex Spreng. *

药用部位：根、茎皮。

习性生境：灌木。栽培。

产　　地：广州有引种栽培。

性味功效：苦，寒；有小毒。镇静，降压，活血止痛，清热解毒。

羊角拗 Strophanthus divaricatus（Lour.）Hook. et Arn.

别　　名：羊角藤、羊角扭、黄葛扭、羊角树、牛角藤。

药用部位：茎叶、种子。

习性生境：灌木。生于丘陵山地的疏林或灌丛中。

产　　地：广东各地均有产。

性味功效：苦，寒；有大毒。强心消肿，止痛，止痒，杀虫。

▼黄花夹竹桃 Thevetia peruviana（Pers.）K. Schum.

别　　名：酒杯花、台湾柳。

药用部位：叶、果实。

习性生境：乔木。栽培。

产　　地：广东各地均有栽培。

性味功效：辛、苦，温；有大毒。强心，利尿，消肿。

紫花络石 Trachelospermum axillare Hook. f. *

别　　名：车藤。

药用部位：茎。

习性生境：木质藤本。生于山地疏林中或山谷水沟边。

产　　地：韶关（乳源、乐昌）、惠州（龙门）、广州（从化）、清远（连山、连州）。

性味功效：辛、微苦，温；有毒。祛风解表，活络止痛，强筋骨，降血压。

络石 Trachelospermum jasminoides（Lindl.）Lem.

别　　名：石龙藤、感冒藤、爬墙虎。

药用部位：藤茎。

习性生境：木质藤本。攀附生于树干、岩石或墙上。

产　　地：广东各地均有产。

性味功效：苦，微寒。祛风止痛，活血通络。

石血 Trachelospermum jasminoides（Lindl.）Lem. var. **heterophyllum** Tsiang

别　　名：九庆藤、铁信、红对叶肾。

药用部位：全草或根。

习性生境：木质藤本。常生于山野间的岩石上和攀附在墙壁或树上。

产　　地：韶关（始兴、仁化、翁源、乳源、乐昌、南雄）、河源（紫金、龙川、连平）、梅州（大埔、平远、蕉岭）、惠州（博罗、龙门）、深圳（宝安）、广州（从化）、佛山（南海）、清远（阳山、连山、英德、连州）、肇庆（广宁、高要）、云浮（罗定）、阳江（阳春）、茂名（高州、信宜）。

性味功效：苦、微涩，温。祛风止痛，通经络，利关节。

注：《中国植物志》已修订该物种学名，此种与络石 Trachelospermum jasminoides 归并，正名为络石“Trachelospermum jasminoides（Lindl.）Lem.”。

毛杜仲藤 Urceola huaitingii（Chun & Tsiang）D. J. Middleton *

别　　名：引汁藤、个一豪、婢嫁、银花藤、鸡头藤、力酱梗。

药用部位：根、藤。

习性生境：粗壮、木质大藤本。生于山地疏林中或山谷荫蔽地。

产　　地：清远（英德、连山、阳山）、肇庆（怀集）、云浮（郁南）。

性味功效：苦、微辛，平；有小毒。祛风活络，强筋骨。

花皮胶藤 Urceola micrantha（Wall. ex G. Don）D. J. Middleton *

别　　名：杜仲藤。

药用部位：茎皮和根。

习性生境：粗壮、木质大藤本。生于山地林中。

产　　地：河源（和平）、肇庆、云浮（新兴、罗定）、阳江（阳春）、湛江（徐闻）。

性味功效：苦，平。祛风活血，强筋骨，健腰膝。

注：《中国植物志》已修订该物种学名，此种与杜仲藤归并，正名为“杜仲藤 Urceola micrantha（Wallich ex G. Don）D. J. Middleton”。

酸叶胶藤 Urceola rosea（Hook. et Arn.）D. J. Middleton

别　　名：石酸藤、细叶榕藤、斑鸪藤、厚皮藤、红背酸藤、牛卷藤、黑风藤。

药用部位：根、叶。

习性生境：木质藤本。生于山地杂木林中。

产　　地：韶关（始兴、翁源）、梅州（梅县、大埔）、惠州（博罗、惠东、龙门）、深圳（宝安）、珠海、广州、清远（阳山、连山）、肇庆（封开）、云浮（新兴、郁南）、茂名（电白）。

性味功效： 酸、微涩，凉。利尿消肿，止痛。

蓝树 Wrightia laevis Hook. f.

别　　名： 羊角汁、野蓝靛树、大蓝木、七星树、岭刀把、蓝木、滞良、山蓝树。

药用部位： 根、叶。

习性生境： 乔木。生于山地疏林中或山谷向阳处。

产　　地： 惠州（博罗）、清远、肇庆（高要）、云浮（新兴）、阳江、茂名（信宜）。

性味功效： 微苦、微涩，凉；有毒。清热解毒，止血敛疮。

倒吊笔 Wrightia pubescens R. Br.

别　　名： 九龙木、墨柱根、章表根、苦常、土北芪、枝桐木。

药用部位： 根、茎皮、叶。

习性生境： 乔木。生于低海拔热带雨林中和亚热带疏林中。

产　　地： 广州、佛山（南海、顺德）、清远、肇庆、云浮（新兴）、江门（台山、恩平）、阳江（阳春）、茂名（高州）、湛江（徐闻、廉江、雷州）。

性味功效： 甘，平。根：祛风利湿，化痰散结。叶：祛风解表。

147. 萝摩科 Asclepiadaceae

马利筋 Asclepias curassavica L.

别　　名： 连生桂子花、竹林标、刀口药、水羊角、莲生桂子、唐棉。

药用部位： 全草。

习性生境： 草本。栽培或逸为野生，生于旷野和村庄附近。

产　　地： 韶关（翁源）、河源、梅州（梅县、大埔）、潮州（饶平）、惠州（博罗、龙门）、深圳（宝安）、广州、清远（连州）、云浮（新兴）、江门（新会、台山）、阳江（阳春）、茂名（高州、化州）、湛江（徐闻）。

性味功效： 苦，寒；有毒。消炎止痛，止血。

▼钉头果 Asclepias fruticosus L. *

别　　名： 钉子花。

药用部位： 地上部分。

习性生境： 草本。药用或园林栽培。

产　　地： 广东各地城市有栽培。

性味功效： 甘，平。健脾和胃，益肺。

注：《中国植物志》已修订该物种学名，正名为“钉头果 Gomphocarpus fruticosus（L.）W. T. Aiton”。

牛角瓜 Calotropis gigantea（L.）Dry.

别　　名： 哮喘树、羊浸树、断肠草、五狗卧花。

药用部位： 叶。

习性生境： 直立灌木。生于海边和旷野较干燥的地方。

产　　地： 湛江（徐闻）。

性味功效： 微苦、涩，平；有毒。祛痰定喘。

吊灯花 Ceropegia trichantha Hemsl.

别　　名： 狭瓣吊灯花、灯笼花。

药用部位： 全株。

习性生境： 草质藤本。生于山谷密林下。

产　　地： 清远（连山）、肇庆（怀集、德庆、高要）、云浮（罗定）、阳江、茂名（信宜）。

性味功效： 杀虫。

白薇 Cynanchum atratum Bge. *

别　　名： 白马尾、三百根、牛角胆草。

药用部位： 根。

习性生境：多年生直立草本。生于低海拔林下草地或荒地上。

产　　地：韶关（乳源）、清远（英德、连州）、江门（台山）、阳江。

性味功效：苦、咸，寒。清热，利尿，凉血。

牛皮消 Cynanchum auriculatum Royle ex Wight

别　　名：飞来鹤、隔山消。

药用部位：块根。

习性生境：蔓性亚灌木。生于山坡林缘及路旁灌丛中、河流、水沟边潮湿地。

产　　地：韶关（仁化、乳源、乐昌）、河源（和平）、梅州（梅县）、惠州（惠阳）、肇庆（封开、高要）、江门（台山）、阳江（阳春）。

性味功效：甘、微苦，微温；有小毒。补肝肾，强筋骨，益精血，健脾消食，解毒疗疮。

蔓剪草 Cynanchum chekiangense M. Cheng ex Tsiang et P. T. Li *

别　　名：四叶对剪草、蔓白薇。

药用部位：根。

习性生境：多年生草本。生于山谷或溪旁密林中的潮湿地方。

产　　地：韶关（乳源）。

性味功效：辛，温。理气健胃，活血散瘀。

刺瓜 Cynanchum corymbosum Wight

别　　名：乳蚕、小刺瓜、野苦瓜、刺果牛皮消。

药用部位：全草、果实。

习性生境：多年生草质藤本。生于低海拔的溪边、河边灌丛及疏林中。

产　　地：韶关（翁源、乐昌）、梅州（梅县）、惠州（惠阳、博罗）、深圳、珠海、广州（从化）、佛山、清远（连山、英德）、肇庆（怀集）。

性味功效：甘、淡，平。益气，催乳，解毒。

山白前 Cynanchum fordii Hemsl.

药用部位：根。

习性生境：藤本。生于山地林缘、山谷疏林下或路边灌木丛中。

产　　地：韶关（翁源、乳源、新丰、乐昌）、梅州（梅县）、惠州（惠阳、博罗）、广州（从化）、清远（英德）、肇庆、阳江（阳春）、湛江。

性味功效：辛、苦，凉。清热消肿，生肌，止痛。

白前 Cynanchum glaucescens（Decne.）Hand.-Mazz. *

别　　名：芫花叶白前、水竹消、溪瓢羹、消结草。

药用部位：根及根状茎。

习性生境：直立矮灌木。生于海拔100～300m的江边河岸及沙石间，也有生于路边、丘陵地区。

产　　地：广东北江地区。

性味功效：苦、辛，微温。

毛白前 Cynanchum mooreanum Hemsl. *

别　　名：毛白薇。

药用部位：根。

习性生境：纤细缠绕藤本。生于海拔200～700m的山坡灌木丛中或丘陵地疏林中。

产　　地：广东北部地区。

性味功效：甘、苦，平。清虚热，调肠胃。

徐长卿 Cynanchum paniculatum（Bge.）Kitag. ex Hara *

别　　名：寮刁竹、逍遥竹、瑶山竹、对节莲、可疑鹅绒藤。

药用部位：根或全草。

习性生境：多年生直立草本。生于阳坡草丛中。

产　　地：韶关（乳源、乐昌、南雄）、河源

（和平）、梅州（梅县、兴宁）、清远（阳山、连州）。

性味功效： 辛，温。消肿解毒，通经活络，止痛。

柳叶白前 Cynanchum stauntonii（Decne.）Schltr. ex Lévl. *

别　　名： 白前、鹅管白前、竹叶白前。

药用部位： 根茎及根。

习性生境： 直立亚灌木。生于低海拔山谷、湿地、水旁，以至半浸在水中。

产　　地： 韶关（曲江、翁源、乳源、新丰、乐昌、南雄）、河源（连平、和平）、梅州（大埔）、深圳、广州（从化）、清远（连山、连州）、肇庆（怀集）、江门（台山）、阳江（阳春）。

性味功效： 辛、甘，平。降气，祛痰，止咳。

马兰藤 Dischidanthus urceolatus（Decne.）Tsiang *

别　　名： 假瓜子金、金腰带。

药用部位： 全株。

习性生境： 纤细藤本。生于山地杂木林中或灌木丛中。

产　　地： 阳江、茂名（高州、化州）、湛江（徐闻）。

性味功效： 辛、苦，微温。活血止痛，通乳止崩。

眼树莲 Dischidia chinensis Champ. ex Benth.

别　　名： 上树瓜子、瓜子金、石仙桃、小耳环、乳汁藤。

药用部位： 全草。

习性生境： 藤本。生于山地杂木林或山谷、溪边。

产　　地： 惠州（博罗、惠东）、广州、肇庆、云浮（罗定）、阳江（阳春）、茂名、湛江（徐闻）。

性味功效： 甘、微酸，寒。清肺化痰，凉血解毒。

圆叶眼树莲 Dischidia nummularia R. Br. *

别　　名： 上树瓜子、瓜子金、小叶眼树莲。

药用部位： 叶。

习性生境： 附生肉质藤本。生于山地杂木林或山谷、溪边。

产　　地： 茂名。

性味功效： 甘、微酸，寒。清热凉血、养阴生津。

南山藤 Dregea volubilis（L. f.）Benth. ex Hook. f. *

别　　名： 假夜来香、各山消、苦凉菜。

药用部位： 块状茎或全株。

习性生境： 木质大藤本。生于山地林中，常攀援于大树上。

产　　地： 阳江、茂名（高州）、湛江（徐闻）。

性味功效： 苦、辛，凉。清热，消炎，止吐。

纤冠藤 Gongronema nepalense（Wall.）Decne *

别　　名： 大防己、入地龙、羊乳藤、细羊角、睡地金牛。

药用部位： 全株。

习性生境： 木质藤本。生于林中或灌丛中。

产　　地： 广州（花都）、肇庆（德庆）、云浮、阳江（阳春）、茂名（信宜）、湛江（遂溪）。

性味功效： 甘、微辛，微温。祛风湿，活血活络，通乳。

天星藤 Graphistemma pictum（Benth.）B. D. Jacks.

别　　名： 骨碗藤、鸡脚果、大奶藤。

药用部位： 全株。

习性生境： 木质藤本。生于中海拔的山地林中。

产　　地：深圳、珠海、广州、肇庆（封开）、云浮（新兴、罗定）、江门（新会、恩平）、阳江（阳春）、茂名（电白、信宜）。

性味功效：甘，平。解毒，活血，催乳。

匙羹藤 Gymnema sylvestre（Retz.）Schult.

别　　名：武靴藤、金刚藤、蛇天角、饭杓藤。

药用部位：全株。

习性生境：木质藤本。生于低海拔至中海拔的林中、灌木丛中。

产　　地：广东各地均有产。

性味功效：苦，平。清热解毒，祛风止痛。

大叶匙羹藤 Gymnema tingens Spreng. *

别　　名：广东匙羹藤、猪罗摆。

药用部位：根。

习性生境：木质大藤本。生于山地、溪边的林中或灌木丛中。

产　　地：韶关（乳源）、江门（台山）、惠州（博罗）、清远（连山）。

性味功效：祛风止痛。

醉魂藤 Heterostemma alatum Wight

别　　名：野豇豆、老鸦摆、台湾醉魂藤。

药用部位：根或全株。

习性生境：攀援木质藤本。生于海拔1 200m以下的山地林中，常见于山谷、水旁阴湿处。

产　　地：韶关（翁源、乐昌）、肇庆（怀集）、云浮、茂名。

性味功效：辛，平。除湿，解毒，截疟。

催乳藤 Heterostemma oblongifolium Cost. *

别　　名：奶汁藤。

药用部位：根或全株。

习性生境：缠绕藤本。生于海拔500m以下的山地林中。

产　　地：韶关（乐昌）、肇庆（高要）。

性味功效：甘、微辛，平。通乳。

球兰 Hoya carnosa（L. f.）R. Br. *

别　　名：雪球花、金雪球、绣球花藤、爬岩板、草鞋板。

药用部位：茎藤、叶。

习性生境：攀援灌木。生于平原或山地，附生于树木或石上，或栽培于庭园中。

产　　地：梅州（大埔）、潮州（潮安）、深圳、广州、江门（新会）、茂名。

性味功效：微苦，平。清热解毒，祛风除湿。

荷秋藤 Hoya griffithii J. D. Hooker *

别　　名：石龙藤、五中土、狭叶荷秋藤。

药用部位：茎、叶。

习性生境：附生攀援灌木。生于低海拔至中海拔的山地林谷中。

产　　地：肇庆（鼎湖山）、茂名。

性味功效：苦、辛，凉。祛风除湿，活血散瘀。

铁草鞋 Hoya pottsii Traill

别　　名：三脉球兰、味卖龙。

药用部位：叶。

习性生境：附生攀援灌木。生于海拔500m以下的山地密林中，附生于大树上或石上。

产　　地：云浮、阳江、茂名（高州、化州）。

性味功效：苦、辛，平。活血散瘀，解毒消肿，拔脓生肌。

假木藤 Jasminanthes chunii（Tsiang）Stevens & P. T. Li *

别　　名：假木通、木通黑蔓藤、两广千金子藤。

药用部位：根、叶。

习性生境：藤状灌木。生于海拔600～850m的山地密林中。

产　　地：肇庆。

性味功效：甘、辛，温。补血，活血，下乳。

黑鳗藤 Jasminanthes mucronata（Blanco）Stevens & P. T. Li

别　　名：华千金子藤、史惠藤、博如藤。

药用部位：藤茎。

习性生境：藤状灌木。生于海拔500m以下的山地疏林或密林中，攀援于大树上。

产　　地：韶关（始兴、乐昌）、惠州（惠阳、博罗、龙门）、佛山、清远（阳山）、湛江。

性味功效：辛、微苦，温。祛风除湿，通络止痛。

大叶牛奶菜 Marsdenia koi Tsiang

别　　名：圆头牛奶菜。

药用部位：全株。

习性生境：攀援灌木。生于山地杂木林中或溪边灌木丛中。

产　　地：茂名（信宜）。

性味功效：活血，止痛。治跌打损伤。

牛奶菜 Marsdenia sinensis Hemsl.

别　　名：三百银、婆婆针钱包、漾濞牛奶菜。

药用部位：根或全株。

习性生境：粗壮木质藤本。生于山谷疏林中。

产　　地：梅州（大埔）、惠州（博罗、龙门）、清远（阳山）、肇庆（怀集、封开）。

性味功效：微苦，平。根：祛风湿，强筋骨，解蛇毒。全株：壮筋骨，健胃利肠。

蓝叶藤 Marsdenia tinctoria R. Br.

别　　名：肖牛耳菜、肖牛耳藤、羊角豆、球花牛奶菜、短序蓝叶藤、绒毛蓝叶藤。

药用部位：果实。

习性生境：攀援灌木。生于中海拔山地的山谷林中。

产　　地：韶关（始兴、翁源、乳源、乐昌）、河源（连平）、惠州（博罗）、广州、清远（阳山、连州）、肇庆（怀集、封开）、云浮、阳江（阳春）、茂名（信宜）、湛江（徐闻）。

性味功效：辛、苦，温。疏肝和胃，理气止痛。

华萝藦 Metaplexis hemsleyana Oliv. *

别　　名：萝藦藤、奶浆藤、奶浆草。

药用部位：根及根茎或全草。

习性生境：藤本。生长于山地林谷、路旁或山脚湿润地的灌木丛中。

产　　地：韶关（乐昌）。

性味功效：甘、涩，微温。温肾助阳，益精血。

尖槐藤 Oxystelma esculentum（L. f.）F. A. Schult. *

别　　名：高冠藤、催奶藤、小双飞蝴蝶。

药用部位：全株。

习性生境：柔弱的多年生草质藤本。生于低丘陵地的沟边、岩石上或灌木丛中。

产　　地：江门（新会）。

性味功效：甘、辛，微寒。清热利湿，散瘀消肿，解毒，催乳。

石萝藦 Pentasachme caudatum Wall. ex Wight

别　　名：假了刁竹、凤尾草、水杨柳、南石萝藦。

药用部位：全草。

习性生境：草本。生于丘陵地疏林下或溪边，石缝、林谷中。

产　　地：韶关（新丰）、广州、深圳、肇庆、阳江（阳春）、江门（台山）、茂名（信宜）。

性味功效：苦、微辛，凉。散风清热，解毒消肿。

肉珊瑚 Sarcostemma acidum（Roxb.）Voigt *

别　　名：无叶藤、珊瑚、铁珊。

药用部位：全株。

习性生境：无叶藤本。生于海边灌丛中或林中。

产　　地：广东南部及沿海各岛屿，广州引种栽培。
性味功效：甘，平。收敛止咳，催乳。

鲫鱼藤 Secamone lanceolata Bl.
别　　名：黄花藤、四粉块藤。
药用部位：花、叶。
习性生境：藤状灌木。生长于海拔500m以下的山谷疏林中、攀援树上。
产　　地：湛江（徐闻）。
性味功效：辛，凉。消肿散结。

吊山桃 Secamone sinica Hand.-Mazz. *
别　　名：华四粉块藤、细叶青藤。
药用部位：叶。
习性生境：藤状灌木。生于密林或溪旁疏林中。
产　　地：湛江（徐闻）。
性味功效：甘，平。壮筋骨，补精血，催乳。

▼夜来香 Telosma cordata（Burm. F.）Merr.
别　　名：夜香花、夜兰香。
药用部位：叶、花、果实。
习性生境：藤状灌木。栽培。
产　　地：广东各地有栽培。
性味功效：甘、淡，平。清肝明目，去翳，拔毒生肌。

弓果藤 Toxocarpus wightianus Hook. et Arn.
别　　名：牛茶藤、牛角藤、小羊角藤、圆叶弓果藤。
药用部位：全株。
习性生境：柔弱攀援灌木。生于低丘陵山地或平原灌木丛中。
产　　地：惠州、深圳、珠海、中山、广州（番禺）、江门（台山）、阳江、茂名（高州、信宜）、湛江（徐闻）。
性味功效：苦、辛，凉。清热解毒，祛瘀止痛。

老虎须 Tylophora arenicola Merr.
别　　名：老君须、老虎藤、沙地娃儿藤。
药用部位：根。
习性生境：藤状灌木。生于林中或海边空旷沙地上。
产　　地：广东南部。
性味功效：苦、辛，平。活血化瘀，清热解毒，解蛇毒。

三分丹 Tylophora atrofolliculata Metc.
别　　名：通脉丹、蛇花藤、毛果娃儿藤、黑果娃儿藤。
药用部位：根。
习性生境：攀援灌木。生于山坡上、旷野林中或灌木丛中。
产　　地：汕头（南澳）、深圳、珠海、广州、肇庆（封开）、阳江（阳春）、湛江（徐闻）、茂名（高州）。
性味功效：甘、微辛，平；有毒。祛瘀止痛。
注：《中国植物志》已修订该物种学名，此种已与娃儿藤归并，正名为“娃儿藤 Tylophora ovata（Lindl.）Hook. ex Steud.”。

七层楼 Tylophora floribunda Miq.
别　　名：多花娃儿藤、双飞蝴蝶、老君须。
药用部位：根。
习性生境：缠绕藤本。生于山地灌木丛中。
产　　地：韶关（翁源、乳源、乐昌）、河源（和平）、惠州（惠阳）、清远（阳山、英德）、肇庆（高要）、云浮。
性味功效：辛，温；有小毒。祛风化痰，通经散瘀。

人参娃儿藤 Tylophora kerrii Craib. *
别　　名：土人参、土牛膝。
药用部位：根。
习性生境：柔弱、攀援小灌木。生于海拔800m

以下的草地、山谷、溪边密林或灌木丛中。

产　　地：河源（和平）、清远（阳山）、肇庆。

性味功效：辛，平。清肝明目，行气止痛。

通天莲 Tylophora koi Merr.

别　　名：乳汁藤、双飞蝴蝶、信宜娃儿藤。

药用部位：全株。

习性生境：攀援灌木。生于林下或灌木丛中。

产　　地：韶关（乳源、新丰、乐昌）、梅州（梅县、大埔）、汕头（南澳）、惠州（惠阳、博罗）、清远（连山）、肇庆、茂名（信宜）、湛江。

性味功效：苦，凉。清热解毒，活血消肿。

娃儿藤 Tylophora ovata（Lindl.）Hook. ex Steud.

别　　名：白龙须、哮喘草、卵叶娃儿藤、三十六荡、虾箱须、落土香。

药用部位：根。

习性生境：攀援灌木。生于海拔900m以下的山地灌木丛中或杂木林中。

产　　地：韶关（乳源）、汕头（南澳）、惠州、深圳（宝安）、珠海、广州、清远（连州）、肇庆（封开、高要）、云浮（罗定）、江门（台山）、阳江（阳春）、茂名（高州）、湛江（徐闻）。

性味功效：辛，温；有毒。祛风除湿，散瘀止痛，止咳定喘，解蛇毒。

扒地蜈蚣 Tylophora renchangii Tsiang *

别　　名：假白前。

药用部位：叶。

习性生境：攀援或缠绕藤本。生于海拔500m以下的山地疏林中及旷野灌木丛中。

产　　地：茂名（高州）。

性味功效：微酸、涩，平。散瘀止痛。

注：《中国植物志》已修订该物种学名，正名为“长梗娃儿藤 Tylophora glabra Costantin”。

148. 杠柳科 Periplocaceae

白叶藤 Cryptolepis sinensis（Lour.）Merr.

别　　名：红藤仔、飞扬藤。

药用部位：全株。

习性生境：木质藤本。生于丘陵山地灌丛中。

产　　地：广东各地均有产。

性味功效：甘、淡，凉；有小毒。清热解毒，散瘀止痛，止血。

149. 茜草科 Rubiaceae

水团花 Adina pilulifera（Lam.）Franch. ex Drade

别　　名：金京、假马烟树、大叶水杨梅。

药用部位：根及根皮、枝叶、花和果实。

习性生境：灌木至小乔木。生于山谷疏林下或旷野路旁、溪涧水畔。

产　　地：广东各地均有产。

性味功效：苦、涩，凉。根及根皮：清热利湿，解毒消肿。枝叶、花和果实：清热解毒，散瘀止痛，止血敛疮。

细叶水团花 Adina rubella Hance

别　　名：水杨梅、水石榴、小叶团花、白消木、鱼串鳃。

药用部位：根、枝叶、花序。

习性生境：落叶小灌木。生于低海拔疏林中或旷地上。

产　　地：韶关（仁化、翁源、乳源、乐昌）、河源（和平）、梅州（平远）、清远（阳山、英德、连州）、肇庆（封开、德庆、高要）、江门（新会）。

性味功效：根：苦、辛，凉；清热解表，活血解毒。枝叶：苦、涩，凉；清热利湿，解毒消肿。

丰花草 Borreria stricta（L. f.）G. Mey.

别　　名： 假蛇舌草、波利亚草、长叶鸭舌癀。

药用部位： 全草。

习性生境： 草本。生于空旷草地或草坡。

产　　地： 韶关（翁源、乳源）、惠州（博罗、惠东）、深圳、珠海、广州、肇庆（高要）、云浮（郁南）、江门（台山）。

性味功效： 苦，凉。活血祛瘀，消肿解毒。

注：《中国植物志》已修订该物种学名，正名为"丰花草 Spermacoce pusilla Wallich"。

猪肚木 Canthium horridum Bl.

别　　名： 猪肚簕、刺鱼骨木。

药用部位： 根、茎皮、叶。

习性生境： 灌木或乔木。生于低海拔灌木丛中。

产　　地： 韶关（翁源）、惠州（博罗、龙门）、深圳、珠海、清远（英德）、肇庆（封开、德庆、高要）、云浮（郁南）、江门（台山、鹤山）、阳江（阳春）、茂名（高州）、湛江（遂溪、徐闻）。

性味功效： 淡、辛，寒。清热利尿，活血解毒。

大叶鱼骨木 Canthium simile Merr. & Chun *

别　　名： 六大天王、似铁屎米。

药用部位： 根、茎皮、叶。

习性生境： 灌木。生于低海拔灌木丛中。

产　　地： 茂名。

性味功效： 辛，寒。活血祛瘀，消肿止痛。

山石榴 Catunaregam spinosa（Thunb.）Tirveng

别　　名： 猪肚勒、假石榴、刺子、山蒲桃。

药用部位： 根、叶、果实。

习性生境： 灌木。生于丘陵旷野灌丛中，亦栽培作绿篱。

产　　地： 韶关（翁源）、河源（紫金）、梅州（大埔、五华、蕉岭）、潮州（饶平）、惠州（博罗、龙门）、深圳（宝安）、广州、佛山（顺德、三水）、肇庆（怀集、德庆、高要）、云浮（郁南）、江门（台山）、阳江（阳春）、茂名（高州）、湛江（徐闻、廉江）。

性味功效： 苦、涩，凉；有毒。散瘀消肿。

风箱树 Cephalanthus tetrandrus（Roxb.）Ridsd et Bakh. f.

别　　名： 假杨梅、珠花树、水壳木、马烟树。

药用部位： 根、叶、花序。

习性生境： 灌木。生于略荫蔽的水沟旁或溪畔和湿地上。

产　　地： 韶关（始兴、仁化、翁源、乳源、新丰、乐昌、南雄）、河源（和平）、梅州（大埔、平远、兴宁）、潮州（饶平）、惠州（博罗、惠东）、东莞、广州、清远（阳山、英德、连州）、肇庆（德庆、高要）、阳江（阳春）、茂名（高州）。

性味功效： 苦，凉。根：清热解毒，散瘀止痛，止血生肌，祛痰止咳。叶：清热解毒。花序：清热利湿。

弯管花 Chassalia curviflora Thwaites

别　　名： 柴沙利、假九节木。

药用部位： 根。

习性生境： 灌木。生于低海拔的森林湿地上。

产　　地： 惠州（博罗、龙门）、肇庆（封开）、云浮、茂名（信宜）。

性味功效： 辛、苦，寒。清热解毒，祛风湿。

▼金鸡纳树 Cinchona ledgeriana Moens ex Trim. *

别　　名： 狭叶金鸡纳。

药用部位： 根皮、茎皮。

习性生境： 乔木。栽培。

产　　地： 广州有引种栽培。

性味功效：苦，寒。抗疟，退热。提制奎宁（quinine）的主要原料。

▼小果咖啡 Coffea arabica L. *

别　　名：咖啡。

药用部位：种子。

习性生境：灌木至乔木。栽培。

产　　地：广东西部至南部有栽培。

性味功效：苦、涩，平。醒神，利尿，健胃。

▼中果咖啡 Coffea canephora Pierre ex Froehn. *

别　　名：咖啡。

药用部位：种子。

习性生境：小乔木。栽培。

产　　地：广东西部至南部有栽培。

性味功效：苦、涩，平。醒神，利尿，健胃。

▼大果咖啡 Coffea liberica Bull ex Hiern *

别　　名：咖啡。

药用部位：种子。

习性生境：小乔木。栽培。

产　　地：广东西部至南部有栽培。

性味功效：苦、涩，平。醒神，利尿，健胃。

流苏子 Coptosapelta diffusa（Champ. ex Benth.）Van Steenis

别　　名：牛老药、牛老药藤、凉藤、棉陂藤、臭沙藤。

药用部位：根。

习性生境：藤本或攀援灌木。生于海拔100～1 000m的山地或丘陵的林中或灌丛中。

产　　地：广东西部、中部、东部至北部各地。

性味功效：辛、苦，凉。祛风除湿，止痒。

短刺虎刺 Damnacanthus giganteus（Mak.）Nakai *

别　　名：长叶数珠根、黄鸡胖、鸡筋参、咳七同乐。

药用部位：根。

习性生境：乔木。生于海拔500～900m的山地、水旁疏林或密林中。

产　　地：韶关（翁源、乳源、乐昌）、河源（和平）、阳江。

性味功效：甘、微苦，平。补血益气，止血。

虎刺 Damnacanthus indicus Gaertn. f.

别　　名：绣花针、黄脚鸡。

药用部位：根、全草。

习性生境：灌木。生于山地、水旁疏林或密林中。

产　　地：韶关（翁源、乳源、乐昌、南雄）、河源（龙川、和平）、深圳、清远（连州）、肇庆（怀集）、湛江（徐闻）。

性味功效：甘、苦，平。祛风除湿，活络，止痛。

狗骨柴 Diplospora dubia（Lindl.）Masam

别　　名：观音茶、三萼木、青凿树、狗骨仔。

药用部位：根。

习性生境：灌木或乔木。生于山坡、山谷沟边丘陵、旷野的林中或灌丛中。

产　　地：广东各地均有产。

性味功效：苦，凉。清热解毒，消肿散经。

毛狗骨柴 Diplospora fruticosa Hemsl.

别　　名：小狗骨柴。

药用部位：根。

习性生境：灌木。生于山坡、山谷沟边、丘陵、旷野的林中或灌丛中。

产　　地：韶关（曲江、始兴、仁化、乐昌）、清远（连山、英德）、肇庆（怀集）、茂名（高州、信宜）。

性味功效：苦，平。顺气化痰。

拉拉藤 Galium aparine L. var. **echinospermum** (Wallr.) Cuf.

别　　名： 八仙草、爬拉殃、光果拉拉藤。

药用部位： 全草。

习性生境： 藤本。生于路旁或草地。

产　　地： 韶关（仁化、乳源）、梅州（梅县、大埔、平远、蕉岭）、潮州（潮安）、惠州、广州（从化）、清远（连山）。

性味功效： 苦，凉。凉血解毒，利尿消肿。

注：《中国植物志》已修订该物种学名，正名为"猪殃殃 Galium spurium L."。

四叶拉拉藤 Galium bungei (Bl.) Steud.

别　　名： 四叶葎、四叶七、小锯锯藤、红蛇儿、天良草、蛇舌癀。

药用部位： 全草。

习性生境： 藤本。生于山谷湿地、荒地或水田边。

产　　地： 韶关（始兴、乳源、乐昌）、梅州（大埔、平远）、广州（从化）、清远（英德）、肇庆（高要）。

性味功效： 甘，平。清热解毒，利尿，止血，消食。

小叶猪殃殃 Galium trifidum L. *

别　　名： 细叶猪殃殃、三瓣猪殃殃、细叶四叶葎。

药用部位： 全草。

习性生境： 藤本。生于旷野、沟边、山地林下草坡灌丛、沼泽地。

产　　地： 韶关（乐昌）。

性味功效： 甘、酸，平。清热解毒，活血化瘀。

栀子 Gardenia jasminoides Ellis［*G. florida* L.; *G. grandiflora* Lour.］

别　　名： 黄栀子、黄枝子、黄果树、水黄枝、山栀子、红枝子。

药用部位： 果实、根。

习性生境： 灌木。生于山野间或水沟边，也有庭园栽培。

产　　地： 广东各地均有产。

性味功效： 苦，寒。泻火除烦，清热利湿，凉血解毒。

狭叶栀子 Gardenia stenophylla Merr.

别　　名： 小果栀子、野白蝉、花木。

药用部位： 根、果实。

习性生境： 灌木。生于溪涧边。

产　　地： 广州、惠州（惠东、龙门）、梅州（五华）、阳江（阳春）。

性味功效： 苦，寒。清热利湿，凉血解毒。

▼栀子花 Gardenia jasminoides Merr. var. **fortuniana** (Lindl.) Hara

别　　名： 重瓣栀子、白蟾。

药用部位： 花。

习性生境： 灌木。栽培。

产　　地： 广东各地均有栽培。

性味功效： 苦，寒。清肺止咳，凉血止血。

爱地草 Geophila herbacea (Jacq.) K. Schum.

别　　名： 出山虎。

药用部位： 全草。

习性生境： 匍匐草本。生于林下潮湿地方。

产　　地： 梅州（大埔）、广州（从化、增城）、清远（英德）、肇庆（高要）、云浮（新兴）。

性味功效： 苦、辛，微寒。消肿排脓，散瘀止痛。

注：《中国植物志》已修订该物种学名，正名为"爱地草 Geophila repens (L.) I. M. Johnston"。

金草 Hedyotis acutangula Champ. ex Benth.

别　　名： 锐棱耳草、糖果草、竹叶草、牛胹草。

药用部位：全草。
习性生境：草本。生于山坡、灌丛中。
产　　地：河源、梅州（大埔）、汕尾（海丰）、惠州（博罗、惠东）、深圳、珠海、广州（从化）、清远（连州）、肇庆（怀集）、阳江（阳春）。
性味功效：甘、微苦，凉。清热解毒，凉血利尿。

耳草 Hedyotis auricularia L.
别　　名：鲫鱼胆草、节节花。
药用部位：全草。
习性生境：草本。生于草地、林缘和灌丛中。
产　　地：梅州（大埔）、深圳、广州、肇庆（封开、德庆、高要）、云浮、江门（鹤山）、湛江（徐闻）。
性味功效：苦，凉。凉血消肿，清热解毒。

广州耳草 Hedyotis cantoniensis How ex Ko
药用部位：全草。
习性生境：亚灌木。生于山坡的疏林下或灌丛中。
产　　地：惠州（博罗、龙门）、广州（增城）、肇庆（封开）、阳江（阳春）。
性味功效：甘、微苦，凉。清热利湿，解毒消肿。

剑叶耳草 Hedyotis caudatifolia Merr. et Metcalf.
别　　名：披针形耳草、少年红、长尾耳草、千年茶、铁扫把。
药用部位：全草。
习性生境：草本。生于丛林下较干旱的草地上。
产　　地：韶关（乐昌）、惠州（博罗、龙门）、广州（从化）、肇庆（怀集、封开、高要）、江门（新会）、茂名。
性味功效：甘，平。润肺止咳，消积，止血。

金毛耳草 Hedyotis chrysotricha（Palib.）Merr.
别　　名：铺地耳地、黄毛耳草、拖地莲、石打穿、细种节节花。
药用部位：全草。
习性生境：草本。生于山谷杂木林下或山坡灌木丛中。
产　　地：韶关（仁化、翁源、乳源、乐昌）、河源、梅州（大埔）、惠州（龙门）、深圳、清远（阳山、英德）、肇庆（高要）、湛江（徐闻）。
性味功效：苦，凉。清热利湿，消肿解毒。

拟金草 Hedyotis consanguinea Hance
药用部位：根、叶、全草。
习性生境：草本。草地或水沟旁。
产　　地：韶关（乳源、新丰）、河源（连平）、梅州（五华）、汕尾（海丰）、惠州（龙门、博罗、惠阳、惠东）、深圳、珠海、广州、佛山（南海）、清远（连州）、肇庆（怀集、封开、高要）、云浮（罗定）、江门（台山、新会）、阳江（阳春）。
性味功效：根：治肺痨、咳嗽哮喘、跌打肿痛。叶：治目疾。全草：疏风退热，润肺止咳，消积，止血，止泻。

伞房花耳草 Hedyotis corymbosa（L.）Lam.
别　　名：水线草。
药用部位：全草。
习性生境：草本。生于海拔100～400m的水田、湿润地。
产　　地：广东各地均有产。
性味功效：甘、淡，微凉。清热解毒，利尿消肿，活血止痛。

脉耳草 Hedyotis costata（Roxb.）Kurz
别　　名：黑节草、肝炎草、节节草。
药用部位：全草。

习性生境：草本。生于低海拔处的山谷林缘或草坡旷地上。
产　　地：肇庆（高要）、清远（连州）。
性味功效：辛、微苦，温。清热除湿，活血消肿。

白花蛇舌草 Hedyotis diffusa Willd.
别　　名：蛇舌草、蛇舌癀、蛇针草、蛇总管、二叶律、蛇脷草。
药用部位：全草。
习性生境：草本。生于田埂和潮湿的旷地上。
产　　地：广东各地均有产。
性味功效：甘、淡，凉。清热解毒，利尿消肿，活血止痛。

鼎湖耳草 Hedyotis effusa Hance
药用部位：全草。
习性生境：草本。生于林下、溪旁或灌丛中。
产　　地：梅州（大埔）、珠海、肇庆（鼎湖、高要）、云浮（新兴）、茂名（信宜）。
性味功效：活血化瘀。

牛白藤 Hedyotis hedyotidea（DC.）Merr.
别　　名：广花耳草、土五加皮、涂藤头、亚婆巢、牛奶藤、土加藤。
药用部位：根、藤、叶。
习性生境：草质藤本。生于沟谷、灌丛或丘陵坡地。
产　　地：广东各地均有产。
性味功效：甘、淡，凉。根、藤：祛风活络，消肿止血。叶：清热祛风。

粗毛耳草 Hedyotis mellii Tutch.
药用部位：全草。
习性生境：草本。生于山地丛林、山坡上。
产　　地：韶关（始兴、翁源、乳源、乐昌）、河源（和平）、清远（英德）、肇庆（德庆）。
性味功效：甘，平。清热健胃，解毒，祛风，止血。

阔托叶耳草 Hedyotis platystipula Merr. *
别　　名：大托叶耳草。
药用部位：全草。
习性生境：草本。生于山坡路旁阴处或密林下。
产　　地：阳江（阳春）、茂名。
性味功效：治妇女风肿、骨痛。

松叶耳草 Hedyotis pinifolia Wall. ex G. Don
别　　名：了哥舌、鹩哥舌。
药用部位：全草。
习性生境：草本。生于丘陵、旷地或海滩沙地上。
产　　地：汕头、汕尾（海丰、陆丰）、广州、肇庆（高要）、云浮（新兴）、江门（台山）、阳江（阳春）、湛江（遂溪、徐闻、廉江）。
性味功效：甘、淡，凉。清热止血，散结消肿。

纤花耳草 Hedyotis tenelliflora Bl.
别　　名：石枫药、弱花耳草、虾子草、鸡口舌。
药用部位：全草。
习性生境：草本。生于山谷两旁坡地或田埂上。
产　　地：韶关（始兴、仁化、南雄）、河源（连平）、梅州（大埔、平远）、汕头（南澳）、惠州（博罗、龙门）、深圳、珠海、广州、清远（阳山）、肇庆（封开）、江门（开平）。
性味功效：微苦，寒。清热解毒，祛瘀止痛。

方茎耳草 Hedyotis tetrangularis（Korth.）Walp.
药用部位：全草。
习性生境：草本。生于旷地、草坡或田埂上。
产　　地：惠州（博罗）、广州、清远、湛江（雷州、遂溪）。
性味功效：苦，凉。清热解毒。治热症。

长节耳草 Hedyotis uncinella Hook. et Arn.
别　　名：牙痈药、骨叶、小钩耳草。
药用部位：全草。
习性生境：草本。生于路旁、旷野地上。
产　　地：韶关（乳源、乐昌）、惠州（惠东）、深圳、广州、清远（阳山、英德、连州）、肇庆（高要）、云浮（郁南、罗定）、江门（台山、恩平）、阳江（阳春）、茂名（高州、信宜）。
性味功效：辛、甘、微苦，平。祛风除湿，健脾消积。

粗叶耳草 Hedyotis verticillata（L.）Lam.
别　　名：节节花。
药用部位：全草。
习性生境：草本。生于低海拔至中海拔丘陵地带的草丛或路旁、疏林下。
产　　地：韶关（仁化、新丰、乐昌）、梅州（大埔、平远）、惠州（博罗、龙门）、深圳、广州（从化）、清远（阳山）、肇庆（封开、高要）、云浮（郁南）、江门（台山）、阳江（阳春）、茂名（高州）。
性味功效：苦，凉。清热解毒，消肿止痛。

龙船花 Ixora chinensis Lam.
别　　名：山丹、卖子木、蒋英木、红缨树。
药用部位：全株。
习性生境：灌木。散生于疏林下、灌丛中或旷野路旁。
产　　地：广东各地均有产。
性味功效：苦、涩，凉。散瘀止血，调经，降压。

黄龙船花 Ixora coccinea L. f. **lutea**（Hutch.）Fosberg & Sachet *
别　　名：黄仙丹花。
药用部位：全株。
习性生境：灌木。栽培。
产　　地：广东各地均有栽培。
性味功效：甘，凉。活血化瘀，凉血止血。

红大戟 Knoxia valerianoides Thorel ex Pitard *
别　　名：红芽大戟、红芽戟、紫大戟、假红芽大戟、南大戟、广大戟。
药用部位：根。
习性生境：草本。生于山坡草地上。
产　　地：梅州（平远）、惠州（博罗、惠东）、珠海、清远（连州）。
性味功效：苦，寒。有小毒。泻水逐饮，消肿散结。

注：《中国植物志》已修订该物种学名，正名为“红大戟 Knoxia roxburghii（Sprengel）M. A. Rau”。

斜基粗叶木 Lasianthus attenuatus Jack.
别　　名：小叶鸡屎树。
药用部位：根。
习性生境：灌木。生于密林下或林谷灌丛中。
产　　地：汕尾（海丰）、惠州（博罗、惠东）、清远、肇庆（德庆）、云浮（新兴）、江门（恩平）、茂名。
性味功效：舒筋活血。

粗叶木 Lasianthus chinensis Benth.
别　　名：鸡屎树、粗叶树、木鸡屎藤、树鸡屎藤、鸡屎木。
药用部位：根。
习性生境：灌木。生于山谷溪畔或湿润疏林下。
产　　地：梅州（丰顺）、惠州（博罗、惠东、龙门）、深圳、佛山（高明）、广州（增城）、清远（英德）、肇庆（高要）、云浮（罗定）、江门（新会、台山、恩平）、阳江（阳春）、茂名（高州、信宜）。

性味功效：甘、涩，平。补肾活血，行气，祛风，止痛。

西南粗叶木 Lasianthus henryi Hutchins.

别　　名：蒙自鸡屎树、污毛粗叶木、伏毛粗叶木。

药用部位：全株。

习性生境：灌木。生于山地林中或林缘。

产　　地：韶关（乐昌、乳源）、梅州（丰顺、大埔）、惠州（博罗）、深圳、清远（英德、佛冈）、肇庆（怀集、德庆）、江门（恩平）。

性味功效：辛、微甘，温。祛风除湿，活血止痛。

日本粗叶木 Lasianthus japonicus Miq.

别　　名：福建粗叶木、榄绿粗叶木。

药用部位：叶。

习性生境：灌木。生于低海拔至中海拔的山地林中。

产　　地：韶关（乳源、新丰、翁源、仁化、始兴、乐昌、曲江）、河源（和平、连平）、梅州（蕉岭、平远、大埔、兴宁）、汕头、潮州（饶平）、惠州（龙门、博罗）、广州（从化）、清远（连山、阳山、连州、英德）、肇庆（德庆、封开、怀集、高要）、茂名（信宜）。

性味功效：消炎止血。

榄绿粗叶木 Lasianthus japonicus Miq. var. **lancilimbus**（Merr.）Lo *

别　　名：曲毛日本粗叶木。

药用部位：根。

习性生境：灌木。生于海拔300～1 200m的山地林中。

产　　地：韶关（乳源、乐昌、始兴、仁化、南雄、新丰）、河源（和平、连平）、梅州（蕉岭、平远、大埔）、惠州（龙门）、广州（从化）、清远（怀集、连山、连南、阳山）、肇庆（高要）、茂名（信宜）。

性味功效：辛、苦，平。通经脉，活血止痛。

注：《中国植物志》已修订该物种学名，此种已与日本粗叶木归并，正名为“日本粗叶木 Lasianthus japonicus Miq.”。

云广粗叶木 Lasianthus longicaudus Hook. f. *

别　　名：长尾鸡屎树。

药用部位：全株。

习性生境：灌木。生于密林中，喜湿润环境。

产　　地：韶关（乳源）、惠州（博罗）、清远（连州）、茂名（信宜）。

性味功效：辛、微苦，微温。散寒解表。

注：《中国植物志》已修订该物种学名，正名为“云广粗叶木 Lasianthus japonicus Miq. subsp. longicaudus（J. D. Hooker）C. Y. Wu & H. Zhu”。

海滨木巴戟 Morinda citrifolia L. *

别　　名：激树、橘叶巴戟、海巴戟、海巴戟天。

药用部位：根。

习性生境：灌木。生于海滨平地或疏林下。

产　　地：广东南部雷州半岛。

性味功效：苦，凉。清热解毒。

大果巴戟天 Morinda cochinchinensis DC.

别　　名：黄心藤、酒饼藤、毛鸡眼藤。

药用部位：根。

习性生境：攀援藤本。生于沟谷林中。

产　　地：河源、惠州（博罗）、清远（英德）、肇庆（德庆、封开、怀集、高要）、云浮（新兴）、江门（开平、台山）、阳江（阳春）、茂名（信宜）。

性味功效：辛、微苦，凉。祛风除湿，宣肺止咳。

巴戟天 Morinda officinalis How

别　　名：鸡肠风、鸡眼藤、黑藤钻、兔仔肠、三角藤、糠藤。

药用部位：地上部分和须根。

习性生境：攀援藤本。野生或栽培，生于林缘或疏林下。

产　　地：广东各地均有产。

性味功效：辛、甘，微温。补肾壮阳，强筋骨。

百眼藤 Morinda parvifolia Benth. ex DC.

别　　名：鸡眼藤、细叶巴戟天、小叶羊角藤。

药用部位：全株。

习性生境：藤本。生于丘陵地带。

产　　地：广东各地均有产。

性味功效：甘，凉。清热利湿，化痰止咳，散瘀止痛。

印度羊角藤 Morinda umbellata L.

别　　名：乌苑藤、假巴戟天、羊角藤。

药用部位：根或全株。

习性生境：藤本、攀援或缠绕，有时呈披散灌木状。生于丘陵地带。

产　　地：广东各地均有产。

性味功效：甘，凉。祛风除湿，止痛，止血。

楠藤 Mussaenda erosa Champ.

别　　名：大叶白纸扇、啮状玉叶金花。

药用部位：茎、叶。

习性生境：攀援状灌木。生于疏林中，常攀援于树冠上。

产　　地：韶关（新丰）、潮州（饶平）、惠州（龙门、惠东、博罗）、深圳、广州（从化）、清远（英德）、肇庆（德庆、封开、怀集、高要）、云浮（郁南、新兴、罗定）、江门（台山）、阳江（阳春）、茂名（信宜、高州）。

性味功效：微甘，凉。清热解毒，消炎。

大叶白纸扇 Mussaenda esquirolii Lévl.

别　　名：贵州玉叶金花、异形玉叶金花、黐花。

药用部位：枝、叶。

习性生境：攀援灌木。生于低山林下。

产　　地：韶关（乳源、新丰、翁源、仁化、始兴、南雄、乐昌）、河源（和平）、梅州（蕉岭、平远、大埔、梅县）、惠州（龙门）、清远（连山、阳山、英德）、肇庆（封开、怀集）。

性味功效：苦、微甘，凉。清热解毒，利湿。

注：《中国植物志》已修订该物种学名，正名为“大叶白纸扇 Mussaenda shikokiana Makino”。

粗毛玉叶金花 Mussaenda hirsutula Miq.

别　　名：胀管玉叶金花。

药用部位：根、茎、叶。

习性生境：攀援灌木。生于山地、丘陵的林中或灌丛。

产　　地：广州、云浮、茂名（信宜）、湛江（徐闻）。

性味功效：根、茎、叶：清热解毒、祛风利湿。

广东玉叶金花 Mussaenda kwangtungensis Li

药用部位：根。

习性生境：攀援灌木。生于路旁、田野、旷野。

产　　地：韶关（乳源）、梅州（五华）、惠州（龙门、博罗）、江门（新会）。

性味功效：辛，微温。散热解表。

玉叶金花 Mussaenda pubescens Ait.

别　　名：白纸扇、山甘草、凉口茶、仙甘藤、蝴蝶藤、凉藤子。

药用部位：藤、根。

习性生境：藤本。生于灌丛、沟谷或村旁。

产　　地：广东各地均有产。

性味功效：甘、淡，凉。清热解暑，凉血解毒。

华腺萼木 Mycetia sinensis（Hemsl.）Craib
别　　名：狭萼腺萼木。
药用部位：全株。
习性生境：灌木。生于山谷林中。
产　　地：肇庆（高要）、阳江（阳春）、茂名（信宜）、云浮（新兴）。
性味功效：除湿利水。治小便不利。

乌檀 Nauclea officinalis（Pierrc ex Pitard）Merr. et Chun *
别　　名：胆木、山熊胆、熊胆树、树黄柏。
药用部位：树枝条、树干、茎皮。
习性生境：乔木。生于山地杂木林中。
产　　地：肇庆（高要）、阳江（阳春）、茂名（信宜）。
性味功效：苦，寒。清热解毒，消肿止痛。

薄叶新耳草 Neanotis hirsuta（L. f.）W. H. Lewis
药用部位：全草。
习性生境：匍匐草本。生于林下或溪旁湿地上。
产　　地：韶关（新丰、始兴）、河源（和平）、清远（阳山）、肇庆（怀集、高要）、云浮（罗定）、阳江（阳春）。
性味功效：辛、苦，寒。清热明目，祛痰利尿。

团花 Neolamarckia cadamba（Roxb.）Bosser
别　　名：黄梁木。
药用部位：茎皮、叶。
习性生境：乔木。生于山谷溪旁或杂木林中。
产　　地：广州、肇庆（高要）。
性味功效：苦，寒。清热消炎。

薄柱草 Nertera sinensis Hemsl.
别　　名：珊瑚珍珠、珊瑚念珠草、红珍珠。
药用部位：全草。
习性生境：簇生小草本。生于海拔500～1 300m的山坡、路旁、山谷、草地、山地或水旁。
产　　地：韶关（始兴、乐昌）、潮州（饶平）、清远（连山、阳山）、肇庆（怀集）。
性味功效：苦，凉。清热解毒。

广州蛇根草 Ophiorrhiza cantoniensis Hance
别　　名：朱砂草、紫金莲。
药用部位：根茎。
习性生境：草本。生于海拔350～1 100m的密林下沟谷边。
产　　地：韶关（乳源、翁源、仁化）、惠州（惠东、博罗）、珠海、清远（连山、阳山、连州、英德）、肇庆（封开、怀集、高要）、云浮（郁南）、江门（台山）、阳江（阳春）、茂名（信宜）。
性味功效：苦，寒。清肺止咳，镇静安神，消肿止痛。

中华蛇根草 Ophiorrhiza chinensis Lo
药用部位：全草。
习性生境：草本。生于海拔约1 200m处的山谷密林中。
产　　地：梅州（平远）、清远（阳山）。
性味功效：淡，平。止咳祛痰，活血调经。

蛇根草 Ophiorrhiza japonica Bl.
别　　名：血和散、猪菜、散血草、变黑蛇根草、日本蛇根草。
药用部位：全草。
习性生境：草本。生于密林下或溪畔、沟旁岩石上。
产　　地：韶关（乳源、新丰、翁源、仁化、乐昌、曲江）、河源（连平）、梅州（丰顺、大埔、五华）、潮州（饶平）、惠州（龙门、惠东、博罗）、深圳、广州（从化、增城）、清远（连山、阳山、连州、英德）、肇庆

（封开、怀集）、云浮（罗定）、阳江（阳春）、茂名（信宜、高州）。

性味功效：淡，平。止咳祛痰，活血调经。

短小蛇根草 Ophiorrhiza pumila Champ. ex Benth.

别　　名：小蛇根草、溪畔蛇根草、琼崖蛇根草。

药用部位：根、叶。

习性生境：草本。生于海拔150～800m的山谷、溪边林中或草丛岩石上。

产　　地：韶关（新丰、翁源、始兴、乐昌）、河源（和平、连平）、梅州（平远）、惠州（龙门、惠东、博罗）、深圳、珠海、肇庆（德庆、怀集、高要）。

性味功效：苦、微涩，凉。消炎，清热，润肠通便，和血平肝。

鸡爪簕 Oxyceros sinensis Lour.

别　　名：凉粉木、猫簕、鸡槌簕。

药用部位：全株。

习性生境：有刺灌木。生于村边、旷野、丘陵、山地的林中、林缘或灌丛。

产　　地：广东中部至西南部，汕头（南澳）、汕尾（海丰、陆丰）、惠州（博罗、惠阳）、广州、佛山（顺德、南海）、肇庆（高要）、云浮、江门（台山、新会）、阳江（阳春）、茂名（高州）、湛江（徐闻）。

性味功效：甘、涩、微苦，凉。清热解毒，祛风除湿，散瘀消肿。

注：《中国植物志》已修订该物种学名，正名为“簕茜 Benkara sinensis（Lour.）Ridsdale”。

臭鸡矢藤 Paederia foetida L.

别　　名：鸡屎藤、牛皮冻、解暑藤、狗屁藤、臭藤。

药用部位：根或全草。

习性生境：藤本。常缠绕于灌木林中的灌木上。

产　　地：广东西部、中部、东部至北部各地。

性味功效：甘、微苦，平。祛风利湿，消食化积，止咳，止痛。

白毛鸡矢藤 Paederia pertomentosa Merr. ex Li

别　　名：广西鸡矢藤。

药用部位：根、嫩叶或全株。

习性生境：藤本。生于山地林中或林缘。

产　　地：韶关（乳源、新丰、乐昌）、河源（和平）、梅州（蕉岭、大埔）、惠州（惠东）、清远（连州）、肇庆（封开）。

性味功效：根：治肺痨。嫩叶：消积食，祛风湿。全株：治痈疮肿毒、毒蛇咬伤。

鸡矢藤 Paederia scandens（Lour.）Merr.

别　　名：鸡屎藤、牛皮冻、解暑藤、狗屁藤、臭藤。

药用部位：根或全草。

习性生境：藤本。常缠绕于灌木林中的灌木上。

产　　地：我国长江以南各省区。越南、印度也有产。

性味功效：甘、微苦，平。祛风利湿，消食化积，止咳，止痛。

注：《中国植物志》已修订该物种学名，此种与臭鸡屎藤归并，正名为“鸡矢藤 Paederia foetida L.”。

毛鸡矢藤 Paederia scandens（Lour.）Merr. var. **tomentosa**（Bl.）Hand.-Mazz.

别　　名：毛鸡屎藤。

药用部位：根或全草。

习性生境：藤本。生于海拔200～1 000m的山地、丘陵、旷野林中、林缘或灌丛。

产　　地：韶关（新丰、乐昌）、河源、梅州（蕉岭）、汕头（南澳）、清远（连山、阳山、连州）、肇庆（高要）、云浮（郁南）、阳江。

性味功效：酸、甘，平。清热解毒，祛痰止咳，理气化积，活血化瘀。

注：《中国植物志》已修订该物种学名，与臭鸡屎藤、鸡屎藤归并，正名为“鸡矢藤 Paederia foetida L.”。

大沙叶 Pavetta arenosa Lour.

药用部位：根、叶。

习性生境：灌木。生于低海拔的疏林中。

产　　地：韶关、惠州（博罗）、广州（增城、花都）、清远、肇庆（高要）、云浮（罗定）、江门（新会）、茂名（高州）、湛江。

性味功效：苦，寒。清热解暑，活血祛瘀。

香港大沙叶 Pavetta hongkongensis Bremek.

别　　名：茜木、广东大沙叶、大叶满天星。

药用部位：根、叶或全株。

习性生境：灌木。生于山谷灌丛中。

产　　地：惠州（惠东、博罗）、深圳（宝安）、珠海、广州（增城）、清远（连山、阳山、英德）、肇庆（德庆、封开、怀集、高要）、江门（台山、新会）、阳江（阳春）、茂名（信宜、高州）、湛江（徐闻）。

性味功效：苦，寒。清热解暑，活血祛瘀。

南山花 Prismatomeris connata Y. Z. Ruan *

别　　名：三角瓣花。

药用部位：根。

习性生境：灌木至小乔木。生于低海拔至中海拔的杂木林中。

产　　地：茂名、湛江（廉江、遂溪）。

性味功效：微苦、辛，平。祛瘀生新，强壮筋骨。

注：《中国植物志》已修订该物种学名，正名为“四蕊三角瓣花 Prismatomeris tetrandra（Roxb.）K. Schum.”。

九节 Psychotria asiatica L.

别　　名：山大刀、山大颜、九节木。

药用部位：根、叶。

习性生境：灌木或小乔木。生于山地林中。

产　　地：广东各地均有产。

性味功效：苦，寒。清热解毒，消肿拔毒。

驳骨九节 Psychotria prainii Lévl.［*P. siamica*（Craid）Hutch.］*

别　　名：毛九节、驳骨草、百样花。

药用部位：全株。

习性生境：直立灌木。生于山地林中。

产　　地：清远（阳山）。

性味功效：苦，凉。清热解毒，散瘀止血。治跌打损伤、风湿、疮疖、蛇咬伤、细菌性痢疾、肠炎、咯血、内痔出血、月经过多、消化不良、小儿疳积。

蔓九节 Psychotria serpens L.

别　　名：葡萄九节、穿根藤。

药用部位：全株。

习性生境：藤本。常以气根攀附于树上或石上。

产　　地：广东各地均有产。

性味功效：涩、微甘，微温。祛风止痛，舒筋活络。

金剑草 Rubia alata Roxb.

别　　名：四穗竹、老麻藤、红丝线。

药用部位：根及根状茎。

习性生境：草质藤本。生于海拔200～850m处的山坡林缘、灌丛、村边和路旁。

产　　地：韶关（乳源、新丰、翁源、乐昌、曲江）、河源（和平）、梅州（蕉岭、五华、大埔）、惠州（龙门）、广州（从化）、清远（连南、连山、阳山、连州、英德）、肇庆（怀集）、阳江（阳春）、茂名（信宜）。

性味功效：苦，寒。凉血止血，活血化瘀。

东南茜草 Rubia argyi（Lévl. et Vand.）Hara ex L. A. Lauener et D. K. Ferguson

别　　名：主线草。

药用部位：根及根状茎。

习性生境：草质藤本。生于海拔300～800m处的山谷林中、林缘、灌丛、路边或村边等。

产　　地：广东西部和北部，韶关（乳源、乐昌）、河源（和平、连平）、清远（连南、阳山、连州、英德）、肇庆（怀集）、云浮（罗定）、茂名（信宜）。

性味功效：苦，寒。止血化瘀，活血消肿。

茜草 Rubia cordifolia L.

别　　名：血见愁、茜根。

药用部位：根。

习性生境：草质藤本。生于开阔坡地、草甸或路边草丛等处。

产　　地：韶关（乳源、始兴、乐昌）、梅州（大埔）、惠州（惠东）、清远（阳山、英德）、肇庆（怀集）、云浮（罗定）。

性味功效：苦、寒。凉血，止血，活血，祛瘀，通经。

多花茜草 Rubia wallichiana Decne.

别　　名：红丝线、三爪龙。

药用部位：根。

习性生境：草质攀援藤本。生于低海拔的灌木丛中。

产　　地：韶关（乳源、新丰、仁化、乐昌、曲江）、惠州（博罗）、广州、清远（连州）。

性味功效：苦，寒。凉血止血，活血祛瘀。

六月雪 Serissa japonica（Thunb.）Thunb.

别　　名：满天星、白马骨、路边荆、路边姜。

药用部位：全株。

习性生境：小灌木。生于溪边、林缘或灌丛中。

产　　地：潮州（饶平）、惠州（龙门）、广州（从化、增城）。各地园林多有栽培。

性味功效：淡、微辛，凉。疏风解表，清热除湿，舒筋活络。

白马骨 Serissa serissoides（DC.）Druce

别　　名：满天星、路边姜、天星木、路边荆、鸡骨柴。

药用部位：全株。

习性生境：小灌木。生于林中或灌丛中。或栽培。

产　　地：韶关（乳源、新丰、翁源、仁化、始兴、南雄、乐昌）、河源（连平）、梅州（蕉岭、平远、大埔、兴宁）、惠州（博罗）、广州（从化）、清远（阳山、连州）、肇庆（高要）。

性味功效：淡、微辛，凉。疏风解表，清热除湿，舒筋活络。

鸡仔木 Sinoadina racemosa（Sieb. et Zucc.）Ridsd.［*Adina racemosa*（Sieb. et Zucc.）Miq.］

别　　名：水冬瓜。

药用部位：全株。

习性生境：乔木。生于林中或灌丛中。

产　　地：韶关（乳源、仁化、始兴、南雄、乐昌）、清远（阳山、连州、英德）。

性味功效：微苦，凉。清热解毒，利尿，消肿，散瘀止痛。治感冒、腮腺炎、咽喉炎、痢疾、胃痛、疝气、关节炎、疖肿、跌打损伤、骨折、皮肤湿疹、水肿、小便不利。

假桂乌口树 Tarenna attenuata（Voigt）Hutchins

别　　名：树节。

药用部位：全株。

习性生境：灌木或乔木。生于海拔15～1 000m的旷野、丘陵、山地、沟边的林中或灌丛。

产　　地：惠州（龙门）、深圳（宝安）、珠海、广州、佛山（南海）、清远（连州、英德）、肇庆（封开）、江门（鹤山、台山、新会）、阳江、茂名、湛江（雷州、徐闻）。

性味功效：辛、酸、微苦，微温。祛风消肿，散瘀止痛。

白花苦灯笼 Tarenna mollissima（Hook. et Arn.）Rob.

别　　名：密毛乌口树、毛达仑木。

药用部位：根、叶。

习性生境：灌木或小乔木。生于山谷林下、溪边或灌丛中。

产　　地：广东西部、中部、东部至北部各地。

性味功效：甘、苦，凉。清热解毒，滋阴降火。

毛钩藤 Uncaria hirsuta Havil.

别　　名：台湾风藤、倒吊风藤。

药用部位：带钩茎枝和根。

习性生境：藤本。生于山谷林下、溪畔或灌丛中。

产　　地：韶关（翁源、乐昌）、梅州（大埔）、惠州（博罗）、广州（从化、花都）、清远（英德）、肇庆（封开、怀集、高要）、云浮（郁南）、阳江（阳春）、茂名（信宜）。

性味功效：甘、苦，微寒。清热平肝，息风定惊，镇静，镇痉。

大叶钩藤 Uncaria macrophylla Wall.

别　　名：钩藤。

药用部位：带钩茎枝、根。

习性生境：藤本。生于次生林中，常攀援于林冠上。

产　　地：惠州（博罗）、云浮（新兴）、阳江（阳春）、茂名（信宜、高州）。

性味功效：茎枝：甘、苦，微寒；清热，平肝，息风，止痉。根：甘、苦，平；祛风湿，通络。

钩藤 Uncaria rhynchophylla（Miq.）Miq. ex Havil.

别　　名：双钩藤、鹰爪风、吊风根、金钩草、倒挂刺。

药用部位：带钩茎枝、根。

习性生境：藤本。生于山谷、溪边或湿润的灌丛中。

产　　地：韶关（乳源、新丰、仁化、始兴、南雄、乐昌）、河源（和平）、潮州（饶平）、惠州（龙门、博罗）、广州（从化）、肇庆（德庆、封开、怀集、高要）、清远（连山、阳山、连州、英德）、阳江。

性味功效：茎枝：甘、苦，微寒；清热，平肝，息风，止痉。根：甘、苦，平；祛风湿，通络。

假钩藤 Uncaria rhynchophylloides How *

别　　名：侯钩藤。

药用部位：带钩茎枝。

习性生境：藤本。生于山谷、溪边或湿润灌丛中。

产　　地：广州（花都）、清远（阳山、英德）、肇庆（德庆、封开、广宁、高要）、云浮（新兴、罗定）、阳江（阳春）。

性味功效：甘、苦，微寒。清热，平肝，息风，止痉。治小儿高热、惊厥、抽搐、小儿夜啼、风热头痛、头晕目眩、高血压病、神经性头痛。

白钩藤 Uncaria sessilifructus Roxb. *
别　　名：侯钩藤。
药用部位：带钩茎枝。
习性生境：藤本。生于山谷、溪边或湿润的灌丛中。
产　　地：广州、阳江。
性味功效：甘、苦，微寒。清热，平肝，息风，止痉。

水锦树 Wendlandia uvariifolia Hance
别　　名：猪血木、饭汤木。
药用部位：根、叶。
习性生境：灌木或乔木。生于林下或溪边。
产　　地：惠州（博罗）、广州（增城）、佛山（顺德）、清远、肇庆（封开、怀集、高要）、云浮（郁南、新兴、罗定）、江门（新会）、阳江（阳春）、茂名（信宜、高州）、湛江（徐闻）。
性味功效：微苦，凉。祛风除湿，散瘀消肿，止血生肌。

150. 忍冬科 Caprifoliaceae

糯米条 Abelia chinensis R. Br.
别　　名：大叶白骨马。
药用部位：花、根。
习性生境：灌木。生于林下、灌丛或溪边，亦有庭园栽培。
产　　地：韶关（乳源、仁化、南雄、乐昌）、河源（和平、连平、龙川）、梅州（平远）、清远（阳山、连州）、肇庆。
性味功效：苦，寒。清热解毒，凉血止血。

淡红忍冬 Lonicera acuminata Wall.
别　　名：肚子银花、巴东忍冬、贵州忍冬、毛萼忍冬。
药用部位：花蕾。
习性生境：落叶或半常绿藤本。生于山谷、山坡、路旁。
产　　地：韶关（乳源）。
性味功效：甘，寒。清热解毒，疏散风热，凉血止痢。

华南忍冬 Lonicera confusa（Sweet）DC.
别　　名：水银花、毛柱金银花、土忍冬、黄鳝花、土花、山银花。
药用部位：花、叶、藤。
习性生境：藤本。生于山地灌丛中及平原旷野。
产　　地：韶关（乳源、南雄）、惠州（博罗）、深圳（宝安）、广州（从化、花都）、云浮（郁南、新兴、罗定）、江门（台山、新会）、阳江（阳春）、茂名（信宜、高州）、湛江（徐闻）。
性味功效：甘、微苦，寒。清热解毒。

光萼华南忍冬 Lonicera confusa（Sweet）DC. var. **glabrocalyx** R. H. Miau et X. J. Liu
别　　名：山银花、金银花、土银花。
药用部位：花、叶、藤。
习性生境：藤本。生于山地灌丛中。
产　　地：肇庆（封开特有种）。
性味功效：甘、微苦，寒。清热解毒。

水忍冬 Lonicera dasystyla Rehd.
药用部位：花、叶、藤。
习性生境：藤本。生于海拔300m以下的水边灌丛中。
产　　地：广州、清远、肇庆。
性味功效：甘、微苦，寒。清热解毒。
注：《中国植物志》已修订该物种学名，正名为"华南忍冬 Lonicera confusa（Sweet）DC."。

锈毛忍冬 Lonicera ferruginea Rehd.
别　　名：湖广忍冬、老虎合藤、云雾忍冬。

药用部位：藤茎、嫩枝、花蕾。
习性生境：藤本。生于山坡疏密林中或灌丛中。
产　　地：广州（从化）。
性味功效：甘、微苦，寒。藤茎、嫩枝：清热解毒，舒筋通络。花蕾：清热解毒，利尿消炎，祛风除湿。

菰腺忍冬 Lonicera hypoglauca Miq.
别　　名：红腺忍冬、山银花。
药用部位：花蕾、花、藤。
习性生境：落叶藤本。生于海拔200～700m的山地、山谷灌丛或疏林中。
产　　地：广东西部、中部、东部至北部。
性味功效：甘，寒。清热解毒，疏散风热，凉血止痢。

净花菰腺忍冬 Lonicera hypoglauca Miq. subsp. **nudiflora** P. S. Hsu et H. J. Wang
别　　名：山银花。
药用部位：花蕾、花、藤。
习性生境：落叶藤本。生于海拔200～1 000m的灌丛中。
产　　地：广东北部和西部。
性味功效：甘，寒。清热解毒，疏散风热，凉血止痢。
注：《中国植物志》已修订该物种学名，正名为“菰腺忍冬 Lonicera hypoglauca Miq.”。

忍冬 Lonicera japonica Thunb.
别　　名：老翁须、鸳鸯藤、金银花、忍冬藤、双花、二花。
药用部位：花蕾、花、藤。
习性生境：藤本。生于路旁、山坡灌丛或疏林中。
产　　地：广东东北至西北各地有产。
性味功效：甘，寒。清热解毒，疏散风热，凉血止痢。

长花忍冬 Lonicera longiflora（Lindl.）DC. *
别　　名：卷瓣忍冬。
药用部位：花、叶、藤。
习性生境：藤本。生于疏林内或山地、路旁向阳处。
产　　地：惠州（龙门、惠阳）、深圳。
性味功效：甘，寒。清热解毒，凉血止痢。

大花忍冬 Lonicera macrantha（D. DC.）Spreng
别　　名：山银花。
药用部位：花或藤叶。
习性生境：藤本。生于林下或灌丛中。
产　　地：韶关（乳源、翁源、乐昌）、梅州（平远）、潮州（饶平）、惠州（龙门）、珠海、广州（从化、增城）、清远（连山）、肇庆（封开、怀集、广宁）、江门（台山）、阳江、茂名（信宜）。
性味功效：甘、微苦，寒。清热解毒，疏散风热。

灰毡毛忍冬 Lonicera macranthoides Hand.-Mazz.
别　　名：山银花。
药用部位：花蕾。
习性生境：藤本。生于海拔300～1 200m的山谷、山坡、路旁灌丛中或疏林中。
产　　地：韶关（乳源）、惠州（博罗）、清远（连州）。
性味功效：甘、微苦，寒。清热解毒，疏散风热。
注：《中国植物志》已修订该物种学名，与大花忍冬归并，正名为“大花忍冬 Lonicera macrantha（D. DC.）Spreng.”。

短柄忍冬 Lonicera pampaninii Lévl. *
别　　名：肚子银花、毛萼忍冬、无毛淡红忍冬。
药用部位：花蕾。

习性生境： 藤本。生于海拔150～800m的林下或灌丛中。

产　　地： 韶关（乳源、乐昌）、潮州（饶平）、清远（连州）。

性味功效： 甘、微苦，寒。清热解毒。

注：《中国植物志》已修订该物种学名，与淡红忍冬归并，正名为“淡红忍冬 Lonicera acuminata Wall.”。

皱叶忍冬 Lonicera rhytidophylla Hand.-Mazz.

药用部位： 花蕾。

习性生境： 藤本。生于海拔400～600m的山谷、溪边、路旁灌丛中。

产　　地： 韶关（乳源、新丰、始兴、乐昌）、河源（和平、紫金）、梅州（蕉岭、平远、五华、丰顺、大埔、梅县、兴宁）、惠州（龙门、博罗）、深圳、清远（连山、阳山、连州、英德）、肇庆（德庆、封开）、云浮（罗定）、江门（新会）、茂名（信宜、高州）。

性味功效： 甘、微苦，寒。清热解毒。

注：《中国植物志》已修订该物种学名，正名为“皱叶忍冬 Lonicera reticulata Champ. ex Benth.”。

接骨草 Sambucus chinensis Lindl.

别　　名： 陆英、走马箭、蒴藋。

药用部位： 根、茎、叶或全株。

习性生境： 草本或亚灌木。生于海拔300～1 000m的山坡林下沟边和草丛中。

产　　地： 广东西部、中部、东部至北部各地。

性味功效： 甘、微苦，平。根：散瘀消肿，祛风活络。茎、叶：利尿消肿，活血止痛。

注：《中国植物志》已修订该物种学名，正名为“接骨草 Sambucus javanica Bl.”。

接骨木 Sambucus williamsii Hance

别　　名： 木蒴藋、续骨草、九节风。

药用部位： 茎、枝。

习性生境： 落叶灌木或小乔木。生于海拔200～800m的山坡、灌丛、沟边、路旁、宅边。

产　　地： 韶关（乳源、乐昌）。

性味功效： 甘、苦，平。祛风利湿，活血，止血。

水红木 Viburnum cylindricum Buch.-Ham. ex D. Don.

别　　名： 狗肋巴、斑鸠石、斑鸠柘、炒面叶、扯白叶。

药用部位： 根。

习性生境： 常绿灌木或小乔木。生于山坡疏林或灌丛中。

产　　地： 韶关（乳源、乐昌、曲江）、惠州（博罗）、广州、佛山（南海）、江门（新会）。

性味功效： 苦，寒。祛风除湿，活血通络，解毒。

荚蒾 Viburnum dilatatum Thunb.

别　　名： 子酸汤杆、苦柴。

药用部位： 根、枝、叶。

习性生境： 落叶灌木。生于林下或灌丛中。

产　　地： 韶关（乳源、仁化、乐昌）、河源、梅州（五华、丰顺）、惠州（龙门、博罗）、清远（连山、阳山、连州）、茂名（信宜）。

性味功效： 根：辛、涩，微寒；祛瘀消肿。枝、叶：酸，微寒；清热解毒，疏风解表。

宜昌荚蒾 Viburnum erosum Thunb.

别　　名： 野绣球、糯米条子。

药用部位： 根。

习性生境：落叶灌木。生于海拔300～700m的山坡林下或灌丛中。

产　　地：韶关（乳源、翁源、仁化、始兴、乐昌）、河源（和平）、惠州（龙门）、清远（连山、连州）。

性味功效：涩，平。祛风，除湿。

南方荚蒾 Viburnum fordiae Hance

别　　名：火柴树、火斋、满山红、苍伴子。

药用部位：根、茎。

习性生境：灌木或小乔木。生于海拔200～800m的山谷、山坡林下或灌丛中。

产　　地：广东西部、中部、东部至北部各地。

性味功效：苦，凉。祛风清热，散瘀活血。

淡黄荚蒾 Viburnum lutescens Bl.

别　　名：罗盖叶、黄荚蒾。

药用部位：叶。

习性生境：常绿灌木。生于海拔180～1 000m的山谷林中或河边湿地上。

产　　地：韶关（翁源）、清远（英德）、肇庆（德庆、封开、怀集、高要）、云浮（新兴）、茂名（信宜、高州）。

性味功效：活血，除湿。祛瘀生新，消肿止痛。

吕宋荚蒾 Viburnum luzonicum Rolfe

别　　名：罗盖荚蒾。

药用部位：叶。

习性生境：灌木。生于海拔100～700m的山谷、溪旁疏林灌丛中。

产　　地：韶关（曲江）、河源（和平）、梅州（蕉岭、丰顺、大埔、梅县）、潮州（饶平）、惠州（博罗）、清远（英德）、肇庆（德庆、高要）、云浮（罗定）。

性味功效：苦，凉。祛风除湿，活血。

▼琼花 Viburnum macrocephalum Fort. f. **keteleeri**（Carr.）Rehd.

别　　名：扬州琼花、蝴蝶木、八仙花、聚八仙、蝴蝶戏珠花。

药用部位：叶。

习性生境：灌木。栽培。

产　　地：韶关（乐昌）有栽培。

性味功效：苦，凉。燥湿止痒。治疥癣、湿疹，外用鲜品煎水洗患处。

珊瑚树 Viburnum odoratissimum Ker-Gawl.

别　　名：沙糖木、香柄树、枫饭树、麻油香、早禾树、猪耳木。

药用部位：叶、茎皮、根。

习性生境：灌木或小乔木。生于疏林或灌丛中。

产　　地：广东各地均有产。

性味功效：辛，温。清热祛湿，通经活络，拔毒生肌。

蝴蝶戏珠花 Viburnum plicatum Thunb. var. **tomentosum**（Thunb.）Miq.

别　　名：蝴蝶花、蝴蝶树、蝴蝶荚蒾。

药用部位：根、茎。

习性生境：灌木。生于海拔300～500m的山坡、山谷混交林内及沟谷旁灌丛中。

产　　地：韶关（乳源）。

性味功效：酸、辛、苦，温。清热解毒，健脾消积，祛风除湿。

球核荚蒾 Viburnum propinquum Hemsl. *

别　　名：六股筋、仙人茶、兴山绣球、兴山荚蒾、小叶球核荚蒾。

药用部位：根、叶。

习性生境：灌木。生于海拔500～1 000m的山谷林中或灌丛中。

产　　地：韶关（乳源、乐昌）、广州、清远（连州）。

性味功效：辛、苦，温。散瘀止血，续筋接骨。

常绿荚蒾 Viburnum sempervirens K. Koch

别　　名：白花坚荚树、坚荚蒾、冬红果。

药用部位：叶。

习性生境：灌木。生于林下。

产　　地：韶关（乳源、翁源、仁化、南雄、乐昌、曲江）、河源（连平、紫金）、梅州（丰顺、大埔、梅县）、汕尾（海丰）、惠州（龙门、博罗）、东莞、深圳、广州（从化、番禺）、清远（连山、英德）、肇庆（封开、高要）、阳江（阳春）。

性味功效：苦，寒。活血散瘀，消肿止痛。

茶荚蒾 Viburnum setigerum Hance

别　　名：鸡公柴、饭汤子、沟核茶荚蒾。

药用部位：根、果实。

习性生境：灌木。生于海拔200～1 000m的山谷、溪涧旁疏林或山坡灌丛中。

产　　地：韶关（乳源、乐昌、曲江）。

性味功效：根：微苦，平；清热利湿，活血化瘀。果实：甘，平；健脾。

半边月 Weigela japonica Thunb. var. **sinica** （Rehd.）Bailey *

别　　名：水马桑、琼花、木绣球。

药用部位：根、枝叶。

习性生境：灌木。生于海拔450～1 800m的山坡林下、山顶灌丛和沟边等地。

产　　地：清远（连山、连州）。

性味功效：根：甘，平；益气健脾。枝叶：苦，寒；清热解毒。

151. 败酱科 Valerianaceae

黄花败酱 Patrinia scabiosaefolia Fisch. ex Trev.

别　　名：黄花龙芽、败酱草、龙芽败酱。

药用部位：根、全草。

习性生境：草本。生于山坡草丛中。

产　　地：韶关（乳源、翁源、仁化、乐昌）、河源（和平、连平）、梅州（大埔）、惠州（博罗）、广州、清远（连山、阳山、连州、英德）、肇庆（怀集）、云浮。

性味功效：苦、辛，凉。清热利湿，解毒排脓，活血祛瘀。

注：《中国植物志》已修订该物种学名，正名为“败酱 Patrinia scabiosifolia Link”。

白花败酱 Patrinia villosa Juss.

别　　名：攀倒甑、苦斋婆、胭脂麻。

药用部位：根、全草。

习性生境：草本。生于山谷、沟边、山坡草丛中。

产　　地：广东西部、中部、东部至北部各地。

性味功效：苦、辛，凉。清热利湿，解毒排脓，活血祛瘀。

152. 续断科 Dipsacaceae

川续断 Dipsacus asperoides C. Y. Cheng et T. M. Ai

药用部位：根头及须根。

习性生境：草本。生于沟边、草丛和林边荒地。

产　　地：韶关（乳源、乐昌）、潮州（饶平）、清远（连山、阳山、连州）。

性味功效：苦、辛，微温。补肝肾，续筋骨，行气消肿，止痛。

注：《中国植物志》已修订该物种学名，正名为“川续断 Dipsacus asper Wall. ex DC.”。

153. 菊科 Compositae

和尚菜 Adenocaulon himalaicum Edgew. *

别　　名：腺梗菜。

药用部位：全草。

习性生境：草本。生于河岸、湖旁、峡谷、阴湿的密林下、干燥的山坡。

产　　地：据《中国植物志》记载广东有产。

性味功效：辛、苦，温。宣肺平喘，利水消肿，散瘀止痛。治咳嗽气喘、水肿、小便不利、产后瘀血腹痛、跌打损伤。

下田菊 Adenostemma lavenia（L.）O. Kuntze

别　　名：风气草、白龙须、水胡椒、见肿消、汗苏麻。

药用部位：全草。

习性生境：草本。生于林下及潮湿处。

产　　地：韶关（乳源、翁源、仁化、乐昌）、河源（和平、连平）、梅州（大埔）、惠州（龙门、博罗）、深圳、珠海、广州（从化）、清远（连山、阳山、连州、英德）、肇庆（封开、怀集、高要）、云浮（郁南、新兴、罗定）、阳江（阳春）、茂名（信宜）。

性味功效：苦，寒。清热解毒，祛风除湿。

藿香蓟 Ageratum conyzoides L.

别　　名：白花臭草、胜红蓟、白花草、七星菊。

药用部位：全草。

习性生境：草本。生于旷野、路旁、荒地、农田。

产　　地：广东各地均有产。

性味功效：辛、微苦，凉。清热解毒，止血，止痛。

熊耳草 Ageratum houstonianum Miller

别　　名：心叶藿香蓟、紫花藿香蓟。

药用部位：全草。

习性生境：草本。生于旷野、路旁、荒地、农田。

产　　地：梅州（平远）、广州、肇庆、江门（台山）。

性味功效：微苦，凉。清热解毒，祛风，消炎，止血。

杏香兔儿风 Ainsliaea fragrans Champ.

别　　名：白走马胎、杏香兔耳风、金边兔耳、红背兔儿风。

药用部位：全株。

习性生境：草本。生于海拔30～1 000m的山坡、灌木林下、路旁沟边草丛中。

产　　地：韶关（乳源、翁源、始兴、乐昌、曲江）、河源（连平）、梅州（平远）、汕头（南澳）、惠州（惠东、博罗）、深圳、广州（从化、增城）、肇庆（怀集）、清远（连山、阳山、连州）。

性味功效：苦、辛，平。清热解毒，消积散结，止咳，止血。

纤枝兔耳风 Ainsliaea gracilis Franch. *

药用部位：全株。

习性生境：草本。生于海拔400～1 000m的山地、丛林、涧旁石缝中。

产　　地：韶关（乳源、乐昌）、清远（阳山、连州）、肇庆（封开、高要）、茂名（信宜）。

性味功效：止血。治咳血。

灯台兔耳风 Ainsliaea macroclinidioides Hayata

别　　名：铁灯兔耳风、高脚一支香。

药用部位：全草。

习性生境：草本。生于海拔500～1 000m的山坡、河谷林下、湿润草丛中。

产　　地：韶关（翁源、乐昌）、梅州（丰顺）、河源（和平）、深圳、云浮。

性味功效：微辛，凉。清热解毒。

莲沱兔耳风 Ainsliaea ramosa Hemsl.

药用部位：全草。

习性生境：草本。生于海拔120～800m的水旁、潮湿处的山地密林中。

产　　地：韶关（新丰、翁源、仁化）、河源（连平）、惠州（博罗）、广州（从化、增城）、清远（连山、连州）、肇庆（怀集）。

性味功效：清热解毒，润肺止咳。

豚草 Ambrosia artemisiifolia L.

别　　名：豕草、破布草、艾叶。

药用部位：全草、叶汁。

习性生境：草本。生于林园、山路旁。

产　　地：韶关（乐昌）、梅州（大埔）、深圳、清远（连南、连山、连州、英德）。

性味功效：消炎。

珠光香青 Anaphalis margaritacea（L.）Benth. et Hook. f. *

别　　名：大叶白头翁、大火青、毛女儿草、山荻。

药用部位：全草。

习性生境：草本。生于荒草坡地。

产　　地：韶关（乳源、仁化、乐昌）。

性味功效：微苦、甘，平。清热解毒，祛风通络，驱虫。

香青 Anaphalis sinica Hance

别　　名：通肠香、籁箫、荻。

药用部位：全草。

习性生境：草本。生于低海拔地区的山坡、路旁、草地或灌丛中。

产　　地：韶关（乳源、仁化）。

性味功效：辛、微苦，微温。祛风解表，宣肺止咳。

山黄菊 Anisopappus chinensis（L.）Hook. et Arn. *

别　　名：金菊花、旱山菊、葡涧菊、广东旋复花、广东旋覆花。

药用部位：全草。

习性生境：草本。生于山坡、沙地、贫瘠荒地及林缘或生于路旁与宅旁的杂草丛中。

产　　地：韶关（新丰、翁源、始兴、乐昌）、河源（和平、连平）、梅州（蕉岭）、惠州（博罗）、深圳、广州、清远（阳山、英德）、肇庆（怀集）、云浮（新兴）、江门（台山）、阳江（阳春）、茂名、湛江（徐闻）。

性味功效：苦，凉。清热化痰。

▼牛蒡 Arctium lappa L. *

别　　名：恶实、大力子。

药用部位：果实、根。

习性生境：草本。栽培。

产　　地：广东中部、东部和北部有栽培。

性味功效：果实：辛、苦，寒；疏散风热，宣肺透疹，散结解毒。根：苦、辛，寒；清热解毒，疏风利咽。

黄花蒿 Artemisia annua L.

别　　名：青蒿、蒿子、臭蒿、香蒿。

药用部位：全草。

习性生境：草本。生于山地、路旁、山坡、林缘。

产　　地：韶关（乳源、新丰、翁源、乐昌）、梅州（梅县）、广州、清远（阳山、连州、英德）、肇庆（怀集）、云浮（郁南）、阳江（阳春）。

性味功效：苦，寒。清热凉血，退虚热，解暑。

奇蒿 Artemisia anomala S. Moore

别　　名：刘寄奴、南刘寄奴、千粒米、六月霜、异形蒿。

药用部位：全草。

习性生境：草本。生于海拔310～900m的林缘、路旁、沟边、河岸、灌丛、荒坡。

产　　地：韶关（乳源、新丰、翁源、始兴、乐昌）、河源（和平、连平）、广州（从化）、清远（连山、阳山、连州、英德）、肇庆（德庆、怀集）、茂名（信宜）。

性味功效：辛、苦，平。清暑利湿，活血行瘀，通经止痛。

艾 Artemisia argyi Lévl. et Vant.

别　　名：艾叶、艾蒿、家艾、金边艾、祈艾、灸草、端阳蒿。

药用部位：地上部分。

习性生境：草本。生于低海拔至中海拔地区的荒地、路旁、山坡。

产　　地：韶关（仁化、乐昌）、河源（和平）、清远（连州、英德）。

性味功效：苦、辛，温。散寒除湿，温经止血。

茵陈蒿 Artemisia capillaris Thunb.

别　　名：茵陈、绵茵陈、白茵陈、日本茵陈、家茵陈、绒蒿。

药用部位：嫩枝叶。

习性生境：草本。生于海拔300～1 000m的山坡、旷野、路旁。

产　　地：韶关（翁源、始兴、乐昌）、梅州（蕉岭、大埔、梅县）、汕头（南澳）、惠州（惠东）、广州、湛江（徐闻）。

性味功效：苦、辛，微寒。清热利湿，利胆退黄。

青蒿 Artemisia carvifolia Buch.-Ham. ex Roxb.

别　　名：蒿子、臭蒿、香蒿。

药用部位：全草。

习性生境：草本。生于低海拔湿润的河岸边沙地、山谷林缘、路旁、滨海地区。

产　　地：湛江。

性味功效：辛、苦，凉。散风火，解暑热，止盗汗。

五月艾 Artemisia indica Willd.

别　　名：小野艾、大艾。

药用部位：叶或全草。

习性生境：草本。低海拔至中海拔湿润的路旁、林缘、坡地及灌丛中。

产　　地：韶关（始兴、乐昌）、梅州（五华）、汕头（南澳）、惠州（博罗）、深圳、珠海、广州、清远（阳山）、肇庆（封开、怀集、高要）、云浮（郁南、新兴、罗定）、江门（台山）、阳江（阳春）、湛江（徐闻）。

性味功效：辛、苦，温。叶：理气血，逐寒湿，止血通经，安胎。全草：利膈开胃，温经。

牡蒿 Artemisia japonica Thunb.

别　　名：齐头蒿、土柴胡。

药用部位：根、全草。

习性生境：草本。生于荒野间的草地。

产　　地：广东西部、中部、东部至北部各地。

性味功效：苦、微甘，平。根：祛风补虚，杀虫截疟。全草：清热，凉血，解暑。

白苞蒿 Artemisia lactiflora Wall. ex DC.

别　　名：鸭脚艾、四季菜、甜菜子、刘寄奴、白花蒿。

药用部位：叶或全草。

习性生境：草本。生于林缘、草坡及荒野地，或栽培。

产　　地：韶关（乳源、新丰、翁源、始兴、南雄、乐昌）、河源（和平）、梅州（大埔）、惠州（龙门、博罗）、深圳（宝安）、广州（从化）、佛山（南海）、清远（阳山）、肇庆（封开、怀集、高要）、云浮（郁南、罗定）、江门（新会）、阳江。

性味功效：甘、微苦，平。理气，活血，调经，利湿，解毒，消肿。

矮蒿 Artemisia lancea Van.

别　　名： 牛尾蒿。

药用部位： 根、叶。

习性生境： 草本。生于低海拔至中海拔的林缘、路旁、荒坡及疏林下。

产　　地： 韶关（乳源、翁源、始兴、乐昌）、河源（连平）、梅州（梅县）、肇庆（封开、怀集、高要）、江门（台山）。

性味功效： 苦、微辛，凉。散寒温经，止血安胎，清热祛湿，消炎驱虫。民间作"艾"（家艾）与"茵陈"的代用品。

野艾蒿 Artemisia lavandulaefolia DC.

别　　名： 野艾、大叶艾蒿、狭叶艾、艾叶、苦艾。

药用部位： 叶。

习性生境： 草本。生于低海拔至中海拔地区的路旁、林缘、山坡、草地、山谷、灌丛。

产　　地： 韶关（乳源、翁源、乐昌）、河源（连平）、梅州（梅县）、肇庆（封开、怀集、高要）。

性味功效： 辛、苦，温。温经止血，散寒止痛，祛湿止痒。

注：《中国植物志》已修订该物种学名，正名为"野艾蒿 Artemisia lavandulifolia Candolle"。

魁蒿 Artemisia princeps Pamp. *

别　　名： 艾蒿、野蓬头、五月艾。

药用部位： 叶。

习性生境： 草本。生于旷野、山谷、山坡草地。

产　　地： 韶关（始兴、乐昌）、梅州（五华）、汕头（南澳）、惠州（博罗）、深圳、珠海、广州、清远（阳山）、肇庆（封开、怀集、高要）、云浮（郁南、新兴、罗定）、江门（台山）、阳江（阳春）、湛江（徐闻）。

性味功效： 辛、香、微苦，微温。祛风消肿，止痛止痒，调经止血。

猪毛蒿 Artemisia scoparia Waldst. & Kit.

别　　名： 茵陈蒿、绵茵陈、白蒿、绒蒿、猴子毛、扫把艾。

药用部位： 地上部分。

习性生境： 草本。生于海拔300～1 000m的山坡、旷野、路旁。

产　　地： 韶关（翁源、始兴、乐昌）、梅州（蕉岭、大埔、梅县）、汕头（南澳）、惠州（惠东）、广州、湛江（徐闻）。

性味功效： 苦、辛，微寒。清热利湿，利胆退黄。

蒌蒿 Artemisia selengensis Turcz. ex Bess. *

别　　名： 芦、蒿、芦蒿、水蒿、蒌蒿。

药用部位： 全草、叶。

习性生境： 草本。生于低海拔地区的河湖岸边与沼泽地带，也见于湿润的疏林中、山坡、路旁、荒地等。

产　　地： 韶关（乐昌）。

性味功效： 苦、辛，温。利膈开胃。

南艾蒿 Artemisia verlotorum Lamotte

别　　名： 白蒿、大青蒿、苦蒿、紫蒿、红陈艾。

药用部位： 根、叶。

习性生境： 草本。生于低海拔的山坡、路旁、田边等。

产　　地： 深圳、广州（从化）、肇庆（封开）。

性味功效： 散寒，消炎，止痛，止血。

三褶脉紫菀 Aster ageratoides Turcz.

别　　名： 野白菊花、山白菊、山雪花、三脉叶马兰、鸡儿肠。
药用部位：根、全草。
习性生境：草本。生于山地、山谷、疏林阳处。
产　　地：韶关（乳源、仁化、乐昌）、肇庆（封开）、江门（台山）。
性味功效：苦、辛，凉。清热解毒，祛痰止咳，凉血止血。
注：《中国植物志》已修订该物种学名，正名为"三脉紫菀 Aster trinervius subsp. ageratoides（Turczaninow）Grierson"。

卵叶紫菀 Aster ageratoides Turcz. var. **ovatus** Hand.-Mazz.
别　　名：卵叶山白菊。
药用部位：根或全草。
习性生境：草本。生于山坡草地。
产　　地：韶关（乳源、乐昌）、惠州（龙门）、清远（英德）。
性味功效：止痛。治腰骨痛。

三脉山白菊 Aster ageratoides Turcz. var. **trinervius**（Roxb.）Hand.-Mazz. *
别　　名：三脉叶马兰。
药用部位：全草。
习性生境：草本。生于山坡草地。
产　　地：韶关（乳源、乐昌）、潮州（饶平）、茂名（信宜）。
性味功效：苦、辛，凉。清热化湿，祛风止痛。
注：《中国植物志》已修订该物种学名，正名为"三基脉紫菀 Aster trinervius D. Don"。

白舌紫菀 Aster baccharoides Steetz.
药用部位：全草。
习性生境：草本。生于海拔50～900m的山坡、路旁、草地和沙地。
产　　地：梅州（大埔、梅县）、惠州（龙门）、深圳、广州。
性味功效：甘、辛，平。清热解毒，凉血止血。

琴叶紫菀 Aster panduratus Nees ex Walp.
别　　名：大风草、岗边菊、福氏紫菀。
药用部位：根或全草。
习性生境：草本。生于山坡草丛中。
产　　地：汕头。
性味功效：苦、辛，温。温中散寒，止咳，止痛。

短舌紫菀 Aster sampsonii（Hance）Hemsl. *
别　　名：桑氏紫菀、黑根紫菀。
药用部位：根或全草。
习性生境：草本。生于山坡草地或灌丛中。
产　　地：韶关（乳源、仁化）、广州、云浮。
性味功效：苦，温。理气活血，消积，止汗。

香港紫菀 Aster striatus Champ. ex Benth. *
别　　名：接骨紫菀、接骨草、线纹紫菀。
药用部位：全草。
习性生境：草本。生于山坡草地或灌丛中。
产　　地：韶关（翁源）。
性味功效：辛、微苦，微温。活血散瘀，消肿止痛。治跌打损伤、骨折、风湿痹痛。

钻叶紫菀 Aster subulatus Michx.
别　　名：瑞连草、土柴胡、剪刀菜、燕尾菜、钻形紫菀。
药用部位：全草。
习性生境：草本。生于路旁、田野、旷野。
产　　地：广东西部、南部各地。
性味功效：酸、苦，凉。清热解毒。

苍术 Atractylodes lancea（Thunb.）DC. *
别　　名：赤术、术、茅术、南苍术、仙术、和白术、关苍术。
药用部位：根。
习性生境：草本。生于低海拔至中海拔地区山坡、草地、林下、灌丛及岩缝中。
产　　地：清远（连山、阳山、连州）、肇庆。
性味功效：辛、苦，温。燥湿健脾，祛风湿，明目。治湿困脾胃、倦怠嗜卧、脘腹胀闷、呕恶食少、吐泻乏力、痰饮、湿肿、表证夹湿、无汗、头身重痛、风湿痹痛、肢节酸痛。

▼白术 Atractylodes macrocephala Koidz. *

别　　名：于术、冬术、浙术、种术。

药用部位：根。

习性生境：草本。栽培。

产　　地：清远（连山、连州）有栽培。

性味功效：甘、微苦，温。健脾，燥湿，和中。

▼云木香 Aucklandia costus Falc.［*A. lappa* Decne.，*Saussurea lappa* C. B. Clarke］*

别　　名：广木香、青木香、木香。

药用部位：根。

习性生境：草本。栽培。

产　　地：粤北有引种栽培。

性味功效：辛、苦，温。行气止痛，温中和胃。

婆婆针 Bidens bipinnata L.

别　　名：鬼针草、刺针草、盲肠草、一包针、粘身草。

药用部位：全草。

习性生境：草本。生于路旁、荒地、山坡及田埂。

产　　地：韶关（乳源）、河源（和平）、广州、肇庆（怀集）、云浮。

性味功效：苦，平。清热解毒，祛风活血。

金盏银盘 Bidens biternata（Lour.）Merr. et Sherff.

别　　名：黄花雾、黄花母、虾箝草、金杯银盏。

药用部位：全草。

习性生境：草本。生于路旁、荒地、山坡及田埂。

产　　地：韶关（新丰、翁源）、汕尾（海丰）、惠州（龙门、博罗）、清远（连南、连山）、肇庆、云浮、阳江（阳春）、湛江（徐闻）。

性味功效：苦，平。清热解毒，祛风活血。

鬼针草 Bidens pilosa L.

别　　名：刺针草、盲肠草、一包针、粘身草、婆婆针、钢叉草。

药用部位：全草。

习性生境：草本。生于村旁、路边、荒地中。

产　　地：韶关（乳源）、河源（和平）、梅州（蕉岭、平远、五华）、汕头、深圳、广州、清远（连山、阳山）、肇庆（封开）、云浮、江门（开平、台山、新会）、茂名（信宜）。

性味功效：苦，平。清热解毒，祛风活血。

三叶鬼针草 Bidens pilosa L. var. **radiata** Sch.-Bip.

别　　名：鬼针草。

药用部位：全草。

习性生境：草本。生于村旁、路边、荒地中。

产　　地：韶关（乳源、翁源、始兴、乐昌）、河源（连平）、梅州（蕉岭、五华、大埔）、潮州（饶平）、惠州（龙门、惠东、博罗）、深圳、珠海、广州（从化）、清远（连南、连山、阳山、英德）、肇庆（德庆、封开）、云浮（郁南、新兴、罗定）、江门（台山）、阳江（阳春）、茂名（信宜）。

性味功效：苦，平。清热解毒，祛风活血。

注：《中国植物志》已修订该物种学名，与鬼针草归并，正名为“鬼针草 Bidens pilosa L.”。

狼杷草 Bidens tripartita L.

别　　名：狼把草、矮狼杷草。

药用部位：全草。

习性生境：草本。生于路边荒野及水边湿地。

产　　地：韶关（翁源、始兴、南雄、乐昌）、河源（和平）、肇庆（怀集）。

性味功效：甘、微苦，凉。清热解毒，养阴敛汗，透汗发表，利尿。

百能葳 Blainvillea acmella（L.）Phillipson

别　　名：鱼鳞菜、异芒菊、假麦菜草。

药用部位：全草。

习性生境：草本。生于山坡路旁、林缘。

产　　地：韶关（乳源）、河源（和平）、梅州（蕉岭、大埔）、汕头、惠州（惠东）、珠海、广州（从化）、清远（英德）、肇庆（高要）、阳江（阳春）、湛江（徐闻、雷州）。

性味功效：甘、辛，凉。活血化瘀。

馥芳艾纳香 Blumea aromatica DC.

别　　名：山风、香艾纳、香艾、香六耳铃。

药用部位：全草。

习性生境：草本或亚灌木。生于山坡路旁、林缘。

产　　地：韶关（乳源、乐昌）、河源（和平）、惠州（博罗、惠阳）、广州（从化）、清远（阳山）、阳江（阳春）。

性味功效：辛、微苦，温。祛风消肿，活血止痒。

艾纳香 Blumea balsamifera（L.）DC.

别　　名：冰片艾、大风艾、打蚊艾。

药用部位：全草。

习性生境：草本或亚灌木。生于山坡路旁。

产　　地：深圳、广州（花都）、肇庆（高要）、江门（台山）、阳江（阳春）。

性味功效：辛、微苦，微温。祛风消肿，活血散瘀。

七里明 Blumea clarkei Hook. f.

别　　名：东风草。

药用部位：根或全草。

习性生境：草本。生于干燥山坡及旷野草地上。

产　　地：韶关（始兴、南雄）、梅州（蕉岭）、惠州（博罗）、深圳、广州（从化）、肇庆（封开）、湛江（徐闻）。

性味功效：苦，寒。清热解毒，利尿消肿。

台北艾纳香 Blumea formosana Kitam.

别　　名：台湾艾纳香。

药用部位：全草。

习性生境：草本。生于低海拔地区的路旁、荒地、田边、山谷、丘陵地带草丛中。

产　　地：韶关（乳源、新丰、仁化、乐昌）、惠州（龙门、博罗）、广州（从化）。

性味功效：苦、淡，寒。清热解毒，利尿消肿。

毛毡草 Blumea hieracifolia（D. Don）DC. *

别　　名：臭草、臭毛毡草。

药用部位：全草。

习性生境：草本。生于低海拔或中海拔地区。

产　　地：韶关（南雄）、惠州（博罗）、深圳、广州（从化）、肇庆（封开）、阳江（阳春）。

性味功效：微辛，凉。清热解毒。

注：《中国植物志》已修订该物种学名，正名为“毛毡草 Blumea hieraciifolia（Sprengel）Candolle”。

见霜黄 Blumea lacera（Burm. f.）DC.

别　　名：红头草、黄花地胆头。

药用部位：全草。

习性生境：草本。生于湿润草坡上。

产　　地：广州、阳江（阳春）、茂名（信宜）、湛江（徐闻）。

性味功效：苦，寒。清热解毒，消肿止痛。

六耳铃 Blumea laciniata（Roxb.）DC.

别　　名：走马风、吊钟黄。

药用部位：全草。

习性生境：粗壮草本。生于山谷、旷野、路旁。

产　　地：韶关（始兴、乐昌）、梅州（梅县）、广州、佛山（南海）、肇庆、茂名（信宜）、湛江（徐闻）。

性味功效：苦、微辛，温。祛风除湿，通经活络。

千头艾纳香 Blumea lanceolaria（Roxb.）Druce *

别　　名：大叶艾纳香、火油草、走马风。

药用部位：全草。

习性生境：草本。生于较湿润林地或谷地溪畔。

产　　地：韶关（乳源、乐昌）、惠州（博罗）、佛山、肇庆。

性味功效：辛，平，有煤油气味。祛风除湿，消肿止痛。

东风草 Blumea megacephala（Randeria）Chang et Tseng

别　　名：大头艾纳香、白花九里明、华艾纳香。

药用部位：全草。

习性生境：攀援状亚灌木。生于山谷灌丛中或林缘。

产　　地：韶关（翁源、新丰、始兴、乐昌）、惠州（博罗）、深圳、广州（从化）、清远（阳山、连州、英德）、肇庆（德庆、怀集、高要）、云浮、江门（台山）、阳江（阳春）、茂名（信宜）。

性味功效：微苦、淡，微温。祛风除湿，活血调经。

柔毛艾纳香 Blumea mollis（D. Don）Merr.

别　　名：红头小仙、紫背倒提壶、紫花草、紫色草。

药用部位：全草。

习性生境：草本。生于干燥的阴坡、路旁。

产　　地：韶关（乳源、翁源）、梅州（蕉岭、大埔）、广州、清远、肇庆、云浮。

性味功效：苦，平。消炎，清热解毒。

长圆叶艾纳香 Blumea oblongifolia Kitam.

别　　名：大黄草、七里明。

药用部位：全草。

习性生境：草本。生于低海拔的路旁、田边、草地或山谷溪流边。

产　　地：韶关（新丰、翁源）、河源（龙川）、梅州、惠州（博罗、惠阳）、广州（从化）。

性味功效：苦、微辛，凉。清热解毒，利水消肿。

拟毛毡草 Blumea sericans（Kurz）Hook. f. *

别　　名：丝毛艾纳香、田芥菜仔。

药用部位：全草。

习性生境：草本。生于低海拔地区的路旁、荒地、田边、山谷、丘陵地带草丛中。

产　　地：韶关（乳源、始兴、南雄、乐昌）、梅州（五华）、惠州（博罗）、广州（从化）、清远（英德）。

性味功效：微苦、淡，平。清热利尿。

▼金盏花 Calendula officinalis L.

别　　名：金盏菊、盏盏菊。

药用部位：花。

习性生境：草本。栽培。

产　　地：广东各地园林有栽培。

性味功效：苦，寒。清热解毒，活血调经。

天名精 Carpesium abrotanoides L. *

别　　名：北鹤虱、天蔓青、地菘、鹤虱、野烟叶。

药用部位：果实、全草。

习性生境：草本。生于低海拔地区村旁、路边、荒地、溪边林缘。

产　　地： 韶关（乳源、翁源、始兴、乐昌）、河源（和平）、惠州（龙门）、清远（阳山、英德）、肇庆（高要）。

性味功效： 果实（鹤虱）：苦、辛，平；有小毒；杀虫消积。全草：苦、辛，寒；清热，化痰，解毒，杀虫，破瘀，止血。

烟管头草 Carpesium cernuum L.

别　　名： 杓儿菜、烟袋草。

药用部位： 全草、根。

习性生境： 草本。生于山坡路旁和山谷草地。

产　　地： 韶关（乳源、翁源、始兴、乐昌）、河源（和平）、惠州（龙门）、清远（阳山、英德）、肇庆（高要）。

性味功效： 微苦，寒。清热解毒，消炎退肿。

金挖耳 Carpesium divaricatum Sieb. et Zucc.

别　　名： 滁州鹤虱。

药用部位： 根、全草、果实。

习性生境： 草本。生于中、低海拔路旁及山坡灌丛中。

产　　地： 韶关（始兴）、梅州（大埔）、惠州（龙门）。

性味功效： 苦、辛，寒。清热解毒，消肿止痛。

▼红花 Carthamus tinctorius L. *

别　　名： 草红花。

药用部位： 花。

习性生境： 草本。栽培。

产　　地： 韶关（乐昌）、广州、清远（阳山、连州、英德）、肇庆有栽培。

性味功效： 辛，温。活血通经，祛瘀止痛。治痛经、闭经、冠心病心绞痛、跌打损伤、瘀血作痛。

石胡荽 Centipeda minima（L.）A. Br. et Aschers

别　　名： 鹅不食草、球子草、地胡椒、三牙戟、小拳头。

药用部位： 全草。

习性生境： 草本。生于田野、河岸、路旁、荒野阴湿地。

产　　地： 广东各地均有产。

性味功效： 辛，温。通窍散寒，祛风利湿，散瘀消肿。

▼茼蒿 Chrysanthemum segetum L.［*C. caronarum* L. var. *spatiosum* Bailey］

别　　名： 艾菜。

药用部位： 全草。

习性生境： 草本。栽培。

产　　地： 广东各地均有栽培。

性味功效： 辛、甘，平。安心气，健脾胃，消痰饮，利肠胃。治消化不良、痰饮便秘。

注：《中国植物志》已修订该物种学名，正名为：Glebionis segetum（L.）Fourreau。

湖北蓟 Cirsium hupehense Pamp.

别　　名： 线叶蓟。

药用部位： 茎叶或根。

习性生境： 草本。生于山坡、灌木林中或林缘、草地、荒地或田间。

产　　地： 韶关（乐昌）、清远（阳山、连州）。

性味功效： 酸、温。活血化瘀、解毒消肿。

注：《中国植物志》已修订该物种学名，与线叶蓟归并，正名为“线叶蓟 Cirsium lineare（Thunb.）Sch.-Bip.”。

大蓟 Cirsium japonicum Fisch. ex DC.

别　　名： 蓟、刺蓟菜。

药用部位： 根或全草。

习性生境： 草本。生于旷野草丛、路旁湿润处。

产　　地： 韶关（乳源、新丰、南雄）、河源（连平）、潮州（饶平）、惠州（龙门）、清远（英德）、云浮、茂名（信宜）。

性味功效： 甘，凉。凉血止血，散瘀消肿。

线叶蓟 Cirsium lineare（Thunb.）Sch-Bip.［*Carduus linearis* Thunb.］

别　　名： 小蓟、条叶蓟、湖北蓟。

药用部位： 根。

习性生境： 草本。生于山坡草地、灌丛中。

产　　地： 韶关（翁源、仁化）、深圳、广州（从化）、清远（连山、英德）。

性味功效： 甘，凉。凉血散瘀，解毒生肌，止血。

刺儿菜 Cirsium setosum（Willd.）Besser.

别　　名： 小蓟。

药用部位： 全草。

习性生境： 草本。生于山坡草地、灌丛中。

产　　地： 韶关（乳源）。

性味功效： 甘，凉。凉血，行瘀，止血。

藤菊 Cissampelopsis volubilis（Bl.）Miq.

别　　名： 滇南千里光。

药用部位： 藤茎。

习性生境： 草本。生于海拔780～1 000m的林中，攀援于乔木及灌木上。

产　　地： 清远（英德）、肇庆、云浮（郁南）、阳江（阳春）、茂名（信宜）。

性味功效： 舒筋活络，祛风除湿。

香丝草 Conyza bonariensis（L.）Cronq.

别　　名： 野塘蒿、小山艾、火草苗、小加蓬、野地黄菊。

药用部位： 全草。

习性生境： 草本。生于路旁、荒地。

产　　地： 广东各地逸为野生。

性味功效： 苦，凉。清热祛湿，行气止痛。

注：《中国植物志》已修订该物种学名，正名为“香丝草 Erigeron bonariensis L.”。

小蓬草 Conyza canadensis（L.）Cronq.

别　　名： 加拿大蓬、小飞蓬、小白酒草、蒿子草。

药用部位： 全草。

习性生境： 草本。生于田野、路旁。

产　　地： 韶关（乳源、翁源、始兴、乐昌）、梅州（平远、梅县）、汕尾（陆丰）、清远（连山、连州、英德）、肇庆（封开）。

性味功效： 苦、辛，凉。清热利湿，散瘀消肿。

注：《中国植物志》已修订该物种学名，正名为“小蓬草 Erigeron canadensis L.”。

白酒草 Conyza japonica（Thunb.）Less.

别　　名： 劲直假蓬、山地菊、假蓬、劲直白酒草。

药用部位： 根、花、叶。

习性生境： 草本。生于山谷、田边、山坡、林缘及草地。

产　　地： 韶关（乳源、乐昌）、梅州（大埔）、惠州（龙门）、清远、肇庆（封开）、云浮（郁南）、阳江（阳春）、茂名（信宜）。

性味功效： 辛、微苦，平。消炎镇痛，祛风化痰。

注：《中国植物志》已修订该物种学名，正名为“白酒草 Eschenbachia japonica（Thunb.）J. Kost.”。

苏门白酒草 Conyza sumatrensis（Retz.）Walker

别　　名： 苏门白酒菊。

药用部位： 全草。

习性生境： 草本。生于低海拔的山坡、草地、路旁、旷野。

产　　地： 广州、清远（连山）。

性味功效： 辛、微苦，平。消炎镇痛，祛风化痰。

注：《中国植物志》已修订该物种学名，正名为

"苏门白酒草 Erigeron sumatrensis Retz."。

▼剑叶金鸡菊 **Coreopsis lanceolata** L. *
别　　名：线叶金鸡菊、大金鸡菊。
药用部位：全草。
习性生境：草本。栽培。
产　　地：广东各地园林有栽培。
性味功效：辛，平。清热解毒，消肿。

▼两色金鸡菊 **Coreopsis tinctoria** Nutt. *
别　　名：铁菊、孔雀菊、蛇目菊、痢疾草、波斯菊。
药用部位：全草。
习性生境：草本。栽培。
产　　地：广东各地园林有栽培。
性味功效：甘，平。清热解毒，化湿。

▼秋英 **Cosmos bipinnata** Cav.
别　　名：大波斯菊、格桑花、扫地梅、波斯菊、大波斯菊。
药用部位：全草。
习性生境：草本。栽培。
产　　地：广东各地园林有栽培。
性味功效：清热解毒，化湿。
注：《中国植物志》已修订该物种学名，正名为"秋英 Cosmos bipinnatus Cav."。

▼黄秋英 **Cosmos sulphureus** Cav.
别　　名：硫黄菊、硫华菊、黄波斯菊。
药用部位：全草。
习性生境：草本。栽培。
产　　地：广东各地园林有栽培。
性味功效：清热解毒。

野茼蒿 **Crassocephalum crepidioides**（Benth.）S. Moore
别　　名：革命菜、野木耳菜、飞机菜、假茼蒿。
药用部位：全草。
习性生境：草本。常生于湿润土壤，为新荒地上极常见的先锋草类。
产　　地：广东各地。
性味功效：苦、辛，平。健脾消肿。

▼芙蓉菊 **Crossostephium chinense**（L.）Makino *
别　　名：千年艾、蜂草、白芙蓉、玉芙蓉、芙蓉花。
药用部位：根、叶。
习性生境：草本。栽培。
产　　地：广东各地有栽培。
性味功效：辛、苦，微温。祛风除湿，解毒消肿，止咳化痰。

杯菊 **Cyathocline purpurea**（Buch.-Ham. ex D. Don）O. Ktze. *
药用部位：全草。
习性生境：草本。生于低海拔的山坡、林下、田边、荒地或水沟边。
产　　地：肇庆（封开、怀集）。
性味功效：苦，凉。清热解毒，消炎止血，除湿利尿，杀虫。

▼大丽花 **Dahlia pinnata** Cav.
别　　名：大理菊、洋芍药。
药用部位：块根。
习性生境：草本。栽培。
产　　地：广东各地庭园均有栽培。
性味功效：辛、甘，平。清热解毒，消炎止痛。

野菊 **Dendranthema indicum**（L.）Des Moul.
别　　名：野菊花、路边菊、野黄菊、苦薏。
药用部位：全草或花序。
习性生境：草本。生于荒野、路旁、沟边等地。
产　　地：韶关（乳源、乐昌）、河源（和平）、惠州（龙门、惠东）、深圳、珠海、广州（从化）、清远（连州）、肇庆（封开）。

性味功效：苦、辛，凉。清热解毒，降压。

注：《中国植物志》已修订该物种学名，正名为“野菊 Chrysanthemum indicum L.”。

甘菊 Dendranthema lavandulifolium（Fisch. ex Trautv.）Ling et Shin

别　　名：野菊、甘野菊。

药用部位：花序。

习性生境：草本。生于山坡、岩石上、河谷、河岸、荒地。

产　　地：韶关（乐昌）、清远（阳山、连州）。

性味功效：苦、辛，微寒。清热祛湿。

注：《中国植物志》已修订该物种学名，正名为“甘菊 Chrysanthemum lavandulifolium（Fischer ex Trautvetter）Makino”。

▼菊花 Dendranthema morifolium（Ramat.）Tzvel.

别　　名：甘菊花、白菊花、黄甘菊、药菊、白茶菊、杭菊、怀菊花。

药用部位：花。

习性生境：草本。栽培。

产　　地：广东各地均有栽培。

性味功效：甘、苦，凉。疏风散热，清肝明目，解疮毒。

鱼眼菊 Dichrocephala integrifolia（L. f.）Kuntze

别　　名：鱼眼草、胡椒草、山胡椒菊、茯苓菜、蚯蛆草、泥鳅菜。

药用部位：全草。

习性生境：草本。生于山坡及平川旷野的湿润沃土上。

产　　地：韶关（乳源）、河源（和平、连平）、深圳、广州、清远（连南、连山、连州）、肇庆。

性味功效：苦、辛，平。活血调经，解毒消肿。

短冠东风菜 Doellingeria marchandii（Lévl.）Ling *

别　　名：穿山狗、天狗胆。

药用部位：全草。

习性生境：草本。生于山地路旁、山坡灌丛中。

产　　地：韶关（新丰）、清远（连山）、肇庆（封开）。

性味功效：辛、甘，寒。清热解毒，明目，利咽。

注：《中国植物志》已修订该物种学名，正名为“短冠东风菜 Aster marchandii H. Lévl.”。

东风菜 Doellingeria scaber（Thunb.）Nees

别　　名：盘龙草、土苍术、草三七、疙瘩药、白云草、钻山狗、山蛤芦。

药用部位：全草。

习性生境：草本。生于山谷、山坡、林缘的潮湿草丛中。

产　　地：韶关（乳源）、云浮。

性味功效：辛、甘，寒。清热解毒，祛风止痛。

注：《中国植物志》已修订该物种学名，正名为“东风菜 Aster scaber Thunb.”。

鳢肠 Eclipta prostrata（L.）L.

别　　名：旱莲草、墨旱莲、水旱莲、白花蟛蜞草。

药用部位：全草。

习性生境：草本。生于路旁、耕地、田边湿润处。

产　　地：广东各地均有产。

性味功效：甘、酸，凉。凉血止血，滋补肝肾，清热解毒。

地胆草 Elephantopus scaber L.

别　　名：草鞋根、草鞋底、地胆头、磨地胆、苦地胆、理肺散。

药用部位：根。

习性生境：草本。生于山坡、路旁或旷地。

产　　地：广东各地均有产。
性味功效：苦，凉。清热解毒，利尿消肿。

白花地胆头 Elephantopus tomentosus L.
别　　名：毛地胆草、高地胆草、羊耳草、白花蛤仔头。
药用部位：根。
习性生境：草本。生长于村边路旁或旷地上。
产　　地：广东各地均有产。
性味功效：苦、辛，平。清热解毒，利尿消肿。抗癌。

小一点红 Emilia prenanthoidea DC.
别　　名：细红背草、耳挖草。
药用部位：全草。
习性生境：草本。常生于疏林、湿润、荒坡上。
产　　地：韶关（乳源、仁化、始兴、南雄、乐昌）、河源、梅州（蕉岭、平远、丰顺）、潮州（饶平）、惠州（龙门、惠东、博罗）、广州、清远（连南、连山、连州、英德）、肇庆（封开、怀集、高要）、阳江（阳春）、茂名（信宜）。
性味功效：苦，微寒。抗菌消肿，活血祛瘀。

一点红 Emilia sonchifolia（L.）DC.
别　　名：红背叶、叶下红、羊蹄草、紫背叶、叶下红、红头草、野木耳菜。
药用部位：全草。
习性生境：草本。常生于山坡草地、荒地、田边和耕地上。
产　　地：广东各地。
性味功效：苦，凉。清热利尿，散瘀消肿。

鹅不食草 Epaltes australis Less. *
别　　名：老鼠脚迹、球菊、拳头菊、苡芭菊。
药用部位：全草。
习性生境：草本。生长于田野、菜地上。
产　　地：韶关（始兴）、汕尾（海丰、陆丰）、深圳、广州、肇庆（封开）、江门（台山）、阳江。
性味功效：辛，温。通窍散寒，祛风利湿，散瘀消肿。

梁子菜 Erechtites hieracifolia（L.）Raf. ex DC.
别　　名：菊芹、饥荒草 。
药用部位：全草。
习性生境：草本。生于山坡、林下、灌丛中或水沟旁阴湿地上。
产　　地：珠江口岛屿，韶关（新丰）、梅州（大埔）、清远（连山）、肇庆（高要）。
性味功效：甘、苦，凉。清肝明目，清热解毒。

一年蓬 Erigeron annuus（L.）Pers.
别　　名：治疟草、千层塔、田边菊、路边青。
药用部位：全草。
习性生境：草本。生于路旁、田野、旷野。
产　　地：韶关（乳源、乐昌）、广州、清远（阳山、连州）。
性味功效：甘、苦，凉。消食止泻，清热解毒，抗疟散结。

多须公 Eupatorium chinense L.
别　　名：华泽兰、广东土牛膝、大泽兰、六月雪。
药用部位：根、叶。
习性生境：草本。生于山坡灌丛中或草地上。
产　　地：韶关（乳源、新丰、翁源、仁化、乐昌）、梅州（大埔、梅县）、汕尾（海丰）、深圳、广州（增城）、清远（连山、阳山、连州、英德）、肇庆（封开、高要）、云浮（新兴）、阳江（阳春）、茂名。
性味功效：苦，凉。清热解毒，利咽化痰。

佩兰 Eupatorium fortunei Turcz. *
别　　名：兰草、泽兰、圆梗泽兰、省头草。

药用部位：地上部分。
习性生境：草本。栽培。常生于山溪边或林缘，喜湿润沃地。
产　　地：韶关（乳源、翁源、乐昌）、清远（阳山、英德）、肇庆（怀集）。
性味功效：辛，平。醒脾，化湿，清暑。

白头婆 Eupatorium japonicum Thunb.
别　　名：泽兰、三裂叶白头婆、单叶佩兰、圆梗泽兰、尖尾风、山兰。
药用部位：地上部分。
习性生境：草本。生于山坡草地或灌丛中。
产　　地：韶关（乳源、新丰、翁源、仁化、乐昌）、梅州（大埔、梅县）、汕尾（海丰）、深圳、广州（增城）、清远（连山、阳山、连州、英德）、肇庆（封开、高要）、阳江（阳春）、云浮（新兴）、茂名。
性味功效：辛、微苦，温，气芳香。活血祛瘀，消肿止痛。

林泽兰 Eupatorium lindleyanum DC.
别　　名：尖佩兰、毛泽兰、白鼓钉、三叶尖佩兰。
药用部位：全草。
习性生境：草本。生于海拔300～600m的山谷、阴地、水湿地或草地上。
产　　地：韶关（乳源、始兴、乐昌）、河源（和平）、梅州（蕉岭、大埔）、珠海、广州、清远（连南、阳山、英德）、肇庆（德庆、高要）、云浮、江门（台山）、茂名（高州）、湛江（徐闻）。
性味功效：苦，平。清肺，止咳，平喘，降血压。治支气管炎、咳喘痰多、高血压病。

飞机草 Eupatorium odoratum L.
别　　名：香泽兰。
药用部位：全草。
习性生境：草本。生于荒山草坡。
产　　地：广东西部、中部、东部各地。
性味功效：微辛，温；有小毒。散瘀消肿，止血，杀虫。

大吴风草 Farfugium japonicum（L. f.）Kitam.
别　　名：活血莲、独脚莲、斑点大无风草、石蕗。
药用部位：全草。
习性生境：草本。生于林下、山谷及草丛。
产　　地：深圳。
性味功效：辛、甘、微苦，凉。清热解毒，凉血止血，消肿散结。

牛膝菊 Galinsoga parviflora Cav.
别　　名：铜锤草、珍珠草、向阳花、辣子草。
药用部位：全草。
习性生境：草本。逸为野生，生于路旁、田野、旷野。
产　　地：韶关（乐昌）、惠州、广州、清远（连州）。
性味功效：淡，平。清热解毒，止血。

大丁草 Gerbera anandria（L.）Sch.-Bip.
别　　名：小火草、翼齿大丁草、多裂大丁草。
药用部位：全草。
习性生境：草本。生于山坡、路旁、林边草地。
产　　地：广东各地均有产。
性味功效：苦，寒。清热利湿，解毒消肿，止咳。

注：《中国植物志》已修订该物种学名，正名为"大丁草 Leibnitzia anandria（L.）Turcz."。

毛大丁草 Gerbera piloselloides（L.）Cass.
别　　名：白薇、一炷香、白花一枝香、兔耳风、小一枝箭、白眉。

药用部位：全草或根。

习性生境：草本。生于山坡草地、林缘。

产　　地：韶关（乳源、仁化、乐昌）、梅州（蕉岭、平远、五华、大埔）、惠州（龙门）、东莞、珠海、广州、清远（连南、连州）、肇庆（封开）、江门（台山）、阳江、茂名（电白、信宜）。

性味功效：苦，平。清热解毒，止咳化痰，活血散瘀。

注：《中国植物志》已修订该物种学名，正名为“兔耳一枝箭 Piloselloides hirsuta（Forsskal）C. Jeffrey ex Cufodontis”。

鹿角草 Glossogyne bidens（Ratz.）Veldkamp

别　　名：小号一包针、落地柏、香茹、金锁匙。

药用部位：全草。

习性生境：草本。生于丘陵坡地或海边坚硬的砂土及空旷沙地上。

产　　地：汕头（南澳）、惠州（惠东、惠阳）、深圳、珠海、江门（台山）、阳江（阳春）、茂名（电白）、湛江（徐闻）。

性味功效：甘、微苦，凉。清热解毒，利湿消肿，祛瘀活血。

注：《中国植物志》已修订该物种学名，正名为“鹿角草 Glossocardia bidens（Retz.）Veldkamp”。

宽叶鼠麴草 Gnaphalium adnatum（Wall. ex DC.）Kitam. *

别　　名：地膏药。

药用部位：全草。

习性生境：草本。生于山坡、路旁或灌丛中。

产　　地：韶关（乳源、仁化、乐昌）、河源（紫金）、惠州（惠阳）、清远（连南、连山、阳山、连州、英德）、肇庆（封开）、云浮（罗定）、阳江（阳春）、茂名。

性味功效：苦，寒。清热燥湿，解毒散结，止血。

注：《中国植物志》已修订该物种学名，正名为“宽叶拟鼠麴草 Pseudognaphalium adnatum（DC.）Y. S. Chen”。

鼠麴草 Gnaphalium affine D. Don.

别　　名：黄花麴草、清明菜、田艾、佛耳草、土茵陈、酒曲绒。

药用部位：全草。

习性生境：草本。生于山坡、路旁或灌丛中。

产　　地：韶关（乳源、新丰、翁源、始兴、乐昌）、河源（连平）、梅州（蕉岭、平远、五华、大埔）、潮州（饶平）、惠州（龙门、博罗）、深圳、广州（从化、增城、花都）、清远（连南、连山、阳山、英德）、肇庆（封开、怀集）、云浮（郁南、罗定）、阳江（阳春）、茂名（信宜）。

性味功效：甘，平。止咳平喘，降血压，祛风湿。

秋鼠麴草 Gnaphalium hypoleucum DC.

别　　名：下白鼠麴草、白头翁。

药用部位：全草。

习性生境：草本。生于山地草坡、林缘或路旁。

产　　地：韶关（乳源、新丰、翁源）、河源（连平）、梅州（大埔）、肇庆（怀集）。

性味功效：甘、苦，凉。祛风止咳，清热利湿。

注：《中国植物志》已修订该物种学名，正名为“秋拟鼠麴草 Pseudognaphalium hypoleucum（Candolle）Hilliard & B. L. Burtt”。

细叶鼠麴草 Gnaphalium japonicum Thunb.

别　　名：白背鼠麴草、天青地白草、翻白草、日本鼠麴草。

药用部位：全草。

习性生境：草本。生于山坡草地或路旁。

产　　地：韶关（乳源、南雄、乐昌）、广州（从化）、肇庆（怀集）。

性味功效：甘，平。清热利湿，解毒消肿。

匙叶鼠麴草 Gnaphalium pensylvanicum Willd.

别　　名：清明草。

药用部位：全草。

习性生境：草本。生于低海拔至中海拔的屋旁、田边与荒地上。

产　　地：韶关（翁源、仁化、乐昌）、河源（和平）、深圳、广州、清远（阳山、佛冈、连州、英德）、肇庆、阳江（阳春）。

性味功效：甘、微酸，平。化痰止咳，祛风除湿，解毒。

注：《中国植物志》已修订该物种学名，正名为“匙叶合冠鼠麴草 Gamochaeta pensylvanica（Willdenow）Cabrera”。

多茎鼠麴草 Gnaphalium polycaulon Pers.

别　　名：狭叶鼠麴草。

药用部位：全草。

习性生境：草本。生于田边、荒地、路旁。

产　　地：梅州、汕头、汕尾（海丰、陆丰）、惠州（博罗、惠阳）、肇庆、阳江（阳春）、茂名及沿海岛屿。

性味功效：甘、微酸，平。清热，止咳化痰，散风，咽肿。

田基黄 Grangea maderaspatana（L.）Poir.

别　　名：荔枝草、黄花球。

药用部位：全草。

习性生境：草本。生于河滩、灌丛或疏林中。

产　　地：汕头、惠州（博罗、惠阳）、广州（花都）、肇庆（高要）、阳江、茂名（信宜）、湛江（徐闻）。

性味功效：镇痉，调经。

紫背三七 Gynura bicolor（Roxb. ex Willd.）DC.

别　　名：紫背菜、观音苋、白背三七、两色三七草、红番苋、降压草。

药用部位：全草。

习性生境：草本。生于海拔600～1 000m的山坡林下、岩石上、河边湿处。

产　　地：清远（连州）、茂名（信宜），广东各地广为栽培。

性味功效：甘、辛，凉。凉血止血，清热消肿。

白子菜 Gynura divaricata（L.）DC.

别　　名：白背三七、富贵菜、百子菜、叉花土三七、散血姜、土田七。

药用部位：全草。

习性生境：草本。生于荒地、草坡或田边。

产　　地：韶关（新丰）、惠州（龙门）、深圳、广州、佛山（南海）、湛江（徐闻）。

性味功效：甘、淡，寒；有小毒。清热解毒，舒筋接骨，凉血止血。

菊三七 Gynura japonica（L. f.）Juel

别　　名：三七草、菊叶三七、土三七、水三七。

药用部位：全草。

习性生境：草本。生于低山路旁、草地或疏林下。

产　　地：韶关（乳源、乐昌）、惠州、清远（阳山、连州、英德）、肇庆。

性味功效：甘、微苦，温。散瘀止血，解毒消肿。

蔓三七草 Gynura procumbens（Lour.）Merr.

别　　名： 蛇接骨、白叶跌打、树三七、平卧土三七、见肿消。

药用部位： 全草。

习性生境： 草本。生于林间溪边的坡地沙质土上。

产　　地： 韶关（乐昌）、阳江（阳春）、茂名（信宜）。

性味功效： 辛，凉。通经活络，消肿止痛，消炎止咳。

▼向日葵 Helianthus annuus L. *

别　　名： 葵花、向阳花、望日葵、转日莲。

药用部位： 花序托（花盘）、根、茎髓、叶、种子。

习性生境： 草本。栽培。

产　　地： 广东各地有栽培。

性味功效： 淡，平。花序托：养肝补肾，降压，止痛。根、茎髓：清热利尿，止咳平喘。叶：降压、截疟、解毒。种子：滋阴，止痢，透疹。

菊芋 Helianthus tuberosus L.

别　　名： 洋姜、番羌、洋羌、五星草、菊诸。

药用部位： 块根。

习性生境： 草本。生于路旁、田野、旷野。

产　　地： 多为引种栽培，韶关（乳源、始兴、乐昌）、清远（阳山）、云浮（郁南）有逸为野生。

性味功效： 甘、微苦，凉。清热凉血，消肿。

泥胡菜 Hemistepta lyrata（Bge.）Bge.

别　　名： 剪刀草、石灰菜、绒球、花苦荬菜、苦郎头。

药用部位： 全草。

习性生境： 草本。常生于路旁荒地或田野。

产　　地： 广东各地均有产。

性味功效： 辛，平。消肿散结，清热解毒。

注：《中国植物志》已修订该物种学名，正名为“泥胡菜 Hemisteptia lyrata（Bge.）Fisch. & C. A. Mey.”。

大花旋覆花 Inula britannica L. *

别　　名： 金沸草、六月菊、欧亚旋覆花、旋覆花。

药用部位： 头状花序。

习性生境： 草本。生于河岸、田埂、路旁。

产　　地： 韶关（乳源、乐昌）。

性味功效： 苦、辛、咸，微温。消痰行水，降气止呕。

羊耳菊 Inula cappa（Buch.-Ham.）DC.

别　　名： 牛白胆、山白芷、白面风。

药用部位： 全株。

习性生境： 亚灌木。生于荒山草坡及旷野地。

产　　地： 韶关（乳源、新丰、翁源、始兴、乐昌）、河源（和平）、梅州（大埔、梅县）、深圳、广州（从化、增城）、清远（阳山、连州、英德）、肇庆（德庆、封开、怀集、高要）、云浮（新兴）、茂名。

性味功效： 微苦、辛，温。散寒解表，祛风消肿，行气止痛。

注：《中国植物志》已修订该物种学名，正名为“羊耳菊 Duhaldea cappa（Buch.-Ham. ex D. Don）Pruski & Anderberg”。

旋覆花 Inula japonica Thunb. *

别　　名： 金佛草、金佛花、金沸草、小旋覆花、条叶旋覆花、旋复花。

药用部位： 根、叶。

习性生境： 草本。生于海拔150～1 400m的山坡、路旁、湿润草地、河岸和田埂。

产　　地： 韶关（乳源、乐昌）。

性味功效： 苦、辛、咸，微温。消痰行水，降气止呕。

小苦荬 Ixeridium dentatum（Thunb.）Tzvel.

别　　名：黄瓜菜。

药用部位：全草。

习性生境：草本。生于山坡、路旁、荒郊、田野或海边沙地上。

产　　地：韶关（乳源、翁源、仁化、始兴、乐昌）、梅州（蕉岭）、惠州（惠东）、深圳、珠海、清远（连山、阳山、连州）、肇庆（怀集）、江门（台山）、阳江（阳春）。

性味功效：苦，寒。活血止血，排脓祛瘀。

纤细苦荬菜 Ixeridium gracile（DC.）Shih

别　　名：杂赤咸巴、细小苦荬菜。

药用部位：全草。

习性生境：草本。生于路旁、草坡和荒地上。

产　　地：韶关（翁源）、深圳、河源（连平）。

性味功效：苦，微寒。清热解毒，止痛。

窄叶小苦荬 Ixeridium gramineum（Fisch.）Tzvel.

别　　名：飞天台、并齿小苦荬、丝叶小苦荬、剪刀甲、飞天台、颠倒菜。

药用部位：全草。

习性生境：草本。生于山坡草地、林缘、林下、河边、沟边荒地及沙地上。

产　　地：广州（增城）、湛江（徐闻）。

性味功效：苦，寒。清热泻火，解毒消肿。

注：《中国植物志》已修订该物种学名，正名为“多色苦荬 Ixeris chinensis subsp. versicolor（Fisch. ex Link）Kitam.”。

抱茎小苦荬 Ixeridium sonchifolium（Maxim.）Shih

别　　名：抱茎苦荬菜。

药用部位：幼苗、全草。

习性生境：草本。生于山坡、路旁、荒野、田边或河边。

产　　地：韶关（仁化、南雄、乐昌）、清远（连山、英德）、江门（台山）、茂名（信宜）。

性味功效：苦，寒。幼苗：清热解毒，排脓，止痛，止泻痢。全草：清热解毒，凉血止血。

注：《中国植物志》已修订该物种学名，与尖裂假还阳参归并，正名为“尖裂假还阳参 Crepidiastrum sonchifolium（Maxim.）Pak & Kawano”。

中华苦荬菜 Ixeris chinensis（Thunb.）Nakai

别　　名：中华小苦荬、山鸭舌草、山苦荬、小苦苣、苦麻子、苦菜。

药用部位：全草。

习性生境：草本。生于山野荒郊、田边、路旁及杂草丛中。

产　　地：梅州（蕉岭、平远）、汕尾（陆丰）、惠州（龙门）、广州（增城）、清远（阳山）、湛江（徐闻）。

性味功效：苦，寒。清热解毒，消肿排脓，凉血止血。

剪刀股 Ixeris japonica（Burm. f.）Nakai

别　　名：鸭舌草、鹅公英、沙滩苦荬菜。

药用部位：全株。

习性生境：草本。生于海边低湿地、路旁及荒地，民间有栽培。

产　　地：广东南部，湛江（徐闻）。

性味功效：苦，寒。清热凉血，利尿消肿。

苦荬菜 Ixeris polycephala Cass.

别　　名：多头苦荬菜、多头莴苣、深裂苦荬菜。

药用部位：全草。

习性生境：草本。生于海拔300～1 000m的山坡林缘灌丛草地、田野路旁。

产　　地：河源（连平）。

性味功效：甘、苦，凉。清热解毒，利湿，消肿。

马兰 Kalimeris indica（L.）Sch.-Bip.

别　　名：蓑衣莲、鱼鳅串、马兰头、田边菊、路边菊、鸡儿肠。

药用部位：根或全草。

习性生境：草本。生于山坡、田边路旁或荒地上。

产　　地：韶关（新丰、翁源、始兴、乐昌）、河源（和平）、梅州（蕉岭、大埔、梅县）、惠州（龙门）、广州（从化）、清远（连山、阳山）、肇庆（德庆）、云浮（新兴）、阳江（阳春）、茂名（信宜）。

性味功效：苦、辛，寒。清热解毒，散瘀止血，消积。

注：《中国植物志》已修订该物种学名，正名为"马兰 Aster indicus L."。

狭苞马兰 Kalimeris indica（L.）Sch.-Bip. var. **stenolepis**（Hand.-Mazz.）Kitam.

药用部位：根或全草。

习性生境：草本。生于林缘、草丛、溪岸、路旁。

产　　地：韶关（乐昌、乳源）、清远（阳山）。

性味功效：微辛、苦，平。清热解毒，散瘀止血。

注：《中国植物志》已修订该物种学名，正名为"狭苞马兰 Aster indicus var. stenolepis（Hand.-Mazz.）Soejima & Igari"。

▼**莴苣 Lactuca sativa** L.

别　　名：石苣、莴笋、香笋。

药用部位：种子。

习性生境：草本。栽培。

产　　地：广东各地有栽培。

性味功效：辛、苦，微温。活血，散瘀，通乳。

六棱菊 Laggera alata（DC.）Sch.-Bip.

别　　名：三棱菊、六耳铃、四棱锋、六达草。

药用部位：全草。

习性生境：草本。生于山野路旁、山坡、田埂。

产　　地：韶关（新丰、翁源）、深圳、清远（阳山）、肇庆（怀集）、湛江（徐闻）。

性味功效：苦、辛，微温。祛风利湿，活血解毒。

稻槎菜 Lapsana apogonoides Maxim.

别　　名：鹅里腌、回荠。

药用部位：全草。

习性生境：草本。生于海拔900m的田野、荒地、路边、沟边。

产　　地：广东各地山区县。

性味功效：苦，平。解毒消痈，透疹清热。

注：《中国植物志》已修订该物种学名，正名为"稻槎菜 Lapsanastrum apogonoides（Maxim.）Pak & K. Bremer"。

狭苞橐吾 Ligularia intermedia Nakai *

别　　名：猴巴掌、老鸦甲、望江南、土阿片。

药用部位：全草。

习性生境：草本。生于海拔900m的水边、山坡草地及林下。

产　　地：粤北山区。

性味功效：辛、苦，温。温肺，下气，消痰止咳。治肺虚痨咳、咳痰带血、外感咳嗽、咳痰不爽。

大头橐吾 Ligularia japonica（Thunb.）Less.

药用部位：全草。

习性生境：草本。生于海拔120～1 000m的水边、山坡、林缘、林下及高山草原。

产　　地：韶关（乳源、翁源、乐昌）、惠州

（博罗）、深圳、清远（连州、英德）、肇庆（封开、广宁）、云浮、茂名（信宜）。
性味功效：辛，平。舒筋活血，解毒消肿。

▼母菊 Matricaria recutita L. *
别　　名：幼母菊、洋甘菊。
药用部位：花。
习性生境：草本。栽培。
产　　地：各地园林有栽培。
性味功效：甘，平。清热解毒，止咳平喘，祛风湿。
注：《中国植物志》已修订该物种学名，正名为“母菊 Matricaria chamomilla L.”。

小舌菊 Microglossa pyrifolia（Lam.）Kuntze
别　　名：九里明、梨叶小舌菊、过山龙。
药用部位：全株。
习性生境：草本。生于山坡林缘。
产　　地：深圳、肇庆（德庆）。
性味功效：解毒生肌，清肝明目。

圆舌粘冠草 Myriactis nepalensis Less.
别　　名：无缘齿冠草。
药用部位：全草。
习性生境：草本。生于山坡、山谷林缘、林下、灌丛中近水潮湿地或荒地上。
产　　地：韶关（乳源、乐昌）、惠州（博罗、惠阳）、清远（阳山、连州）。
性味功效：辛，平。清热解毒，透疹，止痛。

黄瓜菜 Paraixeris denticulata（Houtt.）Nakai
别　　名：苦荬菜、秋苦荬菜、羽裂黄瓜菜。
药用部位：全草。
习性生境：草本。生于海拔500～1 200m的山地、路旁。
产　　地：韶关（乳源、仁化、乐昌）、梅州（大埔、梅县）、深圳、清远（连山、阳山、英德）、江门（台山）。
性味功效：苦、微酸、涩，凉。清热解毒，散瘀止痛，止血，止带。
注：《中国植物志》已修订该物种学名，正名为“黄瓜假还阳参 Crepidiastrum denticulatum（Houtt.）Pak & Kawano”。

假福王草 Paraprenanthes sororia（Miq.）Shih
别　　名：堆莴苣、毛轴山苦荬、三角叶假福王草、绿春假福王草、节毛假福王草。
药用部位：全草。
习性生境：草本。生于海拔200～750m的山谷、山地。
产　　地：河源（和平）、惠州（龙门）。
性味功效：苦，寒。清热解毒，散瘀止血。

银胶菊 Parthenium hysterophorus L inn.
药用部位：全草。
习性生境：草本。生于旷地、路旁、河边及坡地上。
产　　地：广东各地均有产。
性味功效：解热，通经，镇痛。

阔苞菊 Pluchea indica（L.）Less.
别　　名：烟茜、栾樨。
药用部位：叶。
习性生境：草本。生于海滨沙地或近潮水的空旷地。
产　　地：东莞、深圳（宝安）、广州、阳江、湛江（徐闻）。
性味功效：甘，微温。暖胃去积，软坚散结，祛风除湿。

高大翅果菊 Pterocypsela elata（Hemsl.）Shih
别　　名：野苦麻、高莴苣、剪刀划。
药用部位：根。
习性生境：草本。生于山坡、林下较阴湿地。
产　　地：韶关（仁化、乐昌）、梅州（大埔、梅县）。
性味功效：苦，寒。清热解毒，祛风除湿，化痰，止咳，镇痛。

注：《中国植物志》已修订该物种学名，正名为“毛脉翅果菊 Lactuca raddeana Maxim.”。

翅果菊 Pterocypsela indica（L.）Shih

别　　名：山莴苣、苦买菜、苦莴苣、山马草、野莴苣。

药用部位：全草。

习性生境：草本。生于田间、路旁、灌丛或滨海处。

产　　地：韶关（翁源、乐昌）、深圳、广州、清远（连山、英德）、肇庆（怀集）、江门（台山）、阳江（阳春）。

性味功效：苦，寒。清热解毒，活血祛瘀。

注：《中国植物志》已修订该物种学名，正名为“翅果菊 Lactuca indica L.”。

多裂翅果菊 Pterocypsela laciniata（Houtt.）Shih

别　　名：山莴苣、野莴苣、山马草、苦莴苣、多裂翅果菊。

药用部位：全草。

习性生境：草本。中、低海拔的荒坡、路旁等地。

产　　地：韶关（仁化、南雄、乐昌）、广州、清远（英德）。

性味功效：清热解毒。

注：《中国植物志》已修订该物种学名，与翅果菊归并，正名为“翅果菊 Lactuca indica L.”。

毛脉翅果菊 Pterocypsela raddeana（Maxim.）Shih *

别　　名：野苦麻、高莴苣、剪刀划。

药用部位：根。

习性生境：草本。生于林缘、灌丛中、耕地边。

产　　地：韶关（仁化、乐昌）、梅州（大埔、梅县）。

性味功效：苦，寒。清热解毒，祛风湿。

注：《中国植物志》已修订该物种学名，与高大翅果菊归并，正名为“毛脉翅果菊 Lactuca raddeana Maxim.”。

▼除虫菊 Pyrethrum cinerariifolium Trev. *

药用部位：全草。

习性生境：草本。栽培。

产　　地：韶关（乐昌）有栽培。

性味功效：苦，凉。杀虫。

注：《中国植物志》已修订该物种学名，正名为“除虫菊 Tanacetum cinerariifolium（Trev.）Schultz Bipontinus”。

▼金光菊 Rudbeckia laciniata L. *

药用部位：全草。

习性生境：草本。栽培。

产　　地：广东各地有栽培。

性味功效：苦，寒。清热利湿，解毒消痈。治湿热吐泻、腹痛、痈肿疮毒。

三角叶风毛菊 Saussurea deltoidea（DC.）Sch.-Bip.

别　　名：大梅草、海肥干、三角叶风毛菊。

药用部位：根。

习性生境：草本。生于路旁、山坡、林缘。

产　　地：韶关（乳源、仁化、乐昌）、清远（阳山、连州）。

性味功效：甘、微苦，温。祛风湿，通经络，健脾消疳。

注：《中国植物志》已修订该物种学名，正名为“三角叶须弥菊 Himalaiella deltoidea（DC.）Raab-Straube”。

风毛菊 Saussurea japonica（Thunb.）DC. *

别　　名：八棱麻、八楞麻、三棱草、八面风。

药用部位：全草。

习性生境：草本。生于山坡、山谷林下、路旁、灌丛、水旁。

产　　地：韶关（乳源、新丰、翁源、始兴、乐昌）、河源（和平）、惠州（惠东）、珠海、广州（从化）、清远（连山）、肇庆（封开）。

性味功效： 苦、辛，平。祛风除湿，散瘀消肿。

细脉千里光 Senecio hoi Dunn *

别　　名： 藤菊、松筋藤、滇南千里光、绵毛千里光。

药用部位： 全株。

习性生境： 攀援草本。生于疏林下及灌丛中。

产　　地： 清远（英德）、肇庆（怀集）、云浮（郁南）、茂名。

性味功效： 辛、微苦，微温。舒筋活络，祛风除湿。

注：《中国植物志》已修订该物种学名，正名为“藤菊 Cissampelopsis volubilis（Bl.）Miq.”。

千里光 Senecio scandens Buch.-Ham. ex D. Don

别　　名： 九里明、蔓黄菀。

药用部位： 全草或花序。

习性生境： 多年生攀援草本。常见于路旁或旷野间。

产　　地： 韶关（乳源、翁源、乐昌）、惠州（博罗）、深圳、广州（从化）、清远（阳山）、肇庆（封开、怀集、鼎湖）、云浮、江门（台山）、阳江（阳春）、茂名（信宜）。

性味功效： 苦、辛，凉。清热解毒，凉血消肿，清肝明目。

闽粤千里光 Senecio stauntonii DC.

药用部位： 全草。

习性生境： 草本。生于海拔600m的灌丛疏林中、石灰岩干旱山坡或河谷。

产　　地： 韶关（乳源、仁化）、河源（连平）、广州（从化）、清远（连州、英德）。

性味功效： 苦、微辛，凉。清热解毒，祛风止痒。

华麻花头 Serratula chinensis S. Moore *

别　　名： 广东升麻、鸭麻菜。

药用部位： 根。

习性生境： 草本。生于山坡、路旁、丛林中。

产　　地： 韶关（乐昌、仁化、始兴）、广州（从化）。

性味功效： 甘、辛、微苦，微寒。升阳，散风，解毒，透疹。

注：《中国植物志》已修订该物种学名，正名为“华漏芦 Rhaponticum chinense（S. Moore）L. Martins & Hidalgo”。

虾须草 Sheareria nana S. Moore

别　　名： 沙小菊。

药用部位： 全草。

习性生境： 草本。生于低海拔或中海拔地区的山坡、田边、湖边、草地或河边沙滩上。

产　　地： 河源、梅州（大埔）、惠州（博罗）、广州、肇庆（鼎湖山）。

性味功效： 苦，平。清热解毒，利水消肿。

豨莶 Siegesbeckia orientalis L.

别　　名： 肥猪草、肥猪菜、粘苍子、粘糊菜、黄花仔、粘不扎。

药用部位： 全草。

习性生境： 草本。生于路旁、旷野草地上。

产　　地： 韶关（乳源、新丰、翁源、乐昌）、河源（和平、连平）、梅州（平远、丰顺、大埔）、广州、清远（阳山、英德）、肇庆（封开）、湛江（徐闻）。

性味功效： 苦，寒；有小毒。祛风湿，通络，降血压。

注：《中国植物志》已修订该物种学名，正名为“豨莶 Sigesbeckia orientalis L.”。

腺梗豨莶 Siegesbeckia pubescens Makino

别　　名： 珠草、棉苍狼、毛豨莶。

药用部位： 全草。

习性生境： 草本。生于山坡、山谷林缘、灌丛林下的草坪中，或河谷、溪边、河槽潮湿地、旷野、耕地边等处。

产　　地： 韶关（乳源、新丰）、梅州（大埔）、广州（从化）、清远（连山）。

性味功效： 苦，寒；有小毒。祛风湿，利筋骨，降血压。

注：《中国植物志》已修订该物种学名，正名为“腺梗豨莶 Sigesbeckia pubescens（Makino）Makino”。

▼水飞蓟 Silybum marianum（L.）Gaertn. *

别　　名： 水飞雉、奶蓟、老鼠簕。

药用部位： 瘦果。

习性生境： 草本。栽培。

产　　地： 广东部分地区有栽培。

性味功效： 苦，凉。清热解毒，保肝，利胆，保脑，抗X射线。

▼加拿大一枝黄花 Solidago canadensis L.

别　　名： 麒麟草、幸福草、黄莺、金棒草。

药用部位： 全草。

习性生境： 草本。我国公园及植物园引种栽培。

产　　地： 广东各地园林有栽培。

性味功效： 苦，凉。清热解毒，散火疏风，消肿止痛，治肺热咳嗽。

一枝黄花 Solidago decurrens Lour.

别　　名： 千斤癀、兴安一枝黄花、粘糊菜、破布叶、金柴胡。

药用部位： 全草。

习性生境： 草本。生于草坡、路旁或林缘等处。

产　　地： 韶关（乳源、新丰、翁源、乐昌）、潮州（饶平）、深圳、广州（从化、增城）、清远（阳山、连州）、肇庆（封开、怀集、高要）、江门（台山）、茂名（信宜）、湛江（徐闻）。

性味功效： 苦、辛，平；有小毒。疏风清热，解毒消肿。

裸柱菊 Soliva anthemifolia（Juss.）R. Br.

别　　名： 座地菊。

药用部位： 全草。

习性生境： 草本。生于荒地、田野、路边。

产　　地： 广东各地。

性味功效： 辛，温；有小毒。解毒散结。

苣荬菜 Sonchus arvensis L.

别　　名： 南苦荬菜、苦菜、苦苣菜。

药用部位： 全草。

习性生境： 草本。生于海拔300～1 000m的平地、山谷、山顶、路旁。

产　　地： 广东各地。

性味功效： 苦，寒。清热利湿，凉血解毒，行气止痛。

续断菊 Sonchus asper（L.）Hill.［*S. oleraceus* L. var. *asper* L.］*

别　　名： 花叶滇苦菜。

药用部位： 全草。

习性生境： 草本。生于荒野及路旁。

产　　地： 据记载广东有产。

性味功效： 苦，寒。清热解毒，止血。治疮疡肿毒、小儿咳喘、肺痨咳血。

苦苣菜 Sonchus oleraceus L.［*S. lingianus* Shih.］

别　　名： 苦荬、滇苦菜、苦马菜、滇苦苣菜。

药用部位： 全草。

习性生境： 草本。野生或栽培。

产　　地： 广东各地均有产。

性味功效： 苦，寒。清热解毒，凉血止血。

戴星草 Sphaeranthus africanus L.

别　　名：翅株菊、荔枝草。

药用部位：全草。

习性生境：草本。生于河边、村旁、旷野草地上。

产　　地：广东沿海岛屿，汕头、惠州（惠阳）、汕尾（海丰、陆丰）、湛江（徐闻）、雷州半岛。

性味功效：苦，凉。健胃，止痛，利尿。

金钮扣 Spilanthes paniculata Wall. ex DC.

别　　名：红铜水草、黄花草、天文草、小铜锤、散血草、红细水草。

药用部位：全草。

习性生境：草本。生于山地、路旁、田边、沟边、溪旁潮湿地、荒地及林缘。

产　　地：河源（和平）、深圳（宝安）、清远（清新）。

性味功效：辛，温；有小毒。解毒散结，消肿止痛，止咳定喘。

注：《中国植物志》已修订该物种学名，正名为“金钮扣 Acmella paniculata（Wallich ex Candolle）R. K. Jansen”。

▼甜叶菊 Stevia rebaudiana（Bertoni）Hemsl. *

药用部位：叶。

习性生境：草本。栽培。

产　　地：广州有栽培。

性味功效：甘，平。生津止渴，降血压。

金腰箭 Synedrella nodiflora（L.）Gaertn.

药用部位：全草。

习性生境：草本。生于村边、旷野或耕地上。

产　　地：韶关（乐昌）、梅州（梅县）、潮州、汕头（南澳）、惠州（博罗）、深圳、广州、肇庆、阳江（阳春）。

性味功效：微辛、凉。清热解毒，凉血，消肿。

兔儿伞 Syneilesis aconitifolia（Bge.）Maxim. *

别　　名：雨伞菜、一把伞、水鹅掌。

药用部位：全草。

习性生境：草本。生于山坡荒地、林缘、路旁。

产　　地：韶关（乐昌）、清远（连山、阳山、连州）。

性味功效：辛，微温。祛风温，舒筋活血，止痛。

▼万寿菊 Tagetes erecta L. *

别　　名：蜂窝菊、金盏菊、臭菊花、臭芙蓉、芙蓉花。

药用部位：叶、花、根。

习性生境：草本。栽培。

产　　地：广东各地均有栽培。

性味功效：苦，凉。叶：平肝清热，祛风，化痰。花：清热解毒，化痰止咳。根：解毒消肿。

▼孔雀草 Tagetes patula L. *

别　　名：小万寿菊、红黄万寿菊、红黄草、小芙蓉花、藤菊。

药用部位：全草。

习性生境：草本。栽培。

产　　地：广东各地均有栽培。

性味功效：苦，平。清热利湿，止咳，止痛。

注：《中国植物志》已修订该物种学名，与万寿菊归并，正名为“万寿菊 Tagetes erecta L.”。

蒲公英 Taraxacum mongolicum Hand.-Mazz.

别　　名：黄花地丁、婆婆丁。

药用部位：全草。

习性生境：草本。生于荒坡、田野、路旁。

产　　地：韶关（乳源、乐昌）、清远（连南、连山、连州）。

性味功效：甘、苦，寒。清热解毒，消痈散结。

肿柄菊 Tithonia diversifolia A. Gray

药用部位：叶。

习性生境：草本。生于旷野、路旁、村边荒地上，或栽培。

产　　地：广州、深圳、珠海、阳江（阳春、阳西）、茂名、湛江（徐闻）等南部地区有引种栽培，逸生。

性味功效：苦，凉。清热解毒。

羽芒菊 Tridax procumbens L.

药用部位：叶或全草。

习性生境：草本。生于低海拔地区的旷野、荒地、海边、坡地以及路旁向阳处。

产　　地：汕头（南澳）、汕尾（海丰、陆丰）、广州、肇庆、江门（台山）、湛江（吴川、徐闻、雷州）。

性味功效：消炎止痛。

▼扁桃斑鸠菊 Vernonia amygdalina Delile *

别　　名：南非叶、将军叶。

药用部位：叶或全草。

习性生境：亚灌木。生于低海拔地区的旷野、荒地、坡地及路旁向阳处。

产　　地：广东各地有栽培。

性味功效：苦、涩，凉。清热解毒。

糙叶斑鸠菊 Vernonia aspera（Roxb.）Buch.-Ham. *

别　　名：糙叶咸虾花。

药用部位：根。

习性生境：草本。生于山坡、空旷草地或路旁。

产　　地：肇庆、云浮（罗定）、阳江（阳春）。

性味功效：苦，凉。凉血，败毒。

夜香牛 Vernonia cinerea（L.）Less.

别　　名：伤寒草、消山虎。

药用部位：全草。

习性生境：草本。常见于山坡、旷野、田边、路旁。

产　　地：韶关（乳源、仁化、南雄、乐昌）、河源（和平）、梅州（蕉岭、五华、丰顺、兴宁）、汕头、深圳、广州、清远（阳山）、肇庆（德庆、高要）、云浮（新兴）、阳江（阳春）、湛江（徐闻）。

性味功效：苦、微甘，凉。疏风散热，凉血解毒，安神。

岗斑鸠菊 Vernonia clivorum Hance *

别　　名：茄叶一枝蒿。

药用部位：根、藤茎。

习性生境：草本。生于山谷、旷野或湖边灌丛中。

产　　地：佛山、肇庆。

性味功效：淡、微苦，凉。消炎止痛。

毒根斑鸠菊 Vernonia cumingiana Benth.

别　　名：发痧藤、藤牛七、蔓斑鸠菊、过山龙、惊风红。

药用部位：根、藤茎。

习性生境：攀援灌木或藤木。生于疏林下或山坡灌丛中。

产　　地：韶关（翁源）、河源（和平）、广州（从化、增城）、清远（英德）、肇庆（封开、怀集）、云浮（新兴）、湛江（徐闻）。

性味功效：苦，凉；有小毒。祛风解表，舒筋活络，截疟。

咸虾花 Vernonia patula（Dryand.）Merr.

别　　名：狗仔花。

药用部位：全草。

习性生境：草本。生于荒地、旷野、村边、路旁。

产　　地：韶关（翁源、乐昌）、汕头、广州、清远（阳山）、肇庆（德庆、高要）、云浮（新兴）、阳江（阳春）、湛江。

性味功效：微苦、辛，平。清热利湿，散瘀消肿。

茄叶斑鸠菊 Vernonia solanifolia Benth.

别　　名：斑鸠木、斑鸠菊、白花毛桃、大过山龙。

药用部位：根、叶。

习性生境：大灌木或小乔木。生于山谷疏林中或攀援于乔木上。

产　　地：梅州（大埔）、惠州（博罗）、广州、清远（英德）、肇庆（封开、怀集、高要）、云浮（新兴）、茂名（信宜）。

性味功效：甘、苦，凉。凉血止血，润肺止咳。

蟛蜞菊 Wedelia chinensis（Osb.）Merr.

别　　名：黄花蟛蜞菊、黄花墨菜、黄花龙舌草、田黄菊。

药用部位：全草。

习性生境：草本。生于路旁、田边、沟边或湿润草地上，或作草坪植物栽培。

产　　地：梅州（大埔）、惠州（博罗）、广州、清远（英德）、肇庆（封开、怀集、高要）、云浮（新兴）、茂名（信宜）。

性味功效：甘、微酸，凉。清热解毒，化痰止咳，凉血平肝。

卤地菊 Wedelia prostrata（Hk. et Arn.）Hemsl.

别　　名：尖刀草、黄花龙舌草、龙舌三尖刀、黄花冬菊。

药用部位：全草。

习性生境：草本。生于海岸干燥沙土地。

产　　地：汕头（潮阳）、惠州（惠东、惠阳）、深圳、珠海、江门（台山）、湛江（遂溪、徐闻）。

性味功效：甘、淡，凉。清热凉血，祛痰止咳。

注：《中国植物志》已修订该物种学名，正名为“卤地菊 Melanthera prostrata（Hemsley）W. L. Wagner & H. Robinson”。

麻叶蟛蜞菊 Wedelia urticifolia DC.

别　　名：滴血根、小血藤。

药用部位：根。

习性生境：草本。生于溪畔谷地、坡地、空旷草丛中。

产　　地：韶关（乳源）、清远（阳山）、茂名（高州）。

性味功效：甘，温。补肾，养血，通络。

注：《中国植物志》已修订该物种学名，与山蟛蜞菊归并，正名为“山蟛蜞菊 Wollastonia montana（Bl.）DC.”。

山蟛蜞菊 Wedelia wallichii Less.

别　　名：血参。

药用部位：全草。

习性生境：草本。生于山谷林下或沟边湿润处。

产　　地：韶关（乳源、翁源、始兴、乐昌）、梅州（蕉岭）、惠州（龙门、博罗）、清远（连州）、肇庆（封开、怀集、高要）。

性味功效：甘，温。补血，活血。

注：《中国植物志》已修订该物种学名，正名为“山蟛蜞菊 Wollastonia montana（Bl.）DC.”。

孪花蟛蜞菊 Wollastonia biflora（L.）DC.

别　　名：黄泥菜、双花蟛蜞菊。

药用部位：全草。

习性生境：草本。生于低海拔地区的草地、林下或灌丛中及海岸边干燥沙地上。

产　　地：湛江、雷州半岛。

性味功效：辛，凉。散瘀消肿。

苍耳 Xanthium sibiricum Patrin. ex Widder

别　　名：苍子、痴头猛、羊带归、虱麻头。

药用部位：全草、果实。

习性生境：草本。生于路旁、村边、旷野或荒地上。

产　　地：梅州（蕉岭、大埔）、汕尾（海丰、陆丰）、深圳、广州、清远（阳山）、肇庆、云浮（新兴）、阳江、湛江（徐闻）。

性味功效：苦、辛、甘，温；有小毒。发汗通窍，散风祛湿，消炎镇痛。

注：《中国植物志》已修订该物种学名，正名为“苍耳 Xanthium strumarium L.”。

黄鹌菜 Youngia japonica（L.）DC.

别　　名：黄鸡婆、毛连连、野芥菜、黄花枝香草、野青菜。

药用部位：全草。

习性生境：草本。生于村边、路旁或荒地上。

产　　地：韶关（乳源、翁源）、河源（连平）、梅州（蕉岭、平远）、深圳、广州、清远（连山）、阳江（阳春）、茂名（信宜）。

性味功效：甘、微苦，凉。清热解毒，利尿消肿，止痛。

▼**百日菊 Zinnia elegans** Jacq.

别　　名：鱼尾菊。

药用部位：花序。

习性生境：草本。栽培。

产　　地：广东各地园林有栽培。

性味功效：辛、苦，凉。清热利湿，解毒消肿。

154. 龙胆科 Gentianaceae

星罗草 Canscora melastomacea Hand.-Mazz.

别　　名：糖果草。

药用部位：全草。

习性生境：草本。生于山坡草地。

产　　地：韶关（新丰、翁源、始兴、曲江）、惠州（龙门、博罗）、珠海、清远（英德）、肇庆（德庆、封开、怀集、高要）、云浮（新兴、罗定）、江门（台山、新会）、阳江（阳春）、湛江。

性味功效：苦，寒。清热解毒，散瘀止痛。

福建蔓龙胆 Crawfurdia pricei（Marq.）H. Smith *

药用部位：全草。

习性生境：草本。生于海拔400～1 100m的山坡草地、山谷灌丛或密林中。

产　　地：韶关（乳源、乐昌）、清远（连州、连山、阳山）、茂名（信宜）。

性味功效：苦，寒。清热利尿，消炎解毒。

五岭龙胆 Gentiana davidii Franch.

别　　名：九头青、簇花龙胆、台湾龙胆、歇地龙胆、鲤鱼胆、矮杆鲤鱼胆。

药用部位：全草。

习性生境：草本。生于海拔350～1 200m的山坡草丛、山坡路旁、林缘、林下。

产　　地：韶关（乳源、翁源、乐昌）、惠州（博罗）、清远（阳山）、肇庆（封开）。

性味功效：苦，寒。清热解毒，利湿。

华南龙胆 Gentiana loureirii Griseb.

别　　名：蓝花草、紫花地丁。

药用部位：全草。

习性生境：草本。生于丘陵或山坡草地上。

产　　地：韶关（乳源、始兴、仁化、乐昌）、河源（连平）、梅州（梅县）、潮州（饶平）、惠州（龙门）、深圳、珠海、广州（从化）、佛山（南海）、清远（连山、英德）、茂名（信宜）。

性味功效：苦、辛，寒。清热利湿，解毒消痈。

注：《中国植物志》已修订该物种学名，正名为“华南龙胆 Gentiana loureiroi（G. Don）Griseb.”。

条叶龙胆 Gentiana manshurica Kitag. *

别　　名：东北龙胆。

药用部位： 全草。
习性生境： 草本。生于海拔100～1 100m的山坡草地、湿草地、路旁。
产　　地： 韶关（乳源、乐昌）。
性味功效： 苦，寒。清热燥湿，清肝定惊。

龙胆 Gentiana scabra Bge.
别　　名： 胆草、苦胆草。
药用部位： 根。
习性生境： 草本。生于山坡、路旁、田边的荒地上。
产　　地： 韶关（乳源、乐昌）、梅州（兴宁）、潮州（饶平）、清远（连州）。
性味功效： 苦，寒。泻肝火，除湿热。

匙叶草 Latouchea fokiensis Franch. *
药用部位： 全草。
习性生境： 草本。生于海拔800～1 500m的山坡路边、林下。
产　　地： 韶关（乳源）、清远（连山）。
性味功效： 辛、苦，凉。活血化瘀，清热止咳。

獐牙菜 Swertia bimaculata（Sieb. et Zucc.）Hook. f. et Thoms. ex C. B. Clarke
别　　名： 大苦草、黑节苦草。
药用部位： 全草。
习性生境： 草本。生于山坡、路旁草地上。
产　　地： 韶关（乳源、乐昌）、潮州（饶平）、清远（阳山）、肇庆（怀集）。
性味功效： 苦，微寒。清热解毒，健脾利胆，疏肝。

香港双蝴蝶 Tripterospermum nienkui（Marq.）C. J. Wu
药用部位： 全草。
习性生境： 草本。生于海拔500～1 500m的山谷密林中或山坡路旁疏林中。
产　　地： 韶关（乳源、新丰、翁源、仁化、乐昌）、河源（和平）、惠州（龙门、博罗）、深圳、广州（从化）、清远（连州、连山、阳山）、肇庆（封开）、云浮（罗定）、阳江（阳春）、茂名（信宜）。
性味功效： 辛、苦，平。祛风湿，活血。

155. 睡菜科 Menyanthaceae

金银莲花 Nymphoides indica（L.）O. Kuntze *
别　　名： 铜苋菜、白花莕菜、印度荇菜。
药用部位： 全草。
习性生境： 草本。生于浅水塘或不流动的河溪中。
产　　地： 广州、清远（英德）、肇庆（高要）、阳江（阳春）。
性味功效： 甘、微苦，寒。清热利尿，生津养胃。

莕菜 Nymphoides peltatum（Gmel.）O. Kuntze *
别　　名： 金莲子、莲叶荇菜、莲叶莕菜。
药用部位： 全草。
习性生境： 草本。生于浅水塘或不流动的河溪中。
产　　地： 韶关（南雄）有栽培。
性味功效： 甘、辛，寒。发汗透疹，利尿通淋，清热解毒。

注：《中国植物志》已修订该物种学名，正名为“荇菜 Nymphoides peltata（S. G. Gmelin）Kuntze”。

156. 报春花科 Primulaceae

琉璃繁缕 Anagallis arvensis L. *
别　　名： 四念癀、龙吐珠。
药用部位： 全草。
习性生境： 草本。生于田野及荒地中。

产　　地： 汕头（澄海）。

性味功效： 苦、酸，温。祛风散寒，活血解毒。

点地梅 Androsace umbellata（Lour.）Merr. *

别　　名： 喉咙草。

药用部位： 全草。

习性生境： 草本。生于山地路旁或田边空旷草地上。

产　　地： 韶关（乳源、乐昌）。

性味功效： 辛、苦，寒。清热解毒，消肿止痛。

广西过路黄 Lysimachia alfredii Hance

别　　名： 过路黄。

药用部位： 全草。

习性生境： 草本。生于海拔200～600m的山谷、溪边及林下。

产　　地： 韶关（乳源、新丰、南雄、乐昌）、河源（和平、连平）、梅州（蕉岭、丰顺、大埔）、潮州（饶平）、清远（阳山、连州、英德）、肇庆（封开）。

性味功效： 苦、辛，凉。清热利湿，排石利胆。

泽珍珠菜 Lysimachia candida Lindl.

别　　名： 泽星宿菜、白水花、水硼砂。

药用部位： 全草。

习性生境： 草本。生于路旁潮湿处或田埂中。

产　　地： 韶关（乐昌、曲江）、东莞、广州、清远（连山）、肇庆（高要）、云浮、茂名（信宜）。

性味功效： 苦，凉。清热解毒，消肿散结。

细梗香草 Lysimachia capillipes Hemsl.

别　　名： 满山香。

药用部位： 全草。

习性生境： 草本。生于山谷林下。

产　　地： 韶关（乳源）。

性味功效： 甘，平。祛风除湿，行气止痛，调经，解毒。

过路黄 Lysimachia christinae Hance

别　　名： 金钱草、对座草、路边黄、遍地黄、四川金钱草。

药用部位： 全草。

习性生境： 草本。生于荒地、路旁、沟边湿润处。

产　　地： 韶关（乳源）、河源（连平）、清远（连州）。

性味功效： 苦、酸，凉。清热解毒，利尿排石，活血散瘀。

珍珠菜 Lysimachia clethroides Duby

别　　名： 矮桃、虎尾珍珠菜、调经草、尾脊草、剦鸡尾、劳伤药、伸筋散。

药用部位： 全草。

习性生境： 草本。生于路旁、沟边、疏林下阴湿处。

产　　地： 清远（连山、连州）。

性味功效： 辛、苦，平。清热利湿，活血散瘀，解毒消痈。

临时救 Lysimachia congestiflora Hemsl.

别　　名： 风寒草、聚花过路黄、簇花排草。

药用部位： 全草。

习性生境： 草本。生于海拔300～1 300m的路旁草地、田埂、溪边等湿润处。

产　　地： 韶关（乳源、始兴、南雄、乐昌）、河源（和平）、梅州（大埔）、清远（连山、阳山）、肇庆（封开）、云浮、茂名（信宜）。

性味功效： 甘、辛，微温。祛风散寒，化痰止咳，消积，解毒利湿。

延叶珍珠菜 Lysimachia decurrens Forst. f.

别　　名： 疬子草、延叶排草、大羊古臊。

药用部位： 全草。

习性生境： 草本。生于山坡路旁或疏林下。

产　　地： 韶关（始兴、曲江）、河源（龙川）、梅州（平远）、潮州（饶平）、惠州（龙门）、深圳（宝安）、广州（从化）、清远（英德）、肇庆（封开、高要）、云浮、阳江（阳春）、茂名（高州）、湛江（徐闻）。

性味功效：苦、辛，平。活血调经，消肿散结。

灵香草 Lysimachia foenum-graecum Hance *

别　　名：尖叶子、驱蛔虫草、闹虫草、排草、零陵香、广零陵香、满山香。

药用部位：全草。

习性生境：草本。生于林下或山谷阴湿处。

产　　地：韶关（乐昌）、清远（阳山、连州）、肇庆（高要）。

性味功效：淡、甘，平。清热行气，止痛，驱蛔虫。

大叶过路黄 Lysimachia fordiana Oliv.

别　　名：大叶排草。

药用部位：全草。

习性生境：草本。生于山谷、溪边或林荫下。

产　　地：韶关（乳源、始兴、乐昌、曲江）、佛山（南海）、清远（阳山）、肇庆（德庆、封开、高要）、云浮（郁南）、阳江（阳春）、茂名（信宜）。

性味功效：淡，平。清热利湿，消肿解毒。

星宿菜 Lysimachia fortunei Maxim.

别　　名：大田基黄、赤脚草、红根划、黄脚鸡。

药用部位：全草。

习性生境：草本。生于路旁、田埂及溪边草丛中。

产　　地：广东中部、东部至北部各地。

性味功效：微苦、涩，平。清热利湿，活血调经。

黑腺珍珠菜 Lysimachia heterogenea Klatt

别　　名：满天星。

药用部位：全草。

习性生境：草本。生于水边湿地。

产　　地：韶关（始兴、南雄、乐昌）、河源（和平）、清远（连山）。

性味功效：辛、苦，平。活血，解毒。

狭叶落地梅 Lysimachia paridiformis Franch. var. **stenophylla** Franch.

别　　名：追风伞、伞叶排草、破凉伞、背花草、灯台草。

药用部位：全草。

习性生境：草本。生于林下及阴湿沟边。

产　　地：肇庆（封开）、清远（连山）。

性味功效：辛、苦，温。祛风除湿，活血止痛，止咳，解毒。

巴东过路黄 Lysimachia patungensis Hand.-Mazz.

别　　名：过路黄、铺地黄。

药用部位：全草。

习性生境：草本。生于海拔400～1 600m山谷、溪边林下。

产　　地：韶关（乳源、南雄）、清远（连山）。

性味功效：辛，温。祛风除湿，活血止血。

鄂报春 Primula obconica Hance *

别　　名：仙鹤莲、四季报春、四季樱草。

药用部位：全草。

习性生境：草本。生于林下石缝中。

产　　地：韶关（乳源、乐昌）。

性味功效：苦，凉。解酒，止痛，止泻。

假婆婆纳 Stimpsonia chamaedryoides Wright ex A. Gray

药用部位：全草。

习性生境：草本。生于山地路边及草地上。

产　　地：韶关（乳源）、梅州（平远）、清远（连山）。
性味功效：清热解毒，活血，消肿止痛。

157. 白花丹科 Plumbaginaceae

补血草 Limonium sinense（Girard）Kuntze. *
别　　名：匙叶草、海金花、海萝卜。
药用部位：根。
习性生境：草本。生于海岸沙地、沙滩或盐碱地。
产　　地：潮州（饶平）、汕尾（陆丰）、惠州、深圳（宝安）、阳江、湛江（廉江、雷州、徐闻）。
性味功效：苦，微寒。清热祛湿，止血。

▼紫花丹 Plumbago indica L. *
别　　名：紫雪花。
药用部位：全草。
习性生境：草本。栽培。
产　　地：广东各地均有栽培。
性味功效：辛、苦，温；有毒。破血通经，消肿止痛，祛风杀虫。

白花丹 Plumbago zeylanica L.
别　　名：白雪花、白皂药。
药用部位：根或全草。
习性生境：常绿半灌木。生于污秽阴湿处或半遮阴的地方。各地庭园、药圃常有栽培。
产　　地：韶关（翁源、乐昌）、梅州（梅县）、汕头（南澳）、惠州（惠东）、深圳（宝安）、珠海、广州、清远（英德）、肇庆（封开、怀集、高要）、云浮、江门（台山）、阳江（阳春）、茂名（高州）、湛江（徐闻）。
性味功效：苦，微温；有毒。散瘀消肿，祛风止痛。

158. 车前科 Plantaginaceae

车前 Plantago asiatica L.
别　　名：牛舌草、猪耳朵草。
药用部位：全草或种子。
习性生境：草本。生于村边路旁、沟边、田埂等处。
产　　地：广东各地均有产。
性味功效：甘，寒。清热利尿，祛痰止咳，明目。全草、种子功效相仿。

▼平车前 Plantago depressa Willd.
别　　名：车前草、小车前。
药用部位：种子、全草。
习性生境：草本。生于草地、河滩、沟边、草甸、田间及路旁。
产　　地：广东各地药圃常有栽培。
性味功效：甘，寒。利尿，清热，明目，祛痰。

大车前 Plantago major L.
别　　名：钱串草、钱贯草、大猪耳朵草。
药用部位：全草、种子。
习性生境：草本。生于村落、路旁、旷野、溪边、田埂等潮湿处。
产　　地：韶关（乳源、翁源、仁化、始兴、乐昌）、河源（和平、连平）、梅州（蕉岭、平远、五华、丰顺、大埔）、潮州（饶平）、惠州（龙门、惠东、博罗）、深圳（宝安）、广州（从化）、清远（连山、阳山、连州、英德）、肇庆（封开、怀集、高要）、云浮（郁南、新兴、罗定）、阳江（阳春）、茂名（信宜、高州）、湛江（廉江）。
性味功效：甘，寒。清热祛湿，利尿通淋，止咳。

159. 桔梗科 Campanulaceae

杏叶沙参 Adenophora hunanensis Mannf. *

别　　名：湖南沙参。

药用部位：根。

习性生境：草本。生于山地草丛或疏林下。

产　　地：韶关（乳源、仁化）、清远（阳山、连州）。

性味功效：甘、苦，微寒。养阴清热，润肺化痰，止咳。

注：《中国植物志》已修订该物种学名，正名为“杏叶沙参 Adenophora petiolata subsp. hunanensis（Nannfeldt）D. Y. Hong & S. Ge”。

▼沙参 Adenophora stricta Miq. *

别　　名：杏叶沙参、沙和尚、南沙参。

药用部位：根。

习性生境：草本。栽培。

产　　地：广东有少量栽培。

性味功效：甘、苦，微寒。养阴清热，润肺化痰，止咳，下乳解毒。

轮叶沙参 Adenophora tetraphylla（Thunb.）Fisch. *

别　　名：四叶沙参、南沙参。

药用部位：茎叶。

习性生境：草本。生于草地和灌丛中。

产　　地：韶关（乳源）、清远（连州、英德）。

性味功效：甘，凉。清热养阴，润肺止咳。

大花金钱豹 Campanumoea javanica Bl.

别　　名：土党参、野党参果、算盘果、土人参。

药用部位：根。

习性生境：藤本。生于山地、山谷、疏林下或沟边灌丛中。

产　　地：韶关（乳源、新丰、翁源、仁化、始兴、乐昌）、梅州（五华、大埔、梅县）、惠州（龙门、博罗）、深圳、广州（从化）、清远（连山、阳山、连州、英德）、肇庆（德庆、封开、怀集、高要）、云浮（新兴）、茂名（电白、信宜）。

性味功效：甘，平。补中益气，润肺生津。

桃叶金钱豹 Campanumoea lancifolia（Roxb.）Merr.

别　　名：长叶轮钟草、剑叶金钱豹、披针金钱豹、山荸荠、肉算盘。

药用部位：根。

习性生境：草本。生于草坡、沟边或林中湿润处。

产　　地：韶关（乳源、新丰、翁源、仁化、乐昌）、河源（和平）、梅州（大埔、梅县）、惠州（龙门）、广州（从化）、清远（连州、阳山、英德）、肇庆（封开、怀集、高要）、阳江（阳春）、茂名（信宜）。

性味功效：甘、微苦，平。益气，祛瘀，止痛。

注：《中国植物志》已修订该物种学名，正名为“轮钟花 Cyclocodon lancifolius（Roxburgh）Kurz”。

羊乳 Codonopsis lanceolata（Sieb. et Zucc.）Trautv.

别　　名：四叶参、奶参、山海螺、乳头薯。

药用部位：根。

习性生境：草质藤本。生于山野、草地、灌丛、疏林中或沟边湿润处。

产　　地：韶关（乳源、仁化、始兴、乐昌、曲江）、河源（和平）、梅州（五华、兴宁）、潮州（饶平）、惠州（博罗）、深圳、清远（连山、连州、阳山、英德）、肇庆（怀集）。

性味功效：甘，平。补肾通乳，排脓解毒。

▼党参 Codonopsis pilosula（Franch.）Nannf.

别　　名：缠绕党参、素花党参、东党、台党、潞党、口党。

药用部位：根。

习性生境：草质藤本。栽培。

产　　地：清远（英德）曾有栽培。

性味功效：甘，平。补脾，益气，生津。

桔梗 Platycodon grandiflorus（Jacq.）A. DC.

别　　名：包袱花、铃铛花。

药用部位：根。

习性生境：草本。生于土层较深厚的石山或荒山草坡上。

产　　地：韶关（乳源）、惠州（博罗）、广州有栽培。

性味功效：苦、辛，温。宣肺，散寒，祛痰，排脓。

蓝花参 Wahlenbergia marginata（Thunb.）A. DC.

别　　名：兰花参、细叶沙参、拐棒参、牛奶草。

药用部位：根或全草。

习性生境：草本。生于平原旷地或丘陵草地上。

产　　地：韶关（乳源、始兴、乐昌）、河源（连平）、梅州（平远）、潮州（饶平）、惠州（龙门、惠东、博罗）、深圳、广州、清远（连山、阳山、连州、英德）、肇庆（封开）、阳江（阳春）。

性味功效：甘，平。益气补虚，祛痰，截疟。

160. 半边莲科 Lobeliaceae

半边莲 Lobelia chinensis Lour.

别　　名：细米草、急解索、紫花莲。

药用部位：全草。

习性生境：草本。生于溪河旁、水沟边、水稻田埂或潮湿的草地上。

产　　地：广东各地均有产。

性味功效：辛、微苦，平。清热解毒，利尿消肿。

江南山梗菜 Lobelia davidii Franch. *

别　　名：节节花、苦菜、广西大将军、四川山梗菜、广西山梗菜。

药用部位：根或全草。

习性生境：草本。生于海拔500～1 350m的山谷荫处。

产　　地：韶关（乳源）、清远（连州）。

性味功效：甘、辛，平；有小毒。宣肺化痰，清热解毒，利尿消肿。

线萼山梗菜 Lobelia melliana E. Wimm.

别　　名：狭萼半边莲、韶关大将军。

药用部位：全草。

习性生境：草本。生于海拔1 000m以下的沟谷、水边或林中湿地。

产　　地：韶关（乳源、新丰、翁源、乐昌）、河源（和平、连平）、梅州（大埔、梅县）、惠州（龙门、博罗）、清远（连山、阳山、英德）、肇庆（怀集）

性味功效：辛，平。宣肺化痰，清热解毒，利尿消肿。

卵叶半边莲 Lobelia zeylanica L.

别　　名：肉半边莲、大花卵叶半边莲。

药用部位：全草。

习性生境：草本。生于海拔100～750m的水田、山沟边等阴湿地。

产　　地：韶关（翁源、始兴）、惠州（龙门、惠东、博罗）、深圳、珠海、广州（从化）、肇庆（封开、高要）、云浮、阳江（阳春）、茂名（信宜）。

性味功效：清热解毒，散结。

铜锤玉带草 Pratia nummularia（Lam.）A. Br et Aschers.

别　　名：地钮子、地茄子、扣子草、广西铜锤草。

药用部位：全草。

习性生境：草本。生于山谷、草地路旁、林下、水坑、石隙等荫蔽处。

产　　地：广东西部、中部、东部至北部。

性味功效：辛、苦，平。祛风利湿，活血散瘀。

注：《中国植物志》已修订该物种学名，正名为"铜锤玉带草 Lobelia nummularia Lam."。

161. 草海桐科 Goodeniaceae

草海桐 Scaevola sericea Vahl

药用部位：叶、茎皮。

习性生境：直立灌木或小乔木。生于海湾两岸的石砾沙土上或河川出海两旁的荒地上。

产　　地：汕头（南澳）、汕尾（海丰、陆丰）、揭阳（惠来）、惠州（惠阳）、深圳、珠海、江门（台山）、湛江（徐闻、雷州）。

性味功效：叶：治扭伤、风湿关节痛。茎皮、叶：治皮肤病，对艾滋病病毒有抑制作用。

注：《中国植物志》已修订该物种学名，正名为"草海桐 Scaevola taccada（Gaertn.）Roxb."。

162. 花柱草科 Stylidiaceae

花柱草 Stylidium uliginosum Swartz

药用部位：全草。

习性生境：草本。生于海拔400m左右的溪边湿地上。

产　　地：惠州（惠东、博罗）、深圳、珠海、广州、清远、肇庆（四会、高要）、江门（开平）、阳江、茂名（化州）。

性味功效：民间用于治疗咽喉肿痛。

163. 紫草科 Boraginaceae

柔弱斑种草 Bothriospermum tenellum（Hornem.）Fisch. et Mey.

别　　名：鬼点灯、小马耳朵、细叠子草。

药用部位：全草。

习性生境：草本。生于山坡路边、田间草丛、山坡草地及溪边阴湿处。

产　　地：韶关（乳源、新丰、翁源、始兴、乐昌）、梅州（大埔、梅县）、惠州（博罗）、深圳、广州（从化、增城）、佛山（南海）、清远（英德）、肇庆（封开、怀集、高要）、江门（鹤山）、茂名（信宜）、湛江（徐闻）。

性味功效：涩、微苦，平。止咳，止血。

注：《中国植物志》已修订该物种学名，正名为"柔弱斑种草 Bothriospermum zeylanicum（J. Jacq.）Druce"。

基及树 Carmona microphylla（Lam.）G. Don.

别　　名：福建茶。

药用部位：叶。

习性生境：灌木。生于丘陵、旷地的灌木丛中，各地庭园常栽培作盆景。

产　　地：深圳、广州、阳江、湛江（徐闻），全省各地均有栽培。

性味功效：清热解毒。

破布木 Cordia dichotoma Forst. f.

别　　名：青桐翠木、纸鹞高树。

药用部位：根、果实。

习性生境：乔木。生于山谷、疏林、溪边、路旁等地。

产　　地：河源（龙川）、惠州（博罗）、深圳、广州、肇庆（高要）、阳江、湛江（徐闻）。

性味功效：微甘、辛，平。根：行气止痛。果实：祛痰，利尿。

小花琉璃草 Cynoglossum lanceolatum Forst.

别　　名：牙痈草、狭叶倒提壶、小花倒提壶。

药用部位：全草。

习性生境：草本。生于山坡林边或丘陵路旁、旷地上。

产　　地：韶关（翁源、始兴）、河源（连平）、梅州（梅县）、惠州（龙门）。

性味功效：苦，凉。清热解毒，利尿消肿，活血。

琉璃草 Cynoglossum zeylanicum（Vahl.）Thunb. ex Lehm. *

别　　名：铁箍散、贴骨散、牛舌头草、狗屎花。

药用部位：根、叶。

习性生境：草本。生于山坡、路旁、河滩沙土或林间草地。

产　　地：韶关（乳源、始兴、乐昌）、河源（和平、连平）、惠州（龙门）、清远（连山）。

性味功效：苦，凉。清热解毒，散瘀止血。

注：《中国植物志》已修订该物种学名，正名为“琉璃草 Cynoglossum furcatum Wall.”。

长花厚壳树 Ehretia longiflora Champ. ex Benth.

药用部位：根。

习性生境：乔木。生于海拔300～900m的山地路边、山坡疏林及湿润的山谷密林。

产　　地：韶关（乳源、南雄、翁源、乐昌）、河源（龙川）、梅州（兴宁）、潮州（饶平）、惠州（龙门、惠东、博罗）、深圳、广州（从化、增城）、清远（连南、连山、阳山）、肇庆（德庆、封开、怀集）、阳江（阳春）、茂名（信宜）。

性味功效：甘，温。温经止痛。

粗糠树 Ehretia macrophylla Wall.

别　　名：毛叶厚壳树、粗厚壳树、云南厚壳树。

药用部位：茎皮。

习性生境：乔木。生于村边空旷地上。

产　　地：梅州（梅县）、云浮、阳江、茂名（信宜）。

性味功效：微苦、辛，凉。散瘀消肿。

注：《中国植物志》已修订该物种学名，正名为“粗糠树 Ehretia dicksonii Hance”。

厚壳树 Ehretia thyrsiflora（Sieb. et Zucc.）Nakai

别　　名：大红茶、大岗茶。

药用部位：叶、心材、茎枝。

习性生境：乔木。生于丘陵、平地、村旁或山地疏林中。

产　　地：韶关（翁源、仁化、始兴、南雄、乐昌）、河源（和平、龙川）、潮州（饶平）、惠州（惠东、博罗）、广州（从化）、清远（阳山、连州、英德）、江门（台山）、阳江、茂名（信宜、高州）、湛江（徐闻）。

性味功效：叶：甘、微苦，平；清热解暑，去腐生肌。心材：甘、咸，平；破瘀生新，止痛生肌。茎枝：苦，平；收敛止泻。

注：《中国植物志》已修订该物种学名，正名为“厚壳树 Ehretia acuminata R. Br.”。

大尾摇 Heliotropium indicum L.

别　　名：象鼻草、全虫草、狗尾虫、皱面草。

药用部位：全草、根。

习性生境：草本。生于村旁、旷地或杂草丛中。

产　　地：惠州、东莞、深圳、广州（番禺）、肇庆（德庆、高要）、云浮、江门

（鹤山、台山）、阳江、茂名、湛江（廉江、徐闻）。
性味功效：苦，平。清热解毒。

弯齿盾果草 Thyrocarpus glochidiatus Maxim.
药用部位：全草、叶。
习性生境：草本。生于山坡草地、田埂、路旁等处。
产　　地：韶关（乐昌）。
性味功效：苦，凉。清热凉血，润肺止咳。

盾果草 Thyrocarpus sampsonii Hance
药用部位：全草。
习性生境：草本。生于山坡草丛或灌丛下。
产　　地：韶关（乐昌）、梅州（平远）、清远（英德）。
性味功效：苦，凉。清热解毒，消肿。

附地菜 Trigonotis peduncularis（Trev.）Benth. ex Baker et Moore
别　　名：地胡椒、黄瓜香。
药用部位：全草。
习性生境：草本。生于平原、丘陵草地或林缘。
产　　地：韶关（乳源、仁化、乐昌）、广州（从化）、清远（连山、阳山）。
性味功效：甘、辛，温。温中健胃，消肿止痛，止血。

164. 茄科 Solanaceae

▼**辣椒 Capsicum annuum** L.
别　　名：辣子、牛角椒、海椒、鸡嘴椒。
药用部位：果实、根、茎、叶。
习性生境：草本。栽培。
产　　地：广东各地均有栽培。
性味功效：果实：辛、辣，温；温中散寒，健胃消食。根：活血消肿。茎：散寒除湿，活血化瘀。叶：消肿涤络，杀虫止痒。

▼**樱桃椒 Capsicum annuum** L. subsp. **cerasiforme** Irish
别　　名：五彩椒、五色椒。
药用部位：果实、根。
习性生境：草本。栽培。
产　　地：广东各地均有栽培。
性味功效：果实：辛、辣，温；温中散寒，健胃消食。根：活血消肿。

▼**朝天椒 Capsicum annuum** L. var. **conoides**（Mill.）Bailey
别　　名：指天椒、小辣椒、五色椒。
药用部位：果实、根。
习性生境：草本。栽培。
产　　地：广东各地均有栽培。
性味功效：果实：辛、辣，温；温中散寒，健胃消食。根：活血消肿。

▼**簇生椒 Capsicum annuum** L. var. **fasciculatum**（Sturt.）Irish
别　　名：甜辣椒、柿子椒、彩椒、灯笼椒、长辣椒、牛角椒、小米椒。
药用部位：果实、根。
习性生境：草本。栽培。
产　　地：广东各地均有栽培。
性味功效：果实：辛、辣，温；温中散寒，健胃消食。根：活血消肿。
注：《中国植物志》已修订和归并该物种学名，正名为“辣椒 Capsicum annuum L.”。

▼**菜椒 Capsicum annuum** L. var. **grossum**（L.）Sendtn.
别　　名：灯笼椒。
药用部位：果实、根。
习性生境：草本。栽培。
产　　地：广东各地均有栽培。
性味功效：辛、辣，温。温中散寒，发汗。

▼夜香树 Cestrum nocturnum L.

别　　名： 夜香花、洋素馨、夜来香。

药用部位： 叶。

习性生境： 灌木。栽培。

产　　地： 韶关（乐昌）、河源（和平）、广州。全省各地多有栽培。

性味功效： 苦，凉。清热消肿。

白花曼陀罗 Datura metel L.

别　　名： 曼陀罗、闹洋花、洋金花、醉仙桃。

药用部位： 根、叶、花、果实、种子。

习性生境： 小灌木。生于村边、路旁或旷地上。

产　　地： 潮州（饶平）、惠州、珠海、广州、清远（英德）、肇庆（封开、高要）、云浮、江门（台山）、阳江（阳春）、茂名（高州）、湛江（雷州、徐闻）。

性味功效： 辛、苦，温；有大毒。麻醉，镇痛，平喘止咳。

红丝线 Lycianthes biflora（Lour.）Bitter

别　　名： 毛药、野花毛辣角、血见愁、野灯笼花、十萼茄、双花红丝线。

药用部位： 全株。

习性生境： 草本或亚灌木。生于山谷林边、林旁、沟边或荒野阳地上。

产　　地： 广东西部、中部、东部至北部。

性味功效： 涩，凉。祛痰止咳，清热解毒。

单花红丝线 Lycianthes lysimachioides（Wall.）Bitter var. **cordifolia** C. Y. Wu et S. C. Huang

别　　名： 佛葵、心叶单花红丝线。

药用部位： 全草。

习性生境： 草本。生于林下或溪旁。

产　　地： 惠州（龙门）。

性味功效： 辛，温。解毒消肿。

▼枸杞 Lycium chinense Mill.

别　　名： 地骨皮（根皮）、杞子（果实）。

药用部位： 根皮、果实。

习性生境： 灌木。栽培。

产　　地： 广东各地均有栽培。

性味功效： 地骨皮（根皮）：甘，寒；清热退烧，凉血，降血压。杞子（果实）：甘，平；滋补肝肾，益精明目。

▼番茄 Lycopersicon esculentum Miller

别　　名： 西红柿。

药用部位： 新鲜果实。

习性生境： 草本。栽培。

产　　地： 广东各地均有栽培。

性味功效： 微酸、甘，微寒。清热解毒，消炎，助消化。

▼假酸浆 Nicandra physalodes（L.）Gaertn.

别　　名： 鞭打绣球、冰粉、大千生。

药用部位： 全草、果实、花。

习性生境： 草本。栽培或逸生。

产　　地： 广东各地均有栽培或逸生。

性味功效： 甘、微苦，平；有小毒。清热解毒，利尿，镇静。

▼烟草 Nicotiana tabacum L.

别　　名： 烟、烟叶。

药用部位： 叶。

习性生境： 草本。

产　　地： 广东各地均有栽培。

性味功效： 辛，温；有毒。消毒解毒，杀虫。

▼酸浆 Physalis alkekengi L.

别　　名： 灯笼草、灯笼果、泡泡草、洛神珠、红姑娘。

药用部位： 根、全草。

习性生境： 草本。野生。

产　　地： 广东部分地区园林有引种栽培。

性味功效： 酸、苦，寒。清热，利湿，化痰，利尿。

▼挂金灯 Physalis alkekengi L. var. **franchetii** (Mast.) Makino
别　　名：灯笼草、灯笼果、红姑娘。
药用部位：根、全草、果实。
习性生境：草本。栽培或逸为野生。
产　　地：深圳、广州园林有栽培。
性味功效：酸、苦，寒。清热，利咽，化痰，利尿。

苦蘵 Physalis angulata L.
别　　名：灯笼草、灯笼果。
药用部位：根、全草。
习性生境：草本。生于山谷、村旁、荒地、路旁等土壤肥沃、湿润的地方。
产　　地：广东各地均有产。
性味功效：根：苦，寒；利水通淋。全草：苦、酸，寒；清热解毒，消肿散结。

毛苦蘵 Physalis angulata L. var. **villosa** Bonati
别　　名：灯笼草、灯笼果。
药用部位：根或全草。
习性生境：草本。生于山谷、村旁、荒地、路旁等土壤肥沃、湿润的地方。
产　　地：广东各地均有产。
性味功效：根：苦、寒；利水通淋。全草：苦、酸，寒；清热解毒，消肿散结。

小酸浆 Physalis minima L.
别　　名：黄姑娘、天泡子、挂金灯、灯笼果。
药用部位：全草、果实。
习性生境：草本。生于田野、坡地及空旷荒地上。
产　　地：韶关（乳源、翁源、仁化、始兴、乐昌）、惠州（惠东）、深圳、广州（从化）、清远（英德）、肇庆（封开、怀集）、云浮、江门（台山）、阳江（阳春）、湛江（徐闻）。
性味功效：苦，凉。清热利湿，祛痰止咳，软坚散结。

▼灯笼果 Physalis peruviana L.
别　　名：小果酸浆、秘鲁苦蘵。
药用部位：全草。
习性生境：草本。栽培。
产　　地：广州有栽培。
性味功效：苦，凉。清热解毒，消炎利水。

少花龙葵 Solanum americanum Miller
别　　名：古钮菜、衣钮扣。
药用部位：全草。
习性生境：纤弱草本。生于田野、荒地及村庄附近旷地上。
产　　地：广东各地均有产。
性味功效：甘、微苦，微寒。清热解毒，利湿消肿。

牛茄子 Solanum capsicoides Allioni
别　　名：野癫茄、丁茄、刺茄、番鬼茄。
药用部位：根、果实。
习性生境：灌木。生于村边、路旁、荒地上。
产　　地：广东各地均有产。
性味功效：苦、辛，温；有毒。活血散瘀，镇痛麻醉。

野茄 Solanum coagulans Forsk. *
别　　名：黄水茄、黄天茄、衫钮果、菲岛茄。
药用部位：根、叶、果实。
习性生境：草本至亚灌木。生于村边、路旁或荒地上。
产　　地：肇庆、江门（台山）、阳江（阳春）、湛江（雷州、徐闻）。
性味功效：苦、辛，温。利湿，消肿，止痛。
注：《中国植物志》已修订该物种学名，正名为“野茄 Solanum undatum Lamarck”。

假烟叶 Solanum erianthum D. Don *
别　　名：土烟叶、茄树。
药用部位：根、叶。
习性生境：灌木或小乔木。生于村旁和荒山灌丛中或疏林下。

产　　地： 广东各地均有产。

性味功效： 辛、苦，微温；有毒。止痛，解毒，收敛。

刺天茄 Solanum indicum L.

别　　名： 紫花茄、金钮扣、小癫茄、黄水荞、鸡刺子、生刺矮瓜。

药用部位： 根、全草。

习性生境： 灌木。生于山坡、山谷、沟边或疏林中。

产　　地： 韶关（翁源）、惠州（博罗）、深圳（宝安）、珠海、广州、肇庆（德庆、封开、高要）、云浮（新兴）、江门（恩平、鹤山、台山）、阳江（阳春）、茂名（信宜）、湛江（雷州、徐闻）。

性味功效： 微苦，凉；有小毒。解毒消肿，散瘀止痛。

野海茄 Solanum japonense Nakai *

别　　名： 毛风藤、白毛英、毛和尚头。

药用部位： 全草。

习性生境： 草质藤本。生于荒坡、山谷、水边、路旁及山崖疏林下。

产　　地： 韶关（乳源）。

性味功效： 辛、苦，平。祛风湿，活血通经。

毛茄 Solanum lasiocarpum Dunal［*Solanum ferox* L.］*

别　　名： 大叶毛刺茄、大样颠茄、毛茄树、羊不食。

药用部位： 全株。

习性生境： 草本至亚灌木。生于村边、路旁或荒地上。

产　　地： 珠海、肇庆（高要）、江门（台山）、阳江（阳春）、茂名。

性味功效： 辛、苦，平。行气，活血、止痛。

白英 Solanum lyratum Thunb.

别　　名： 白毛藤、生毛鸡屎藤、蔓茄、山甜菜、千年不烂心。

药用部位： 全草。

习性生境： 藤本。生于溪旁、路边、菜地附近和山谷等土壤较肥湿且向阳处。

产　　地： 韶关（乳源、新丰、翁源、仁化、始兴、南雄、乐昌）、河源（和平、连平）、梅州（梅县）、惠州（龙门）、广州（从化）、清远（阳山、英德）、肇庆（封开、怀集、高要）、云浮（郁南、新兴）、阳江（阳春）、茂名（信宜）。

性味功效： 甘、苦，微寒。清热解毒，消肿镇痛，利水消肿。

▼乳茄 Solanum mammosum L. *

别　　名： 黄金果、五指茄。

药用部位： 果实。

习性生境： 草本或亚灌木。栽培。

产　　地： 广东各地均有栽培。

性味功效： 苦、涩，寒；有毒。清热解毒，利水消肿。

▼茄 Solanum melongena L.

别　　名： 白茄、茄子、紫茄、落苏、吊菜子、矮瓜。

药用部位： 根、叶、花、果蒂（茄蒂）、果实。

习性生境： 草本或亚灌木。栽培。

产　　地： 广东各地均有栽培。

性味功效： 根：甘、辛，寒；祛风利湿，清热止血。叶：甘、辛，平；散血消肿。花：甘，平；敛疮，止痛，利湿。果蒂（茄蒂）：凉血，解毒。果实：甘，凉；清热，活血，消肿。

龙葵 Solanum nigrum L.

别　　名： 天茄子、苦葵。

药用部位：根、全草、果实。
习性生境：草本。生于山坡、荒地、田边及村庄附近旷地上。
产　　地：韶关（乳源、南雄、乐昌）、潮州（饶平）、惠州（博罗）、深圳、广州（从化）、清远（阳山）、肇庆（德庆、怀集）、云浮（新兴）、茂名（高州）。
性味功效：苦，寒。根：清热利湿，活血解毒。全草：清热解毒，活血消肿。果实（龙葵子）：清热解毒，化痰止咳。

海南茄 Solanum procumbens Lour.
别　　名：金耳环、耳环锤。
药用部位：根。
习性生境：灌木。生于村边、路旁、疏林或灌木丛中。
产　　地：广州、江门（台山）、阳江、茂名（高州）、湛江（雷州、徐闻）。
性味功效：微苦，凉；有小毒。凉血散瘀，消肿止痛。

▼珊瑚樱 Solanum pseudo-capsicum L.
别　　名：冬珊瑚、玉珊瑚茄。
药用部位：根、果实。
习性生境：小灌木。栽培。
产　　地：广东各地均有栽培。
性味功效：辛、微苦，温；有毒。活血止痛。

水茄 Solanum torvum Sw.
别　　名：金钮扣、山颠茄。
药用部位：根。
习性生境：灌木。生于村边、路旁或山坡、荒地。
产　　地：韶关（乳源）、深圳、广州、肇庆（高要）、江门（鹤山）。
性味功效：辛，微凉；有小毒。散瘀，通经，消肿，止痛，止咳。

▼马铃薯 Solanum tuberosum L.
别　　名：土豆、阳芋、荷兰薯。
药用部位：块茎。
习性生境：草本。栽培。
产　　地：广东各地均有栽培。
性味功效：甘，平。和胃健中，解毒消肿。

龙珠 Tubocapsicum anomalum（Franch. et Sav.）Makino
药用部位：全草。
习性生境：草本。生于海拔400～1 500m的路旁、山谷或山坡疏林下。
产　　地：韶关（新丰、翁源、仁化）、清远（阳山）。
性味功效：苦，寒。清热解毒，通利小便。

165. 旋花科 Convolvulaceae

心萼薯 Aniseia biflora（L.）Choisy
别　　名：满山香、黑面藤、亚灯堂、华陀花、簕番薯、毛牵牛。
药用部位：全草。
习性生境：藤本。生于山坡、山谷、路旁或林下。
产　　地：韶关（乳源、翁源）、河源（和平、连平）、潮州（饶平）、汕头（南澳）、揭阳（惠来）、深圳、广州、清远（英德）、肇庆（封开、高要）。
性味功效：甘、微苦，平。清热解毒，消疳祛积。
注：《中国植物志》已修订该物种学名，正名为“毛牵牛 Ipomoea biflora（L.）Persoon”。

白鹤藤 Argyreia acuta Lour.
别　　名：一匹绸、白面水鸡、绸缎藤、银背藤、银背叶、白鹤芋。
药用部位：根、茎叶。

习性生境：灌木。生于山坡、河谷、溪边、灌丛或疏林下。

产　　地：广州、佛山（南海）、清远（英德）、肇庆（高要）、云浮（新兴）、阳江（阳春）、茂名（信宜、高州）、湛江（徐闻）。

性味功效：根：涩、甘，平；祛风湿，舒筋络。茎叶：辛、微苦，凉；祛风除湿，化痰止咳，散瘀止血，解毒消痈。

硬毛白鹤藤 Argyreia capitata（Vahl）Arn. ex Choisy *

别　　名：毛藤花、头花银背藤。

药用部位：叶。

习性生境：灌木。生于山坡灌丛中或旷地的绿篱上。

产　　地：惠州（博罗）、深圳、肇庆（高要）、云浮（新兴）、江门（台山）、阳江（阳春）。

性味功效：消炎止痛，生肌愈合。

注：《中国植物志》已修订该物种学名，正名为"头花银背藤 Argyreia capitiformis（Poiret）van Ooststroom"。

银背藤 Argyreia obtusifolia Lour.

别　　名：黄毛白鹤藤、纯叶白鹤藤、白底丝绸、白背绸缎。

药用部位：叶。

习性生境：灌木。生于山地密林或疏林中。

产　　地：惠州（惠东、博罗）、珠海、阳江、茂名（信宜）。

性味功效：苦、辛，凉。散瘀止血。

注：《中国植物志》已修订该物种学名，正名为"银背藤 Argyreia mollis（N. L. Burman）Choisy"。

月光花 Calonyction aculeatum（L.）House *

别　　名：天茄儿、嫦娥奔月、裂叶月光花。

药用部位：全草、种子。

习性生境：草质藤本。栽培或逸为野生。

产　　地：广州、肇庆（高要）、阳江。

性味功效：全草：苦、辛，凉；清热解毒。种子：苦、辛，平；活血散瘀，消肿止痛。

注：《中国植物志》已修订该物种学名，正名为"月光花 Ipomoea alba L."。

打碗花 Calystegia hederacea Wall. ex Roxb.

别　　名：面根藤、小旋花、兔耳草、老母猪草、旋花苦蔓。

药用部位：全草。

习性生境：草质藤本。生于农田、荒地、路旁杂草中。

产　　地：肇庆（高要）。

性味功效：甘、微苦，平。健脾，利湿，调经。

旋花 Calystegia sepium（L.）R. Br. *

别　　名：篱天剑、面根藤。

药用部位：根、茎叶、花。

习性生境：藤本。生于溪边的荒地或农地上。

产　　地：广州、茂名（信宜）。

性味功效：根：甘、微苦，温；益气补虚，续筋接骨，解毒杀虫。茎叶：甘、微苦，平；清热解毒。花：甘，温；益气，养颜，涩精。

南方菟丝子 Cuscuta australis R. Br.

别　　名：金线藤、欧洲菟丝子、飞扬藤。

药用部位：全草、种子。

习性生境：草质藤本。寄生于海拔20～800m的田边、路旁的豆科植物、菊科蒿子、马鞭草科牡荆属等草本或小灌木上。

产　　地：韶关（始兴）、深圳、广州、清远（英德）、肇庆。

性味功效：全草（菟丝）：苦、甘，平；清热解毒，凉血止血，健脾利湿。种子：

辛、甘，平；补肾益精，养肝明目，固胎止泻。

菟丝子 Cuscuta chinensis Lam.

别　　名：豆寄生、黄丝藤。

药用部位：全草、种子。

习性生境：草质藤本。生于田边、山坡阳处、路边灌丛或海边沙丘处，常寄生于豆科、菊科、蒺藜科等多种植物上。

产　　地：韶关（始兴）、深圳、广州、清远（英德）、肇庆。

性味功效：全草（菟丝）：苦、甘，平；清热解毒，凉血止血，健脾利湿。种子：辛、甘，平；补肾益精，养肝明目，固胎止泻。

金灯藤 Cuscuta japonica Choisy

别　　名：日本菟丝子、大菟丝子。

药用部位：全草、种子。

习性生境：草质藤本。寄生于草本植物或灌木上。

产　　地：韶关（乳源、新丰、翁源、仁化、始兴、南雄、乐昌）、河源（和平、连平）、惠州（博罗）、广州、清远（阳山、连州）、肇庆（封开、怀集、高要）、阳江（阳春）、茂名（信宜）。

性味功效：全草（菟丝）：苦、甘，平；清热解毒，凉血止血，健脾利湿。种子：辛、甘，平；补肾益精，养肝明目，固胎止泻。

马蹄金 Dichondra micrantha Urban *

别　　名：小金钱草、黄疸草、钮子草、小马香、鱼脐草。

药用部位：全草。

习性生境：草本。生于山坡林缘或村边、路旁、田野阴湿处。

产　　地：韶关（乳源）、揭阳（惠来、普宁）、广州、清远（连州）。

性味功效：辛、淡，微温。疏风散寒，行气破积，微结止痛。

丁公藤 Erycibe obtusifolia Benth.

别　　名：包公藤、斑鱼烈、麻辣仔藤、麻辣天、麻辣子藤。

药用部位：藤茎。

习性生境：灌木。生于山地、山谷密林中。

产　　地：汕尾（陆丰）、惠州（龙门）、肇庆（高要）。

性味功效：辛，温；有毒。祛风胜湿，舒筋活络，消肿，止痛。

光叶丁公藤 Erycibe schmidtii Craib

别　　名：丁公藤。

药用部位：藤茎。

习性生境：灌木。生于山地、山谷密林中。

产　　地：汕尾（陆丰）、惠州、肇庆（高要）、阳江（阳春）。

性味功效：辛，温；有毒。祛风胜湿，舒筋活络，消肿，止痛。

土丁桂 Evolvulus alsinoides（L.）L.

别　　名：银丝草。

药用部位：全草。

习性生境：草本。生于山坡、丘陵、干旱的旷地或草坡上。

产　　地：韶关（乳源、始兴、南雄、乐昌）、河源（和平）、梅州（蕉岭、大埔）、汕头（南澳）、汕尾（海丰）、惠州（博罗）、东莞、深圳、珠海、广州、清远（连州、英德）、阳江、湛江（徐闻）。

性味功效：甘、微苦，凉。清热利湿，解毒。

▼蕹菜 Ipomoea aquatica Forsk.

别　　名：通心菜。

药用部位：根、全草。
习性生境：草本。栽培。
产　　地：广东各地均有栽培。
性味功效：根：淡，平；健脾利湿。全草：甘、淡，寒；凉血清热，利湿解毒。

▼番薯 Ipomoea batatas（L.）Lam.
别　　名：白薯、红薯、甘薯、地瓜。
药用部位：根、藤。
习性生境：藤本。栽培。
产　　地：广东各地均有栽培。
性味功效：甘、涩，微凉。补中和血，益气生津，宽肠胃，通便秘。

五爪金龙 Ipomoea cairica（L.）Sweet
别　　名：五叶藤、五叶薯。
药用部位：叶、块根。
习性生境：藤本。逸生于平地、山地村边、路边灌丛、林缘。
产　　地：广东各地均有产。
性味功效：甘，寒。清热解毒，止咳，通淋利水。

七爪龙 Ipomoea digitata L.
别　　名：藤商陆、野牵牛。
药用部位：块根、叶。
习性生境：藤本。生于山谷或村旁稍荫蔽的疏林或灌丛中。
产　　地：梅州（五华）、惠州（博罗）、珠海、广州、佛山（南海）、肇庆（高要）、江门（台山、新会）、阳江（阳春）、湛江（徐闻）。
性味功效：苦，寒；有毒。解毒散结，逐水消肿。
注：《中国植物志》已修订该物种学名，正名为“七爪龙 Ipomoea mauritiana Jacq.”。

小心叶薯 Ipomoea obscura（L.）Ker-Gawl.
别　　名：紫心牵牛、小红薯。
药用部位：种子。
习性生境：藤本。生于平原、山地村旁、小河两旁的灌木丛和疏林、海滨草丛中。
产　　地：广东沿海，汕尾（海丰）、湛江（徐闻、雷州）。
性味功效：逐水，利小便。

厚藤 Ipomoea pes-caprae（L.）Sweet
别　　名：马鞍藤、沙藤、马六藤、走马风、鲎藤、马蹄草、海牵牛。
药用部位：全草、根。
习性生境：藤本。生于海滨沙滩及沿海一带村旁、堤岸的草丛中。
产　　地：汕头（南澳）、汕尾（陆丰）、惠州（博罗）、深圳、江门（台山、新会）、阳江（阳春）、湛江（徐闻）。
性味功效：辛、苦，微寒。祛风除湿，消痈散结。

虎掌藤 Ipomoea pes-tigridis L.
别　　名：虎脚牵牛、生毛藤、铜钱花草。
药用部位：根。
习性生境：藤本。生于海滨或河边灌丛或山谷疏林中或低山撂荒地。
产　　地：深圳、湛江。
性味功效：苦，寒。泻下通便。

篱栏网 Merremia hederacea（Burm. f.）Hall. f.
别　　名：鱼黄草、小花山猪菜、茉栾藤、金花茉栾藤。
药用部位：全草。
习性生境：藤本。生于平原、丘陵的灌丛或草地及空旷地上。
产　　地：广东各地及沿海较大的岛屿。
性味功效：甘、淡，凉。清热解毒，利咽喉。

尖萼山猪菜 Merremia tridentata（L.）Hall. subsp. **hastata**（Desr.）v. Ooststr.

别　　名：尖萼鱼黄草、过腰蛇、戟叶菜栾藤、三齿茉栾藤、三齿鱼黄草。

药用部位：全草。

习性生境：藤本。生于沿海地区草地或疏林中，或旷地、农田路基旁。

产　　地：汕头、汕尾（海丰）、深圳、江门（台山）、阳江、茂名（高州）、湛江（徐闻）等沿海地区。

性味功效：辛，温。通络止痛。

注：《中国植物志》已修订该物种学名，正名为"地旋花 Xenostegia tridentata（L.）D. F. Austin & Staples"。

山猪菜 Merremia umbellata（L.）Hall. f. subsp. **orientalis**（Hall.）van Ooststroom

别　　名：伞花茉栾藤、土瓜藤、野薯藤、假番薯、小薯藤。

药用部位：全草、根。

习性生境：藤本。生于平原或低山地区的林缘或灌丛中或杂木林中。

产　　地：汕头、惠州（惠东、博罗）、深圳（宝安）、珠海、广州、肇庆（高要）、云浮（新兴）、江门（台山）、阳江（阳春）、湛江（徐闻）。

性味功效：全草：催乳。根：消痈解毒。

掌叶鱼黄草 Merremia vitifolia（Burm. f.）Hall. f.

别　　名：掌叶山猪菜、毛五爪龙、假番薯。

药用部位：全草。

习性生境：草本。生于山地或海滨灌丛中。

产　　地：湛江（徐闻）。

性味功效：利尿止痛。

盒果藤 Operculina turpethum（L.）S. Manso

别　　名：假薯藤、软筋藤、红薯藤、松筋藤、紫翅藤。

药用部位：全株。

习性生境：草本。生于河边、水沟旁及小山坡的灌木丛中。

产　　地：惠州（博罗）、深圳（宝安）、广州、肇庆。

性味功效：甘、微辛，平。利尿消肿，舒筋活络。

牵牛 Pharbitis nil（L.）Choisy

别　　名：裂叶牵牛、喇叭花。

药用部位：种子。

习性生境：藤本。生于村边、路旁、旷地或绿篱中。

产　　地：韶关（乳源、翁源、乐昌）、河源（连平）、汕头（南澳）、惠州（博罗）、深圳、广州（从化）、清远（阳山）、肇庆（高要）、江门（台山）、阳江（阳春）。

性味功效：苦，寒；有小毒。泻水通便。

注：《中国植物志》已修订该物种学名，正名为"牵牛 Ipomoea nil（L.）Roth"。

圆叶牵牛 Pharbitis purpurea（L.）Voigt

别　　名：紫花牵牛、打碗花、连簪簪、牵牛花、心叶牵牛。

药用部位：种子。

习性生境：藤本。生于平地、田边、路边、宅旁或山谷林内。

产　　地：广东各地均有产。

性味功效：辛、苦，寒；有毒。泻湿热，利大小便。

注：《中国植物志》已修订该物种学名，正名为"圆叶牵牛 Ipomoea purpurea Lam."。

飞蛾藤 Porana racemosa Wall. *

别　　名：打米花、白花藤、马郎花、紫花飞蛾藤、毛叶飞蛾藤。

药用部位：全草。

习性生境：灌木。生于山谷、溪边、林缘。

产　　地：韶关（乳源、翁源、乐昌）、清远（连山、阳山、连州）。

性味功效：辛，温。解表，行气，活血，解毒。

注：《中国植物志》已修订该物种学名，正名为"飞蛾藤 Dinetus racemosus（Wall.）Sweet"。

大果飞蛾藤 Porana sinensis Hemsl.

别　　名：大果三翅藤、异萼飞蛾藤。

药用部位：茎。

习性生境：藤本。生于山谷、溪边、林缘。

产　　地：韶关（乳源、始兴、乐昌）、清远（阳山、英德）、阳江（阳春）。

性味功效：舒筋活络，消肿，止痛。

注：《中国植物志》已修订该物种学名，正名为"大果三翅藤 Tridynamia sinensis（Hemsley）Staples"。

▼茑萝松 Quamoclit pennata（Desr.）Boj.

别　　名：金丝线、锦屏封、茑萝、娘花、五角星花、羽叶茑萝。

药用部位：根、全草。

习性生境：藤本。栽培。

产　　地：广东各地均有栽培。

性味功效：甘，寒。清热解毒，凉血止血。

166. 玄参科 Scrophulariaceae

毛麝香 Adenosma glutinosum（L.）Druce

别　　名：麝香草、蓝花毛麝香。

药用部位：全草。

习性生境：草本。生于荒山、草坡或疏林下。

产　　地：韶关（新丰、翁源、乐昌）、河源（和平、紫金）、梅州（大埔）、汕尾（海丰）、惠州（博罗）、东莞、深圳（宝安）、珠海、广州（从化）、清远（连山、英德）、肇庆（封开、怀集、高要）、云浮（新兴）、江门（台山）、阳江（阳春）、茂名（信宜）、湛江（徐闻）。

性味功效：辛、苦，温。祛风止痛，散瘀消肿，解毒止痒。

球花毛麝香 Adenosma indianum（Lour.）Merr.

别　　名：大头陈、地松花、黑头草、石辣。

药用部位：全草。

习性生境：草本。生于海拔100～500m的瘠地、干燥山坡、溪旁、荒地。

产　　地：韶关（翁源、乐昌）、梅州（大埔）、广州、阳江（阳春）。

性味功效：辛、微苦，微温。疏风解表，化痰消滞。

▼金鱼草 Antirrhinum majus L. *

别　　名：香菜雀、龙口花、龙头花。

药用部位：全草。

习性生境：草本。栽培，有时逸为野生。

产　　地：广东各地庭园有栽培。

性味功效：苦，凉。清热解毒，活血消肿。

假马齿苋 Bacopa monnieri（L.）Pennell

别　　名：白花猪母菜、白线草、蛇鳞草。

药用部位：全草。

习性生境：草本。生于田野、水边或沙滩湿地上。

产　　地：汕头、汕尾（海丰）、广州、阳江、湛江（徐闻）。

性味功效：淡、微甘，寒。清热凉血，解毒消肿。

来江藤 Brandisia hancei Hook. f. *

药用部位：全株。

习性生境：灌木。生于林中及林缘。
产　　地：阳江（阳春）。
性味功效：微苦，凉。祛风除湿，清热解毒。治风湿关节痛、浮肿、小便不利、泻痢、黄疸、痨伤吐血、疮疖。

黑草 Buchnera cruciata Buch.-Ham. *
别　　名：鬼羽箭、羽箭草、黑骨草、克草。
药用部位：全草。
习性生境：草本。生于荒地或山野间的草坡上。
产　　地：韶关（南雄）、惠州（博罗）、广州、云浮。
性味功效：淡、微苦，凉。清热解毒，凉血止血。

胡麻草 Centranthera cochinchinensis（Lour.）Merr. *
别　　名：蓝胡麻草、长花胡麻草。
药用部位：全草。
习性生境：草本。生于旷野、路旁的草地上。
产　　地：韶关（乳源、新丰、翁源）、广州、清远（英德）、肇庆（德庆）、云浮（新兴）。
性味功效：酸、微辛，温。散瘀止血，消肿止痛。

紫苏草 Limnophila aromatica（Lam.）Merr.
别　　名：水芙蓉、香石龙尾、麻雀草、水薄荷、通关草。
药用部位：全草。
习性生境：草本。生于沟边、旷野、塘边潮湿处。
产　　地：惠州（博罗）、广州、江门（台山）。
性味功效：辛、微涩，凉。清肺止咳，解表消肿。

中华石龙尾 Limnophila chinensis（Osb.）Merr.
别　　名：肖紫草、过塘蛇。
药用部位：全草。
习性生境：草本。生于沟边、山坑、沼泽等潮湿地。
产　　地：珠海、肇庆（德庆）、阳江（阳春）、湛江（徐闻）。
性味功效：微甘、苦，凉。清热利尿，凉血解毒。

抱茎石龙尾 Limnophila connata（Buch.-Ham. ex D. Don）Hand.-Mazz.
药用部位：全草。
习性生境：草本。生于田边荒地、草地和水边湿地，有时生于水中。
产　　地：韶关（乳源、翁源）、清远（英德）、云浮。
性味功效：清热解毒，利湿消肿。

大叶石龙尾 Limnophila rugosa（Roth）Merr.
别　　名：水茴香、水薄荷、水八角。
药用部位：全草。
习性生境：草本。生于山坡、旷野及溪旁、沟边湿润处。
产　　地：韶关（翁源）、梅州（大埔）、广州、云浮。
性味功效：辛、甘，温。健脾利湿，理气化痰。

石龙尾 Limnophila sessiliflora（Vahl）Bl.
别　　名：虱婆草、菊藻。
药用部位：全草。
习性生境：草本。生于水塘、沼泽、水田或路旁、沟边湿润处。
产　　地：韶关（乳源、新丰、翁源）、广州、清远（英德）、阳江（阳春）。
性味功效：苦，寒。消肿解毒，杀虫灭虱。

钟萼草 Lindenbergia philippensis（Champ.）Benth.
别　　名：茸草、菱登草。
药用部位：叶。

习性生境：草本。生于山地岩石缝隙中。
产　　地：广州、肇庆（封开）、云浮。
性味功效：苦，平。祛风除湿，解毒敛疮。

长蒴母草 Lindernia anagallis（Burm. f.）Pennell
别　　名：鸭嘴癀、小接骨、长果母草。
药用部位：全草。
习性生境：草本。生于林边、溪旁及田野较湿润处。
产　　地：韶关（始兴）、梅州（平远）、深圳、广州、佛山（南海）、肇庆（德庆、封开）。
性味功效：甘、微苦，凉。清热利湿，解毒消肿。

狭叶母草 Lindernia angustifolia（Benth.）Wettst. *
别　　名：羊角草、羊角桃、陌上番椒、田素香。
药用部位：全草。
习性生境：草本。生于水田、河流旁等低湿处。
产　　地：韶关（翁源）、肇庆（封开）、云浮（郁南）、阳江（阳春）。
性味功效：辛、苦，平。清热利湿，解毒消肿。
注：《中国植物志》已修订该物种学名，正名为"狭叶母草 Lindernia micrantha D. Don"。

泥花草 Lindernia antipoda（L.）Alston
别　　名：水虾子草、鸭脷草。
药用部位：全草。
习性生境：草本。通常生于潮湿低洼地。
产　　地：韶关（翁源、仁化、南雄）、惠州（博罗）、深圳、广州（增城）、肇庆（德庆）、江门（鹤山）。
性味功效：甘、微苦，寒。清热解毒，利尿通淋，活血消肿。

刺齿泥花草 Lindernia ciliata（Colsm.）Pennell
别　　名：齿叶母草、锯齿草、五月莲。
药用部位：全草。
习性生境：草本。生于旷野、草地或疏林下。
产　　地：韶关（翁源）、深圳、广州、阳江、茂名。
性味功效：淡，平。清热解毒，逐瘀破血，消肿止痛。

母草 Lindernia crustacea（L.）F. Muell
别　　名：四方拳草、四方草、蛇通管。
药用部位：全草。
习性生境：草本。生于水稻田中、溪旁、沟边等湿润处。
产　　地：广东各地均有产。
性味功效：微苦、淡，凉。清热利湿，活血止痛。

红骨草 Lindernia montana（Bl.）Koord.
别　　名：狗毛草、粘毛母草。
药用部位：全草。
习性生境：草本。生于田边、沟边、溪旁或山坡旷地上。
产　　地：韶关（新丰）、梅州（平远）、广州（从化）、江门（恩平）、阳江、茂名（信宜、高州）。
性味功效：苦、寒。清热解毒，活血消肿。
注：《中国植物志》已修订该物种学名，正名为"红骨母草 Lindernia mollis（Bentham）Wettstein"。

棱萼母草 Lindernia oblonga（Benth.）Merr. et Chun *
别　　名：公母草。
药用部位：全草。
习性生境：草本。生于干地沙质土壤中。
产　　地：广州、湛江（廉江）。
性味功效：苦、涩，平。清热利湿，解毒消肿。

陌上菜 Lindernia procumbens（Krock.）Philcox
别　　名：白猪母菜。

药用部位： 全草。
习性生境： 草本。生于水边及潮湿处。
产　　地： 深圳、肇庆（德庆）。
性味功效： 微甘、淡，寒。清热解毒，凉血止血。

旱田草 Lindernia ruellioides（Colsm.）Pennell
别　　名： 定经草、剪席草。
药用部位： 全草。
习性生境： 草本。生于山坡林下或草地、路旁、溪边等处。
产　　地： 韶关（新丰、翁源、始兴）、河源（和平）、梅州（平远、大埔）、深圳、广州、清远（连州、英德）、肇庆（德庆、封开、高要）、茂名。
性味功效： 甘、淡，平。理气活血，解毒消肿。

匍茎通泉草 Mazus miquelii Makino
别　　名： 绿兰花。
药用部位： 全草。
习性生境： 草本。生于海拔300m以下潮湿的路旁、荒林及疏林中。
产　　地： 韶关（乐昌）、深圳。
性味功效： 苦、甘，微寒。清热解毒，利湿通淋，健脾消积。

通泉草 Mazus pumilus（N. L. Burm.）Steenis
别　　名： 绿兰花、脓泡药、汤湿草、猪胡椒。
药用部位： 全草。
习性生境： 草本。生于田中、路旁或湿润的荒地上。
产　　地： 韶关（乳源、翁源）、深圳、广州。
性味功效： 苦、甘，微寒。清热解毒，利湿通淋，健脾消积。

弹刀子菜 Mazus stachydifolius（Turcz.）Maxim. *
别　　名： 水苏叶通泉草、四叶细辛、地菊花。
药用部位： 全草。
习性生境： 草本。生于海拔1 500m以下的较湿润的路旁、草坡及林缘。
产　　地： 韶关（乳源）。
性味功效： 微辛，凉。清热解毒，凉血散瘀。

黑蒴 Melasma arvense（Benth.）Hand.-Mazz. *
别　　名： 化血胆、红根草。
药用部位： 全草。
习性生境： 草本。生于海拔700m左右的山坡草地或疏林中。
产　　地： 肇庆（怀集）、茂名。
性味功效： 微苦，凉。清热利湿，活血化瘀。
注：《中国植物志》已修订该物种学名，正名为“黑蒴 Alectra arvensis（Benth.）Merr.”。

泡桐 Paulownia fortunei（Seem.）Hemsl.
别　　名： 通心条、饭桐子、泡桐树皮、大果泡桐。
药用部位： 根、茎皮、叶、花、果实。
习性生境： 乔木。生于山地、山谷或疏林中。
产　　地： 韶关（乳源、新丰、仁化、乐昌）、梅州（蕉岭、平远、大埔）、河源（和平）、汕头、广州（从化）、清远（连山、英德）、肇庆（封开、怀集）。
性味功效： 苦，寒。根：祛风止痛，解毒活血。茎皮：祛风除湿，消肿解毒。叶：清热解毒，止血消肿。花：清肺利咽，解毒消肿。果实：化痰，止咳，平喘。

台湾泡桐 Paulownia kawakamii Ito
别　　名： 华东泡桐、水桐木、黄毛泡桐。
药用部位： 茎皮、叶。
习性生境： 乔木。生于山谷北坡疏林或灌木丛中。
产　　地： 韶关（乐昌）、梅州（蕉岭、平远）、惠州（龙门）、广州（从化）、清远（连山、阳山、连州）。
性味功效： 苦、涩，寒。茎皮：祛风解毒，接骨消肿。叶：解毒消肿，止血。

亨氏马先蒿 Pedicularis henryi Maxim. *
别　　名： 凤尾参、江南马先蒿、全省马先蒿、羊肚参。
药用部位： 根。
习性生境： 草本。生于山地草坡、林边空旷地上。
产　　地： 韶关（乳源、乐昌）、潮州（饶平）。
性味功效： 甘、苦，微温。补气血，强筋骨，健脾胃。

松蒿 Phtheirospermum japonicum（Thunb.）Kanitz
别　　名： 糯蒿、土茵陈。
药用部位： 全草。
习性生境： 草本。生于海拔1 000m左右的山坡灌丛阴处。
产　　地： 韶关（乳源）、清远（英德）。
性味功效： 微辛，凉。清热利湿，解毒。

苦玄参 Picria fel-terrae Lour. *
别　　名： 落地小金钱、四环素草、蛇总管、鱼胆草。
药用部位： 全草。
习性生境： 草本。生于田野、荒地和灌木丛中。
产　　地： 河源（紫金）、惠州（惠阳）、深圳。
性味功效： 苦，凉。清热解毒，消肿止痛。

▼爆仗竹 Russelia equisetiformis Schltr. et Cham.
别　　名： 吉祥草、炮仗竹。
药用部位： 地上部分。
习性生境： 草本。栽培，有逸为野生。
产　　地： 广东各地有栽培。
性味功效： 甘，平。续筋接骨，活血祛瘀。

野甘草 Scoparia dulcis L.
别　　名： 冰糖草、土甘草。
药用部位： 全草。
习性生境： 灌木。生于村边、路旁或旷野、荒地上。
产　　地： 广东各地均有产。
性味功效： 甘，凉。清热利湿，疏风止咳。

玄参 Scrophularia ningpoensis Hemsl.
别　　名： 元参、乌元参、黑参。
药用部位： 根。
习性生境： 草本。生于海拔1 000m以下的竹林、溪旁、丛林及高草丛中。
产　　地： 韶关（翁源）、河源（和平、连平）、广州、清远（连州、英德）、肇庆（高要）、阳江（阳春）、茂名。
性味功效： 甘、苦、咸，微寒。清热凉血，滋阴降火，解毒散结。

阴行草 Siphonostegia chinensis Benth.
别　　名： 土茵陈、刘寄奴。
药用部位： 全草。
习性生境： 草本。生于山坡草地上。
产　　地： 韶关（仁化、乐昌）、梅州（大埔）、汕头、清远（阳山、连州）、阳江。
性味功效： 苦，微寒。清热利湿，凉血止血，祛瘀止痛。

腺毛阴行草 Siphonostegia laeta S. Moore
药用部位： 地上部分。
习性生境： 草本。生于海拔250～900m的草丛或灌木林中较阴湿的地方。
产　　地： 韶关（乳源、新丰、翁源、始兴、乐昌）、河源（连平）、梅州、清远（连州、英德）、肇庆（怀集）。
性味功效： 苦，微寒。清热利湿，凉血止血，祛瘀止痛。

短冠草 Sopubia trifida Buch.-Ham. ex D. Don *

别　　名：小伸筋草。

药用部位：全草。

习性生境：草本。生于海拔250～1 200m的空旷草坡或荒地中。

产　　地：韶关（乳源、翁源、仁化）、梅州（大埔）、清远（连山）、肇庆（怀集）、云浮。

性味功效：苦、涩，温。祛风除湿，温里止痛。

独脚金 Striga asiatica（L.）O. Kuntze

别　　名：独脚柑、疳积草、黄花草、消米虫。

药用部位：全草。

习性生境：草本。生于山坡、丘陵、草地、田边。寄生于其他植物的根上。

产　　地：韶关（新丰、翁源）、河源（和平、连平）、梅州（平远、大埔）、惠州（龙门）、深圳、珠海、广州（增城、花都）、清远（英德）、肇庆（德庆、封开、高要）、云浮（新兴）、江门（台山、新会）、阳江、茂名（高州）。

性味功效：甘、微苦，凉。健脾消积，清热杀虫。

大独脚金 Striga masuria Benth. *

别　　名：小白花苏。

药用部位：全草。

习性生境：草本。生于山坡草地及杂木林内。

产　　地：韶关（乐昌）、惠州（惠阳）、清远（连州）。

性味功效：甘、淡，凉。健脾消积，清热利湿。

光叶蝴蝶草 Torenia asiatica L.［*Torenia glabra* Osb.］

别　　名：长叶蝴蝶草。

药用部位：全草。

习性生境：草本。生于海拔230～850m的山坡、路旁或阴湿处。

产　　地：韶关（乳源、新丰、仁化、始兴、乐昌）、河源（和平、连平）、梅州（平远、大埔）、惠州（龙门、博罗、惠阳）、深圳、珠海、清远（连南、连山、阳山、连州、英德）、云浮、江门（台山）、阳江（阳春）。

性味功效：甘、微苦，凉。散瘀消肿。治热咳、湿热黄疸、痢疾、血淋、疔疮肿毒、跌打损伤。

毛叶蝴蝶草 Torenia benthamiana Hance［*T. hirsuta* Lam.］

别　　名：毛叶蓝猪耳、粗毛翼萼。

药用部位：全草。

习性生境：草本。生于山坡、路旁或溪旁阴湿处。

产　　地：梅州（大埔）、广州、肇庆（高要）、湛江（徐闻）。

性味功效：清热解毒。治疔疮，外用鲜草捣烂敷患处。

单色蝴蝶草 Torenia concolor Lindl.

别　　名：蓝猪耳、单色翼萼、蝴蝶草。

药用部位：全草。

习性生境：草本。生于山谷、溪旁、沟边或旷野荒地上。

产　　地：梅州（大埔）、深圳、肇庆、云浮、江门（恩平、鹤山、台山）、阳江（阳春）。

性味功效：苦，凉。清热利湿，止咳止呕，活血解毒。

黄花蝴蝶草 Torenia flava Buch.-Ham.ex Benth.

别　　名：黄蝴蝶草。

药用部位：全草。

习性生境：草本。生于山地路旁、溪边和疏林下。

产　　地：韶关（乳源）、梅州（大埔）、惠州（博罗）、广州（花都）、肇庆（高要）、阳江（阳春）、茂名（高州）。

性味功效：苦，凉。清热解毒，消肿止痛，利湿。治阴囊肿大。

紫斑蝴蝶草 Torenia fordii Hook. f.

别　　名：紫色异萼。

药用部位：全草。

习性生境：草本。生于山地路旁、溪边和疏林下。

产　　地：韶关（始兴、乐昌）、广州、清远（英德）、肇庆（封开）、云浮（新兴）、茂名（电白）。

性味功效：苦，凉。清热解毒，消肿止痛。

蓝猪耳 Torenia fournieri Linden. ex Fourn.

别　　名：夏堇、兰猪耳。

药用部位：全草。

习性生境：草本。生于路旁、墙边或旷野草地。

产　　地：梅州（蕉岭）、广州。广东各地园林多有栽培。

性味功效：甘，凉。清热利湿，止咳止呕。

紫萼蝴蝶草 Torenia violacea（Azaola）Pennell

别　　名：紫色异萼。

药用部位：全草。

习性生境：草本。生于海拔200～850m的山坡草地、林下、田边及路旁潮湿处。

产　　地：韶关（乳源、始兴）、梅州（蕉岭、梅县）、清远（连州）、肇庆（怀集）。

性味功效：微苦，凉。消食化积，解暑，清肝。

多枝婆婆纳 Veronica javanica Bl.

别　　名：小败火草、爪哇婆婆纳、肾子草。

药用部位：全草。

习性生境：草本。生于山坡、路旁、溪边的湿草丛中。

产　　地：韶关（乐昌）、肇庆（高要）。

性味功效：辛、苦，凉。清热解毒，消肿止痛。

水蔓青 Veronica linariifolia Pall. ex Link subsp. **dilatata**（Nakai et Kitag.）Hong *

别　　名：水蔓菁、追风草。

药用部位：全草。

习性生境：草本。生于草甸、草地、灌丛及疏林下。

产　　地：韶关（乳源）、广州、清远（英德）。

性味功效：苦，寒。清热解毒，化痰止咳。

阿拉伯婆婆纳 Veronica persica Hort. ex Poir.

别　　名：波斯婆婆纳。

药用部位：全草。

习性生境：草本。生于荒地、路边。

产　　地：珠江口岛屿。

性味功效：辛、苦，平。解毒消肿。治肾虚、风湿、疟疾。

婆婆纳 Veronica polita Fries *

别　　名：狗卵草、菜肾子。

药用部位：全草。

习性生境：草本。生于荒地、路边。

产　　地：韶关（仁化）、惠州（龙门）。

性味功效：甘、淡，凉。补肾强腰，解毒消肿。

水苦荬 Veronica undulata Wall.

别　　名：芒种草、水仙桃草、水莴苣。

药用部位：全草。

习性生境：草本。生于水稻田中。

产　　地：深圳、广州。

性味功效：苦，平。清热利湿，活血止血，解毒消肿。

爬岩红 Veronicastrum axillare（Sieb. et Zucc.）Yamazaki

别　　名：多穗草、钓鱼竿。

药用部位：全株。

习性生境：草本。生于林下、林缘草地及山谷阴湿处。

产　　地：韶关（乳源、乐昌）。

性味功效：微苦，凉。清热解毒，利水消肿，散瘀止痛。用于治疗血吸虫病。

四方麻 Veronicastrum caulopterum（Hance）Yamazaki

别　　名：四方青、四棱草、狗尾拉花。

药用部位：全草。

习性生境：草本。生于山谷、沟边、林下。

产　　地：韶关（乳源、乐昌）、云浮。

性味功效：苦，寒。清热解毒，消肿止痛。

长穗腹水草 Veronicastrum longispicatum（Merr.）Yamaz.

药用部位：叶。

习性生境：草本。生于山地河边、林下和灌丛中。

产　　地：韶关（仁化）、清远（连山）。

性味功效：苦，微寒。行水消肿、散瘀解毒。

腹水草 Veronicastrum stenostachyum（Hemsl.）Yamaz subsp. **plukenetii**（Yamazaki）Hong *

别　　名：见毒消。

药用部位：茎叶。

习性生境：草本。生于山谷、林下或溪边岩石上。

产　　地：韶关（始兴）。

性味功效：微苦，凉。清热解毒，利水消肿，散瘀止痛。

167. 列当科 Orobanchaceae

野菰 Aeginetia indica L.

别　　名：蛇箭草、烧不死、烟斗花、鸭脚板、马口含珠、土灵芝草。

药用部位：全草。

习性生境：草本。寄生于禾木科植物的根上，土层深厚、枯叶多的湿润地。

产　　地：韶关（乳源、新丰、翁源、仁化、始兴、乐昌）、河源（和平）、梅州（大埔）、汕头（南澳）、惠州（龙门、惠东、博罗）、深圳、清远（连山、阳山、英德）、肇庆（广宁）、云浮、阳江（阳春）、茂名（信宜）。

性味功效：苦，凉；有小毒。解毒消肿，清热凉血。

假野菰 Christisonia hookeri B. Clarke

别　　名：花菰、竹子花、竹花。

药用部位：全草。

习性生境：草本。生于海拔1 500～1 900m竹子林下或潮湿处。

产　　地：韶关（仁化）、茂名（信宜）。

性味功效：清热解毒，泻火疗疳。

168. 狸藻科 Lentibulariaceae

黄花狸藻 Utricularia aurea Lour.

别　　名：金鱼茜、水上一枝黄花、黄花挖耳草、狸藻。

药用部位：全草。

习性生境：草本。生于水洼、湖泊、池塘和稻田中。

产　　地：韶关（翁源、乐昌）、东莞、深圳、广州、清远（英德）、肇庆（德庆、高要）、阳江（阳春）。

性味功效：清热解毒。

挖耳草 Utricularia bifida L.

别　　名：割鸡芒、金耳挖、耳挖草。

药用部位：全株。

习性生境：草本。生于沼泽地、稻田或沟边湿地。

产　　地：韶关（乳源、仁化、乐昌）、梅州（平远、五华）、汕头（南澳）、惠州（博罗）、深圳、广州（从化）、清远（连山、阳山、连州、英德）、肇庆（德庆、封开、高要）、云浮（新兴、罗定）、江门（台山）、茂名（信宜）。

性味功效：清热解毒，消肿止痛。

169. 苦苣苔科 Gesneriaceae

芒毛苣苔 Aeschynanthus acuminatus Wall. ex A. DC.

别　　名：石榕、大叶榕藤。

药用部位：全株。

习性生境：草本。生于山谷林中或岩石上。

产　　地：韶关（新丰、翁源）、惠州（博罗）、深圳、肇庆（怀集、高要）、云浮（新兴）、茂名（信宜）。

性味功效：甘、淡，平。宁心养肝，止咳止痛。

旋蒴苣苔 Boea hygrometrica（Bge.）R. Br. *

别　　名：猫耳朵、牛耳草、石花子。

药用部位：全草。

习性生境：草本。生于山坡、路旁、岩石上。

产　　地：河源（龙川）。

性味功效：苦，平。散瘀止血，清热解毒，化痰止咳。

光萼唇柱苣苔 Chirita anachoreta Hance

药用部位：全草。

习性生境：草本。生于山谷林中石上和溪边石上。

产　　地：韶关（乳源、新丰、翁源、曲江）、汕尾（海丰）、惠州（龙门、博罗）、清远（阳山、英德）、阳江、茂名。

性味功效：辛、微苦，凉。清热解毒，祛风止痒。

牛耳朵 Chirita eburnea Hance

别　　名：牛耳岩白菜、石虎耳。

药用部位：全草。

习性生境：草本。生于石灰山林中石上或沟边林下。

产　　地：韶关（乳源）、清远（阳山、英德）。

性味功效：甘、微苦，凉。清肺止咳，凉血止血，解毒消痈。

蚂蝗七 Chirita fimbrisepala Hand.-Mazz.

别　　名：石蜈蚣、睫萼长蒴苣苔、石螃蟹。

药用部位：根状茎。

习性生境：草本。生于山地林中岩石上。

产　　地：韶关（乳源、乐昌）、梅州（大埔）、广州（从化）、清远（连南、阳山、英德）、肇庆（封开）、云浮（罗定）、茂名（信宜）、阳江（阳春）。

性味功效：苦，凉。健脾消食，清热除湿，消肿止痛，凉血。

东南长蒴苣苔 Didymocarpus hancei Hemsl. *

别　　名：石茶、石麻婆子草、石芥菜。

药用部位：全草。

习性生境：草本。生于山谷林下、山坡石上或石崖上。

产　　地：韶关（乳源、乐昌）、阳江（阳春）。

性味功效：辛、苦，凉。疏风散热，消肿解毒。

闽赣长蒴苣苔 Didymocarpus heucherifolius Hand.-Mazz.

药用部位： 全草。

习性生境： 草本。生于海拔530m的山谷路边、溪边石上或林下。

产　　地： 梅州（蕉岭、平远）。

性味功效： 苦，微寒。清热解毒。

贵州半蒴苣苔 Hemiboea cavaleriei Lévl.

别　　名： 秤杆草、软黄花金魁、翠子菜、铁杆水草。

药用部位： 全草。

习性生境： 草本。生于海拔250～800m的山谷林下石上。

产　　地： 韶关（新丰）、河源（连平）、广州（从化）、清远（英德）、肇庆（怀集、高要）、云浮（郁南、罗定）、阳江（阳春）、茂名（信宜）。

性味功效： 微酸、涩，凉。清热解毒。

华南半蒴苣苔 Hemiboea follicularis Clarke

别　　名： 水桐、大降龙草、山竭。

药用部位： 全草。

习性生境： 草本。生于海拔350～1 100m的林下阴湿石上或沟边石缝中。

产　　地： 韶关（乳源、新丰、始兴）、清远（阳山、连州、英德）、肇庆（封开、高要）、云浮、阳江（阳春）、茂名（信宜）。

性味功效： 淡，平。化痰止咳，解毒活血。

降龙草 Hemiboea subcapitata Clarke

别　　名： 半蒴苣苔、马拐、牛耳朵、水泡菜、散血毒莲。

药用部位： 全草。

习性生境： 草本。生于海拔100～1 000m的山谷林下石上或沟边阴湿处。

产　　地： 韶关（新丰、乐昌）、广州（从化）、清远（阳山、连州、英德）、云浮、阳江（阳春）、茂名（信宜）。

性味功效： 甘，寒。消暑利湿，解毒。

吊石苣苔 Lysionotus pauciflorus Maxim. *

别　　名： 石吊兰、岩泽兰。

药用部位： 全草。

习性生境： 草本。生于山地、沟谷石崖上或树干上。

产　　地： 韶关（乳源、翁源、乐昌）、河源（紫金）、深圳、清远（连山、阳山、连州、英德）、肇庆（封开）、阳江（阳春）、茂名（信宜）。

性味功效： 苦，凉。清热利湿，祛痰止咳，活血调经。

长瓣马铃苣苔 Oreocharis auricula（S. Moore）Clarke

别　　名： 岩白菜、绢毛马铃苣苔、绒毛马铃苣苔。

药用部位： 全草。

习性生境： 草本。生于山谷、沟边及林下潮湿岩石上。

产　　地： 韶关（乳源、始兴、南雄、乐昌）、河源（和平、连平）、梅州（大埔）、惠州（惠阳）、广州、清远（连南、阳山、连州、英德）、肇庆（广宁）、阳江（阳春）、茂名（信宜）。

性味功效： 苦，凉。凉血止血，清热解毒。

大叶石上莲 Oreocharis benthamii Clarke

别　　名： 马铃苣苔。

药用部位： 全草。

习性生境： 草本。生于低山林下石下。

产　　地： 广东西部、中部至北部各地。

性味功效： 清热解毒，消炎。

石上莲 Oreocharis benthamii Clarke var. **reticulata** Dunn

别　　名：网脉石上莲。

药用部位：全草。

习性生境：草本。生于低山林下岩石上。

产　　地：韶关（乳源、翁源、曲江）、梅州（蕉岭、大埔、梅县）、深圳、广州、肇庆（德庆、高要）、阳江（阳春）。

性味功效：清热解毒，消炎，止血。

网脉蛛毛苣苔 Paraboea dictyoneura（Hance）Burtt.

别　　名：石面枇杷、网脉旋蒴苣苔、大还魂、山枇杷。

药用部位：根、茎或全草。

习性生境：多年生无茎草本。生于阴湿林中、水坑石缝上。

产　　地：韶关（乳源）、清远（连州）。

性味功效：微甘、辛，温。活血散瘀，消肿止痛。

线柱苣苔 Rhynchotechum ellipticum（Wall. ex D. Dietr.）A. de Candolle［*R. obovatum*（Griff.）Burtt］

别　　名：横脉线柱苣苔。

药用部位：根、茎或全草。

习性生境：亚灌木。生于山谷、沟边阴湿处。

产　　地：韶关（乐昌）、惠州（龙门）、云浮（郁南）、江门（台山）。

性味功效：清肝，解毒。治疥疮，外用鲜草捣烂敷患处。

170. 紫葳科 Bignoniaceae

凌霄 Campsis grandiflora（Thunb.）Schum.

别　　名：红花倒水莲、上树龙。

药用部位：花、茎叶、根。

习性生境：攀援木质藤本。生于山谷、小河边、疏林下。

产　　地：韶关（乳源、翁源、始兴）、河源（和平）、清远（连山）。

性味功效：花：酸，微寒；清热凉血，化瘀散结，祛风止痒。茎叶：苦，平；清热凉血，散瘀。根：甘、辛，寒；凉血祛风，活血通络。

灰楸 Catalpa fargesii Bur. *

别　　名：光灰楸、紫花楸、楸木、紫楸、川楸、滇楸。

药用部位：根皮、茎皮。

习性生境：乔木。生于村庄边、山谷中。

产　　地：韶关（乳源）。

性味功效：苦，寒。清热利湿，止痛解毒。

梓树 Catalpa ovata G. Don *

别　　名：臭梧桐、黄金树、豇豆树。

药用部位：根皮。

习性生境：乔木。多栽培于村庄附近及公路两旁。

产　　地：韶关（乐昌）、广州、清远（连州）有栽培。

性味功效：苦，寒。清热利湿，降逆止吐，杀虫止痒。

▼蒜香藤 Mansoa alliacea（Lam.）A.H. Gentry *

别　　名：紫铃藤、张氏紫葳。

药用部位：根、茎、叶。

习性生境：木质藤本。栽培。

产　　地：广东中部、南部城市有引种栽培。

性味功效：清热解毒，消炎止痛，降脂抗癌。

▼火烧花 Mayodendron igneum（Kurz.）Kurz .

别　　名：缅木。

药用部位：根皮、茎叶、茎皮。

习性生境：乔木。生于海拔150～1 900m的干热河谷、低山丛林。

产　　地：广东各地均有引种栽培。

性味功效：根皮、茎叶：治产后体虚、恶露淋漓不尽、牙齿痛、疲乏无力。茎皮：止泻止痢，治痢疾、腹泻。

▼木蝴蝶 Oroxylum indicum（L.）Kurz.

别　　名：千层纸、王蝴蝶、毛鸦船、破故纸、千张纸。

药用部位：茎皮、种子。

习性生境：乔木。生于山谷、溪边、山坡或疏林中。

产　　地：广东南部沿海地区有栽培。

性味功效：苦、甘，凉。茎皮：清热利湿。种子：清肺热，利咽喉，止咳，止痛。

▼炮仗花 Pyrostegia venusta（Ker-Gawl.）Miers

别　　名：黄鳝藤、鞭炮花。

药用部位：花、全株。

习性生境：藤本。栽培。

产　　地：广东各地均有栽培。

性味功效：甘、淡，温。祛风利湿，止痛。

菜豆树 Radermachera sinica（Hance）Hemsl.

别　　名：豆角树、接骨凉伞、牛尾豆、豆角木、牛尾木。

药用部位：全株。

习性生境：乔木。喜生于石灰岩山坡疏林中。

产　　地：湛江（徐闻）、清远（连山、英德）。

性味功效：苦，寒。清热解毒，散瘀消肿。

▼硬骨凌霄 Tecoma capensis（Thunb.）Lindl.

别　　名：竹林标、洋凌霄。

药用部位：茎叶、花。

习性生境：灌木。栽培。

产　　地：广东各地庭园有栽培。

性味功效：茎叶：辛，平；散瘀消肿。花：酸，寒；通经利尿。

171. 芝麻科 Pedaliaeeae

▼芝麻 Sesamum indicum L.

别　　名：胡麻、油麻。

药用部位：种子。

习性生境：草本。栽培。

产　　地：广东各地均有栽培。

性味功效：甘，平。补肝益肾，养血润肠，通乳。

172. 爵床科 Acanthaceae

老鼠簕 Acanthus ilicifolius L.

别　　名：水老鼠簕。

药用部位：根、枝叶。

习性生境：灌木。生于潮汐可达的滨海泥滩和潮湿地。

产　　地：潮州（潮阳）、汕尾（陆丰）、惠州（惠东）、东莞、深圳、珠海、广州、江门（台山）、阳江、湛江（廉江、徐闻）。

性味功效：微苦，凉。清热解毒，散瘀止痛，化痰利湿。

▼穿心莲 Andrographis paniculata（Burm. f.）Nees

别　　名：榄核莲、一见喜、苦草、四方草。

药用部位：全草。

习性生境：草本。栽培。

产　　地：广东各地均有栽培。

性味功效：苦，寒。清热解毒，泻火，燥湿。

十万错 Asystasia chelonoides Nees

别　　名：盗偷草、跌打草、细穗爵床。

药用部位：全草。

习性生境：多年生草本。生于田野、溪旁。

产　　地：韶关（乳源）、广州、肇庆（怀集）。

性味功效：辛，平。散瘀消肿，接骨止血。

注：《中国植物志》已修订该物种学名，正名为“十万错 Asystasia nemorum Nees”。

宽叶十万错 Asystasia gangetica（L.）T. Anders.

别　　名：十万错、跌打草、赤道樱草、恒河十万错。

药用部位：全草。

习性生境：多年生草本。生于林下。

产　　地：广州有栽培。

性味功效：辛，平。散瘀消肿，接骨止血。

注：《中华本草》把 Asystasia gangetica、Asystasia chelonoides 均放在“跌打草”项下。

白接骨 Asystasiella chinensis（S. Moore）E. Hoss.

别　　名：接骨丹、玉接骨、橡皮草。

药用部位：全草、根状茎。

习性生境：草本。生于山谷、林下或溪边阴处。

产　　地：广东各地均有产。韶关（乳源、新丰、翁源、仁化、始兴）、河源（和平、连平）、惠州（龙门）、深圳、肇庆（怀集）、清远（阳山）。

性味功效：淡，凉。清热解毒，散瘀止血，利尿。

注：《中国植物志》已修订该物种学名，正名为“白接骨 Asystasia neesiana（Wall.）Nees”。

假杜鹃 Barleria cristata L.

别　　名：蓝花草、紫靛、吐红草。

药用部位：全草。

习性生境：亚灌木。生于干旱山坡路旁或灌丛中。

产　　地：惠州（博罗）、深圳、珠海、广州、佛山（南海）、清远（阳山）、肇庆（高要）、湛江（徐闻）。

性味功效：辛、苦，凉。清肺化痰，止血截疟。

▼花叶假杜鹃 Barleria lupulina Lindl.

别　　名：刺血红、斩蛇剑。

药用部位：全株。

习性生境：灌木。栽培。

产　　地：广东各地均有，或零星栽培。

性味功效：辛、苦，平。通经活络，解毒消肿。

▼虾衣花 Calliaspidia guttata（T. S. Brandegee）Bremek. *

别　　名：虾衣草、麒麟吐珠、青丝线、狐尾木。

药用部位：茎、叶。

习性生境：灌木。栽培。

产　　地：广东各地庭园常见栽培。

性味功效：辛、微苦，凉。清热解毒，散瘀消肿。

注：《中国植物志》已修订该物种学名，正名为“虾衣花 Justicia brandegeeana Wassh. et L. B. Smith”。

圆苞杜根藤 Calophanoides chinensis（Champ.）C. Y. Wu et H. S. Lo ex Y. C. Tang［*Justicia championii* T. Anders. ex Benth.］

药用部位：全草。

习性生境：草本。生于山地、山谷、路旁、密林下。

产　　地：韶关（乐昌）、深圳、肇庆（高要）。

性味功效：微甘、苦，微温。健脾开胃，散瘀止血，消肿解毒。治体虚乏力、食欲不振、吐血、衄血、跌打瘀痛、疮疡肿毒、蛇咬伤。

杜根藤 Calophanoides quadrifaria（Nees）Ridl.

别　　名：大青草。

药用部位：全草。

习性生境：草本。生于山地、山谷、疏林下。

产　　地：韶关（乳源、乐昌）、河源（和平）、惠州（博罗）、深圳、珠海、广州（从化）、清远（阳山、佛冈）、肇庆（德庆、封开、怀集）。

性味功效：苦，寒。清热解毒。

注：《中国植物志》已修订该物种学名，正名为“杜根藤 Justicia quadrifaria（Nees）T. Anders.”。

鳄嘴花 Clinacanthus nutans（Burm. f.）Lindau

别　　名：青箭、扭序花、柔刺草、竹节黄、竹叶青。

药用部位：茎叶。

习性生境：草本。生于疏林或山坡灌丛中。

产　　地：珠海、广州、肇庆、湛江（徐闻）。

性味功效：微苦、淡，凉。清热除湿，消肿止痛，散瘀拔弹。

钟花草 Codonacanthus pauciflorus（Nees）Nees

别　　名：青木香草。

药用部位：全草。

习性生境：草本。密林下或潮湿的山谷。

产　　地：韶关（乳源、新丰、翁源、乐昌）、河源（和平）、惠州（龙门、博罗）、深圳、珠海、清远（连州、英德）、肇庆（高要）、云浮、阳江（阳春）、茂名。

性味功效：苦、微辛，凉。清心火，活血通络。

狗肝菜 Dicliptera chinensis（L.）Juss.

别　　名：路边青、青蛇仔、猪肝菜、麦穗红、羊肝菜。

药用部位：全草。

习性生境：草本。生于疏林、溪边、村边、路旁较阴处。

产　　地：广东各地均有产。

性味功效：甘、微苦，寒。清热凉血，利湿解毒。

楠草 Dipteracanthus repens（L.）Hassk.

别　　名：芦莉草叶、双翅爵床、匍匐消、红楠草。

药用部位：叶。

习性生境：草本。生于低海拔路边或旷野草地上。

产　　地：汕头、广州、阳江。

性味功效：微苦、辛，寒。解毒，消肿，止痛。

注：《中国植物志》已修订该物种学名，正名为“楠草 Ruellia repens L.”。

▼华南可爱花 Eranthemum austrosinense H. S. Lo

别　　名：喜花草。

药用部位：根。

习性生境：直立草本。生于海拔100～700m的林下、溪边。

产　　地：肇庆（高要、四会）。广东各地园林多有栽培。

性味功效：辛，平。散瘀消肿。治风湿关节痛、骨痛。

▼可爱花 Eranthemum pulchellum Andrews. *

别　　名：喜花草、对节菜、牛七。

药用部位：叶。

习性生境：灌木。栽培。

产　　地：广州、阳江有栽培。

性味功效：辛，平。散瘀消肿。

山一笼鸡 Gutzlaffia aprica Hance *

别　　名：野古蓝、白背草、熟麻。

药用部位：根。

习性生境：草本。生于山谷疏林下。

产　　地：广州、清远（连州、英德）。

性味功效：辛、微苦，凉。散风热，清肺止咳，利湿解毒。

注：《中国植物志》已修订该物种学名，正名为“山一笼鸡 Strobilanthes aprica（Hance）T. Anders.”。

水蓑衣 Hygrophila salicifolia（Vahl）Nees

别　　名：窜心蛇、鱼骨草、九节花。

药用部位：全草、种子。

习性生境：草本。生于沟边、溪旁、田边或洼地上。

产　　地：韶关（新丰、仁化）、惠州（博罗）、深圳、广州、清远（连山、英德）、肇庆（封开、怀集）、云浮（新兴）、阳江（阳春）、湛江（徐闻）。

性味功效：全草：甘、微苦，凉；清热解毒，化瘀止痛。种子（南天仙子）：苦，寒；清热解毒，消肿止痛。

注：《中国植物志》已修订该物种学名，正名为“水蓑衣 Hygrophila ringens（L.）R. Br. ex Sprengel”。

枪刀药 Hypoestes purpurea（L.）R. Br. *

别　　名：嫣红蔓、红点草、红丝线、六角英。

药用部位：全草。

习性生境：草本或亚灌木。生于近村庄的灌丛中，低海拔处。

产　　地：东莞、深圳、珠海、广州（番禺）、佛山（南海）、清远、江门（台山）。

性味功效：苦、微涩，凉。清肺止咳，凉血止血，散瘀解毒。

▼鸭嘴花 Justicia adhatoda L.

别　　名：大驳骨、大驳骨消、牛舌兰、龙头草、大接骨。

药用部位：全株。

习性生境：灌木。栽培于庭园或绿篱等处。亦有逸为野生。

产　　地：广州、惠州（惠东）有栽培。

性味功效：辛、微苦，平。消肿止痛，接骨续伤，活血止血。

▼小驳骨 Justicia gendarussa Burm. f.

别　　名：驳骨丹、接骨木、裹篱樵。

药用部位：地上部分。

习性生境：灌木。常栽培作绿篱，于村边、路旁常见。

产　　地：广东各地均有栽培。

性味功效：辛、微酸，平。续经接骨，消肿止痛。

爵床 Justicia procumbens L.

别　　名：小青草、六角英、白花爵床、孩儿草、密毛爵床。

药用部位：全草。

习性生境：草本。生于旷野、疏林或灌丛中。

产　　地：韶关（乳源、翁源、始兴、乐昌）、梅州（蕉岭、大埔）、汕尾（陆丰）、惠州（龙门、惠东）、深圳、广州、清远（连南、连山、阳山、连州）、肇庆（高要、封开、鼎湖）、云浮（新兴）、江门（台山）、湛江（徐闻）。

性味功效：微苦，寒。清热解毒，利尿消肿。

黑叶小驳骨 Justicia ventricosa Wall.

别　　名：大驳骨、黑叶爵床、大接骨草。

药用部位：全株。

习性生境：草本或亚灌木。生于村旁疏林或篱笆上或灌丛中。

产　　地：广州、肇庆（鼎湖）、云浮（郁南、新兴）、茂名（信宜）。

性味功效：辛、微酸，平。活血散瘀，祛风除湿。

鳞花草 Lepidagathis incurva D. Don

别　　名：鳞衣草、牛膝琢。

药用部位：全草。

习性生境：草本。生于山坡灌丛、干旱草地或河岸沙地上。

产　　地：惠州（博罗）、深圳、广州、清远、肇庆（高要）、江门（台山）、阳江（阳春）。

性味功效：甘、微苦，寒。清热解毒，消肿止痛。

▼红背马蓝 Perilepta dyeriana（Mast.）Bremek. *

别　　名：红背耳叶马蓝、红背草、疏花金足草。

药用部位：全草。

习性生境：多年生草本或直立灌木。栽培。

产　　地：广州有引种栽培。

性味功效：苦、辛，平。活血散瘀，清热解毒。

观音草 Peristrophe bivalvis（L.）Merr.［*Peristrophe baphica*（Spreng.）Brem. *Dicliptera roxburghiana* Nees］

别　　名：山蓝、红线草、丝线草。

药用部位：全草。

习性生境：直立草本。生于山坡、荒地、路旁的湿润处。

产　　地：惠州（博罗）、清远（英德）。

性味功效：甘、淡，凉。清热止咳，凉血。

九头狮子草 Peristrophe japonica（Thunb.）Bremek.

别　　名：九节篱、辣叶青药、咳嗽草、六角英、观音草、广西山蓝。

药用部位：全草。

习性生境：草本。生于路旁、草地或林下阴处。

产　　地：广州、阳江（阳春）、湛江（徐闻）。

性味功效：辛、微苦，凉。解表发汗，解毒消肿，镇痉。

山壳骨 Pseuderanthemum palatifolium（Vahl）B. Hansen

别　　名：钩粉草、紫云藤。

药用部位：根。

习性生境：草本。生于中海拔林下或溪旁。

产　　地：湛江（徐闻）。

性味功效：苦、微辛，平。化瘀消肿，止血。

注：《中国植物志》已修订该物种学名，正名为“山壳骨 Pseuderanthemum latifolium（Vahl）B. Hansen”。

海康钩粉草 Pseuderanthemum haikangense C. Y. Wu et H. S. Lo *

别　　名：兰心草。

药用部位：叶。

习性生境：草本。生于低海拔地区的林下或旷野。

产　　地：湛江（徐闻、雷州）。

性味功效：苦、微辛，平。通经活络。

曲枝假蓝 Pteroptychia dalziellii（W. W. Sm.）H. S. Lo

别　　名：蓝靛。

药用部位：全草。

习性生境：草本。生于山地、山谷、路旁密林下。

产　　地：韶关（乳源、新丰、翁源、始兴）、梅州、惠州（惠阳）、深圳、清远（英德）、肇庆（德庆、封开、怀集、高要）、云浮（郁南、新兴、罗定）、阳江（阳春）、茂名（信宜）。

性味功效：苦，寒。清热解毒，利湿。

▼灵芝草 Rhinacanthus nasutus（L.）Kurz

别　　名：白鹤灵芝、癣草。

药用部位：枝、叶。

习性生境：草本或亚灌木。栽培。

产　　地：广州、阳江（阳春）有栽培。

性味功效：甘、淡，平。清肺止咳，利湿止痒。

孩儿草 Rungia pectinata（L.）Nees

别　　名：疳积草、蓝色草、土夏枯草。

药用部位：全草。

习性生境：草本。生于草地、路旁或荒地上。

产　　地： 惠州（惠东、博罗）、深圳、广州（花都）、肇庆（高要）、云浮（新兴）、江门（台山）、阳江（阳春）。

性味功效： 辛、苦，凉。清热利湿，消积导滞。

黄球花 Sericocalyx chinensis（Nees）Bremek.

别　　名： 半柱花、出泡草。

药用部位： 全草。

习性生境： 草本。生于山谷林下或沟边、溪旁阴湿地。

产　　地： 韶关（乳源）、广州（番禺）、云浮（新兴、罗定）、阳江（阳春）、茂名。

性味功效： 微辛，凉。凉血解毒，消肿止痛。

注：《中国植物志》已修订该物种学名，正名为“黄球花 Strobilanthes chinensis（Nees）J. R. I. Wood & Y. F. Deng”。

板蓝 Strobilanthes cusia（Nees）Kuntze

别　　名： 马蓝、南板蓝根。

药用部位： 根、根茎、叶。

习性生境： 草本。生于海拔300～900m的山地、山谷疏林下。

产　　地： 韶关（新丰、翁源、乐昌、曲江）、河源、梅州（大埔）、惠州（龙门、博罗）、广州（从化）、清远（英德）、肇庆（封开、怀集、高要）、云浮（郁南、新兴、罗定）、阳江（阳春）、茂名（信宜）、湛江（徐闻）。

性味功效： 根及根茎：苦，寒；清热解毒、凉血消肿。叶：苦、咸，寒；清热解毒，凉血止血。外用治丹毒、黄水疮、湿疹、疖肿。

▼**日本马蓝 Strobilanthes japonica**（Thunb.）Miquel

别　　名： 日本黄猄草、垂序马蓝、拟马蓝、红泽兰。

药用部位： 全草。

习性生境： 草本。栽培。

产　　地： 广州有栽培。

性味功效： 辛，温。活血通经，祛瘀止痛。

球花马蓝 Strobilanthes pentstemonoides（Nees）T. Anders.［*Goldfussia pentstemonoides* Nees］*

别　　名： 温大青、异毛金足草、圆苞金足草、细穗金足草、两广马蓝。

药用部位： 根、地上部分。

习性生境： 草本。生于山谷、路旁疏林中。

产　　地： 韶关（翁源、始兴）、河源（连平）、梅州（梅县）、清远（连山）、阳江（阳春）。

性味功效： 辛，微寒。清热解毒，凉血消斑。

四子马蓝 Strobilanthes tetraspermus（Champ. ex Benth.）Druce

别　　名： 岩冬菜、海椒七、枪花药、绿豆青。

药用部位： 全草。

习性生境： 草本。生于山地、山谷疏林和密林下。

产　　地： 韶关（新丰、翁源、仁化、始兴）、梅州（大埔）、惠州（龙门、惠东、博罗）、东莞、深圳、珠海、广州、清远（阳山）、肇庆（封开、怀集）。

性味功效： 辛、微苦，寒。疏散风热，活络，解毒。

碗花草 Thunbergia fragrans Roxb.

别　　名： 海南老鸦嘴、海南山牵牛。

药用部位： 茎叶、根。

习性生境： 草本。生于路旁向阳处。

产　　地：深圳、广州、湛江（徐闻）。

性味功效：茎叶：辛、微酸，平；健胃消食，解毒消肿。根：辛、苦，寒；清热利湿，泻肺平喘，解毒止痒。

大花山牵牛 Thunbergia grandiflora Roxb.

别　　名：通骨消、山牵牛、大花老鸦嘴、长黄毛山牵牛。

药用部位：根、茎叶。

习性生境：藤本。生于低海拔地区的疏林中。

产　　地：韶关（翁源、乐昌）、惠州（博罗）、广州（增城）、清远（阳山、英德）、肇庆、云浮、江门（台山）、湛江（徐闻）。

性味功效：根：辛，平；祛风通络，散瘀止痛。茎叶：辛、微苦，平；活血止痛，解毒消肿。

173. 苦槛蓝科 Myoporaceae

苦槛蓝 Myoporum bontioides（Sieb. et Zucc.）A. Gray *

别　　名：苦蓝盘、海菊花、苦槛盘。

药用部位：根。

习性生境：小灌木。生于海滨潮汐带以上沙地或多石地灌丛中。

产　　地：珠海、广州、江门（台山）、湛江（廉江）。

性味功效：民间用于治疗肺病。

注：《中国植物志》已修订该物种学名，正名为“苦槛蓝 Pentacoelium bontioides Sieb. & Zucc.”，归类玄参科。

174. 马鞭草科 Verbenaceae

海榄雌 Avicennia marina（Forsk.）Vierh.

别　　名：白骨壤、咸水矮让木、海豆。

药用部位：果实。

习性生境：灌木。生于海边盐沼地带。

产　　地：汕尾（海丰）、惠州（惠东）、深圳、江门（台山）、阳江、湛江（徐闻、雷州）。

性味功效：治痢疾、海生动物螯伤。

紫珠 Callicarpa bodinieri Lévl.

别　　名：珍珠枫、大叶斑鸠米、爆竹紫、白木姜、大叶鸦鹊饭、漆大伯。

药用部位：根、茎、叶。

习性生境：灌木。生于山坡、路旁或溪边灌丛中。

产　　地：韶关（乳源、乐昌）、清远（连山、连州）、云浮（新兴）。

性味功效：苦、微辛，平。活血通经，祛风除湿，收敛止血。

短柄紫珠 Callicarpa brevipes（Benth.）Hance

别　　名：窄叶紫珠、白珠兰。

药用部位：全株。

习性生境：灌木。常生于溪边或疏林中。

产　　地：韶关（乳源、新丰）、梅州（丰顺）、惠州（龙门、博罗）、深圳（宝安）、珠海、广州、清远（阳山）、云浮、江门（鹤山、新会）、茂名（信宜）。

性味功效：甘，平。祛风除湿，化痰止咳。

白毛紫珠 Callicarpa candicans（Burm. f.）Hochr.

药用部位：叶。

习性生境：灌木。生于路旁和旷地上。

产　　地：韶关（乳源）、肇庆、阳江、茂名（高州）、湛江（徐闻）。

性味功效：苦、辛，热。止血，散瘀。

华紫珠 Callicarpa cathayana H. T. Chang

别　　名：鱼显子。

药用部位：叶、根。

习性生境： 灌木。生于山坡、山谷、溪边灌丛中。

产　　地： 韶关（翁源、乐昌）、河源（紫金）、梅州（蕉岭、平远、大埔、梅县、兴宁）、深圳、清远（阳山、英德）、肇庆（怀集）、江门（恩平）。

性味功效： 苦、涩、辛，平。叶：清热解毒，祛风除湿，凉血，止血。

白棠子树 Callicarpa dichotoma（Lour.）K. Koch

别　　名： 紫珠草、止血草。

药用部位： 茎、叶、根。

习性生境： 灌木。生于山区溪边或山坡灌丛中。

产　　地： 韶关（乳源、翁源、南雄、乐昌）、河源（和平）、梅州（梅县）、广州、清远（连山、阳山、英德）、肇庆（怀集、高要）、云浮（新兴）。

性味功效： 苦、涩，平。止血，散瘀，消炎。

杜虹花 Callicarpa formosana Rolfe

别　　名： 紫珠草、鸦鹊饭、老蟹眼、粗糠仔。

药用部位： 茎、根、叶。

习性生境： 灌木。生于山坡林边或溪边灌丛中。

产　　地： 韶关（乳源、新丰、翁源、南雄、乐昌）、河源（连平）、梅州（蕉岭、平远、五华、丰顺、大埔、梅县、兴宁）、惠州（龙门）、清远（连山、阳山、英德）、肇庆（德庆、封开、怀集、高要）、茂名（信宜、高州）。

性味功效： 辛、苦，平。散瘀消肿，止血，止痛。

老鸦糊 Callicarpa giraldii Hesse ex Rehd.

别　　名： 小米团花、紫珠、鱼胆。

药用部位： 全株。

习性生境： 灌木。生于山谷、山坡、路旁灌丛中。

产　　地： 韶关（乳源）、清远（阳山、连州）、肇庆（怀集）。

性味功效： 苦、涩，凉。收敛止血，清热解毒。

全缘叶紫珠 Callicarpa integerrima Champ.

药用部位： 根、叶。

习性生境： 藤本或攀援灌木。生于山坡林缘、山谷、溪旁。

产　　地： 韶关（新丰、翁源、始兴）、河源（和平）、梅州（丰顺、大埔、梅县）、潮州（饶平）、惠州（龙门、惠东）、广州（从化）、肇庆（德庆、封开）。

性味功效： 苦，平。祛风散结。

枇杷叶紫珠 Callicarpa kochiana Makino

别　　名： 山枇杷、野枇杷、长叶紫珠、劳来氏紫珠、黄毛紫珠。

药用部位： 叶。

习性生境： 灌木。生于山谷溪边和旷野灌丛中，亦见于疏林下。

产　　地： 韶关（乳源、新丰、仁化）、梅州（平远、五华、大埔）、汕头、汕尾（海丰）、惠州（博罗）、深圳、广州（从化）、佛山（南海）、清远（英德）、肇庆（高要）、云浮（新兴）、江门（鹤山、开平、台山）。

性味功效： 苦、辛，平。祛风除湿，收敛止血。

广东紫珠 Callicarpa kwangtungensis Chun

药用部位： 根、茎、叶。

习性生境： 灌木。生于山坡灌丛或山地路旁。

产　　地： 韶关（新丰、始兴、南雄）、河源（和平）、惠州（龙门）、深圳、清远（连山、阳山）、肇庆（封开）、云浮（郁南）。

性味功效： 酸、涩，温。止痛止血。

尖萼紫珠 Callicarpa loboapiculata Metc.

药用部位： 叶。

习性生境： 灌木。生于山坡或溪畔林中。

产　　地： 广东各地均有产。

性味功效： 苦，凉。祛风止痒，杀虫。

长柄紫珠 Callicarpa longipes Dunn

药用部位： 叶。

习性生境： 灌木。生于山坡灌丛或疏林中。

产　　地： 广东东部和东北部，韶关（翁源）、梅州（平远、丰顺、兴宁）、惠州（龙门）、清远（阳山）、肇庆（德庆）。

性味功效： 苦、辛，温；有小毒。祛风，除湿，活血，止血。

尖尾枫 Callicarpa longissima（Hemsl.）Merr.

别　　名： 长叶紫珠、粘手风、穿骨枫、牛舌癀、牛舌广。

药用部位： 全株。

习性生境： 灌木。生于山坡、山谷或村庄附近的空旷地。

产　　地： 梅州（平远）、深圳、广州、佛山（顺德）、清远、肇庆（德庆、怀集、高要）、云浮（新兴）、茂名（信宜）。

性味功效： 辛、微苦，温。祛风止痛，散瘀止血。

大叶紫珠 Callicarpa macrophylla Vahl

别　　名： 紫珠草、大风叶、贼子叶、赶风紫、止血草、羊耳朵。

药用部位： 根、叶。

习性生境： 灌木。生于山坡、村边、路旁灌丛中。

产　　地： 梅州（平远、五华、大埔）、惠州（龙门）、深圳、广州、清远（英德）、肇庆（德庆、怀集、高要）、云浮（新兴）、阳江（阳春）。

性味功效： 辛、苦，平。散瘀止血，消肿止痛。

裸花紫珠 Callicarpa nudiflora Hook. et Arn.

别　　名： 白花茶、白花婆、细叶斑鸡花、节节红。

药用部位： 叶。

习性生境： 灌木至小乔木。生于山坡路旁或疏林中。

产　　地： 惠州（博罗）、深圳、珠海、广州（花都、番禺）、云浮、江门（台山）、阳江（阳春）、茂名（信宜、高州）、湛江（徐闻）。

性味功效： 苦、辛，温。止血止痛，散瘀消肿。

钩毛紫珠 Callicarpa peichieniana Chun et S. L. Chen

别　　名： 红斑鸠米。

药用部位： 叶。

习性生境： 灌木。生于林中或林缘。

产　　地： 韶关（乳源、新丰、翁源、乐昌、曲江）、惠州（龙门）、广州（从化）、清远（连山、连州、英德）、肇庆（德庆、封开、怀集、广宁）、江门（新会）、阳江（阳春）。

性味功效： 苦、辛，平。清热解毒，止血。

藤紫珠 Callicarpa peii H. T. Chang

别　　名： 裴氏紫珠。

药用部位： 全株。

习性生境： 藤本或攀援灌木。生于林下、林缘和溪边。

产　　地： 韶关（乳源、新丰、翁源、乐昌）、河源（和平）、清远（阳山、连州）、肇庆（德庆、封开、怀集、广宁、高要）、云浮（郁南）。

性味功效： 清热解毒，消炎止泻，止痛。

注：《中国植物志》已修订该物种学名，正名

为“藤紫珠 Callicarpa integerrima var. chinensis（Péi）S. L. Chen”。

红紫珠 Callicarpa rubella Lindl.

别　　名： 小红米果。

药用部位： 全株。

习性生境： 灌木。生于山谷、林边、溪边或山脚路旁。

产　　地： 广东各地均有产。

性味功效： 微苦，凉。驱蛔虫，消肿止痛，止血，接骨。治跌打瘀肿、咳血、骨折、外伤出血、疔疮、蛔虫病。

狭叶红紫珠 Callicarpa rubella Lindl. f. **angustata** C. Péi

别　　名： 白斑鸠米。

药用部位： 根、叶。

习性生境： 灌木。生于林边、路旁灌丛中。

产　　地： 韶关（乳源、新丰）、河源、惠州（博罗）、珠海、广州、肇庆（封开、怀集）、云浮（新兴）、江门（台山）。

性味功效： 根：解毒，除湿。叶：止痒散瘀，消炎。

钝齿红紫珠 Callicarpa rubella Lindl. f. **crenata** Péi

别　　名： 珍珠树、沙药草。

药用部位： 根或全株。

习性生境： 灌木。生于山坡林边或旷野灌丛中。

产　　地： 韶关（乳源）、梅州（梅县）、惠州（博罗）、广州（从化）、肇庆、云浮（罗定）、江门（开平）、茂名。

性味功效： 苦，寒。清热止血，消肿止痛。

兰香草 Caryopteris incana（Thunb.）Miq.

别　　名： 莸、山薄荷、九层楼。

药用部位： 全草。

习性生境： 小灌木。生于山麓、路旁或山坡草地上。

产　　地： 韶关（乳源、翁源、始兴）、河源（连平、紫金）、梅州（蕉岭、平远、大埔）、汕头（南澳）、汕尾（陆丰）、惠州（惠东、博罗）、深圳、珠海、广州、清远（阳山、连州）、肇庆（封开、怀集）、云浮（罗定）、江门（台山）、阳江（阳春）。

性味功效： 辛，温，气香。疏风解表，止咳祛痰，散瘀止痛。

单花莸 Caryopteris nepetifolia（Bentham）Maximowicz

别　　名： 莸。

药用部位： 全草。

习性生境： 草本。生于石灰岩地区的山地草丛中或村边的墙隙中。

产　　地： 清远（阳山、连州）。

性味功效： 甘，凉。祛暑解表，利尿解毒。

灰毛大青 Clerodendrum canescens Wall.

别　　名： 大叶白花灯笼、粘毛赪桐、毛赪桐、狮子球、六灯笼、灰毛臭茉莉。

药用部位： 根。

习性生境： 灌木。生于山坡疏林或灌木林中。

产　　地： 梅州（蕉岭）、惠州（博罗）、深圳（宝安）、清远（连山、阳山）、肇庆（德庆）、阳江、茂名（信宜）、湛江（徐闻）。

性味功效： 甘、淡，凉。养阴清热，宣肺豁痰，凉血止血。

大青 Clerodendrum cyrtophyllum Turcz.

别　　名： 大青木、大青叶、猪屎青、白花鬼灯笼。

药用部位： 根、叶。

习性生境： 灌木或小乔木。生于丘陵、平原、旷野、荒坡或灌丛中。

产　　地： 韶关（乳源、始兴、南雄、乐昌）、河源（和平、紫金）、梅州（蕉岭、平远、五华、丰顺、大埔、梅县、兴宁）、惠州（龙门）、深圳、清远（阳山）、阳江（阳春）、茂名（信宜）、湛江（徐闻）。

性味功效： 苦，寒。清热利湿，瘀血解毒。

白花灯笼 Clerodendrum fortunatum L.

别　　名： 鬼灯笼。

药用部位： 根、茎、叶。

习性生境： 灌木。生于海拔1 000m以下的村边、路旁、旷野、荒地或灌丛中。

产　　地： 韶关（乳源、乐昌）、梅州（平远、五华、丰顺、大埔）、汕头、汕尾（海丰、陆丰）、惠州、深圳（宝安）、广州、清远（阳山、英德）、肇庆（德庆、封开、怀集、高要）、云浮（新兴）、江门（恩平、开平）、阳江（阳春）、茂名（信宜）。

性味功效： 苦、凉。清热解毒，消肿散瘀。

许树 Clerodendrum inerme（L.）Gaertn.

别　　名： 假茉莉、缸瓦冧、苦椰子。

药用部位： 根、茎、叶。

习性生境： 灌木。生于海岸、沙滩和潮汐所到之处及池塘、沟边等地。

产　　地： 梅州（蕉岭）、汕头（南澳）、汕尾（海丰、陆丰）、惠州（博罗）、东莞、深圳、珠海、广州（花都）、清远、肇庆（高要）、云浮（郁南）、江门（台山、新会）、阳江（阳春）、茂名（高州）、湛江（徐闻）。

性味功效： 苦，寒；有小毒。清热解毒，祛风除湿，散瘀活络。治风湿性关节炎、腰腿痛、坐骨神经痛、胃痛、感冒发热、疟疾、肝炎、肝脾肿大。外用治皮肤湿疹、跌打肿痛、外伤出血。

长管大青 Clerodendrum indicum（L.）O. Ktze. *

别　　名： 长管假茉莉。

药用部位： 全株。

习性生境： 灌木或亚灌木。生于海拔450～1 000m的向阳山坡、路边草丛中。

产　　地： 广东西南部。

性味功效： 苦，凉。清热利湿，活血消肿。

赪桐 Clerodendrum japonicum（Thunb.）Sweet

别　　名： 状元红、红顶风、朱桐。

药用部位： 根、叶。

习性生境： 灌木或小乔木。生于山地林下或溪沟两岸阴湿处。

产　　地： 梅州（丰顺、大埔）、潮州（饶平）、清远（英德）、云浮（新兴）、江门（恩平）、阳江（阳春）、茂名。

性味功效： 微甘、淡，凉。根：祛风利湿，散瘀消肿。叶：解毒排脓。

广东大青 Clerodendrum kwangtungense Hand.-Mazz.

别　　名： 广东臭茉莉、广东贞桐。

药用部位： 根。

习性生境： 灌木。生于山坡林中或林边。

产　　地： 韶关（乳源、翁源、乐昌）、梅州（大埔）、清远（连州、英德）、肇庆（封开、怀集）。

性味功效： 祛风利湿，散瘀消肿。

尖齿臭茉莉 Clerodendrum lindleyi Decne. ex Planch.

别　　名： 鬼点火、臭牡丹、臭茉莉。

药用部位： 全株。

习性生境： 灌木。生于山坡林边或村边、路旁、旷地上。

产　　地：韶关（乳源、翁源）、河源（连平）、梅州（丰顺、大埔）、深圳、广州（从化）、清远（连山、阳山、连州、英德）。
性味功效：苦，平。祛风利湿，化痰止咳，活血消肿。

海通 Clerodendrum mandarinorum Diels
别　　名：铁枪桐、臭梧桐、鞋头树、线桐树、朴瓜树、桐木树。
药用部位：枝、叶。
习性生境：灌木或乔木。生于海拔300～1 400m的溪边、路旁或林缘。
产　　地：韶关（乳源、始兴、乐昌）、潮州（饶平）、清远（连山）、茂名（信宜）。
性味功效：苦、辛，平。祛风通络。

重瓣臭茉莉 Clerodendrum philippinum Schauer
别　　名：臭牡丹、大髻婆。
药用部位：根、茎。
习性生境：灌木。生于村边、路旁、旷野和林缘。
产　　地：韶关（翁源）、深圳、广州、云浮、阳江（阳春）、茂名（信宜）。
性味功效：苦，平。祛风利湿，活血消肿。

▼龙吐珠 Clerodendrum thomsonae Balf.
别　　名：白萼赪桐、九龙吐珠、红花龙吐珠。
药用部位：叶。
习性生境：攀援灌木。栽培。
产　　地：广东各地均有栽培。
性味功效：淡，平。清热解毒，活血，利尿，抗癌。
注：《中国植物志》已修订该物种学名，正名为“龙吐珠 Clerodendrum thomsoniae Balf. f.”。

▼假连翘 Duranta erecta L.
别　　名：篱笆树、金露华、金露花、花墙刺、洋刺、番仔刺、莲荞。
药用部位：果实、叶。
习性生境：灌木。栽培。
产　　地：广东各地均有栽培。
性味功效：甘、微辛，温；有小毒。散热透邪，行血祛瘀，止痛杀虫，消肿排毒。

▼云南石梓 Gmelina arborea Roxb.
别　　名：酸树、滇石梓。
药用部位：根。
习性生境：乔木。栽培。
产　　地：珠江三角洲地区。
性味功效：甘、微辛、苦，温。活血祛瘀，祛湿止痛。

石梓 Gmelina chinensis Benth. *
别　　名：笛勒。
药用部位：根。
习性生境：乔木。生于山地杂木林或溪边灌丛中。
产　　地：广州、阳江。
性味功效：甘、微苦、辛，微温；有小毒。活血祛瘀，祛湿止痛。

马缨丹 Lantana camara L.
别　　名：五色梅、如意花。
药用部位：根、枝叶。
习性生境：灌木。生于低山、丘陵、旷地或村旁篱笆上。
产　　地：韶关（翁源、乐昌）、汕头、汕尾（陆丰）、深圳（宝安）、广州、肇庆（德庆、封开、高要）、云浮（新兴、罗定）、江门（台山）、阳江（阳春）、湛江（徐闻）。
性味功效：根：苦，寒；清热泻火，解毒散结。枝叶：苦，凉；祛风止痒，解毒消肿。

过江藤 Phyla nodiflora（L.）Greene

别　　名：苦舌草、过江龙、水黄芹、鸭脚板、水马齿苋、蓬莱草。

药用部位：全草。

习性生境：草本。生于海边、河边、池塘边、田边或堤岸的湿润处。

产　　地：汕头、汕尾（海丰）、广州、肇庆、阳江。

性味功效：辛、微苦，平。清热解毒，散瘀消肿。

豆腐柴 Premna microphylla Turcz.

别　　名：豆腐木、腐婢、止血草、观音草、豆腐草、土黄芪。

药用部位：根、叶。

习性生境：灌木。生于山坡林下。

产　　地：韶关（乳源、乐昌）、河源（和平、连平）、梅州（平远、丰顺、大埔）、汕头、清远（连山、阳山）、云浮。

性味功效：苦、涩，寒。清热解毒，消肿止痛，收敛止血。

狐臭柴 Premna puberula Pamp. *

别　　名：斑鸠占、长柄臭黄荆、水白腊、臭黄荆、臭树、神仙豆腐柴。

药用部位：根、茎。

习性生境：灌木。生于山坡、路旁。

产　　地：韶关（乐昌）、清远（阳山）。

性味功效：辛、微甘，微温。祛风湿，壮肾阳。

塘虱角 Premna sunyiensis Péi *

别　　名：牛尾鸟、大蛇药、信宜豆腐木。

药用部位：全株。

习性生境：灌木。生于山地林缘或旷野草地上。

产　　地：茂名。

性味功效：牲畜药。消肿止痛，消积杀虫，祛寒湿。

千解草 Pygmaeopremna herbacea（Roxb.）Moldenke *

别　　名：草臭黄荆、铁麻雀、小常山、小八棱马、细八棱马、细三对节。

药用部位：根。

习性生境：亚灌木。生于山坡、林下或平原草地上。

产　　地：雷州半岛。

性味功效：苦、辛，微温。活血止痛，祛风除湿，健脾消食。

注：《中国植物志》已修订该物种学名，正名为“千解草 Premna herbacea Roxburgh”。

假马鞭 Stachytarpheta jamaicensis（L.）Vahl

别　　名：玉龙鞭、牛鞭草、大种马鞭草、蛇尾草。

药用部位：全草。

习性生境：草本或亚灌木状。生于低山、丘陵、旷野或村边、路旁。

产　　地：汕头（南澳）、深圳、珠海、湛江（徐闻）。

性味功效：微苦，寒。清热解毒，利水通淋。

▼柚木 Tectona grandis L. f.

别　　名：紫油木、脂树。

药用部位：花、种子。

习性生境：乔木。栽培。

产　　地：广州、肇庆（高要）。

性味功效：苦、微辛，微温。清热祛湿，利尿。

假紫珠 Tsoongia axillariflora Merr. *

别　　名：似荆、钟萼木、钟氏木。

药用部位：根、全株。

习性生境：灌木或小乔木。生于山谷林下。

产　　地：清远（英德）、茂名。

性味功效：清热解毒，消炎退黄。

马鞭草 Verbena officinalis L.

别　　名：铁马鞭。

药用部位：全草。
习性生境：草本。生于山脚、路旁及村边荒地上。
产　　地：广东各地均有产。
性味功效：苦，微寒。清热解毒，截疟杀虫，利尿消肿，通经散瘀。

灰毛牡荆 Vitex canescens Kurz
别　　名：灰布荆、灰牡荆。
药用部位：果实。
习性生境：乔木。生于山谷林中。
产　　地：韶关（乐昌）、清远（阳山）。
性味功效：苦、辛，温。祛风，行气，止痛。

黄荆 Vitex negundo L.
别　　名：五指柑、布荆。
药用部位：根、茎、叶、果实。
习性生境：灌木或小乔木。生于山地、丘陵、平原、山坡、林缘或灌丛中。
产　　地：韶关（乳源、仁化、始兴、南雄、乐昌）、梅州（蕉岭、平远、丰顺、大埔）、汕头、深圳（宝安）、广州（从化）、佛山（三水）、清远（阳山、英德）、肇庆（德庆、封开、怀集、高要）、江门（恩平、开平）、阳江（阳春）、湛江（徐闻）。
性味功效：根、茎：苦、微辛，平；清热止咳，化痰截疟。叶：苦，凉；清热解表，化湿截疟。果实：苦、辛，温；止咳平喘，理气止痛。

牡荆 Vitex negundo L. var. **cannabifolia**（Sieb. et Zucc.）Hand.-Mazz.
别　　名：黄荆、布荆、小荆。
药用部位：根、茎、叶、果实。
习性生境：灌木或小乔木。生于山坡、路旁灌丛中。
产　　地：韶关（仁化、始兴）、梅州（大埔）、汕尾（海丰）、深圳、清远（阳山）、肇庆（高要）、阳江。
性味功效：根、茎：苦、微辛，平；清热止咳，化痰截疟。叶：苦，凉；清热解表，化湿截疟。果实：苦、辛，温；止咳平喘，理气止痛。

山牡荆 Vitex quinata（Lour.）Will.
别　　名：布荆、山紫荆、薄姜木、乌甜、莺歌。
药用部位：枝叶、根茎、种子。
习性生境：乔木。生于山谷、山坡或溪边疏林中。
产　　地：韶关（翁源）、江门（鹤山）、河源（紫金）、梅州（平远、五华、大埔、梅县）、惠州（博罗）、广州、清远（英德）、肇庆（封开、怀集、高要）、茂名、湛江（徐闻）。
性味功效：淡，平。止咳定喘，镇静退热。

蔓荆 Vitex trifolia L.
别　　名：三叶蔓荆、白背木耳、白布荆。
药用部位：枝叶、果实。
习性生境：灌木。生于旷野、山坡、平原草地及河滩上。
产　　地：汕尾（陆丰）、惠州（龙门、博罗）、深圳、珠海、广州（从化、花都）、肇庆（高要）、云浮（郁南）、江门（台山）、阳江（阳春）。
性味功效：苦、辛，平。枝叶：消肿止痛。果实（蔓荆子）：疏散风热，清利头目。

单叶蔓荆 Vitex trifolia L. var. **simplicifolia** Cham.
药用部位：叶、果实。
习性生境：灌木。生于海边沙滩、平原草地及河滩上。
产　　地：汕头（南澳）、汕尾（海丰、陆

丰）、深圳、珠海、广州、清远、江门（台山）、阳江（阳西）、湛江（徐闻、雷州）。

性味功效：辛、微苦，凉，气香。祛风清热，止痛镇静，截疟。

175. 唇形科 Labiatae

▼藿香 Agastache rugosa（Fisch. et Mey.）O. Kuntze

别　　名：土藿香、排香草。

药用部位：全草。

习性生境：草本。栽培。

产　　地：广东东部和北部，各地园圃常少量栽培。

性味功效：辛，微温。解暑化湿，行气和胃。

金疮小草 Ajuga decumbens Thunb.

别　　名：熊胆草、苦地胆、散血草、青鱼胆、鲫鱼胆。

药用部位：全草。

习性生境：草本。生于山坡、草地、旷野、荒地或山谷、溪边。

产　　地：韶关（乳源、始兴、乐昌）、河源（连平、紫金）、梅州（蕉岭、平远、五华）、潮州（饶平）、惠州（龙门、博罗）、深圳、广州、清远（连山、英德）、肇庆（高要）、江门（台山）、阳江（阳春）、茂名（信宜）。

性味功效：苦，寒。清热解毒，消肿止痛，凉血平肝。

紫背金盘 Ajuga nipponensis Makino

别　　名：白毛夏枯草、退血草、石灰菜、破血丹、矮生紫背金盘、石灰菜。

药用部位：全草。

习性生境：草本。生于山地林缘或湿润草地。

产　　地：河源（紫金）、惠州（龙门、博罗、惠阳）、深圳（宝安）、广州（增城）、清远（英德）、肇庆（高要）、茂名（信宜）。

性味功效：苦、辛，寒。清热解毒，凉血散瘀，消肿止痛。

▼排香草 Anisochilus carnosus（L. f.）Wall.

别　　名：香根异唇花、排草、太子香、到手香。

药用部位：全草。

习性生境：草本。栽培。

产　　地：广州、汕头、湛江有引种栽培。

性味功效：辛，温。化湿辟浊，利水消肿。

广防风 Anisomeles indica（L.）Kuntze［*Epimeredi indica*（L.）Rothm.］

别　　名：落马衣、土藿草、排风草、马衣叶、鸡公麻油。

药用部位：全草。

习性生境：草本。生于海拔100～800m的旷野、村边、路旁、荒地和林缘。

产　　地：广东各地均有产。

性味功效：苦、辛，微温。祛风解表，理气止痛。

毛药花 Bostrychanthera deflexa Benth. *

别　　名：垂花铃子香。

药用部位：茎、叶。

习性生境：草本。生于林下潮湿处。

产　　地：韶关（乳源、乐昌）、清远（连州）。

性味功效：辛、苦，凉。清热解毒，活血止痛。

▼肾茶 Clerodendranthus spicatus（Thunb.）C. Y. Wu et H. W. Li

别　　名：猫须草。

药用部位：全草。

习性生境：草本。生于房前屋后，主要是栽培。

产　　地： 广东南部各地有栽培。

性味功效： 甘、微苦，凉。清热祛湿，排石利水。

风轮菜 Clinopodium chinense (Benth.) O. Kuntze

别　　名： 断血流、九层塔、野薄荷、山薄荷、苦刀草、野凉粉藤。

药用部位： 全草。

习性生境： 草本。生于山坡、荒山、路旁草丛中。

产　　地： 韶关（乳源、翁源、始兴、乐昌）、河源（和平、连平）、梅州（大埔）、清远（阳山、连州、英德）、肇庆（怀集、高要）、阳江（阳春）。

性味功效： 辛、苦，凉。止血，疏风清热，解毒止痢。

光风轮菜 Clinopodium confine (Hance) O. Kuntze

别　　名： 邻近风轮菜、四季草、球花邻近风轮菜。

药用部位： 全草。

习性生境： 草本。生于旷野、路旁或草地上。

产　　地： 广东东部和东北部。

性味功效： 辛、苦，凉。清热解毒，止血。

细风轮菜 Clinopodium gracile (Benth.) Matsum.

别　　名： 瘦风轮菜、宝塔菜、剪刀草。

药用部位： 全草。

习性生境： 草本。生于旷野、路旁或草地上。

产　　地： 广东各地。

性味功效： 辛、苦，微寒。散瘀解毒，祛风散热，止血。

肉叶鞘蕊花 Coleus carnosifolius (Hemsl.) Dunn *

别　　名： 太子香、假回菜。

药用部位： 全草。

习性生境： 草本。生于石灰岩地区的林中。

产　　地： 韶关（乳源）、清远（阳山、连州）、肇庆（封开）、阳江（阳春）。

性味功效： 苦，凉。解毒，消肿止痛。

▼五彩苏 Coleus scutellarioides (L.) Benth.

别　　名： 彩叶洋紫苏、洋紫苏、锦紫苏、五色草、老来少、彩叶草。

药用部位： 叶。

习性生境： 草本。栽培。

产　　地： 广东各地庭园有栽培。

性味功效： 苦，凉。清热解毒。

齿叶水蜡烛 Dysophylla sampsonii Hance *

别　　名： 蒋氏水蜡烛、森氏水珍珠菜、水龙。

药用部位： 全草。

习性生境： 草本。生于海拔100～1 100m的沼泽和水边湿地上。

产　　地： 韶关（乳源、翁源、乐昌）、清远（阳山、连州、英德）、惠州（博罗）、广州（花都）、肇庆（德庆、高要）。

性味功效： 苦，凉。解毒，凉血止血。

水虎尾 Dysophylla stellata (Lour.) Benth. *

别　　名： 水老虎、野香芹、水箭草、边氏水珍珠菜、海南水虎尾、中间水虎尾。

药用部位： 全草。

习性生境： 草本。生于水稻田中或沟边、沼泽地。

产　　地： 韶关（乳源、翁源、仁化）、梅州（蕉岭）、惠州（龙门）、广州、清远（英德）、肇庆（高要）、阳江（阳春）。

性味功效：辛，平；有小毒。行气止痛，散瘀消肿。

紫花香薷 Elsholtzia argyi Lévl.

别　　名：金鸡草、土荆芥、假紫苏、荆芥草、臭草、牙刷花、野薄荷。

药用部位：全草。

习性生境：草本。生于林下、灌丛中和河边草地上。

产　　地：韶关（乳源、新丰、翁源、乐昌）、河源（和平、连平）、惠州（龙门、惠东）、深圳、广州（从化）、清远（阳山、连州）、肇庆（封开、怀集）、云浮（罗定）、阳江（阳春）、茂名（信宜）。

性味功效：祛风散寒，解表发汗，解暑利尿，止咳。

香薷 Elsholtzia ciliata（Thunb.）Hyland.

别　　名：短苞柄香薷、多枝香薷、少花香薷、疏穗香薷。

药用部位：全草。

习性生境：草本。生于山坡、旷野或溪边及河岸上。

产　　地：韶关（翁源、始兴、乐昌）、肇庆（高要）。

性味功效：辛，微温。发汗解暑，利湿。

海州香薷 Elsholtzia splendens Nakai ex F. Maekawa

别　　名：香薷。

药用部位：全草。

习性生境：草本。生于山地路旁或灌丛。

产　　地：韶关（乐昌）、深圳、肇庆（高要）、阳江（阳春）。

性味功效：辛，温。发汗解表，和中利湿。

小野芝麻 Galeobdolon chinense（Benth.）C. Y. Wu

别　　名：假野芝麻。

药用部位：全草。

习性生境：草本。生于疏林中。

产　　地：韶关（始兴）。

性味功效：酸、辛，平。化瘀止血。

活血丹 Glechoma longituba（Nakai）Kupr

别　　名：连钱草、金钱草、透骨消、金钱薄荷。

药用部位：全草。

习性生境：草本。生于山地疏林下、溪边或村边、路旁等湿润处。

产　　地：广东各地均有产。

性味功效：苦、辛，凉。清热解毒，利尿排石，散瘀消肿。

中华锥花 Gomphostemma chinense Oliv.

别　　名：棒红花。

药用部位：全株。

习性生境：草本。生于山谷密林下。

产　　地：韶关（乳源、新丰、仁化、始兴）、梅州（梅县）、清远（英德）、肇庆（封开）、茂名（信宜）。

性味功效：苦，平。散瘀消肿，止血。

吊球草 Hyptis rhomboidea Merr. et Gal.

别　　名：假走马风、四方骨、蛴蜍蜊、四俭草、石柳。

药用部位：全草。

习性生境：草本。生于山坡林缘或村边路旁及旷地上。

产　　地：广州。

性味功效：清热解毒。

山香 Hyptis suaveolens（L.）Poit.

别　　名：假藿香、山薄荷、白骨消、臭草、药黄草。

药用部位： 全草。
习性生境： 草本。生于丘陵草地、村边、路旁及河岸沙滩上。
产　　地： 潮州、惠州（博罗）、东莞、深圳、珠海、广州、佛山（南海）、肇庆（高要）、云浮（郁南、新兴）、阳江（阳春）、湛江（徐闻）。
性味功效： 苦、辛，平。疏风利湿，行气散瘀。

香茶菜 Isodon amethystoides (Benth.) H. Hara
别　　名： 蛇总管、铁棱角、铁生姜、石哈巴、铁称锤。
药用部位： 全草、根。
习性生境： 草本。生于林下或山地、路旁、草丛中。
产　　地： 广东中部、东部和北部。
性味功效： 辛、苦，凉。清热解毒，散瘀消肿。

细锥香茶菜 Isodon coetsa Kudô
别　　名： 野苏麻、六棱麻、地疳、癞克巴草、野坝子、异唇香茶菜、假细锥香茶菜、多花香茶菜、多穗香茶菜。
药用部位： 全草。
习性生境： 草本。生于灌丛、林缘和溪边等处。
产　　地： 广东北部和西部。
性味功效： 辛、苦，性微温。发表散风，和中化湿，止血。

线纹香茶菜 Isodon lophanthoides (Ham. ex D. Don) H. Hara [*Rabdosia lophanthoides* (Buch.-Ham. ex D. Don) H. Hara]
别　　名： 溪黄草、碎兰花、黑节草、小癞疙瘩、土黄莲、熊胆草。
药用部位： 地上部分。
习性生境： 草本。生于溪边、沼泽地或林下。
产　　地： 韶关（新丰、翁源、仁化、始兴）、河源（和平、连平）、惠州（龙门、博罗）、广州、清远（阳山）、肇庆（封开、怀集）、云浮（郁南、新兴）。
性味功效： 苦，凉。清热利湿，凉血散瘀。

塔花香茶菜 Isodon lophanthoides (Ham. ex D. Don) H. Hara var. **gerardiana** (Benth.) H. Hara *
别　　名： 溪黄草。
药用部位： 地上部分。
习性生境： 草本。生于溪边、田野间。
产　　地： 韶关（乳源、乐昌）、河源（和平、连平）、梅州（大埔）、广州、清远（阳山）、肇庆（怀集、高要）、云浮（新兴、罗定）。
性味功效： 甘，凉。清热利湿，退黄，凉血散瘀。

纤花香茶菜 Isodon lophanthoides (Ham. ex D. Don) H. Hara var. **graciliflora** (Benth.) H. Hara
别　　名： 溪黄草。
药用部位： 地上部分。
习性生境： 草本。生于溪边、田野间。
产　　地： 韶关（乳源、新丰、翁源、仁化、始兴、乐昌）、河源（和平、连平）、惠州（龙门、博罗、惠阳）、广州（从化）、清远（阳山）、肇庆（封开、怀集、高要）、云浮（郁南、新兴、罗定）、阳江（阳春）、茂名（信宜）。
性味功效： 甘，凉。清热利湿，退黄，凉血散瘀。

显脉香茶菜 Isodon nervosus Kudô *
别　　名： 脉叶香茶菜、蓝花柴胡、大叶蛇总管。
药用部位： 全草。
习性生境： 草本。生于山坡、草地或林间旷地上。

产　　地：广东中部、东部和北部。

性味功效：微辛、苦，寒。清热利湿，解毒。

溪黄草 Isodon serra Kudô

别　　名：手擦黄、大叶蛇总管、台湾延胡索、山羊面、溪沟草。

药用部位：全草。

习性生境：草本。生于灌丛、林缘和溪边等处。

产　　地：广东中部和东部。

性味功效：苦、寒。清热利湿，凉血散瘀。

牛尾草 Isodon ternifolius Kudô

别　　名：轮叶香茶菜、伤寒头、月风草。

药用部位：全草。

习性生境：草本。生于山坡草地或灌丛中。

产　　地：韶关（乳源、始兴、乐昌）、河源（和平、连平）、惠州（博罗）、广州（从化）、清远（英德）、肇庆（高要）、云浮（新兴）、江门（台山）、阳江（阳春）、茂名。

性味功效：苦、微辛，凉。清热利湿，解毒。

长叶香茶菜 Isodon walkeri（Arnott）H. Hara

别　　名：四方草。

药用部位：全草。

习性生境：草本。生于溪边、沼泽地或林下。

产　　地：韶关（乐昌）、清远（连州）、茂名（信宜）。

性味功效：甘、凉。清热利湿，退黄，凉血散瘀。

大苞香简草 Keiskea elsholtzioides Merr. *

别　　名：香薷状霜柱、香薷状香简草。

药用部位：全草。

习性生境：草本。生于山谷、路旁草丛或灌丛中。

产　　地：韶关（乳源、始兴、乐昌）、河源（和平）、清远（连州）。

性味功效：辛、苦，凉。活血化瘀。

宝盖草 Lamium amplexicaule L. *

别　　名：莲台夏枯草、接骨草、珍珠莲。

药用部位：全草。

习性生境：草本。生于路旁、林缘、沼泽草地及宅旁等地。

产　　地：河源（和平）。

性味功效：辛、苦，温。祛风，通络，消肿，清热，利尿。

益母草 Leonurus japonicus Houtt.

别　　名：益母艾、茺蔚。

药用部位：全草。

习性生境：草本。生于村边、路旁、旷野或荒地上。

产　　地：广东各地均有产。

性味功效：苦、辛，微寒。活血调经，祛瘀生新，利尿消肿。

蜂巢草 Leucas aspera（Willd.）Link

别　　名：锡兰绣球、防风、蜂窝草。

药用部位：全草。

习性生境：草本。生于丘陵、坡地、田中或空旷草地上。

产　　地：广东南部、西南部。

性味功效：苦、辛，温。发散风寒，化痰止咳。

疏毛白绒草 Leucas mollissima Wall. var. **chinensis** Benth.

别　　名：节节香、野芝麻、引生草、皱面草。

药用部位：全草。

习性生境：草本。生于山坡、草地、溪边、田坎灌丛中。

产　　地：汕头（南澳）、汕尾（海丰）、惠州（龙门、惠阳）、深圳、肇庆（封开）、江门（台山）、阳江（阳春）、湛江（徐闻）。

性味功效：苦、微辛，平。清肺，明目，解毒。

蜂窝草 Leucas zeylanica（L.）R. Br.

别　　名： 绉面草、锡兰防风、半夜花、蜂巢草。

药用部位： 全草。

习性生境： 草本。生于山坡、草地、溪边、田边灌丛中。

产　　地： 茂名（高州）、湛江。

性味功效： 苦、辛，温。疏风散寒，化痰止咳。

硬毛地瓜儿苗 Lycopus lucidus Turcz. var. **hirtus** Regel *

别　　名： 泽兰、地笋、假油麻、旱藕、接古草、蛇王草。

药用部位： 全草。

习性生境： 草本。生于沼泽地、水边等潮湿处。

产　　地： 广东东部和北部。

性味功效： 苦、辛，微温。活血，通经，利尿。

蜜蜂花 Melissa axillaris（Benth.）Bakh. f. *

别　　名： 小薄荷、鼻血草、小方杆草、荆芥、土荆芥、滇荆芥。

药用部位： 全草。

习性生境： 草本。生于海拔500～1 400m的山地路旁、山坡和疏林边缘等处。

产　　地： 韶关（乐昌）、河源（和平）。

性味功效： 涩、苦，微温。清热解毒。

薄荷 Mentha canadensis L.［*M. haplocalyx* Briq.］

别　　名： 野薄荷。

药用部位： 全草。

习性生境： 草本。生于沟边、田边、水旁潮湿地。常为栽培。

产　　地： 广东各地均有栽培。

性味功效： 辛，凉。疏散风热，清利头目。

▼留兰香 Mentha spicata L.

别　　名： 香菜菜、绿薄荷。

药用部位： 全草。

习性生境： 草本。栽培。

产　　地： 广东部分地区有栽培。

性味功效： 辛、甘，微温。祛风散寒，止咳，消肿解毒。

▼凉粉草 Mesona chinensis Benth.

别　　名： 仙人草、薪草、仙草、仙人冻。

药用部位： 全草。

习性生境： 草本。栽培。

产　　地： 韶关（翁源）、梅州（大埔）、深圳、广州（增城）、云浮（新兴）、阳江（阳西）。

性味功效： 甘、淡，凉。清热利湿，凉血解暑。

冠唇花 Microtoena insuavis（Hance）Prain ex Dunn

别　　名： 野藿香。

药用部位： 全草。

习性生境： 草本。生于山谷林下。

产　　地： 韶关（翁源）、佛山（南海）。

性味功效： 辛、苦，温。祛风散寒，温中理气。主治风寒感冒、咳喘气急、消化不良。

小花石荠苧 Mosla cavaleriei Lévl.

别　　名： 野香薷、细叶七星剑、小叶荠苧。

药用部位： 全草。

习性生境： 草本。生于山坡草地上。

产　　地： 韶关（乐昌）、清远（阳山）、茂名（信宜）。

性味功效： 辛，微温。发汗解暑，健脾利湿，止痒。

石香薷 Mosla chinensis Maxim.

别　　名： 小叶香薷、七星剑、土香薷。

药用部位： 全草。

习性生境： 草本。生于干旱山坡草地上。

产　　地： 韶关（乳源、仁化、始兴、乐昌）、河源（和平）、梅州（蕉岭、平远、兴宁）、惠州（惠东、博罗）、广州、清远、肇庆（怀集、高要）、江门（鹤山）、阳江（阳春）。

性味功效：辛，微温。发汗解表，祛暑化湿，利尿消肿。

小鱼仙草 Mosla dianthera（Buch.-Ham.）Maxim.

别　　名：痱子草、热痱草、假鱼香。

药用部位：全草。

习性生境：草本。生于丘陵山坡、村边、路旁、旷地水边湿润处。

产　　地：韶关（乳源、翁源、乐昌）、河源（和平）、梅州（大埔）、惠州（龙门、博罗）、深圳、广州（从化）、清远（阳山）、肇庆（德庆、封开、怀集、高要）、云浮（郁南、罗定）、阳江（阳春）。

性味功效：辛，温。祛风发表，利湿止痒。

石荠苎 Mosla scabra（Thunb.）C. Y. Wu et H. W. Lu

别　　名：粗糙荠苎、土荆芥、沙虫药。

药用部位：全草。

习性生境：草本。生于丘陵山坡、村边、路旁或旷地上。

产　　地：广东各地均有产。

性味功效：辛，微温。疏风清暑，行气理血，利湿止痒。

心叶荆芥 Nepeta fordii Hemsl. *

药用部位：全草。

习性生境：草本。生于庭园墙边、近村路旁以及屋边等处。

产　　地：广东北部和东北部。

性味功效：辛，凉。疏风清热，活血止血。

龙船草 Nosema cochinchinensis（Lour.）Merr.

别　　名：金缘萼、假夏枯草。

药用部位：花、全草。

习性生境：草本。生于丘陵、坡地或低山、路旁向阳处草地。

产　　地：广东西南部和南部。

性味功效：清肝明目，散郁结。

▼罗勒 Ocimum basilicum L.

别　　名：光明子、九层塔、香草。

药用部位：全草、种子。

习性生境：草本。栽培。

产　　地：广东各地均有栽培。

性味功效：辛，温。全草：发汗解表，祛风利湿，散瘀止痛。种子（光明子）：甘、辛，凉。明目。

▼疏柔毛罗勒 Ocimum basilicum L. var. **pilosum**（Willd.）Benth.

别　　名：光明子、香草。

药用部位：全草。

习性生境：草本。栽培。

产　　地：广东各地均有栽培。

性味功效：辛，温。发汗解表，祛风利湿，散瘀止痛。

丁香罗勒 Ocimum gratissimum L. var. **suave**（Willd.）Hook. f.

药用部位：全草。

习性生境：草本。逸生或栽培，生于村边、路旁或空旷地上。

产　　地：广东中部以南各地。

性味功效：辛，温。发汗解表，祛风利湿。

牛至 Origanum vulgare L. *

别　　名：白花茵陈、五香草、土茵陈。

药用部位：全草。

习性生境：草本。生于较干旱的山坡、草地或山谷、路旁。

产　　地：韶关（乐昌）、清远（连州）。

性味功效：辛，温。发汗解表，消暑化湿。

白毛假糙苏 Paraphlomis albida Hand.-Mazz.

药用部位：茎、叶。

习性生境：草本。生于林下溪边。

产　　地：韶关（仁化、始兴、乐昌）、清远（连南）。

性味功效：辛，温。散寒止咳。

短齿假糙苏 Paraphlomis albida Hand.-Mazz. var. **brevidens** Hand.-Mazz.

药用部位：根。

习性生境：草本。生于常绿阔叶林或灌丛中。

产　　地：广东北部和东北部。

性味功效：辛、苦，平。祛风湿，清热解毒。

小叶假糙苏 Paraphlomis javanica（Bl.）Prain var. **coronata**（Vaniot）C. Y. Wu et H. W. Li

别　　名：田边菊、路边青。

药用部位：全草。

习性生境：草本。生于海拔500～1 150m的亚热带常绿林下。

产　　地：广东各地均有产。

性味功效：甘，平。滋阴润燥，止咳，调经。

▼紫苏 Perilla frutescens（L.）Britt.

别　　名：红苏。

药用部位：全草、叶、茎、种子。

习性生境：草本。多为栽培，也有逸为野生；生于村边、路旁和荒地上。

产　　地：广东各地均有栽培。

性味功效：全草：辛，温；散寒解表，理气宽中。叶（紫苏叶）：发表散寒。茎（紫苏梗）：理气宽胸，解郁安胎。种子（紫苏子）：降气定喘，化痰止咳，利膈宽肠。

白苏 Perilla frutescens（L.）Britt. var. **purpurascens**（Hayata）H. W. Li

别　　名：野生紫苏、青叶紫苏、野猪疏、野香丝、香丝菜。

药用部位：全草。

习性生境：草本。生于溪边湿润处及村边荒地上。

产　　地：韶关（新丰、乐昌）、梅州（大埔）、惠州（龙门）、广州、清远（连南、阳山）、肇庆（封开）。各地多有栽培。

性味功效：辛，温。清湿热，散风邪，消痈肿，理气化痰。

▼回回苏 Perilla frutescens（L.）Britt. var. **crispa**（Thunb.）Decne.

别　　名：鸡冠紫苏。

药用部位：全草。

习性生境：草本。栽培或野生。生于村边路旁或荒地上。

产　　地：广东各地均有种植。

性味功效：辛，温。散寒解表，理气宽中。

糙苏 Phlomis umbrosa Turcz. *

别　　名：小兰花烟、山芝麻、白莶。

药用部位：全草。

习性生境：草本。生于疏林中或林区草地上。

产　　地：韶关（乳源）。

性味功效：涩，平。祛痰止咳，清热解毒。

水珍珠菜 Pogostemon auricularius（L.）Hassk.

别　　名：毛射草、蛇尾草、牛触臭、毛射草、毛水珍珠菜。

药用部位：全草。

习性生境：草本。生于溪旁、沟边潮湿地上。

产　　地：河源（和平、连平）、梅州（平远、大埔）、汕头（南澳）、惠州（龙门、博罗）、深圳、珠海、广州（从化）、清远（英德）、肇庆（封开、怀集、高要）、云浮（郁南、罗定）、江门（台山、新会）、阳江（阳春）。

性味功效：淡，平。祛风清热，化湿。

▼广藿香 Pogostemon cablin（Blanco）Benth.

别　　名：藿香。
药用部位：全草。
习性生境：草本。栽培。
产　　地：广州（增城）、肇庆、阳江（阳春）、云浮（罗定）、茂名、雷州半岛等地有栽培。
性味功效：辛，微温。解暑化湿，行气和胃。治中暑发热、头痛胸闷、食欲不振、恶心、呕吐、泄泻。

夏枯草 Prunella vulgaris L.

别　　名：棒槌草、铁线夏枯、麦夏枯、铁线夏枯草、麦穗夏枯草、夏枯花。
药用部位：花穗、全草。
习性生境：草本。生于山坡、路旁、荒地或田埂上。
产　　地：韶关（乳源、仁化、始兴、南雄、乐昌）、梅州（蕉岭、平远、大埔）、清远（连山）、肇庆（怀集）。
性味功效：苦、辛，寒。清肝明目，清热散结。

南丹参 Salvia bowleyana Dunn

别　　名：丹参、七里蕉、紫丹参、赤参、红根。
药用部位：根。
习性生境：草本。生于山地、石缝、林下或水边。
产　　地：广东北部和东北部。
性味功效：甘，微寒。活血通经，排脓生肌，疏肝止痛。

贵州鼠尾草 Salvia cavaleriei Lévl.

别　　名：血盆草、反背红、叶下红。
药用部位：根。
习性生境：草本。生于多石山坡、林下或水沟边。
产　　地：韶关（南雄）。
性味功效：微苦，凉。凉血解毒，散瘀止血。

华鼠尾草 Salvia chinensis Benth.

别　　名：石见穿。
药用部位：全草。
习性生境：草本。生于海拔700m左右的疏林下、林缘或草丛中。
产　　地：韶关（乐昌、乳源）、清远（连州）、珠海。
性味功效：辛、苦，微寒。活血化瘀，清热利湿，散结消肿。

▼朱唇 Salvia coccinea L. *

别　　名：小红花。
药用部位：花。
习性生境：草本。栽培。
产　　地：广东各地园圃均有栽培。
性味功效：辛、微苦、涩，凉。凉血止血，清热利湿。

鼠尾草 Salvia japonica Thunb.

别　　名：紫参、秋丹参、消炎草、日本紫花鼠尾草。
药用部位：根。
习性生境：草本。生于山坡、草丛或林下。
产　　地：韶关（乳源、翁源、乐昌）、梅州（五华、丰顺、大埔）、清远（阳山、英德）、肇庆（德庆、怀集）。
性味功效：苦、辛，平。清热利湿，活血调经，解毒消肿。

▼丹参 Salvia miltiorrhiza Bge.

别　　名：红根、红丹参、血参根。
药用部位：根。
习性生境：草本。栽培。
产　　地：广东东北部和北部有栽培。
性味功效：苦，微寒。祛瘀生新，活血调经，清心除烦。

荔枝草 Salvia plebeia R. Br.

别　　名：雪见草、雪里青、癞子草、蛤蟆皮、土荆芥、猴臂草、劫细、大塔花。

药用部位：全草。

习性生境：草本。生于海拔400～750m的山坡、路旁、沟边、田野潮湿的土壤上。

产　　地：广东各地均有产。

性味功效：苦、辛，凉。清热解毒，利尿消肿，凉血止血。

红根草 Salvia prionitis Hance

别　　名：黄埔鼠尾、小丹参、红根子、红地胆。

药用部位：全草。

习性生境：草本。生于林缘或林区路边。

产　　地：广东中部、东部和北部。

性味功效：苦，凉。祛风清热，解毒除湿，止血，安胎。

地埂鼠尾草 Salvia scapiformis Hance

别　　名：山字止、田芹菜。

药用部位：全草。

习性生境：草本。生于海拔300～1 000m的山谷林下。

产　　地：广东东部。

性味功效：辛，平。补虚益损，强筋壮骨。

硬毛地埂鼠尾草 Salvia scapiformis Hance var. **hirsuta** Stib.

别　　名：白补药。

药用部位：全草。

习性生境：草本。生于山地村边、路旁和疏林下。

产　　地：韶关（乐昌）、潮州（潮安）。

性味功效：甘、辛，平。补虚益损，强筋壮骨。

▼一串红 Salvia splendens Ker.-Gawl.

别　　名：西洋红。

药用部位：全草。

习性生境：草本。栽培。

产　　地：广东各地园圃均有栽培。

性味功效：苦、辛，凉。消肿解毒。

四棱草 Schnabelia oligophylla Hand.-Mazz. *

别　　名：四棱筋骨草、四方草、箭羽草、箭羽舒筋草。

药用部位：全草。

习性生境：草本。生于中海拔石灰岩地区的疏林、溪边和草丛中。

产　　地：韶关（乳源、乐昌）、清远（阳山、连州）。

性味功效：微辛、酸，温。祛风除湿，舒筋活络。

半枝莲 Scutellaria barbata D. Don

别　　名：并头草、狭叶韩信草、四方马兰。

药用部位：全草。

习性生境：草本。生于水田边、溪边或湿润草地上，或栽培。

产　　地：韶关（翁源、始兴、乐昌）、河源、梅州（蕉岭、平远、丰顺、大埔）、潮州（饶平）、惠州（龙门、博罗）、广州（从化、增城、花都）、清远（连南、连山、英德）、肇庆（封开、高要）、阳江（阳春）、湛江（吴川、徐闻）。

性味功效：微苦，凉。清热解毒，消肿止痛，活血祛瘀，抗癌。

韩信草 Scutellaria indica L.

别　　名：耳挖草、向天盏。

药用部位：全草。

习性生境：草本。生于山坡、草地或路旁、山谷等处。

产　　地：广东各地均有产。

性味功效：辛、微苦，平。清热解毒，活血散瘀。

偏花黄芩 Scutellaria tayloriana Dunn *
别　　名：土黄芩。
药用部位：根。
习性生境：草本。生于林下、灌丛中或旷野。
产　　地：韶关（仁化）、惠州（龙门）。
性味功效：苦，寒。清肺止咳，燥湿止痢。

地蚕 Stachys geobombycis C. Y. Wu
别　　名：土冬虫草、白虫草、甘露子、草石蚕。
药用部位：块茎。
习性生境：草本。生于沙质湿润地。
产　　地：韶关（乳源、翁源、仁化、始兴、南雄、乐昌、曲江）、河源（龙川）、梅州（平远、大埔）、广州、清远（阳山、连州、英德）、肇庆（封开、高要）、阳江（阳春）。
性味功效：甘，平。益气润肺，滋阴补血，清热除烦。

甘露子 Stachys sieboldii Miq.
别　　名：草石蚕、罗汉菜、旱螺蛳、地钮、地牯牛、甘露儿。
药用部位：全草或块茎。
习性生境：草本。生于湿润地及积水处。
产　　地：韶关（乐昌）、清远（连州）。
性味功效：甘，平。解表清肺，利湿解毒，补虚健脾。

穗花香科科 Teucrium japonicum Willd. *
别　　名：水藿香、毛秀才、野藿香。
药用部位：全草。
习性生境：草本。生于山地、山坡及旷野。
产　　地：韶关（乳源、乐昌）、清远（连州）。
性味功效：辛、苦，温。发散风寒，解毒祛湿。

庐山香科科 Teucrium pernyi Franch. *
别　　名：双判草、野荏荷。
药用部位：全草。
习性生境：草本。生于山地灌丛中或林边。
产　　地：韶关（乳源、乐昌）、江门（台山）。
性味功效：辛、微苦，凉。健脾利湿，清肺解毒，活血消肿。

铁轴草 Teucrium quadrifarium Buch.-Ham. ex D. Don
别　　名：四裂石蚕、山薄荷。
药用部位：全草。
习性生境：草本。多生于向阳山坡、草地或灌丛中。
产　　地：韶关（乳源、仁化、始兴、乐昌）、河源（和平）、惠州（惠阳）、清远（连南、连山、阳山、连州、英德）、肇庆（德庆、封开、怀集、高要）、云浮（罗定）、阳江（阳春）。
性味功效：辛、苦，凉。清热解毒，止痛。

血见愁 Teucrium viscidum Bl.
别　　名：山藿香。
药用部位：全草。
习性生境：草本。生于山坡、草地、山脚、荒地或村边、路旁等湿润处。
产　　地：广东各地均有产。
性味功效：苦、微辛，凉。凉血止血，散瘀消肿，解毒止痛。

176. 水鳖科 Hydrocharitaceae

水鳖 Hydrocharis dubia（Bl.）Backer *
别　　名：马尿花、苿菜。
药用部位：全草。
习性生境：草本。生于静水池沼中。
产　　地：广东各地城市园林有栽培。
性味功效：咸、苦，微寒。清热解毒，祛湿止带。治带下病。

黑藻 Hydrilla verticillata（L. f.）Royle

别　　名：水王孙。

药用部位：全草。

习性生境：草本。生于淡水中。

产　　地：韶关（乳源）、汕头（南澳）、惠州（惠东）、广州、清远（连州、英德）、肇庆（高要）、云浮（新兴）、阳江（阳春）。

性味功效：清凉解毒。治疥疮、无名肿毒。

龙舌草 Ottelia alismoides（L.）Pers.

别　　名：水车前、水白菜。

药用部位：全草。

习性生境：草本。生于湖泊、沟渠、水塘、水田以及积水洼地。

产　　地：韶关（乳源、翁源、始兴、南雄）、梅州（蕉岭）、汕头、惠州（博罗、惠阳）、深圳、广州、佛山、肇庆、云浮（郁南）、阳江（阳春）、湛江（徐闻）。

性味功效：甘、淡，凉。清热化痰，解毒利尿。

苦草 Vallisneria natans（Lour.）Hara. *

别　　名：扁担草。

药用部位：全草。

习性生境：草本。生于溪沟、河流、池塘、湖泊之中。

产　　地：汕头、深圳、广州、清远（英德）、肇庆（高要）。

性味功效：苦，温。燥湿止带，行气活血。

177. 泽泻科 Alismataceae

泽泻 Alisma plantago-aquatica L. *

别　　名：水泻。

药用部位：块茎。

习性生境：草本。栽培。

产　　地：深圳、广州有栽培。

性味功效：甘，寒。利水渗湿，泻热，化浊降脂。

冠果草 Sagittaria guayanensis H. B. K. subsp. **lappula**（D. Don）Bogin.

别　　名：假菱角、土紫菀。

药用部位：全草。

习性生境：草本。生于水塘、湖泊浅水区及沼泽、水田、沟渠等水域。多为栽培。

产　　地：广州、肇庆（德庆）、阳江（阳春）、茂名（电白）。

性味功效：微苦，寒。清热利湿，解毒。

矮慈姑 Sagittaria pygmaea Miq.

别　　名：鸭舌草、水充草、高原慈姑。

药用部位：全草。

习性生境：草本。生于湖泊、池塘、沼泽、沟渠、水田等浅水处。

产　　地：韶关（翁源、乐昌）、清远（连州、英德）、肇庆（封开）、云浮（新兴）、阳江（阳春）、茂名（信宜）。

性味功效：淡，寒。清肺利咽，利湿解毒。

野慈姑 Sagittaria trifolia L.

别　　名：茨菇、茨菰。

药用部位：球茎。

习性生境：草本。生于湖泊、池塘、沼泽、沟渠、水田等水域。

产　　地：韶关（乳源、翁源、始兴、仁化、乐昌）、河源（和平、连平）、惠州（龙门）、广州、清远（连南、阳山、连州、英德）、肇庆（德庆、怀集）、云浮、茂名（信宜）、阳江（阳春）。

性味功效：甘、微苦、微辛，微寒。活血凉血，止咳通淋，散结解毒。

▼慈姑 *Sagittaria trifolia* L. var. *sinensis*（Sims.）Makino

别　　名：华夏慈姑。

药用部位：球茎。

习性生境：草本。栽培于水田中。

产　　地：广东各地有栽培。

性味功效：甘、微苦、微辛，微寒。活血凉血，止咳通淋，散结解毒。

178. 眼子菜科 Potamogetonaceae

眼子菜 *Potamogeton distinctus* A. Bennett. *

别　　名：泉生眼子菜。

药用部位：全草。

习性生境：草本。生于池塘、水田和水沟等静水中。

产　　地：广州华南国家植物园有引种栽培。

性味功效：苦，寒。清热解毒，利湿通淋，止血，驱蛔虫。

浮叶眼子菜 *Potamogeton natans* L. *

药用部位：全草。

习性生境：草本。生于湖泊、沟塘等静水或缓流中。

产　　地：梅州（平远）、肇庆（高要）、云浮。

性味功效：微苦，凉。清热解毒，除湿利水。

179. 鸭跖草科 Commelinaceae

穿鞘花 *Amischotolype hispida*（A. Rich.）Hong

别　　名：独竹草。

药用部位：全株。

习性生境：草本。生于林下及山谷溪边。

产　　地：韶关（乳源、翁源、乐昌）、河源（和平）、深圳、清远（连山）、肇庆（高要）、阳江（阳春）。

性味功效：甘，寒。清热利尿，解毒。

饭包草 *Commelina benghalensis* L.

别　　名：竹叶菜、火柴头、圆叶鸭跖草。

药用部位：全草。

习性生境：草本。生于海拔1 900m以下的湿地。

产　　地：河源（和平）、惠州（博罗罗浮山）。

性味功效：苦，寒。清热解毒，利湿消肿。

鸭跖草 *Commelina communis* L.

别　　名：竹节菜、鸭趾草。

药用部位：全草。

习性生境：草本。常生于湿地、田边。

产　　地：韶关（乳源、翁源、仁化、乐昌）、河源（和平、连平）、梅州（五华、大埔、梅县）、深圳、广州（从化）、清远（连山、阳山）、肇庆（德庆、怀集）、茂名（信宜）。

性味功效：甘、淡，寒。清热泻火，解毒，利水消肿。

竹节菜 *Commelina diffusa* N. L. Burm.

别　　名：竹节草、节节草。

药用部位：全草。

习性生境：草本。生于林中、灌丛或溪边潮湿的旷野。

产　　地：韶关（始兴）、梅州（大埔）、惠州（博罗）、广州（从化）、清远（英德）、肇庆、阳江。

性味功效：淡，寒。清热解毒，利尿消肿，止血。

大苞鸭跖草 *Commelina paludosa* Bl.

别　　名：大鸭跖草、大竹叶菜。

药用部位：全草。

习性生境：草本。生于林下及山谷溪边。

产　　地：韶关（新丰、翁源、仁化、南雄、乐昌）、河源（紫金）、梅州（蕉岭、大埔）、惠州（龙门、博罗）、深圳、清远（连南、连山、英德）、云浮（新兴、罗定）、江门（台山）、阳江（阳春）、茂名。

性味功效： 甘、淡，微寒。清热解毒，利水消肿。

蛛丝毛蓝耳草 Cyanotis arachnoidea C. B. Clarke

别　　名： 鸡冠参、露水草、珍珠露水草、鸡舌癀。

药用部位： 根。

习性生境： 草本。生于溪边、山谷湿地及湿润的岩石上。

产　　地： 韶关（翁源）、河源（连平）、梅州（梅县）、惠州（惠阳）、东莞、广州、清远（连山、英德）、肇庆（怀集）、茂名。

性味功效： 微苦、辛，温。通络止痛，利湿消肿。

四孔草 Cyanotis cristata（L.）D. Don *

别　　名： 蛇通管。

药用部位： 全草。

习性生境： 草本。生于林下、山谷溪边或开旷潮湿处。

产　　地： 云浮（新兴）、湛江（徐闻）。

性味功效： 苦，寒。消炎，止血。

蓝耳草 Cyanotis vaga（Lour.）Schultes et J. H. Schultes

别　　名： 土贝母、苦籽。

药用部位： 根。

习性生境： 草本。生于山坡草地或疏林中。

产　　地： 韶关（翁源）、深圳、广州。

性味功效： 甘，平。利湿消肿，祛风活络，退虚热。

聚花草 Floscopa scandens Lour.

别　　名： 水草、大祥竹篙草。

药用部位： 全草。

习性生境： 草本。生于水边、山沟边草地及林中。

产　　地： 韶关（新丰、仁化、南雄、乐昌）、河源（和平、连平）、深圳、珠海、广州（从化）、清远（英德）、肇庆（怀集）、云浮（新兴、罗定）、江门（恩平、台山）、阳江（阳春）、茂名（信宜）。

性味功效： 苦，凉。清热解毒，利水消肿。

大苞水竹叶 Murdannia bracteata（C. B. Clarke）J. K. Morton ex Hong

别　　名： 痰火草。

药用部位： 全草。

习性生境： 草本。生于山谷水边或溪边沙地上。

产　　地： 韶关（翁源、仁化、始兴）、河源、惠州（博罗）、广州、佛山（南海）、肇庆（高要）、阳江（阳春）、茂名（高州）。

性味功效： 甘、淡，凉。化痰散结，清热通淋。

葶花水竹叶 Murdannia edulis（Stokes）Faden.

别　　名： 大叶水竹叶。

药用部位： 块根。

习性生境： 草本。生于海拔1 000m以下的林中阴湿处。

产　　地： 汕尾（陆丰）、东莞。

性味功效： 甘、微苦，凉。清心润肺，解热除烦，养胃生津。

牛轭草 Murdannia loriformis（Hassk.）R. S. Rao et Kammathy

别　　名： 水竹草、鸡嘴草。

药用部位： 全草。

习性生境： 草本。生于低海拔的山谷溪边林下、山坡草地。

产　　地： 韶关（乳源）、河源（连平、龙川）、梅州（平远、丰顺）、潮州（潮安）、深圳、清远（连山）、肇庆（德庆）、阳江、湛江（徐闻）。
性味功效：甘、淡、微苦，寒。清热解毒，止咳，利尿。

裸花水竹叶 Murdannia nudiflora（L.）Brenan.
别　　名：红毛草、竹叶草。
药用部位：全草。
习性生境：草本。生于低海拔的水边潮湿处。
产　　地：韶关（乳源、翁源、仁化、始兴、乐昌）、梅州（大埔）、惠州（惠东、博罗、惠阳）、深圳、广州、清远（连南、阳山、英德）、肇庆（高要）、云浮（郁南、罗定）、阳江（阳春）、茂名。
性味功效：淡，凉。清热止咳，凉血止血。

细竹蒿草 Murdannia simplex（Vahl）Brenan.
别　　名：书带水竹叶。
药用部位：全草。
习性生境：草本。生于沼地或林下湿润的草地、水田边。
产　　地：惠州（博罗）、广州（从化）。
性味功效：甘，凉。清热解毒，凉血。

水竹叶 Murdannia triquetra（Wall.）Brückn
别　　名：细叶竹高草。
药用部位：全草。
习性生境：草本。生于水稻田边或湿地上。
产　　地：韶关（翁源）、梅州（大埔）、广州、清远（连州）、肇庆。
性味功效：甘，寒。清热解毒，利尿。

杜箬 Pollia japonica Thunb.
别　　名：竹叶莲、水芭蕉。
药用部位：根茎或全草。
习性生境：草本。生于海拔1 200m以下的山谷林下。
产　　地：韶关（乳源、翁源、仁化、南雄、乐昌）、河源（和平）、梅州（平远、大埔、梅县）、惠州（博罗）、广州、清远（阳山、连州、英德）。
性味功效：微苦，凉。清热利尿，解毒消肿。

竹叶吉祥草 Spatholirion longifolium（Gagnep.）Dunn. *
别　　名：猪叶菜、白龙须。
药用部位：花序。
习性生境：草本。生于山谷密林下，多攀援于树干上。
产　　地：韶关（乳源、仁化）。
性味功效：涩，凉。理气活血，止痛。

▼紫万年青 Tradescantia spathacea Sw.［*Rhoeo discolor*（L.′Hér.）Hance］
别　　名：猪叶菜、白龙须。
药用部位：花、叶。
习性生境：草本。栽培。
产　　地：广东各地常有栽培。
性味功效：润肺止咳，凉血解毒。治肺热咳嗽痰血、百日咳、衄血、细菌性痢疾、淋巴结核。

▼吊竹梅 Tradescantia zebrina Bosse［*Zebrina pendula* Schnizi］
别　　名：猪叶菜、白龙须。
药用部位：全草。
习性生境：草本。栽培。
产　　地：广东各地常有栽培。
性味功效：甘，微寒。清热解毒，利尿消肿，生津，止血。治水肿、尿路结石、喉炎、腹泻、咯血、血痢、目赤肿痛、烧伤、蛇咬伤、带下、淋浊、风热头痛。

180. 黄眼草科 Xyridaceae

葱草 Xyris pauciflora Willd.
别　　名：少花黄眼草。

药用部位：全草。
习性生境：草本。生于山谷、原野、沼泽湿地及稻田中。
产　　地：东莞、广州、清远（英德）、江门（台山）、阳江（阳春）、湛江（徐闻）。
性味功效：苦，寒。解毒杀虫。

181. 谷精草科 Eriocaulaceae

毛谷精草 Eriocaulon australe R. Br. *
别　　名：流星草。
药用部位：花序。
习性生境：草本。生于水田或溪边湿地。
产　　地：韶关（乳源、仁化、南雄、乐昌）、梅州（平远）、惠州（惠阳）、珠海、广州（从化）、江门（新会）、阳江（阳春）、湛江（雷州）。
性味功效：辛、甘，平。祛风散热，明目退翳。

谷精草 Eriocaulon buergerianum Koern.
别　　名：连萼谷精草、珍珠草。
药用部位：头状花序和花茎。
习性生境：草本。生于溪边、田边潮湿之地。
产　　地：韶关（新丰、翁源、始兴、乐昌）、惠州（博罗）、深圳、清远（阳山、连州）、肇庆（封开、怀集）。
性味功效：辛、甘，平。疏散风热，明目退翳。

白药谷精草 Eriocaulon cinereum R. Br.
别　　名：小谷精草、赛谷精草。
药用部位：花序。
习性生境：草本。生于水田沟边。
产　　地：韶关（乳源、翁源、始兴）、梅州（五华）、汕尾（陆丰）、深圳、广州（从化）、清远（连南、连山、连州、英德）、肇庆（德庆）、阳江。
性味功效：辛、甘，平。祛风散热，明目退翳。

老谷精草 Eriocaulon senile Honda *
药用部位：花序。
习性生境：草本。生于沼泽湿地。
产　　地：广东各地均有产。
性味功效：辛、甘，微温。明目退翳，祛风止痛。

注：《中国植物志》已修订该物种学名，正名为"尼泊尔谷精草 Eriocaulon nepalense Prescott ex Bongard."。

华南谷精草 Eriocaulon sexangulare L.
别　　名：谷精珠。
药用部位：花序。
习性生境：草本。生于海拔760m以下的水坑、池塘、稻田。
产　　地：河源（紫金）、梅州（丰顺、大埔）、深圳（宝安）、广州（从化）、肇庆（德庆）、云浮（新兴）、阳江（阳春）、湛江（徐闻）。
性味功效：辛、甘，平。祛风散热，明目退翳。

182. 凤梨科 Bromeliaceae

▼凤梨 Ananas comosus（L.）Merr.
别　　名：菠萝。
药用部位：果皮。
习性生境：草本。栽培。
产　　地：广东西部、南部沿海地区栽培。
性味功效：甘、涩，平。解毒，止咳，止痢。

▼水塔花 Billbergia pyramidalis（Sims）Lindl. *
别　　名：红运当头。
药用部位：叶。
习性生境：草本。栽培。
产　　地：广东各地均有栽培。
性味功效：外用消肿排脓。

183. 芭蕉科 Musaceae

野蕉 Musa balbisiana Colla

别　　名：野芭蕉。

药用部位：种子。

习性生境：草本。生于沟谷坡地的湿润常绿林中。

产　　地：韶关（乐昌）、梅州（大埔）、广州（从化）、清远（英德）、江门（台山）、茂名（信宜）。

性味功效：苦、辛，凉；有小毒。破瘀血，通大便。

▼芭蕉 Musa basjoo Sieb. et Zucc.

别　　名：芭蕉树。

药用部位：根茎。

习性生境：草本。栽培。

产　　地：广东各地均有栽培。

性味功效：甘，寒。清热解毒，止痛，利尿。

▼香蕉 Musa nana Lour.

别　　名：梅花蕉。

药用部位：根。

习性生境：草本。栽培。

产　　地：广东各地均有栽培。

性味功效：甘，寒。清热凉血，解毒。

▼大蕉 Musa sapientum L.

别　　名：粉蕉。

药用部位：根。

习性生境：草本。栽培。

产　　地：广东各地均有栽培。

性味功效：甘，寒。清热凉血，解毒。

▼地涌金莲 Musella lasiocarpa（Franch.）C. Y. Wu ex H. W. Li. *

别　　名：地母金莲。

药用部位：花。

习性生境：草本。栽培。

产　　地：珠三角地区有栽培。

性味功效：苦、涩，寒。止血，止带。

184. 姜科 Zingiberaceae

▼云南草蔻 Alpinia blepharocalyx K. Schum. *

别　　名：绿苞山姜。

药用部位：种子。

习性生境：草本。栽培。

产　　地：广州有栽培。

性味功效：辛，温。祛寒燥湿，温胃止呕。

▼光叶云南草蔻 Alpinia blepharocalyx K. Schum. var. **glabrior**（Hand.-Mazz.）T. L. Wu

别　　名：绿苞山姜。

药用部位：种子。

习性生境：草本。栽培。

产　　地：广州有栽培。

性味功效：辛，温。祛寒燥湿，温胃止呕。

▼红豆蔻 Alpinia galanga（L.）Willd.

别　　名：大高良姜、南姜子。

药用部位：果实。

习性生境：草本。广东有栽培。

产　　地：揭阳（普宁）、汕尾（陆丰）、惠州（博罗、惠阳）、广州、清远、肇庆（高要）、云浮、江门（台山）、阳江、茂名（信宜）。

性味功效：辛，温。温中散寒，行气止痛。治胃寒疼痛、呕吐、泄泻、消化不良、腹部胀痛。

海南山姜 Alpinia hainanensis K. Schumann.

别　　名：草豆蔻。

药用部位：果实。

习性生境：草本。生于山地疏林或密林中。

产　　地：韶关（乐昌）、深圳、珠海、广州、江门（台山）、阳江（阳春）、湛江（雷州）。

性味功效：辛，温。祛寒燥湿，温胃止呕。

山姜 Alpinia japonica（Thunb.）Miq.

别　　名：福建土砂仁。

药用部位：根状茎。

习性生境：草本。生于林下阴湿处。

产　　地：广东东部、北部及中部。

性味功效：辛，温。温中散寒，祛风，活血。

长柄山姜 Alpinia kwangsiensis T. L. Wu & Senjen

药用部位：果实。

习性生境：草本。生于林下阴湿处。

产　　地：广州、清远（英德）、肇庆（广宁）。

性味功效：辛，温。祛寒燥湿，温胃止呕。治胃寒胀痛、反胃吐酸、食欲不振、寒湿吐泻。

华山姜 Alpinia oblongifolia Hayata.［*A. chinensis*（Retz.）Rosc.］

别　　名：箭杆风、廉姜、山姜。

药用部位：根状茎。

习性生境：草本。生于林下阴湿处。

产　　地：梅州（蕉岭、丰顺、大埔、梅县）、潮州（饶平）、惠州（龙门、博罗）、广州、清远（连南、连山、英德）、肇庆（怀集、高要）、云浮、阳江（阳春）、湛江。

性味功效：辛、微苦，温。祛风除湿，行气止痛。

▼高良姜 Alpinia officinarum Hance.

别　　名：风姜、小良姜。

药用部位：根状茎。

习性生境：草本。生于荒坡灌丛、疏林中或栽培。

产　　地：揭阳（惠来）、广州、河源（连平）、阳江、茂名、湛江（徐闻）。

性味功效：辛，热。温中散寒，理气止痛。

▼益智 Alpinia oxyphylla Miq.

别　　名：益智子。

药用部位：果实。

习性生境：草本。栽培或野生于阴湿密林或疏林下。

产　　地：广州（从化）、茂名（高州）、阳江（阳春）。

性味功效：辛，温。暖肾温脾，固精缩尿，止泻摄唾。

花叶山姜 Alpinia pumila Hook. f.

别　　名：野黄姜、山姜、竹节风、箭杆风。

药用部位：根状茎。

习性生境：草本。生于海拔500～1 100m的山谷阴湿处。

产　　地：韶关（新丰）、惠州（龙门、博罗）、广州（从化）、清远（英德）、肇庆（高要）、阳江（阳春）、茂名（信宜）。

性味功效：辛、微苦，温。除湿消肿，行气止痛。

密苞山姜 Alpinia stachyoides Hance［*A. densibracteata* T. L. Wu & Senjen］

药用部位：全草。

习性生境：草本。生于山谷密林荫处。

产　　地：韶关（翁源、仁化、乐昌）、河源（和平、连平、紫金）、梅州（大埔）、惠州（龙门、惠阳）、深圳、广州（从化）、阳江（阳春）。

性味功效：辛、微苦，温。祛风除湿，行气止痛。治风湿痹痛、咳嗽、胃痛、跌打损伤。

▼艳山姜 Alpinia zerumbet（Pers.）Burtt. et Smith.

别　　名：红团叶、花叶良姜。

药用部位：果实或块茎。

习性生境：草本。栽培。
产　　地：潮州（饶平）、汕头、惠州（博罗）、深圳、广州、肇庆（高要）、江门（新会）、茂名（高州）。各地园林多有栽培。
性味功效：辛、涩，温。燥湿散寒，行气止痛。

华南豆蔻 Amomum austrosinense D. Fang. *
别　　名：三叶山姜。
药用部位：果实或块茎。
习性生境：草本。栽培或野生于林荫下。
产　　地：韶关（乳源、仁化）、清远（连南）。
性味功效：辛、涩，温。燥湿散寒，行气止痛。

▼海南假砂仁 Amomum chinense Chun ex T. L. Wu *
别　　名：砂仁、海南土砂仁。
药用部位：果实或块茎。
习性生境：草本。栽培或野生于林荫下。
产　　地：广东有引种栽培。
性味功效：辛，温。行气宽中，健胃消食。治胃腹胀痛、食欲不振、恶心呕吐、肠炎、痢疾、胎动不安。

▼爪哇白豆蔻 Amomum compactum Solander ex Maton. *
别　　名：印尼白豆蔻。
药用部位：果实。
习性生境：草本。栽培。
产　　地：广州、湛江有引种栽培。
性味功效：辛，温。化湿行气，温中止呕，开胃消食。

▼海南砂仁 Amomum longiligulare T. L. Wu
别　　名：海南壳砂仁。
药用部位：果实。
习性生境：草本。栽培。
产　　地：湛江、茂名有栽培。
性味功效：辛，温。温脾止泻，理气安胎。

▼九翅豆蔻 Amomum maximum Roxb. *
别　　名：九翅砂仁。
药用部位：果实。
习性生境：草本。栽培。
产　　地：广州华南国家植物园有引种栽培。
性味功效：辛，温。开胃，消食，行气，止痛。治胃腹胀痛、食欲不振、恶心呕吐。

▼疣果豆蔻 Amomum muricarpum Elmer.
别　　名：牛牯缩砂。
药用部位：果实。
习性生境：草本。生于密林中或栽培。
产　　地：云浮（郁南）、阳江（阳春）、茂名（信宜）。
性味功效：辛、涩，温。燥湿散寒，行气止痛。

▼白豆蔻 Amomum kravanh Pierre ex Gagnep. *
别　　名：豆蔻。
药用部位：果实。
习性生境：草本。栽培于林荫下。
产　　地：广州、湛江有栽培。
性味功效：辛，温。化湿行气，温中止呕，开胃消食。

▼草果 Amomum tsao-ko Crevost et Lemaire
别　　名：草果仁、草果子。
药用部位：果实。
习性生境：草本。栽培于林荫下。
产　　地：广州、湛江有栽培。
性味功效：辛，温。燥湿健脾，祛痰截疟。治痰饮胸满、心腹疼痛、脾虚泄泻、反胃呕吐、疟疾。

▼砂仁 Amomum villosum Lour.
别　　名：春砂仁。
药用部位：果实。
习性生境：草本。栽培。

产　　地：阳江（阳春）、云浮、茂名有栽培。
性味功效：辛，温。温脾止泻，理气安胎。

黄花大苞姜 Caulokaempferia coenobialis（Hance）K. Larsen.
别　　名：黄花姜。
药用部位：全株。
习性生境：草本。生于林下阴湿处。
产　　地：广州（从化）至粤北地区。
性味功效：外用：解毒，祛风湿；治蛇咬伤。

闭鞘姜 Cheilocostus speciosus（J. Koenig.）C. D. Specht.
别　　名：广商陆、水蕉花。
药用部位：根茎。
习性生境：草本。生于疏林下、山谷阴湿地、路边草丛、荒坡处。
产　　地：韶关（仁化、始兴）、河源（连平）、惠州（博罗、惠阳）、广州、清远（英德）、肇庆（高要）、云浮（新兴）、江门（台山）、阳江、茂名。
性味功效：辛，寒；有毒。利水消肿，清热解毒。

▼郁金 Curcuma aromatica Salisb.
别　　名：姜黄。
药用部位：块根。
习性生境：草本。栽培。
产　　地：韶关、惠州（博罗、惠阳）、广州、清远（英德）、河源（连平）、肇庆有栽培。
性味功效：辛、苦，寒。活血止痛，行气解郁，清心凉血，利胆退黄。

▼广西莪术 Curcuma kwangsiensis S. G. Lee et C. F. Liang
别　　名：毛莪术。
药用部位：根茎、块根。
习性生境：草本。栽培。
产　　地：清远、广州、惠州有栽培。
性味功效：根茎（莪术）：辛、苦，温；行气破血，消积止痛。块根（郁金）：辛、苦，寒；活血止痛，行气解郁，清心凉血，利胆退黄。

▼姜黄 Curcuma longa L.
别　　名：郁金、黄丝郁金。
药用部位：块根。
习性生境：草本。栽培。
产　　地：广东各地园林多有栽培。
性味功效：辛、苦，寒。活血止痛，行气解郁，清心凉血，利胆退黄。

▼莪术 Curcuma phaeocaulis Valeton.
别　　名：山姜黄。
药用部位：根茎、块根。
习性生境：草本。栽培。
产　　地：广东各地园林多有栽培。
性味功效：根茎（莪术）：辛、苦，温；行气破血，消积止痛。块根（郁金）：辛、苦，寒；活血止痛，行气解郁，清心凉血，利胆退黄。

▼温郁金 Curcuma wenyujin Y. H. Chen et C. Ling
别　　名：白丝郁金、温莪术。
药用部位：根茎、块根。
习性生境：草本。栽培。
产　　地：广东各地园林多有栽培。
性味功效：根茎（莪术）：辛、苦，温；行气破血，消积止痛。块根（郁金）：辛、苦，寒；活血止痛，行气解郁，清心凉血，利胆退黄。

舞花姜 Globba racemosa Smith
别　　名：包谷姜、加罗姜。
药用部位：根茎、块根。

习性生境：草本。生于林下阴湿处。
产　　地：韶关（乳源、翁源、仁化、始兴、南雄、乐昌）、河源（和平、连平）、清远（连南、连山、阳山、连州、英德）、茂名（信宜）。
性味功效：辛，温。健胃消食。治胃脘痛、食欲不振、消化不良。

▼姜花 Hedychium coronarium Koen.
别　　名：路边姜、峨嵋姜花。
药用部位：根状茎。
习性生境：草本。栽培。
产　　地：广东各地有栽培。
性味功效：辛，温。祛风散寒，温中止痛。

▼山柰 Kaempferia galanga L.
别　　名：沙姜。
药用部位：根状茎。
习性生境：草本。栽培。
产　　地：广东各地有栽培。
性味功效：辛，温。温中除湿，行气消食。

▼海南三七 Kaempferia rotunda L.
别　　名：圆山奈。
药用部位：根状茎。
习性生境：草本。生于草地阳处或栽培。
产　　地：广州、清远（连山）有栽培。
性味功效：辛，温；有小毒。活血止痛。

土田七 Stahlianthus involucratus（King ex Bak.）Craib ex Loesener.
别　　名：姜三七、姜田七。
药用部位：块根和根状茎。
习性生境：草本。栽培或生于林下、荒坡。
产　　地：汕头（潮阳）、广州、湛江（徐闻）。
性味功效：辛、微苦，温。散瘀，止血，止痛。

珊瑚姜 Zingiber corallinum Hance
药用部位：根状茎。
习性生境：草本。生于山谷、林下阴湿处。
产　　地：韶关（翁源）、河源（紫金）、惠州（惠东、博罗）、深圳、广州（从化）、清远（英德）、肇庆（封开）、阳江（阳春）、茂名（信宜）。
性味功效：辛，温。活血化瘀。治跌打。

蘘荷 Zingiber mioga（Thunb.）Rosc.
别　　名：野姜、阳藿。
药用部位：根状茎。
习性生境：草本。生于山谷、林下阴湿处。
产　　地：韶关（乳源、新丰、始兴）、河源（和平）、惠州（龙门）、深圳、广州、清远（连山、连州、英德）、肇庆（怀集）、阳江（阳春）、茂名（信宜）。
性味功效：辛，温。温中理气，祛风止痛，止咳平喘。

▼姜 Zingiber officinale Roscoe
别　　名：生姜。
药用部位：根状茎。
习性生境：草本。栽培。
产　　地：广东各地均有栽培。
性味功效：生姜：辛，微温；解表散寒，温中止呕，化痰止咳，解鱼蟹毒。干姜：辛，热；温中散寒，回阳通脉，温肺化饮。炮姜：辛，热；温经止血，温中止痛。

红球姜 Zingiber zerumbet（L.）Smith
别　　名：风姜、山姜。
药用部位：根状茎。
习性生境：草本。生于林下阴湿处。
产　　地：惠州（龙门、博罗）、深圳、广州、肇庆（高要）、云浮、江门（台山）、阳江。
性味功效：祛风解毒，助消化。治腹痛。

185. 美人蕉科 Cannaceae

▼**蕉芋 Canna edulis** Ker.
别　　名：芭蕉芋。
药用部位：根茎。
习性生境：草本。栽培。
产　　地：广东各地有栽培。
性味功效：甘、淡，凉。清热利湿，解毒。

▼**黄花美人蕉 Canna flaccida** Salisb. *
别　　名：柔瓣美人蕉。
药用部位：根茎。
习性生境：草本。栽培。
产　　地：广东各地有栽培。
性味功效：健胃，消炎，消肿。

▼**大花美人蕉 Canna × generalis** L. H. Bailey et E. Z. Bailey *
别　　名：美人蕉。
药用部位：根状茎。
习性生境：草本。栽培。
产　　地：珠三角地区有栽培。
性味功效：甘、淡，寒。清热利湿，解毒，止血。

▼**美人蕉 Canna indica** L.
别　　名：红花蕉。
药用部位：花和根状茎。
习性生境：草本。栽培。
产　　地：广东各地有栽培。
性味功效：花：甘、淡，凉；活血止血。根状茎：甘、微苦、涩，凉；清热解毒，调经，利水。

186. 竹芋科 Marantaceae

▼**竹芋 Maranta arundinacea** L.
别　　名：山百合。
药用部位：根状茎。
习性生境：草本。栽培。
产　　地：广东各地有栽培。
性味功效：甘、淡，凉。清肺止咳，清热利尿。

▼**花叶竹芋 Maranta bicolor** Ker *
别　　名：孔雀竹芋、双色竹芋。
药用部位：根状茎。
习性生境：草本。栽培。
产　　地：广东各地有栽培。
性味功效：苦、辛，寒；有小毒。清热解毒，散结消肿。

▼**柊叶 Phrynium rheedei** Suresh & Nicolson.
别　　名：粽叶、苳叶。
药用部位：全株。
习性生境：草本。生于密林中阴湿之处。
产　　地：广东各地均有产。
性味功效：甘、淡，微寒。清热解毒，凉血止血，利尿。

187. 百合科 Liliaceae

短柄粉条儿菜 Aletris scopulorum Dunn
别　　名：铁卵子。
药用部位：全草。
习性生境：草本。生于荒地或草坡上。
产　　地：梅州（蕉岭）。
性味功效：甘、苦，平。清热，润肺止咳，活血调经，杀虫。

粉条儿菜 Aletris spicata（Thunb.）Franch.
别　　名：金线吊白米。
药用部位：全草。
习性生境：草本。生于山坡、路旁、灌丛边或草地上。

产　　地：韶关（乳源、仁化、南雄、乐昌）、梅州（蕉岭）、潮州（饶平）、清远（连山、阳山）。
性味功效：甘、苦，平。清热，润肺止咳，活血调经，杀虫。

▼芦荟 **Aloe vera** L. var. **chinensis**（Haw.）Berg.
别　　名：油葱。
药用部位：汁液浓缩干燥物。
习性生境：草本。栽培。
产　　地：广东各地有栽培。
性味功效：苦，寒。泻下通便，清肝泻火，杀虫疗疳。

天门冬 **Asparagus cochinchinensis**（Lour.）Merr.
别　　名：天冬。
药用部位：块根。
习性生境：草本。生于海拔1 750m以下的山坡、路旁、疏林下。
产　　地：韶关（乳源）、梅州（丰顺）、潮州（饶平）、惠州（惠东、博罗）、深圳、广州（从化、增城）、湛江（徐闻）。
性味功效：苦、甘，寒。养阴润燥，清肺生津。

▼羊齿天门冬 **Asparagus filicinus** Ham. ex D. Don
别　　名：千锤打、土百部、月牙一支蒿、滇百部、羊齿天冬。
药用部位：块根。
习性生境：草本。生于丛林下或山谷阴湿处。
产　　地：广州、清远（阳山）有栽培。
性味功效：甘、苦，平。润肺止咳，杀虫止痒。

▼石刁柏 **Asparagus officinalis** L. *
别　　名：露笋、芦笋。
药用部位：嫩茎。
习性生境：草本。栽培。
产　　地：广州有栽培。
性味功效：微甘，平。清热利湿，活血散结。

▼文竹 **Asparagus setaceus**（Kunth）Jessop.
别　　名：小百部。
药用部位：块根。
习性生境：草本。栽培。
产　　地：广东各地有栽培。
性味功效：甘、微苦，寒。止咳润肺，凉血通淋。

▼蜘蛛抱蛋 **Aspidistra elatior** Bulme
别　　名：一叶兰。
药用部位：根状茎。
习性生境：草本。栽培。
产　　地：各地园林多有栽培。
性味功效：辛、甘，微寒。活血止痛，清肺止咳，利尿通淋。

九龙盘 **Aspidistra lurida** Ker-Gawl.
别　　名：地蜈蚣、千年竹。
药用部位：根状茎。
习性生境：草本。生于海拔60～1 700m的山坡林下或沟旁。
产　　地：韶关（乐昌）、惠州（龙门、惠东、博罗）、清远（阳山）、肇庆（封开）。
性味功效：辛、微苦，平。祛风，散瘀，止痛。

小花蜘蛛抱蛋 **Aspidistra minutiflora** Stapf
药用部位：根状茎。
习性生境：草本。生于山坡林下或沟旁。
产　　地：韶关（仁化）、惠州（龙门、博罗）、深圳、珠海、肇庆（封开、高要）、云浮（郁南）、阳江（阳春）。
性味功效：解热止咳，壮筋骨。治跌打。

绵枣儿 **Barnardia japonica**（Thunb.）Schult. & Schult. f.［*Scilla scilloides*（Lindl.）Druce］
别　　名：天蒜、地兰。
药用部位：鳞茎。

习性生境：草本。生于山坡、草地、路旁或林缘。

产　　地：韶关（乳源、乐昌）、惠州（博罗）、深圳、珠海、广州（番禺）。

性味功效：甘、苦，寒；有小毒。强心利尿，消肿止痛，解毒。治跌打损伤、腰腿疼痛、筋骨痛、牙痛、心脏病引起的水肿。

荞麦大百合 Cardiocrinum cathayanum（E. H. Wils.）Steam. *

别　　名：荞麦叶大百合。

药用部位：鳞茎。

习性生境：草本。生于山谷、林中阴湿处。

产　　地：韶关（乐昌）。

性味功效：微甘、苦，寒。清肺止咳，凉血消肿。治鼻窦炎、中耳炎。

大百合 Cardiocrinum giganteum（Wall.）Makino *

别　　名：水百合。

药用部位：鳞茎。

习性生境：草本。生于山谷、林中阴湿处。

产　　地：韶关（乳源、乐昌）。

性味功效：苦、微甘，凉。清肺止咳，解毒消肿。治鼻窦炎、中耳炎。

中国白丝草 Chionographis chinensis Krause

药用部位：全草。

习性生境：草本。生于山谷、林中阴湿处。

产　　地：韶关（乳源）、广州（从化、增城）、清远（连山、阳山）、肇庆（高要）、阳江（阳春）。

性味功效：消炎止痛。治火烫伤，外用鲜品捣烂敷患处。

▼吊兰 Chlorophytum comosum（Thunb.）Baker

别　　名：硬叶吊兰。

药用部位：全草。

习性生境：草本。栽培。

产　　地：广东各地有栽培。

性味功效：甘、微苦，凉。化痰止咳，散瘀消肿，清热解毒。

三角草 Chlorophytum laxum R. Br.

别　　名：小花吊兰、疏花吊兰。

药用部位：全草。

习性生境：草本。生于低海拔山坡荫蔽处或岩石边。

产　　地：粤中至粤西地区。

性味功效：微苦，凉；有毒。清热解毒，消肿散瘀。

山菅 Dianella ensifolia（L.）Redouté.

别　　名：山菅兰。

药用部位：全草或根茎。

习性生境：草本。生于山地、草坡和灌木林内。

产　　地：广东各地均有产。

性味功效：辛，温；有毒。拔毒消肿，散瘀止痛。

散斑竹根七 Disporopsis aspersa（Hua）Engler

别　　名：散斑假万寿竹。

药用部位：根状茎。

习性生境：草本。生于林下、荫蔽山谷或溪边。

产　　地：韶关（仁化、乐昌）。

性味功效：甘、酸，平。消食化积。

竹根七 Disporopsis fuscopicta Hance

别　　名：散花竹根七。

药用部位：根状茎。

习性生境：草本。生于海拔500～1 200m的林下或山谷中。

产　　地：韶关（乳源、翁源、乐昌、曲江）、梅州（五华）、惠州（龙门）、广州、清远（连山、阳山、英德）、茂名（信宜）。

性味功效：甘、微辛，平。养阴润肺，活血祛瘀。

万寿竹 Disporum cantoniense（Lour.）Merr.

别　　名：竹凌霄。

药用部位：根。

习性生境：草本。生于山谷、山坡林下或灌丛中。

产　　地：韶关（乳源、乐昌）、梅州（五华）、深圳、广州、清远（阳山、连州、英德）、肇庆（怀集）、云浮。

性味功效：苦、辛，凉。祛风湿，舒筋活血，清热祛痰止咳。

宝铎草 Disporum nantouense S. S. Ying［*D. sessile* D. Don］

别　　名：淡竹花、山丫黄、凉水竹。

药用部位：根状茎。

习性生境：草本。生于林下或灌木丛中。

产　　地：韶关（乳源、乐昌、曲江）、惠州（龙门、博罗）、广州（从化、增城）、清远（连南、连山）、肇庆（德庆、高要）、云浮（罗定）、阳江（阳春）、茂名（信宜、化州）。

性味功效：甘、淡，平。清肺化痰，止咳，健脾消食，舒筋活血。治肺结核咳嗽、食欲不振、胸腹胀满、筋骨疼痛、腰腿痛。外用治烧、烫伤，骨折。

黄花菜 Hemerocallis citrina Baroni

别　　名：金针菜。

药用部位：花蕾、根、嫩苗。

习性生境：草本。生于沟边、田边、林缘湿处。

产　　地：韶关（乳源、始兴）、清远（阳山、英德）、阳江（阳春）、茂名（信宜）。

性味功效：花蕾：甘，凉；有毒；清热利湿，宽胸解郁，凉血止毒。根（萱草根）：甘，凉；有毒；清热利湿，凉血止血，解毒消肿。嫩苗（萱草嫩苗）：甘，凉；清热利湿。

萱草 Hemerocallis fulva L.

别　　名：摺叶萱草、忘萱草。

药用部位：根、嫩苗。

习性生境：草本。生于山坡、溪旁及草地上。

产　　地：韶关（乳源、仁化、始兴）、梅州（大埔）、惠州（龙门、博罗）、广州、清远（连南、连山、阳山、英德）、肇庆、云浮（罗定）。

性味功效：根：甘，凉；有毒；清热利湿，凉血止血，解毒消肿。嫩苗：甘，凉；清热利湿。

玉簪 Hosta plantaginea（Lam.）Aschers. *

别　　名：白玉簪。

药用部位：全草、根、花。

习性生境：草本。生于林下、草坡或岩石边。亦有庭园栽培。

产　　地：广东中部和北部。

性味功效：全草：苦、辛，寒；有毒；清热解毒，散结消肿。根：苦、辛，寒；有毒；清热解毒，下骨鲠。花：苦、甘，凉；有小毒；清热解毒，利水，通经。

紫萼 Hosta ventricosa（Salisb.）Stearn *

别　　名：紫玉簪。

药用部位：花、叶、根。

习性生境：草本。生于林下、草坡或路旁。

产　　地：韶关（乳源）、河源（和平）、清远（阳山）。

性味功效：花：甘、微苦，平；凉血止血，解毒。叶：苦、微甘，凉。根：苦、微辛，凉；清热解毒，散瘀止痛，止血，下骨鲠。

野百合 Lilium brownii F. E. Brown ex Miellez
别　　名：紫花野百合、倒挂山芝麻。
药用部位：鳞茎。
习性生境：草本。生于山坡、灌丛、溪旁、石缝中或路边。
产　　地：韶关（乳源、新丰、始兴、乐昌）、河源（和平、紫金）、梅州（平远、大埔）、潮州（饶平）、惠州（博罗、惠阳）、深圳、广州、清远（英德）。
性味功效：甘，寒。养阴润肺，清心安神。

百合 Lilium brownii F. E. Brown ex Miellez var. **viridulum** Baker
别　　名：香水百合。
药用部位：鳞茎。
习性生境：草本。生于山坡草地、林下、路边，亦有栽培。
产　　地：韶关（乳源、乐昌）、清远（连南、连州）。
性味功效：甘，寒。养阴润肺，清心安神。

条叶百合 Lilium callosum Sieb. et Zucc.
药用部位：鳞茎。
习性生境：草本。生于海拔180～650m的山坡或草丛中。
产　　地：韶关（乳源、乐昌）、河源（和平）、清远（连州）。
性味功效：甘，寒。滋阴润肺，清心安神。治阴虚久咳、痰中带血、虚烦心悸、失眠多梦、精神恍惚。

▼麝香百合 Lilium longiflorum Thunb.
药用部位：鳞茎。
习性生境：草本。栽培。
产　　地：广东有栽培。
性味功效：甘，凉。润肺止咳，清热安神，利尿。治虚劳咳嗽、吐血、支气管炎、血尿。

▼卷丹 Lilium tigrinum Ker Gawler［*L. lancifolium* Thunb.］*
别　　名：卷丹百合、河花。
药用部位：鳞茎。
习性生境：草本。栽培。
产　　地：广东有栽培。
性味功效：甘，平。润肺止咳，宁心安神。治肺结核咳嗽、痰中带血、神经衰弱、心烦不安。

禾叶山麦冬 Liriope graminifolia（L.）Baker
别　　名：大麦门冬、麦冬。
药用部位：块根。
习性生境：草本。生于山坡、山谷林下、灌丛中或山沟阴处。
产　　地：韶关（乳源）、梅州（蕉岭）、汕头（南澳）、惠州（博罗）、深圳、江门（新会）。
性味功效：甘，平。滋阴润肺，清心除烦，养胃生津，化痰止咳。

阔叶山麦冬 Liriope muscari（Decaisne）L. H. Bailey
别　　名：阔叶土麦冬。
药用部位：块根。
习性生境：草本。生于山地、丘陵和海边等林下潮湿处。
产　　地：广东各地均有产。
性味功效：甘、微苦，微寒。养阴生津，润肺清心。

山麦冬 Liriope spicata（Thunb.）Lour.
别　　名：土麦冬。
药用部位：块根。
习性生境：草本。生于山坡、山谷林下、路旁湿地上，亦有栽培。
产　　地：广东各地有产和栽培。

性味功效：甘、微苦，微寒。养阴生津，清心润肺。

长茎沿阶草 Ophiopogon chingii Wang et Tang
别　　名：剪刀蕉、铁丝草、粉叶沿阶草。
药用部位：块根、全草。
习性生境：草本。生于溪边、林下或石缝中。
产　　地：茂名（信宜、化州）。
性味功效：清热润肺，养阴生津。

间型沿阶草 Ophiopogon intermedius D. Don
别　　名：假银丝马尾。
药用部位：块根。
习性生境：草本。生于山谷、林下阴湿处或水沟边。
产　　地：广东北部、中部和西南部。
性味功效：甘、微苦，凉。滋阴生津，润肺止咳。

麦冬 Ophiopogon japonicus（L. f.）Ker-Gawl.
别　　名：沿阶草、麦门冬。
药用部位：块根。
习性生境：草本。生于溪边、密林或疏林下和灌丛中，亦常见栽培。
产　　地：韶关（乳源、新丰、翁源、南雄、乐昌）、梅州（五华、大埔）、惠州（惠东）、广州、肇庆。
性味功效：甘、微苦，微寒。滋阴生津，润肺清心。

宽叶沿阶草 Ophiopogon platyphyllus Merr. et Chun *
别　　名：阔叶山麦冬。
药用部位：块根或全草。
习性生境：草本。生于海拔600～1 800m的林中湿地上。
产　　地：阳江（阳春）、茂名。
性味功效：甘、微苦，凉。滋阴生津，润肺止咳。

大盖球子草 Peliosanthes macrostegia Hance
别　　名：小叶球子草、入地蜈蚣。
药用部位：根状茎及根。
习性生境：草本。生于密林下、溪畔或阴湿处。
产　　地：潮州（饶平）、惠州（龙门、惠东、博罗）、广州（从化）、肇庆、阳江（阳春）。
性味功效：甘、辛，平。祛痰止咳，疏肝止痛。

多花黄精 Polygonatum cyrtonema Hua
别　　名：白及黄精。
药用部位：根状茎。
习性生境：草本。生于山谷林下腐殖层较厚的灌丛或山坡阴处。
产　　地：韶关（乳源、始兴、乐昌）、河源（紫金）、惠州（龙门）、广州（从化）、清远（连南、连山、阳山）、肇庆（封开）、茂名（信宜）。
性味功效：甘，平。补气养阴，健脾，润肺，益肾。

长梗黄精 Polygonatum filipes Merr.
别　　名：细柄黄精、山黄精。
药用部位：根状茎。
习性生境：草本。生于海拔200～600m的林下、灌丛和草坡。
产　　地：韶关（乳源）、河源（和平）。
性味功效：甘，平。滋润心肺，生津养胃，补精益髓。

▼**玉竹 Polygonatum odoratum**（Mill.）Druce
别　　名：玉参。
药用部位：根状茎。
习性生境：草本。栽培。
产　　地：清远（连州）有栽培。
性味功效：甘，微寒。养阴润燥，生津止渴。

吉祥草 Reineckea carnea（Andrews.）Kunth
别　　名：广东万年青、小青胆。

药用部位：全草。
习性生境：草本。生于阴湿山坡、山谷及密林下，亦有栽培。
产　　地：韶关（乳源、仁化、乐昌）、惠州（龙门）、肇庆（怀集）。
性味功效：甘，凉。润肺止咳，解毒利咽。

▼万年青 Rohdea japonica（Thunb.）Roth *
别　　名：斩蛇剑、冬不凋草。
药用部位：根及根状茎、叶、花。
习性生境：草本。生于林下潮湿处或草地上，亦有栽培。
产　　地：广东各地有栽培。
性味功效：根：苦、微甘，寒；有小毒；清热解毒，强心利尿，凉血止血。叶：苦、涩，微寒；有小毒；清热解毒，强心利尿，凉血止血。花：祛瘀止痛，补肾。

油点草 Tricyrtis macropoda Miq.
别　　名：油迹草。
药用部位：根或全草。
习性生境：草本。生于山谷林下、山坡草地或岩石缝隙中。
产　　地：韶关（乳源、南雄、乐昌）、河源（和平）、惠州（博罗、惠阳）、东莞、广州（从化）、清远（阳山）、茂名（信宜）。
性味功效：甘，温。补肺止咳。

▼郁金香 Tulipa gesneriana L. *
别　　名：紫述香。
药用部位：花。
习性生境：草本。栽培。
产　　地：广东各地有栽培。
性味功效：辛、苦，平。化湿辟秽。

开口箭 Tupistra chinensis Baker
别　　名：牛尾七。
药用部位：根状茎。
习性生境：草本。生于林下阴湿处、溪边路旁。
产　　地：韶关（乳源、乐昌）、肇庆（封开）。
性味功效：苦、辛，寒；有毒。清热解毒，散瘀止痛，祛风除湿。

注：《中国植物志》已修订该物种学名，正名为“开口箭 Campylandra chinensis（Baker）M.N. Tamura et al.”。

弯蕊开口箭 Tupistra wattii（C. B. Clarke）Hook. f. *
别　　名：柄叶开口箭。
药用部位：根状茎。
习性生境：草本。生于密林下阴湿处、溪边或山谷旁。
产　　地：云浮（罗定）、茂名（信宜）。
性味功效：辛、微苦，寒；有小毒。清热解毒，散瘀止血，消肿止痛。

注：《中国植物志》已修订该物种学名，正名为“弯蕊开口箭 Campylandra wattii C. B. Clarke”。

黑紫藜芦 Veratrum japonicum（Baker）Loes. f.［*V. nigrum* L.var. *japonicum* Baker］
别　　名：棕榈草。
药用部位：根、根茎。
习性生境：草本。生于较高的荒山草坡。
产　　地：韶关（乳源、乐昌）、河源（和平、紫金）、惠州（龙门、博罗、惠阳）、清远（连山）。
性味功效：苦、辛，寒；有大毒；催吐风痰，杀虫。治中风、顽痰壅盛、喉痹、癫痫，外用治疥癣恶疮等。体虚气弱及孕妇忌用。

牯岭藜芦 Veratrum schindleri（Baker）Loes.F.
别　　名：七厘丹、天目藜芦。

药用部位： 根、根茎。
习性生境： 草本。生于山坡林下阴湿处。
产　　地： 韶关（乳源、乐昌）、河源（和平、紫金）、惠州（龙门）、东莞、清远（连山、阳山）。
性味功效： 辛、苦，寒；有毒。涌吐风痰，杀虫。

小果丫蕊花 Ypsilandra cavaleriei Lévl. et Vaniot.
药用部位： 全草。
习性生境： 草本。生于山坡或溪旁。
产　　地： 韶关（乳源、乐昌）、清远（阳山）。
性味功效： 清热解毒。治淋巴结核。

188. 延龄草科 Trilliaceae

七叶一枝花 Paris polyphylla Smith.
别　　名： 蚤休。
药用部位： 根状茎。
习性生境： 草本。生于海拔500～1 200m的密林下。
产　　地： 韶关（乳源、乐昌）、河源（连平、龙川）、梅州（蕉岭、梅县）、广州（从化、增城）、清远（英德）、茂名（信宜）。
性味功效： 苦，微寒；有小毒。清热解毒，消肿止痛，凉肝定惊。

华重楼 Paris polyphylla Smith var. **chinensis** （Franch.）Hara
别　　名： 海南重楼。
药用部位： 根状茎。
习性生境： 草本。生于海拔500～1 000m的林下荫处或沟谷边草丛中。
产　　地： 韶关（乳源、乐昌、曲江）、梅州（蕉岭）、清远（连山、英德）、茂名（信宜）。
性味功效： 苦，微寒；有小毒。清热解毒，消肿止痛，凉肝定惊。

189. 雨久花科 Pontederiaceae

凤眼蓝 Eichhornia crassipes（Mart.）Solms
别　　名： 水葫芦、水浮莲。
药用部位： 全草。
习性生境： 草本。生于海拔1 500m以下的河水、池塘或稻田中。
产　　地： 韶关（翁源、仁化）、深圳、广州。
性味功效： 辛、淡，寒。疏散风热，利水通淋，清热解毒。

箭叶雨久花 Monochoria hastata（L.）Solms *
别　　名： 戟叶雨久花。
药用部位： 全草。
习性生境： 草本。生于淡水池塘、沟边、稻田或海滨湿地。
产　　地： 广州。
性味功效： 苦，寒。清热利湿，解毒，消肿。

鸭舌草 Monochoria vaginalis（Burm. f.）Presl ex Kunth
别　　名： 鸭仔菜。
药用部位： 全草。
习性生境： 草本。生于海拔1 500m以下的湿地、浅水池塘。
产　　地： 韶关（乳源、翁源、仁化、南雄）、河源（连平）、梅州（蕉岭、五华）、惠州（龙门）、深圳、广州、清远（连山、英德）、江门（恩平）、阳江、茂名（信宜）、湛江（徐闻）。
性味功效： 苦，凉。清热解毒，凉血，利尿。

190. 菝葜科 Smilacaceae

合丝肖菝葜 Heterosmilax gaudichaudiana（Kunth）Maxim.

别　　名：肖菝葜。

药用部位：根茎。

习性生境：藤本。生于路旁、山谷、山坡阳处或丛林下。

产　　地：广东各地均有产。

性味功效：甘、淡，平。清热利湿，解毒消肿。

肖菝葜 Heterosmilax japonica Kunth

别　　名：白土茯苓。

药用部位：根茎。

习性生境：藤本。生于路旁、山谷、山坡向阳处或丛林下。

产　　地：广东各地均有产。

性味功效：甘、淡，平。清热利湿，解毒消肿。

菝葜 Smilax china L.

别　　名：金刚藤、铁菱角。

药用部位：根状茎、叶。

习性生境：藤本。生于路旁、山谷、山坡阳处或丛林下。

产　　地：广东各地均有产。

性味功效：根状茎：甘、酸，平；祛风利湿，解毒消肿。叶：甘，平；祛风，利湿，解毒。

筐条菝葜 Smilax corbularia Kunth

别　　名：粉背菝葜、粉叶菝葜、金刚藤头。

药用部位：根茎、嫩叶。

习性生境：藤本。生于路旁、山谷、山坡阳处或丛林下。

产　　地：清远（连山）、肇庆（封开）、湛江（徐闻）。

性味功效：甘，平。祛风清热，利湿解毒。

小果菝葜 Smilax davidiana A. DC.

药用部位：根状茎。

习性生境：藤本。生于海拔800m以下的林下、灌丛中或山坡、路边荫处。

产　　地：韶关（乳源、始兴、南雄）、河源、梅州（蕉岭、平远、大埔）、惠州（龙门、博罗）、清远（连山）、肇庆（封开）。

性味功效：甘、淡，平。祛风除湿，消肿止痛。治风湿痹痛。

长托菝葜 Smilax ferox Wall. ex Kunth

别　　名：刺萆薢。

药用部位：根状茎。

习性生境：藤本。生于海拔900m林下、灌丛中或山坡荫蔽处。

产　　地：韶关（乳源、仁化）、云浮、茂名（信宜）。

性味功效：辛、苦，凉。祛风湿，利小便，解疮毒。

土茯苓 Smilax glabra Roxb.

别　　名：冷饭团、光叶菝葜。

药用部位：根状茎。

习性生境：藤本。生于林下、灌丛中或河岸林缘、山坡上。

产　　地：广东各地均有产。

性味功效：甘、淡，平。解毒，利湿，通利关节。

黑果菝葜 Smilax glaucochina Warb.

别　　名：金刚藤头。

药用部位：根状茎、嫩叶。

习性生境：藤本。生于林下、灌丛中或山坡上。

产　　地：韶关（乳源）、惠州（博罗）。

性味功效：甘，平。祛风清热，利湿解毒。

粉背菝葜 Smilax hypoglauca Benth.

别　　名：金刚藤。

药用部位：根状茎。
习性生境：藤本。生于疏林中或灌丛边缘。
产　　地：河源、梅州（蕉岭、平远、大埔、梅县）、汕尾（海丰）、惠州（惠东）、深圳、清远（阳山）、茂名（信宜）。
性味功效：甘，平。祛风清热，利湿解毒。

白背牛尾菜 Smilax nipponica Miq. *
别　　名：大伸筋。
药用部位：根状茎。
习性生境：藤本。生于林下、水旁或山坡草丛中。
产　　地：韶关（乳源）。
性味功效：苦，平。壮筋骨，利关节，活血止痛。

穿鞘菝葜 Smilax perfoliata Lour.
别　　名：翅柄菝葜、大托叶菝葜。
药用部位：根状茎。
习性生境：藤本。生于山地、路旁、灌丛，攀援于树上。
产　　地：韶关（乳源、乐昌、曲江）、清远（连南、阳山、英德）、阳江、湛江（徐闻）。
性味功效：甘、淡，平。健脾。

牛尾菜 Smilax riparia A. DC.
别　　名：牛尾结、草菝葜。
药用部位：根状茎。
习性生境：草藤。生于林下、灌丛、山坡草丛或河谷沙地上。
产　　地：广东各地均有产。
性味功效：甘、微苦，平。祛风活络，祛痰止咳。

191. 天南星科 Araceae

菖蒲 Acorus calamus L.
别　　名：水菖蒲、白菖。
药用部位：根状茎。
习性生境：草本。生于山谷水边、沼泽湿地或湖泊浮岛上。
产　　地：广东各地均有产。
性味功效：辛、苦，温。开窍化痰，杀虫止痒，除湿健脾。

金钱蒲 Acorus gramineus Soland.
别　　名：钱蒲、随手香。
药用部位：根状茎。
习性生境：草本。生于溪边及潮湿的岩石上，亦有栽培。
产　　地：广东各地均有产或栽培。
性味功效：辛、苦，温。开窍豁痰，醒神益智，化湿开胃。

石菖蒲 Acorus tatarinowii Schott［*A. gramineus* Soland. var. *pusillus*（Sieb.）Engl.］
别　　名：钱蒲。
药用部位：根状茎。
习性生境：草本。生于溪边及潮湿的岩石上。
产　　地：广东各地均有产。
性味功效：辛，温。开窍，益智，宽胸，豁痰，祛湿，解毒。治湿痰蒙窍、神志不清、健忘、多梦、癫痫、耳聋、胸腹胀闷。外用治痈疖。

广东万年青 Aglaonema modestum Schott ex Engl.
别　　名：大叶万年青。
药用部位：根茎或茎叶。
习性生境：草本。生于海拔500～1 700m密林下阴湿处。
产　　地：广州、肇庆、云浮（新兴）。各地多有栽培。

性味功效：辛、微苦，寒；有毒。清热凉血，消肿止痛。

尖尾芋 **Alocasia cucullata**（Lour.）Schott

别　　名：假海芋。

药用部位：根状茎。

习性生境：草本。生于溪谷湿地或田边，亦有栽培于庭园屋后。

产　　地：广东各地均有产或栽培。

性味功效：辛、微苦，寒；有大毒。清热解毒，散结止痛。

海芋 **Alocasia odora**（Roxburgh）K.Koch

别　　名：野芋头、痕芋头、广东狼毒。

药用部位：根茎或茎。

习性生境：草本。生于山谷、水沟边或村庄附近。

产　　地：广东各地均有产。

性味功效：辛，寒；有毒。清热解毒，行气止痛，消肿散结。

南蛇棒 **Amorphophallus dunnii** Tutcher

别　　名：蛇蒜头、蛇舂头、七角莲、土南星、蛇枪头。

药用部位：块茎。

习性生境：草本。生于海拔220～800m的林下。

产　　地：韶关（始兴）、河源（紫金）、清远（连南、英德）、肇庆（高要）。

性味功效：辛，寒；有毒。消肿散结、解毒止痛。

磨芋 **Amorphophallus rivieri** Durieu *

别　　名：蒟蒻。

药用部位：块茎。

习性生境：草本。生于疏林下、林缘两旁湿润地，或栽培于房前屋后田边地角处。

产　　地：韶关（乳源、乐昌）、清远（连州）。

性味功效：辛、苦，寒；有毒。化痰消积，解毒散结，行瘀止痛。

一把伞南星 **Arisaema erubescens**（Wall.）Schott

别　　名：洱海南星、短柄南星。

药用部位：块茎。

习性生境：草本。生于山沟或阴湿的林下。

产　　地：韶关（乐昌）、广州（从化）。

性味功效：苦、辛，温；有毒。祛风化痰，散结燥湿。

天南星 **Arisaema heterophyllum** Bl. *

别　　名：羽叶南星、异叶天南星。

药用部位：块茎。

习性生境：草本。生于山谷林下、灌丛或草地。

产　　地：韶关（乳源、乐昌）、梅州（兴宁）、潮州（饶平）、惠州（博罗）、清远（连南、阳山）、茂名（高州）。

性味功效：生天南星：外用消肿散结。制天南星：辛、苦，温；有毒。燥湿化痰，祛风止痉，散结消肿。

灯台莲 **Arisaema sikokianum** Franch. et Sav. var. **serratum**（Makino）Hand.-Mazz. *

别　　名：大叶天南星、蛇芋头。

药用部位：块茎。

习性生境：草本。生于海拔200～1 500m的山坡林下或沟谷岩石上。

产　　地：韶关（乳源、乐昌）、清远（连山）、肇庆（怀集）。

性味功效：辛、苦，温；有毒。燥湿化痰，息风止痉，消肿定痛。

▼五彩芋 **Caladium bicolor**（Ait.）Vent. *

别　　名：花叶芋。

药用部位：块茎。

习性生境：草本。栽培。

产　　地：珠三角地区有栽培。

性味功效：苦、辛，温；有毒。祛风燥湿，散瘀止痛，解毒消肿。

野芋 Colocasia antiquorum Schott

别　　名：野芋头、山芋。

药用部位：块茎。

习性生境：草本。生于低海拔山谷水旁等阴湿地。

产　　地：韶关（新丰、翁源）、河源（和平、连平）、梅州（兴宁）、潮州（饶平）、惠州（龙门、博罗）、肇庆、阳江（阳春）。

性味功效：辛，寒；有毒。清热解毒，消肿散瘀。

▼芋 Colocasia esculenta（L.）Schott

别　　名：芋头。

药用部位：块茎、叶、叶柄、花。

习性生境：草本。栽培。

产　　地：广东各地均有栽培。

性味功效：块茎（芋头）：甘、辛，平；健脾补虚，散结解毒。叶：辛、甘，平；止泻，敛汗，消肿解毒。叶柄（芋梗）：辛，平；祛风，利湿，解毒，化瘀。花：辛，平；有毒；理气止痛，散瘀止血。

大野芋 Colocasia gigantea（Bl.）Hook. f.

别　　名：山野芋、水芋、象耳芋。

药用部位：根状茎。

习性生境：草本。生于海拔700m以下的沟谷地带、林下湿地或石缝中。

产　　地：广州华南国家植物园有栽培。各地园林有栽培。

性味功效：外用，解毒，消肿止痛。

▼花叶万年青 Dieffenbachia seguine（Jacq.）Schott［*D. picta*（Lodd.）Schott］*

别　　名：翠玉万年青、彩叶万年青。

药用部位：全草。

习性生境：草本。栽培。

产　　地：广东各地园林有栽培。

性味功效：外用鲜品捣烂敷患处，治跌打损伤、骨折。

▼绿萝 Epipremnum aureum（Lenden et Andre）Bunting［*Scindapsus aureus* Engl.］

别　　名：小绿。

药用部位：全草。

习性生境：草本。栽培。

产　　地：广东各地园林有栽培。

性味功效：外用鲜品捣烂敷患处，治跌打损伤。

麒麟叶 Epipremnum pinnatum（L.）Engl.

别　　名：麒麟尾、百宿蕉、龟背竹。

药用部位：茎叶、根。

习性生境：草本。附生于热带雨林的大树上或岩壁上，或栽培。

产　　地：广东西部、南部、中部。

性味功效：苦、微辛，平。清热凉血，活血散瘀，解毒消肿。

千年健 Homalomena occulta（Lour.）Schott

别　　名：一包针、千颗针、假苏芋、团芋。

药用部位：根状茎。

习性生境：草本。生于林下或山坡灌丛中，亦有栽培。

产　　地：广州（增城）、肇庆、阳江（阳春）、湛江。

性味功效：辛、苦，温；有小毒。祛风湿，舒筋活络，止痛消肿。

刺芋 Lasia spinosa（L.）Thwait.

别　　名：笋慈姑、刺茨菇、天河芋。

药用部位：根状茎、全草。

习性生境：草本。生于林下或山谷湿地。

产　　地：广州、肇庆、阳江（阳春）。

性味功效：辛、苦，凉。清热利湿，解毒消肿，健胃消食。

滴水珠 Pinellia cordata N. E. Brown

别　　名：心叶半夏。

药用部位：块茎。

习性生境：草本。生于海拔800m以下村边、阴湿草丛或岩石上。

产　　地：韶关（乳源、乐昌）。

性味功效：辛，温；有小毒。解毒止痛，消肿散结。

半夏 Pinellia ternata（Thunb.）Breit.

别　　名：三叶半夏。

药用部位：块茎。

习性生境：草本。生于草坡、荒地、田边或疏林下。

产　　地：韶关（乳源、乐昌）、潮州（饶平）、汕头、肇庆。

性味功效：块茎（生半夏）：辛，温；有毒；燥湿化痰，降逆止吐，消痞散结。块茎（制半夏）：燥湿化痰（清半夏）；温中化痰，降逆止呕（姜半夏）；驱寒祛痰，利湿健脾（法半夏）。

大薸 Pistia stratiotes L.

别　　名：水浮莲、水浮萍。

药用部位：全草。

习性生境：草本。生于淡水池塘、沟渠、河流中。

产　　地：广东各地均有产。

性味功效：辛，寒。疏风透疹，利尿除湿，凉血活血。

石柑子 Pothos chinensis（Raf.）Merr.

别　　名：藤桔。

药用部位：全草。

习性生境：藤本。生于山谷溪边的岩石上及林下，或附生于树干上。

产　　地：广东各地均有产。

性味功效：辛、苦，平；有小毒。行气止痛，消积，祛风湿，散瘀解毒。

百足藤 Pothos repens（Lour.）Druce

别　　名：蜈蚣藤、倒葫芦。

药用部位：全草。

习性生境：藤本。附生在海拔900m以下的林内石上及树干上。

产　　地：广州、肇庆、云浮、江门（恩平）、阳江、茂名（高州）、湛江（徐闻）。

性味功效：辛，温。散瘀接骨，消肿止痛。

狮子尾 Rhaphidophora hongkongensis Schott

别　　名：岩角藤、水底蜈蚣、大蛇翁、大青龙、右壁枫。

药用部位：全株。

习性生境：藤本。生于海拔900m以下林中或灌丛中，攀援于树干或石崖上。

产　　地：惠州（惠东）、肇庆、云浮（新兴）、阳江（阳春）、茂名（信宜、高州）。

性味功效：辛，凉；有毒。散瘀止痛，清热止咳，凉血解毒。

犁头尖 Typhonium blumei Nicols. & Sivadasan.

别　　名：犁头七、老鼠尾。

药用部位：块茎或全草。

习性生境：草本。生于海拔1 200m以下的地边、田头、草坡、石隙中。

产　　地：韶关（乐昌）、梅州（平远、大埔、兴宁）、潮州（饶平）、惠州（龙门、博罗）、深圳、珠海、广州（从化）、肇庆、云浮、阳江（阳春）、湛江（徐闻）。

性味功效：辛、苦，温；有毒。解毒消肿，散瘀止血。

鞭檐犁头尖 Typhonium flagelliforme（Lodd.）Bl.

别　　名：水半夏、疯狗薯、田三七、半夏。

药用部位：块茎。

习性生境：草本。生于海拔350m以下的山溪浅水中、水田边以及其他湿地。
产　　地：广州（从化）、清远（连山）。
性味功效：辛，温；有毒。燥湿化痰，解毒消肿，止血。

独角莲 Typhonium giganteum Engl. *
别　　名：鸡心白附、芋叶半夏、麻芋子、疔毒豆、麦夫子。
药用部位：块茎。
习性生境：草本。生于海拔1 500m以下的荒地、山坡、水沟旁。
产　　地：广东北部有引种栽培。
性味功效：甘、辛，温；有毒。祛风痰，通经络，解毒镇痛。治中风痰壅、偏头痛、破伤风、毒蛇咬伤、瘰疬结核、痈肿。

马蹄犁头尖 Typhonium trilobatum（L.）Schott *
别　　名：裂叶犁头尖、马蹄打铁。
药用部位：块茎。
习性生境：草本。生于海拔650m以下的热带芭蕉林、灌丛、草地、荒地、路旁。
产　　地：广州、珠江口岛屿。
性味功效：辛，温；有毒。散瘀止痛，解毒消肿。

192. 浮萍科 Lemnaceae

浮萍 Lemna minor L. *
别　　名：青萍、水浮萍。
药用部位：全草。
习性生境：草本。生于水田、池塘、沼泽、湖泊或静水中。
产　　地：广东各地均有产。
性味功效：辛，寒。发汗解表，透疹止痒，利水消肿，清热解毒。

紫萍 Spirodela polyrhiza（L.）Schleid.
别　　名：红浮萍。
药用部位：全草。
习性生境：草本。生于水田、池塘、沼泽、湖泊或静水中。
产　　地：广东各地均有产。
性味功效：辛，寒。发汗解表，透疹止痒，利水消肿，清热解毒。

193. 香蒲科 Typhaceae

水烛 Typha angustifolia L.
别　　名：水蜡烛、狭叶香蒲。
药用部位：花序上部的黄色雄花穗。
习性生境：草本。生于水边及池塘、沼泽中。
产　　地：韶关（乳源、南雄）、河源（和平）。
性味功效：甘，平。止血，化瘀，通淋。

香蒲 Typha orientalis Presl.
别　　名：东方香蒲。
药用部位：花序上部的黄色雄花穗。
习性生境：草本。生于湖泊、池塘或沼泽中。
产　　地：韶关（新丰、乐昌、翁源）、清远（阳山）、云浮。
性味功效：甘，平。止血，化瘀，通淋。

194. 石蒜科 Amaryllidaceae

▼洋葱 Allium cepa L. *
别　　名：圆葱。
药用部位：鳞茎。
习性生境：草本。栽培。
产　　地：广东各地均有栽培。
性味功效：辛、甘，温。健胃理气，解毒杀虫，降血脂。

▼藠头 Allium chinense G. Don
别　　名：荞头、薤。

药用部位：鳞茎。
习性生境：草本。栽培。
产　　地：广东各地均有栽培。
性味功效：辛、苦，温。通阳散结，行气导滞。

▼葱 **Allium fistulosum** L.
别　　名：大葱、葱白。
药用部位：鳞茎、须根、叶、花、种子。
习性生境：草本。栽培。
产　　地：广东各地均有栽培。
性味功效：鳞茎（葱白）：辛，温；发表，通阳，解毒，杀虫。须根（葱须）：辛，平；祛风散寒，解毒散瘀。叶：辛，温；发汗解表，解毒散肿。花：辛，温；散寒通阳。种子（葱实）：辛，温；温肾，明目，解毒。

▼薤白 **Allium macrostemon** Bge.
别　　名：小根蒜、羊胡子、藠头、独头蒜。
药用部位：鳞茎。
习性生境：草本。栽培。
产　　地：广州有栽培。
性味功效：辛、苦，温。通阳散结，行气导滞。

▼蒜 **Allium sativum** L.
别　　名：大蒜。
药用部位：鳞茎。
习性生境：草本。栽培。
产　　地：广东各地均有栽培。
性味功效：辛，温。温中行滞，解毒，杀虫。

▼韭菜 **Allium tuberosum** Rottler ex Sprengle.
别　　名：韭、久菜。
药用部位：叶、根、种子。
习性生境：草本。栽培。
产　　地：广东各地均有栽培。
性味功效：叶：辛，温；补肾，温中，行气，散瘀，解毒。根：辛，温；温中，行气，散瘀，解毒。种子（韭子）：辛、甘，温；补肝益肾，壮阳固精。

▼文殊兰 **Crinum asiaticum** L. var. **sinicum** (Roxb. ex Herb.) Baker
别　　名：文珠兰。
药用部位：叶、鳞茎、果实。
习性生境：草本。栽培。
产　　地：广东各地均有栽培。
性味功效：叶：辛、苦，凉；有毒；清热解毒，祛瘀止痛。鳞茎：苦、辛，凉；有毒；清热解毒，散瘀止痛。果实：鲜品外用活血消肿。

▼网球花 **Haemanthus multiflorus** Martyn. *
别　　名：虎耳兰。
药用部位：鳞茎。
习性生境：草本。栽培。
产　　地：广东各地均有栽培。
性味功效：外用，解毒消肿。

▼朱顶红 **Hippeastrum rutilum** (Ker-Gawl.) Herb. *
别　　名：朱顶兰。
药用部位：鳞茎。
习性生境：草本。栽培。
产　　地：广东各地均有栽培。
性味功效：辛，温；有小毒。解毒消肿。外用。

▼水鬼蕉 **Hymenocallis littoralis** (Jacq.) Salisb.
别　　名：蜘蛛兰。
药用部位：叶。
习性生境：草本。栽培。
产　　地：广东各地均有栽培。
性味功效：辛，温。舒筋活血，消肿止痛。

忽地笑 **Lycoris aurea** L'Hèrit Herb. *
别　　名：黄花石蒜。
药用部位：鳞茎。
习性生境：草本。生于阴湿的岩石上或石崖下土壤肥沃的地方，亦有庭园栽培。

产　　地：韶关（乳源、新丰）、河源（和平）、惠州（龙门）、广州、清远（连南、阳山、连州）、云浮、茂名（高州）。

性味功效：甘、辛，微寒；有毒。解毒消肿，润肺止咳。

石蒜 **Lycoris radiata**（L'Hèrit）Herb.

别　　名：红花石蒜。

药用部位：鳞茎。

习性生境：草本。生于河旁草丛中及山顶石崖下土壤较肥沃之地，亦有庭园栽培。

产　　地：韶关（翁源、仁化、始兴、乐昌）、惠州（龙门）、广州、清远（连南、阳山）。

性味功效：辛、甘，温；有毒。祛痰催吐，解毒散结。

▼水仙 **Narcissus tazetta** L. var. **chinensis** Roem. *

别　　名：中国水仙。

药用部位：鳞茎、花。

习性生境：草本。栽培。

产　　地：广东各地均有栽培。

性味功效：鳞茎（水仙根）：苦、微辛，寒；有毒；清热解毒，散结消肿。花：辛，凉；清心悦神，理气调经，解毒避秽。

▼晚香玉 **Polianthes tuberosa** L. *

别　　名：月下香。

药用部位：根。

习性生境：草本。栽培。

产　　地：珠三角地区有栽培。

性味功效：甘、淡，凉。清热解毒。

▼葱莲 **Zephyranthes candida**（Lindl.）Herb.

别　　名：玉帘。

药用部位：全草。

习性生境：草本。栽培。

产　　地：广东各地均有栽培。

性味功效：甘，平。平肝息风，镇痉解痛。

▼韭莲 **Zephyranthes carinata** Herbert

别　　名：红花葱兰、肝风草、韭菜莲、韭菜兰、风雨花。

药用部位：全草。

习性生境：草本。栽培。

产　　地：广东各地均有栽培。

性味功效：苦，寒。凉血止血，解毒消肿。

195. 鸢尾科 Iridaceae

射干 **Belamcanda chinensis**（L.）Redouté

别　　名：野萱花、交剪草。

药用部位：根茎。

习性生境：草本。生于低海拔的山坡、草地、沟谷及滩地。

产　　地：韶关（乳源、翁源、仁化、乐昌）、河源（和平）、梅州（梅县）、惠州（龙门）、东莞、广州、清远（阳山、封开）、肇庆（高要）、江门（台山）、阳江、茂名（信宜）。

性味功效：苦，寒。清热解毒，消痰，利咽。

▼番红花 **Crocus sativus** L. *

别　　名：西红花、藏红花。

药用部位：柱头。

习性生境：草本。栽培。

产　　地：广州有栽培。

性味功效：甘，平。活血化瘀，凉血解毒，解郁安神。

▼红葱 **Eleutherine plicata** Herb.

别　　名：小红蒜。

药用部位：全草。

习性生境：草本。栽培。

产　　地：广东各地均有栽培。

性味功效：苦、辛，凉。清热解毒，凉血消肿，活血通经。

▼香雪兰 Freesia refracta Klatt *

别　　名：麦兰、菖蒲兰。

药用部位：球茎。

习性生境：草本。栽培。

产　　地：广州有栽培。

性味功效：苦，凉。清热解毒，凉血止血。

▼唐菖蒲 Gladiolus gandavensis Van Houtte *

别　　名：剑兰、菖兰。

药用部位：球茎。

习性生境：草本。栽培。

产　　地：广东各地有栽培。

性味功效：辛、苦，凉；有毒。清热解毒，散瘀消肿。

蝴蝶花 Iris japonica Thunb. *

别　　名：扁担叶、扁竹、日本鸢尾。

药用部位：根状茎或根。

习性生境：草本。生于阴湿的草地或树林边缘。

产　　地：韶关（乳源、仁化、乐昌、曲江）、潮州（饶平）、清远（英德）。

性味功效：苦、辛，寒；有小毒。消食，杀虫，通便，利水，活血止痛，解毒。

小花鸢尾 Iris speculatrix Hance

别　　名：六棱麻。

药用部位：根、根状茎。

习性生境：草本。生于山地、路旁、林缘或疏林下。

产　　地：韶关（乳源、乐昌）、河源（和平）、梅州（蕉岭、平远）、惠州（博罗）。

性味功效：辛，温；有小毒。活血镇痛，祛风除湿。

鸢尾 Iris tectorum Maxim. *

别　　名：蓝蝴蝶。

药用部位：全草、叶。

习性生境：草本。生于山坡、林缘、水边湿地。

产　　地：韶关（乐昌、乳源）、清远（连南）、云浮。广州有栽培。

性味功效：苦、辛，凉；有毒。清热解毒，祛风利湿，消肿止痛。

196. 百部科 Stemonaceae

细花百部 Stemona parviflora C. H. Wright. *

别　　名：小花百部、披针叶百部。

药用部位：块根。

习性生境：藤本。生于海拔600m左右的山地路边、溪边或石缝中。

产　　地：湛江（徐闻）。

性味功效：甘、苦，微温。润肺下气止咳，杀虫灭虱。

大百部 Stemona tuberosa Lour.

别　　名：对叶百部、大春药。

药用部位：块根。

习性生境：藤本。生于山坡林下、路旁和溪边。

产　　地：韶关（乳源、乐昌）、梅州（平远）、深圳、肇庆、茂名（信宜）。

性味功效：甘、苦，微温。润肺下气止咳，杀虫灭虱。

▼百部 Stemona japonica（Bl.）Miq

别　　名：蔓生百部、药虱药、婆妇草。

药用部位：块根。

习性生境：藤本。生于山谷、山坡草丛、路旁和林下。

产　　地：广东西部、中部和北部有栽培。

性味功效：甘、苦，微温。

197. 薯蓣科 Dioscoreaceae

▼参薯 Dioscorea alata L.

别　　名：毛薯、大薯、脚板薯。

药用部位：块茎。

习性生境：藤本。栽培或逸为野生。

产　　地：广东各地均有栽培。

性味功效：甘、微涩，平。健脾止泻，益肺滋肾，解毒敛疮。

大青薯 Dioscorea benthamii Prain et Burk.

别　　名：小叶薯莨。

药用部位：块茎。

习性生境：藤本。生于次生林或灌丛中。

产　　地：韶关（始兴、南雄、乐昌）、梅州（平远、丰顺、大埔）、潮州（饶平）、汕尾（陆丰）、惠州（惠东）、深圳、珠海、清远（英德）、肇庆（封开）。

性味功效：苦、涩，寒；有小毒。治跌打损伤、月经不调、半身麻木、外伤出血、子宫出血。

黄独 Dioscorea bulbifera L.

别　　名：黄药子、零余薯。

药用部位：块茎、珠芽。

习性生境：藤本。生于河谷边、山谷阴沟或杂木林边缘。

产　　地：韶关（乳源、新丰、仁化、始兴、南雄、乐昌）、汕尾（海丰）、惠州（龙门、惠东、博罗、惠阳）、广州、清远（阳山、英德）、江门（台山）、茂名（高州）。

性味功效：块茎（黄药子）：苦，寒；有小毒；散结消瘿，清热解毒，凉血止血。珠芽（零余子）：苦、辛，寒；清热化痰，止咳平喘，散结解毒。

薯莨 Dioscorea cirrhosa Lour.

别　　名：山猪薯、红孩儿。

药用部位：块茎。

习性生境：藤本。生于海拔1 300m以下的山坡、沟谷、疏林或灌丛中。

产　　地：韶关（乳源、始兴、乐昌）、河源（和平、连平）、梅州（平远、大埔）、惠州（龙门、惠东、博罗）、广州、清远（连山、阳山、英德）、肇庆（高要）、云浮（新兴）、江门（新会）、阳江（阳春）、茂名、湛江（遂溪）。

性味功效：苦，凉；有小毒。活血止血，理气止痛，清热解毒。

叉蕊薯蓣 Dioscorea collettii Hook. f. *

别　　名：九子不离母。

药用部位：块茎。

习性生境：藤本。生于山坡、山谷疏林中。

产　　地：广东北部。

性味功效：苦、微辛，微寒。祛风利湿，通络止痛，清热解毒。

粉背薯蓣 Dioscorea collettii Hook. f. var. **hypoglauca**（Palibin）Pei et C. T. Ting *

别　　名：萆薢、粉萆薢、麻甲头。

药用部位：块茎。

习性生境：藤本。生于山坡、山谷疏林中。

产　　地：粤北。据《中国植物志》记载广东有产。

性味功效：苦，平。利湿浊，祛风湿。

▼甘薯 Dioscorea esculenta（Lour.）Burk.

别　　名：甜薯、番薯。

药用部位：块茎。

习性生境：藤本。栽培。

产　　地：广东中部、西部和东部多有栽培。

性味功效：甘，平。益气健脾，养阴补肾。

光叶薯蓣 Dioscorea glabra Roxb. *

别　　名：莨菇、苦山药。

药用部位：块茎。

习性生境：藤本。生于海拔1 500m以下的杂木林中或路边。

产　　地：韶关（乳源）、惠州（博罗、龙门）、云浮（郁南）。

性味功效：苦、微辛，平。解毒止痢，活血通络，止血。

白薯莨 Dioscorea hispida Dennst.

别　　名：榜薯。

药用部位：块茎。

习性生境：藤本。生于沟谷边灌丛中或林边。

产　　地：惠州（惠东）、广州、肇庆（高要）、湛江（徐闻）。

性味功效：辛、苦，寒；有毒。清热解毒，消肿。

日本薯蓣 Dioscorea japonica Thunb.

别　　名：野山药。

药用部位：块茎。

习性生境：藤本。生于海拔500～700m向阳山坡林下或灌丛中。

产　　地：韶关（乳源、新丰、仁化、始兴、南雄、乐昌）、河源（和平、连平）、清远（连南、连州、阳山、英德）、肇庆（封开）、惠州（龙门）。

性味功效：甘，平。健脾补肺，益胃补肾，固肾益精，助五脏，强筋骨。

▼薯蓣 Dioscorea opposita Thunb.

别　　名：山药、淮山。

药用部位：块茎。

习性生境：藤本。生于海拔500～700m的山坡、疏林、灌丛中，亦有栽培。

产　　地：韶关（乳源、乐昌）。

性味功效：甘，平。健脾养胃，生津益肺，补肾涩精。

注：《中国植物志》已修订该物种学名，正名为“薯蓣 Dioscorea polystachya Turcz.”。

五叶薯蓣 Dioscorea pentaphylla L.

别　　名：血参、朱砂莲。

药用部位：块茎。

习性生境：藤本。生于海拔500m以下的林边或灌丛中。

产　　地：广州、清远（英德）、肇庆（德庆、封开、高要）、云浮、阳江。

性味功效：甘，平。补脾益肾，利湿消肿。

褐苞薯蓣 Dioscorea persimilis Prain et Burk.

别　　名：山薯、土淮山、广山药。

药用部位：块茎。

习性生境：藤本。生于山坡、路旁、山谷杂木林中或灌丛中。

产　　地：韶关（乳源、翁源、乐昌）、惠州、深圳、广州、清远（阳山、连州、英德）、云浮、阳江（阳春）、湛江（徐闻）。

性味功效：甘、涩，平。补脾止泻，补肺敛气。

马肠薯蓣 Dioscorea simulans Prain et Burk. *

别　　名：野山薯。

药用部位：块茎。

习性生境：藤本。生于海拔600m以下的山坡稀疏灌丛或路边岩石缝中。

产　　地：清远（阳山、连州）。

性味功效：苦，微寒；有毒。解毒，散瘀，消肿。

绵萆薢 Dioscorea spongiosa J. Q. Xi，M. Mizuno & W. L. Zhao *

药用部位：根状茎。

习性生境：藤本。生于山地疏林或灌丛中。

产　　地：广东北部。

性味功效：辛、苦，平。祛风湿，消肿毒，利湿浊。治风湿痹痛、白浊、淋痛、带下、湿疮。

细柄薯蓣 Dioscorea tenuipes Franch. et Savat.
别　　名：小黄连。
药用部位：根状茎。
习性生境：藤本。生于山坡、山谷疏林中。
产　　地：韶关（南雄）。
性味功效：辛、苦，平。祛风湿，舒筋活络。

198. 龙舌兰科 Agavaceae

▼龙舌兰 Agave americana L. *
别　　名：番麻。
药用部位：叶。
习性生境：草本。栽培。
产　　地：广东各地均有栽培。
性味功效：酸、苦，温。解毒拔脓，杀虫，止血。

▼金边龙舌兰 Agave americana L. var. **marginata** Trel. *
别　　名：黄边龙舌兰。
药用部位：叶。
习性生境：草本。栽培。
产　　地：广东各地均有栽培。
性味功效：苦、辛，凉。润肺止咳，凉血止血，清热解毒。

▼剑麻 Agave sisalana Perr. ex Engelm.
别　　名：菠萝麻。
药用部位：叶。
习性生境：草本。栽培。
产　　地：广东各地均有栽培。
性味功效：甘、辛，凉。凉血止血，消肿解毒。

▼朱蕉 Cordyline fruticosa（L.）A. Chevalier
别　　名：铁树、红铁树。
药用部位：叶、根。
习性生境：灌木。栽培。
产　　地：广东各地均有栽培。
性味功效：甘、淡，微寒。凉血止血，散瘀止痛。

▼剑叶铁树 Cordyline stricta Endl. *
别　　名：小叶铁树。
药用部位：叶或根状茎。
习性生境：灌木。栽培。
产　　地：广州有栽培。
性味功效：甘、淡，平。散瘀消肿，凉血止血。

▼长花龙血树 Dracaena angustifolia Roxb. *
别　　名：槟榔青、狭叶龙血树。
药用部位：根、叶。
习性生境：草本。栽培。
产　　地：珠三角地区有栽培。
性味功效：甘，凉。清热润肺，生津止渴，凉血。

▼血竭 Dracaena cambodiana Pierre ex Gagnep. *
别　　名：小花龙血树、海南龙血树。
药用部位：茎干树脂或提取物。
习性生境：乔木状。栽培。
产　　地：肇庆（鼎湖山）、广州有栽培。
性味功效：甘、咸，平。活血散瘀，定痛止血，敛疮生肌。治跌打肿痛、瘀血作痛、衄血、尿血、便血、痔疮出血、妇女气血凝滞、外伤出血、臁疮久不收口。

▼虎尾兰 Sansevieria trifasciata Prain
别　　名：老虎尾。
药用部位：叶。
习性生境：草本。栽培。
产　　地：广东各地均有栽培。
性味功效：酸，凉。清热解毒，活血消肿。

▼金边虎尾兰 **Sansevieria trifasciata** Prain var. **laurentii**（De Wildem.）N. E. Brown
别　　名：金边虎皮兰。
药用部位：叶。
习性生境：草本。栽培。
产　　地：广东各地均有栽培。
性味功效：酸，凉。清热解毒，活血消肿。

▼大丝兰 **Yucca gloriosa** L. *
别　　名：凤尾兰。
药用部位：花。
习性生境：草本。栽培。
产　　地：广州、深圳有栽培。
性味功效：辛、微苦，平。止咳平喘。

199. 棕榈科 Palmaceae

▼假槟榔 **Archontophoenix alexandrae**（F. Muell.）H. Wendl. et Drude *
别　　名：亚力山大椰子。
药用部位：叶鞘纤维（煅炭）。
习性生境：乔木。栽培。
产　　地：广东南部沿海地区多有栽培。
性味功效：外用止血。

▼槟榔 **Areca catechu** L. *
别　　名：宾门、青仔。
药用部位：种子。
习性生境：乔木。栽培。
产　　地：广州有栽培。
性味功效：苦、辛，温。杀虫，消积，利水，行气，截疟。

▼双籽棕 **Arenga caudata**（Lour.）H. E. Moore［*Didymosperma caudata*（Lour.）Wendl.］*
别　　名：大幅棕。
药用部位：根。
习性生境：矮小灌木。栽培。
产　　地：广州有栽培。
性味功效：酸涩，凉。止血清热，通经收敛。治月经过多、血崩、子宫下垂、肺结核咯血。

白藤 **Calamus tetradactylus** Hance
别　　名：多穗白藤。
药用部位：全株。
习性生境：攀援藤本。生于海拔600m以下的低山丘陵地带、次生林或灌丛中。
产　　地：阳江、茂名、湛江（徐闻）。
性味功效：辛，平。活血散瘀，解毒，杀虫。

鱼尾葵 **Caryota maxima** Bl. ex Martius
别　　名：青棕。
药用部位：根、叶鞘纤维。
习性生境：乔木。栽培。
产　　地：广东各地有栽培。
性味功效：根：甘、涩，平；强筋壮骨。叶鞘纤维：微甘、涩，平；收敛止血。

▼短穗鱼尾葵 **Caryota mitis** Lour.
别　　名：酒椰子。
药用部位：髓部加工后的淀粉。
习性生境：灌木。栽培。
产　　地：广东各地有栽培。
性味功效：甘、涩，平。健脾止泻。

▼散尾葵 **Chrysalidocarpus lutescens** H. Wendl.
别　　名：黄椰子、凤凰尾。
药用部位：叶鞘纤维。
习性生境：灌木。栽培。
产　　地：除北部外，广东各地均有栽培。
性味功效：微苦、涩，凉。收敛止血。

▼椰子 **Cocos nucifera** L. *
别　　名：椰树。
药用部位：果肉、种子、根、胚乳加工成的油、胚乳浆液。
习性生境：乔木。栽培。

产　　地：湛江（雷州半岛）。

性味功效：椰子瓤（果肉）：甘，平；益气健脾，杀虫，消疳。椰子（种子）：微甘、辛，平；补脾益肾，催乳。椰子油：外用杀虫止痒、敛疮。椰子浆：甘，凉；生津，利尿，止血。椰子根：苦，平；止血止痛。

黄藤 Daemonorops margaritae（Hance）Becc.

别　　名：赤藤。

药用部位：茎。

习性生境：攀援藤本。生于海拔700m以下的山谷密林或丘陵地带。

产　　地：广东东南部至西南部。

性味功效：苦，平。驱虫，通淋，祛风止痛。治蛔虫病、蛲虫病、绦虫病、小便热涩痛、齿痛。

注：《中国植物志》已修订该物种学名，正名为"黄藤 Daemonorops jenkinsiana（Griff.）Martius"。

▼蒲葵 Livistona chinensis（Jacq.）R. Br.

别　　名：扇叶葵。

药用部位：根、叶、种子。

习性生境：乔木。栽培。

产　　地：广东各地均有栽培。

性味功效：根：甘、苦、涩，凉；止痛平喘。叶：甘、涩，平；收敛止血，止汗。种子：甘、苦，平；有小毒；活血化瘀，软坚散结。

棕竹 Rhapis excelsa（Thunb.）Henry ex Rehd.

别　　名：裂叶棕竹、筋头竹。

药用部位：叶、根。

习性生境：丛生灌木。生于山地疏林中或栽培于庭园。

产　　地：除北部少见外，广东大部分地区均有产。

性味功效：叶：甘、涩，平；收敛止血。根：甘、涩，平；祛风除湿，收敛止血。

▼棕榈 Trachycarpus fortunei（Hook. f.）H. Wendl. *

别　　名：棕树、栟榈。

药用部位：叶鞘纤维、根、果实。

习性生境：乔木。栽培。

产　　地：广东北部和中部。

性味功效：苦、涩，平。收敛止血。

200. 露兜树科 Pandanaceae

小露兜 Pandanus fibrosus Gagnep.［*P. gressittii* B. C. Stone］*

别　　名：露兜簕、猪乸锯、假菠萝、林投。

药用部位：根、嫩叶、花、核果。

习性生境：多年生草本。生于海边沙地或引种作绿篱。

产　　地：汕尾（陆丰）、湛江（徐闻）。

性味功效：甘、淡，凉。治小肠疝气。

露兜树 Pandanus tectorius Sol.

别　　名：露兜簕、猪乸锯、假菠萝、林投。

药用部位：根、嫩叶、花、核果。

习性生境：多年生草本。生于海边沙地或引种作绿篱。

产　　地：广东大部分沿海地区。

性味功效：根（露兜竻蔃）：淡、辛，凉；发汗解表，清热利湿，行气止痛。嫩叶（露兜竻心）：甘，寒；清热，凉血，解毒。花：甘，寒；清热利湿。核果（橹罟子）：辛、淡，凉；补脾益气，行气止痛，化痰利湿，明目。

分叉露兜 Pandanus urophyllus Hance［*Pandanus furcatus* Roxb.］

别　　名：山菠萝。

药用部位：根状茎、果实。

习性生境：多年生草本。生于水边、林中沟边。
产　　地：汕头、深圳、广州（增城）、江门（台山）。
性味功效：甘、淡，凉。清热解毒，利尿消肿。

201. 仙茅科 Hypoxidaceae

大叶仙茅 **Curculigo capitulata**（Lour.）O. Kuntze
别　　名：野棕、假槟榔树。
药用部位：根状茎。
习性生境：草本。生于海拔800～1 500m的山谷密林阴湿处。
产　　地：广东各地均有产。多为栽培。
性味功效：辛、微苦，温。补肾壮阳，祛风除湿，活血调经。

仙茅 **Curculigo orchioides** Gaertn.
别　　名：地棕。
药用部位：根状茎。
习性生境：草本。生于海拔1 500m以下的林中、草地或荒坡上。
产　　地：广东各地均有产。
性味功效：辛，热；有毒。补肾阳，强筋骨，祛寒湿。

小金梅草 **Hypoxis aurea** Lour.
别　　名：野鸡草、山韭菜。
药用部位：全草。
习性生境：草本。生于山野荒地和路边草丛。
产　　地：广东各地均有产。
性味功效：甘、微辛，温。温肾壮阳，理气止痛。

202. 蒟蒻薯科 Taccaceae

裂果薯 **Schizocapsa plantaginea** Hance [*Tacca plantaginea*（Hance）Drenth]
别　　名：水田七、水狗仔。
药用部位：块茎。
习性生境：草本。生于海拔200～700m的山谷、路旁或密林下。
产　　地：韶关（乳源、新丰、乐昌）、河源（和平）、清远（阳山）。
性味功效：苦、微甘，凉；有小毒。清热解毒，止咳祛痰，散瘀止血，理气止痛。

箭根薯 **Tacca chantrieri** Andre
别　　名：蒟蒻薯、大叶屈头鸡。
药用部位：根状茎。
习性生境：草本。生于海拔200～500m的山地、山谷、路旁、溪边林中石上。
产　　地：韶关（乳源）。
性味功效：苦，凉；有小毒。清热解毒，理气止痛。

203. 田葱科 Philydraceae

田葱 **Philydrum lanuginosum** Banks et Sol. ex Gaertn.
别　　名：水较剪、剪刀较。
药用部位：全株。
习性生境：草本。生于海拔100m以下的山坑水塘、沼泽或水田中。
产　　地：汕头（南澳）、汕尾（海丰、陆丰）、惠州（博罗）、广州、江门（台山）、阳江（阳春）、湛江（徐闻）。
性味功效：微咸，平。清热化湿，解毒。

204. 水玉簪科 Burmanniaceae

三品一支花 **Burmannia coelestis** D. Don *
别　　名：少花水玉簪。
药用部位：根及根茎。
习性生境：草本。生于阴湿地上。
产　　地：韶关（新丰、翁源）、清远（英德）、广州。

性味功效：甘，平。健脾消积。

水玉簪 Burmannia disticha L. *
别　　名：苍山贝母。
药用部位：全草。
习性生境：草本。生于林中潮地上。
产　　地：韶关（曲江）、潮州（饶平）、惠州（惠阳）、阳江（阳春）。
性味功效：淡，寒。清热利湿，止咳。

205. 兰科 Orchidaceae

多花脆兰 Acampe rigida（Buch.-Ham. ex J. E. Smith）P. F. Hunt
别　　名：芭蕉兰、香蕉兰。
药用部位：根和叶。
习性生境：草本。生于树上或溪边丛林的岩石上。
产　　地：惠州（博罗、惠阳）、深圳、广州、清远（英德）、肇庆（高要）、云浮、江门（台山）、阳江（阳春）。
性味功效：辛、微苦，平。舒经活络，活血止痛。

金线兰 Anoectochilus roxburghii（Wall.）Lindl.
别　　名：花叶开唇兰。
药用部位：全草。
习性生境：草本。生于海拔50～1 600m的常绿阔叶林下或沟谷阴湿处。
产　　地：韶关（新丰、翁源、乐昌）、河源（连平）、惠州（惠阳）、清远（阳山、英德）、阳江（阳春）。
性味功效：甘，凉。清热凉血，除湿解毒。

竹叶兰 Arundina graminifolia（D. Don）Hochr.
别　　名：大叶寮刁竹、草姜。
药用部位：全草。
习性生境：草本。生于草坡、溪谷旁、灌丛下或林中。
产　　地：广东各地均有产。
性味功效：苦，微寒。清热解毒，祛风利湿，散瘀止痛。

白及 Bletilla striata（Thunb.）Rchb. f.
别　　名：白芨。
药用部位：块茎。
习性生境：草本。生于海拔100～1 200m的林下、路边草丛或岩石缝中。
产　　地：韶关（乳源、乐昌）、清远（连州）。粤北各地多有栽培。
性味功效：苦、甘、涩，微寒。收敛止血，消肿生肌。

短距苞叶兰 Brachycorythis galeandra（Rchb. f.）Summerh. *
别　　名：拟粉蝶兰。
药用部位：块茎。
习性生境：草本。生于山坡灌丛下、山顶草丛中或沟边阴湿处。
产　　地：韶关（乳源、乐昌）、惠州（博罗）、清远（英德）。
性味功效：苦，寒。清热解毒。外用鲜品捣烂敷患处，治疖肿。

芳香石豆兰 Bulbophyllum ambrosia（Hance）Schltr.［*B. watsonianum* Reichb. f.］*
别　　名：肥猪草。
药用部位：全草。
习性生境：草本。生于海拔1 300m的山地林中树干上或石上。
产　　地：惠州（博罗）、深圳、广州、肇庆（高要）、阳江（阳春）。
性味功效：甘、淡，凉。清热解毒。治肝炎。

广东石豆兰 Bulbophyllum kwangtungense Schltr.
别　　名：广石豆兰、岩枣。
药用部位：全草。
习性生境：草本。附生于海拔300～1 000m的林中或山谷潮湿岩石上。

产　　地： 韶关（乳源、新丰）、河源（和平、连平、紫金）、梅州（大埔）、惠州（龙门、博罗、惠阳）、深圳、广州（增城）、清远（阳山）、肇庆（德庆、封开、高要）、云浮（罗定）、阳江（阳春）、茂名（信宜）。

性味功效： 甘、淡，凉。清热，滋阴，消肿。

齿瓣石豆兰 Bulbophyllum levinei Schltr. *

别　　名： 独叶岩珠、瓶壶卷瓣兰。

药用部位： 全草。

习性生境： 草本。生于海拔800m的山地林中树干上或沟谷岩石上。

产　　地： 韶关（乳源、新丰、始兴）、惠州（博罗、龙门）、肇庆（封开）。

性味功效： 甘、淡，寒。滋阴清热，解毒消肿。

密花石豆兰 Bulbophyllum odoratissimum Lindl. *

别　　名： 果上叶、极香石豆兰。

药用部位： 全草。

习性生境： 草本。生于混交林中树干上或山谷岩石上。

产　　地： 韶关（翁源）、潮州（饶平）、惠州（博罗、龙门）、深圳、清远（英德）、肇庆（高要）、阳江（阳春）、茂名（信宜）。

性味功效： 甘、淡，凉。润肺化痰，舒筋活络，消炎。

泽泻虾脊兰 Calanthe alismaefolia Lindl. *

别　　名： 粽叶七、细点根节兰。

药用部位： 全草。

习性生境： 草本。生于山谷溪边、林下等阴湿处。

产　　地： 韶关（乳源、翁源、仁化）、清远（连南）、茂名（信宜）。

性味功效： 辛、微苦，凉。活血止痛。

注：《中国植物志》已修订该物种学名，正名为“泽泻虾脊兰 Calanthe alismatifolia Lindl.”。

虾脊兰 Calanthe discolor Lindl.

别　　名： 九子连环草、铜锤草。

药用部位： 全草。

习性生境： 草本。生于山谷溪边、林下等阴湿处。

产　　地： 韶关（乳源、新丰、翁源、仁化、始兴）、广州（增城）、清远（阳山）、茂名（信宜）。

性味功效： 辛、微苦，微寒。清热解毒，活血止痛。

钩距虾脊兰 Calanthe graciliflora Hayata［*C. hamata* Hand.-Mazz.］

别　　名： 四里麻、纤花根节草。

药用部位： 全草。

习性生境： 草本。生于山谷溪边、林下等阴湿处。

产　　地： 韶关（乳源、翁源、仁化、始兴、乐昌）、广州（从化）、肇庆（德庆、怀集）。

性味功效： 辛，平。清热解毒，活血止痛。

镰萼虾脊兰 Calanthe puberula Lindl. *

药用部位： 全草。

习性生境： 草本。生于山谷溪边、林下等阴湿处。

产　　地： 韶关（乳源）。

性味功效： 甘、辛，平。润肺止咳，活血化瘀，消肿镇痛。治慢性支气管炎、肺结核、淋巴结核、跌打损伤、腰肋疼痛、痔疮、脱肛、蛇咬伤。

长距虾脊兰 Calanthe sylvatica（Thou.）Lindl.［*C. masuca* Lindl. var. *sinensis* Rend］ *

别　　名： 长距根节兰。

药用部位：全草。

习性生境：草本。生于山坡林下或山谷河边等阴湿处。

产　　地：韶关（乳源、翁源、仁化、乐昌）、惠州（博罗、龙门）、广州（增城）、清远（连南、连山、阳山、连州、英德）、肇庆（高要）、阳江（阳春）、茂名（信宜）。

性味功效：苦、辛，平。祛风，解毒。治风湿性关节炎，蛇咬伤，无名肿毒，竹、铁器、玻璃入肉。

三褶虾脊兰 Calanthe triplicata（Willem.）Ames *

别　　名：石上蕉、山三棱、藜芦叶虾脊兰。

药用部位：全草。

习性生境：草本。生于山谷溪边、林下等阴湿处。

产　　地：韶关（乳源）、江门（台山）、茂名（信宜）。

性味功效：微苦，寒。清热利湿，固脱，消肿散结。

银兰 Cephalanthera erecta（Thunb. ex A. Murray）Bl. *

别　　名：鱼头兰花草。

药用部位：全草。

习性生境：草本。生于林下、灌丛中或沟边土层厚且有一定阳光处。

产　　地：韶关（乳源）。

性味功效：甘、淡，凉。清热利尿。

金兰 Cephalanthera falcata（Thunb. ex A. Murray）Bl.

别　　名：碧江头蕊兰。

药用部位：全草。

习性生境：草本。生于林下、灌丛中、草地上或沟谷旁。

产　　地：韶关（乳源）、清远（连山）。

性味功效：甘，寒。清热泻火，解毒。

红花隔距兰 Cleisostoma williamsonii（Rchb. f.）Garay *

别　　名：马尾吊兰、长隔距兰。

药用部位：全草。

习性生境：草本。生于山地林中树干上或山谷林下岩石上。

产　　地：肇庆、云浮。

性味功效：微甘、酸，平。舒筋活络，清热解毒。

杜鹃兰 Cremastra appendiculata（D. Don）Makino *

别　　名：山慈菇、毛慈菇。

药用部位：假鳞茎。

习性生境：草本。生于山谷、山坡林下阴湿处。

产　　地：韶关（乳源）、清远（连州）。

性味功效：甘、微辛，寒；有小毒。清热解毒，消肿散结。

硬叶兰 Cymbidium bicolor Lindl. subsp. **obtusum** Du Puy et Cribb. *

别　　名：树茭瓜、吊兰子。

药用部位：全草。

习性生境：草本。生于山谷石上和树上。

产　　地：肇庆（鼎湖山）、茂名（信宜）。

性味功效：甘、辛，平。润肺止咳，散瘀，调经。治肺结核咯血、支气管炎、肺炎、喘咳、咽喉炎、月经不调、带下。

建兰 Cymbidium ensifolium（L.）Sw.

别　　名：四季兰、兰花。

药用部位：根、叶、花。

习性生境：草本。生于山坡林下或路旁，或栽培。

产　　地：韶关（乳源、翁源）、珠海、广州、肇庆（封开）。

性味功效：根：辛，微寒；润肺止咳，清热利湿，活血止血，解毒杀虫。叶：辛，微寒；清肺止咳，凉血止血，利湿解毒。花：辛，平；调气和中，明目。

▼**蕙兰 Cymbidium faberi** Rolfe *

别　　名：土百部。

药用部位：根皮、果实。

习性生境：草本。栽培。

产　　地：广东各地有栽培。

性味功效：根皮（化气兰）：苦、甘，凉；有小毒；润肺止咳，清利湿热，杀虫。果实（蕙实）：辛，平；明目，补中。

多花兰 Cymbidium floribundum Lindl. *

别　　名：牛角三七、夏兰、鹿角七。

药用部位：假鳞茎、全草。

习性生境：草本。生于林中、林缘树上、溪谷旁透光的岩石上或岩壁上。

产　　地：韶关（乳源、乐昌）、梅州（蕉岭）、惠州（龙门）、广州、清远（连州、英德）、肇庆（怀集）、茂名（信宜）。

性味功效：辛、甘、淡，平。清热化痰，补肾健脑。

春兰 Cymbidium goeringii（Rchb. f.）Rchb. f. *

别　　名：兰草、山兰。

药用部位：根、叶、花。

习性生境：草本。生于多石山坡、林缘和林中透光处。

产　　地：韶关（乳源、乐昌）、清远（连州）。

性味功效：根：辛，微寒；润肺止咳，清热利湿，活血止血，解毒杀虫。叶：辛，微寒；清肺止咳，凉血止血，利湿解毒。花：辛，平；调气和中，明目。

兔耳兰 Cymbidium lancifolium Hook. *

别　　名：宽叶兰。

药用部位：全草。

习性生境：草本。生于多石山坡、林缘和林中透光处。

产　　地：韶关（乳源、翁源、曲江）、河源（连平）、深圳、广州（从化）、清远（连州、英德）、阳江（阳春）。

性味功效：辛，平。滋阴清肺，化痰止咳。

墨兰 Cymbidium sinense（Jackson ex Andr.）Willd. *

别　　名：报春兰、丰岁兰。

药用部位：根。

习性生境：草本。生于山坡、林缘和林中透光处。

产　　地：韶关（乐昌、新丰）、惠州（龙门、惠东、博罗、惠阳）、深圳、广州（从化）、清远（连州）、肇庆（封开、高要）、阳江（阳春）、茂名（信宜）。

性味功效：辛，平；有毒。祛风解毒，活血调经。治风湿痹痛、胃痛、疟疾。

钩状石斛 Dendrobium aduncum Lindl.

别　　名：钩石斛。

药用部位：茎。

习性生境：草本。生于海拔700～1 000m的山地林中树干上。

产　　地：韶关（始兴）、惠州（博罗）、广州（从化）、清远（英德）、肇庆（封开）、阳江（阳春）、茂名（信宜）。

性味功效：甘，微寒。益胃生津，滋阴清热。

密花石斛 Dendrobium densiflorum Lindl. ex Wall. *

别　　名：粗黄草。

药用部位： 茎。

习性生境： 草本。生于海拔400～1 000m的山地林中树干上或潮湿处岩石上。

产　　地： 韶关（新丰、乐昌）、惠州（龙门）。

性味功效： 甘、淡、微咸，寒。滋阴益肾，生津止渴。

重唇石斛 Dendrobium hercoglossum Rchb. f.

别　　名： 网脉唇石斛。

药用部位： 茎。

习性生境： 草本。生于山地林中树干上或潮湿处岩石上。

产　　地： 清远（英德）、江门（台山）、茂名（信宜）。

性味功效： 甘，微寒。生津养胃，滋阴清热，润肺益肾，明目强腰。

聚石斛 Dendrobium lindleyi Stendel *

别　　名： 鸡背石斛。

药用部位： 全草。

习性生境： 草本。附生于海拔500～1 000m的树上或潮湿处石头上。

产　　地： 惠州（博罗）、清远（英德）、江门（恩平）、阳江、茂名（信宜）。

性味功效： 甘、淡，凉。滋阴养胃，润肺止咳。

美花石斛 Dendrobium loddigesii Rolfe *

别　　名： 粉花石斛。

药用部位： 茎。

习性生境： 草本。附生于山地林中的大树上或岩石上。

产　　地： 惠州（龙门、博罗）、广州（从化）、清远（连山、连州）、肇庆、阳江（阳春）、茂名（信宜）。

性味功效： 甘，微寒。生津养胃，滋阴清热，润肺益肾，明目强腰。

罗河石斛 Dendrobium lohohense T. Tang et F. T. Wang *

药用部位： 茎。

习性生境： 草本。附生于山地林中的大树上或岩石上。

产　　地： 清远（连州）。

性味功效： 甘，微寒。生津养胃，滋阴清热，润肺益肾，明目强腰。

细茎石斛 Dendrobium moniliforme（L.）Sw. *

别　　名： 念珠石斛、广东石斛。

药用部位： 茎。

习性生境： 草本。生于山谷或林缘的岩石或树干上。

产　　地： 韶关（乳源、南雄、乐昌）、清远（阳山、连州）、茂名（信宜）。

性味功效： 甘，微寒。生津养胃，滋阴清热，润肺益肾，明目强腰。治热病伤阴、口干燥渴、病后虚热。

石斛 Dendrobium nobile Lindl.

别　　名： 金钗石斛。

药用部位： 茎。

习性生境： 草本。栽培。

产　　地： 珠江口岛屿。广东各地有栽培。

性味功效： 甘、淡，平。滋阴补肾，除烦止渴，益胃生津，清热。治口干燥渴、肺结核、胃酸缺乏、食欲不振、遗精、病后虚弱、腰膝酸软无力、热病伤津。

▼铁皮石斛 Dendrobium officinale Kimura et Migo

别　　名： 黑节草。

药用部位： 茎。

习性生境： 草本。栽培。

产　　地： 广东各地有栽培。

性味功效： 甘，微寒。益胃生津，滋阴清热。

单叶厚唇兰 Epigeneium fargesii（Finet）Gagnep. *

别　　名：三星石斛、小攀龙。

药用部位：全草。

习性生境：草本。生于沟谷岩石上或山地林中树干上。

产　　地：韶关（乳源、乐昌）、潮州（饶平、潮安）、清远（连州）、茂名（信宜）。

性味功效：甘、微涩，凉。滋阴养胃，润肺化痰，清热利湿。

半柱毛兰 Eria corneri Rchb. f.

别　　名：黄绒兰、干氏毛兰。

药用部位：全草。

习性生境：草本。生于林中树上或林下岩石上。

产　　地：韶关（新丰、翁源）、汕头、惠州（博罗）、深圳、清远（阳山）、肇庆（封开、高要）、云浮（新兴）、阳江（阳春）、茂名（信宜）。

性味功效：甘，平。滋阴清热，生津止渴。

美冠兰 Eulophia graminea Lindl.［*E. sinensis* Miq.］

药用部位：全草。

习性生境：草本。生于山坡阳处或海边沙滩林中。

产　　地：深圳、惠州（龙门）、阳江（阳春）。

性味功效：甘、淡，寒。滋阴益胃，润肺止咳。治热病伤津、口干烦渴、病后虚热、肺燥咳嗽、胃酸不足。

毛萼珊瑚兰 Galeola lindleyana（Hook. f. et Thoms.）Rchb. f. *

别　　名：毛萼山珊瑚。

药用部位：全草。

习性生境：草本。生于山谷、溪边、灌木丛、草地。

产　　地：韶关（乳源）、茂名（信宜）。

性味功效：辛、苦，凉。祛风，通络，利水消肿。治风湿性关节炎、中风手足不遂、偏正头痛、血崩、红痢、肾炎。

▼天麻 Gastrodia elata Bl. *

别　　名：赤箭。

药用部位：根状茎。

习性生境：草本。栽培。

产　　地：连州有栽培。

性味功效：甘，微温。祛风，镇痉。治高血压病、眩晕、头痛、口眼歪斜、肢体麻木、小儿惊厥。

大花斑叶兰 Goodyera biflora（Lindl.）Hook. f. *

别　　名：长花斑叶兰。

药用部位：全草。

习性生境：草本。生于山地林下阴湿处。

产　　地：韶关（乳源）、清远（连州）、肇庆（封开）、茂名（信宜）。

性味功效：甘、辛，平。润肺止咳，补肾益气，行气活血，消肿解毒。

花格斑叶兰 Goodyera kwangtungensis C. L. Tso *

别　　名：金小莲。

药用部位：全草。

习性生境：草本。生于低海拔林下阴湿处。

产　　地：韶关（乳源、乐昌）。

性味功效：淡，凉。润肺化痰。

高斑叶兰 Goodyera procera（Ker-Gawl.）Hook.

别　　名：石风丹、大斑叶兰。

药用部位：全草。

习性生境：草本。生于山坡林下、沟旁阴湿处。

产　　地：韶关（始兴）、梅州（蕉岭）、惠州（龙门、博罗）、广州、清远（连山、连州、英德）、肇庆（封开）、茂名（信宜）。

性味功效：苦、辛，温。祛风除湿，行气活血，止咳平喘。

斑叶兰 Goodyera schlechtendaliana Reichb. f.

别　　名：小叶青、小花斑叶兰。

药用部位：全草。

习性生境：草本。生于海拔500～1 200m的山地林下阴湿处。

产　　地：韶关（乳源、乐昌）、河源（和平）、梅州、清远（连州）。

性味功效：甘、辛，平。润肺止咳，补肾益气，行气活血，消肿解毒。

毛葶玉凤花 Habenaria ciliolaris Kraenzl.

别　　名：毛葶玉凤兰。

药用部位：块茎。

习性生境：草本。生于山谷、溪边林下潮湿处。

产　　地：韶关（乳源）、河源（和平、连平）、惠州（博罗）、清远（阳山）、茂名（高州）。

性味功效：甘、微苦，平。壮腰补肾，清热利水，解毒。

鹅毛玉凤花 Habenaria dentata（Sw.）Schltr.

别　　名：双肾参、对肾参。

药用部位：块茎。

习性生境：草本。生于山坡林下或沟边。

产　　地：粤北至粤东山区。

性味功效：微苦、甘，平。补肾益肺，利湿，解毒。

坡参 Habenaria linguella Lindl.

别　　名：小舌玉凤兰、小舌鹭兰。

药用部位：块茎。

习性生境：草本。生于山坡林下或草地。

产　　地：韶关（乳源）、惠州（惠东、博罗）、清远（阳山、连州、英德）、肇庆。

性味功效：甘，平。润肺益肾，强壮筋骨。

橙黄玉凤花 Habenaria rhodocheila Hance

别　　名：红唇玉凤花。

药用部位：块茎。

习性生境：草本。生于山谷、溪边林下或岩石上覆土中。

产　　地：广东大部分山区有产。

性味功效：甘，平。清热解毒，活血止痛。

叉唇角盘兰 Herminium lanceum（Thunb.）Vuijk *

别　　名：细叶零余子草、脚根兰、角盘兰余粮子草。

药用部位：全草。

习性生境：草本。生于山坡草地。

产　　地：清远（连州）。

性味功效：甘，温。温肾壮阳，养血补虚，理气除湿。

镰翅羊耳蒜 Liparis bootanensis Griff.

别　　名：石杨梅、石仙桃。

药用部位：全草。

习性生境：草本。生于林缘、林中或山谷荫处的树上或岩壁上。

产　　地：韶关（乳源、新丰、翁源、始兴、乐昌）、惠州（博罗、龙门）、广州（从化、增城）、清远（连山、阳山）、肇庆（封开、怀集、广宁）。

性味功效：甘、微苦，微寒。解毒，利湿，润肺止咳。

大花羊耳蒜 Liparis distans C. B. Clarke

别　　名：虾仔兰、草斛。

药用部位：全草。

习性生境：草本。生于林下、溪边阴湿的岩石上。

产　　地：茂名（信宜）。

性味功效：甘，寒。清热止咳。

见血青 Liparis nervosa（Thunb. ex Murray）Lindl.

别　　名：显脉羊耳蒜。

药用部位：全草。

习性生境：草本。生于林下、溪谷旁、草丛阴处或岩石覆土上。

产　　地：韶关（翁源、始兴、乐昌）、河源（连平）、惠州（惠东、博罗）、深圳、珠海、清远（连山、阳山、英德）、肇庆、云浮、茂名（信宜）。

性味功效：甘、微酸，平。活血止血，消肿止痛。

香花羊耳蒜 Liparis odorata（Willd.）Lindl. *

别　　名：绿羊耳蒜、二仙桃。

药用部位：全草。

习性生境：草本。生于山谷、林下阴湿处或山坡草丛中。

产　　地：韶关（乐昌）、云浮。

性味功效：辛、苦，温。解毒消肿，祛风除湿。

血叶兰 Ludisia discolor（Ker-Gawl.）A. Rich.

别　　名：干石蚕、异色血叶兰。

药用部位：全草。

习性生境：草本。生于山坡或沟谷常绿阔叶林下阴湿处。

产　　地：惠州（博罗）、广州、云浮。

性味功效：甘，凉。滋阴润肺，健脾，安神。

毛唇芋兰 Nervilia fordii（Hance）Schltr.

别　　名：青天葵、独叶莲。

药用部位：块茎或全草。

习性生境：草本。生于山坡或沟谷中阴湿处。

产　　地：惠州（博罗）、清远（阳山、连州）、肇庆（封开、怀集）、云浮、阳江（阳春）。

性味功效：甘，凉。润肺止咳，清热解毒，散瘀止痛。

毛叶芋兰 Nervilia plicata（Andr.）Schltr. *

别　　名：芋兰、紫花脉叶兰、紫背一点广、紫花芋兰。

药用部位：块茎或全草。

习性生境：草本。生于山坡或沟谷中阴湿处。

产　　地：惠州（惠东）、肇庆（封开）。

性味功效：甘，凉。润肺止咳，清热解毒，散瘀止痛。

龙头兰 Pecteilis susannae（L.）Rafin. *

别　　名：白蝶花、鹅毛白蝶花。

药用部位：块茎。

习性生境：草本。生于海拔500～1 200m山坡、山谷林下和沟旁。

产　　地：韶关（乳源）、梅州（五华、大埔）、惠州（龙门、博罗）、广州、清远（连州、英德）、阳江（阳春）、茂名（信宜、高州）。

性味功效：甘，微温。补肾壮阳，健脾。

阔蕊兰 Peristylus goodyeroides（D. Don）Lindl. *

别　　名：白缘玉凤兰、南投玉凤兰。

药用部位：块根。

习性生境：草本。生于山坡阔叶林下、灌丛下、山坡草地或山脚路旁。

产　　地：韶关（乳源、翁源、南雄）、河源（连平）、清远（阳山、英德）。

性味功效：苦，凉。清热解毒。

黄花鹤顶兰 Phaius flavus（Bl.）Lindl. *

别　　名：斑叶鹤顶兰。

药用部位：假鳞茎。

习性生境：草本。生于山坡阔叶林下、灌丛下、山坡草地或山脚路旁。

产　　地：韶关（乳源、新丰、翁源、仁化、始兴、南雄、乐昌）、梅州（蕉岭、大埔）、潮州（饶平）、惠州（惠东、博罗、龙门）、广州（从化）、清远（连南、连山、阳山、连州、英德）、肇庆（封开、怀集）、阳江（阳春）、茂名（信宜）。

性味功效： 清热止咳，活血止血。治咳嗽、多痰咯血、外伤出血。

鹤顶兰 Phaius tancarvilleae（L'Herit.）Bl.

别　　名： 大白及。

药用部位： 假鳞茎。

习性生境： 草本。生于山谷、溪边林中阴湿处。

产　　地： 清远（连山、连州）、韶关（新丰、翁源、仁化）、潮州（饶平）、惠州（龙门、惠东、博罗）、阳江（阳春）、茂名（信宜）。

性味功效： 微辛，温；有小毒。祛痰止咳，活血止血。

细叶石仙桃 Pholidota cantonensis Rolfe

别　　名： 小石仙桃、双叶岩珠。

药用部位： 假鳞茎或全草。

习性生境： 草本。常附生于林下、树上或溪旁石上。

产　　地： 韶关（翁源、始兴、乐昌）、河源（紫金）、惠州（博罗、惠阳）、深圳、广州（从化）。

性味功效： 苦、微酸，凉。清热凉血，滋阴润肺，解毒。治痔瘤、高热、湿疹、肺热咳嗽、咳血、急性肠炎、慢性骨髓炎、跌打损伤。

石仙桃 Pholidota chinensis Lindl.

别　　名： 石橄榄、石莲。

药用部位： 假鳞茎或全草。

习性生境： 草本。生于海拔1 500m以下的林下或溪旁石上。

产　　地： 广东各地均有产。

性味功效： 甘、微苦，凉。养阴润肺，清热解毒，利湿，消瘀。

小舌唇兰 Platanthera minor（Miq.）Rchb. f.

别　　名： 小长距兰。

药用部位： 全草。

习性生境： 草本。生于山谷林中阴湿处。

产　　地： 韶关（乳源、乐昌、南雄）、梅州（平远）、潮州（饶平）、广州、清远（连山、连州）、惠州（龙门）、阳江（阳春）、茂名（信宜）。

性味功效： 甘，平。补肺固肾。

独蒜兰 Pleione bulbocodioides（Franch.）Rolfe *

别　　名： 山慈菇。

药用部位： 假鳞茎、叶。

习性生境： 草本。生于常绿阔叶林下腐殖质丰富的土壤上或苔藓覆盖的岩石上。

产　　地： 韶关（乐昌）、清远（连山、连州）。

性味功效： 假鳞茎（山慈菇）：甘、微辛，凉；有小毒；清热解毒，化痰散结。叶（山慈菇叶）：甘、微辛，寒；清热解毒。

寄树兰 Robiquetia succisa（Lindl.）Tang et Wang.

别　　名： 截叶陆宾兰。

药用部位： 叶。

习性生境： 草本。生于山地林中树干上。

产　　地： 肇庆（怀集）。

性味功效： 甘，平。润肺止咳。

苞舌兰 Spathoglottis pubescens Lindl.

别　　名： 土白芨、黄花独蒜。

药用部位： 假鳞茎。

习性生境： 草本。生于山坡草丛中或疏林下。

产　　地： 韶关（乳源、新丰、始兴、乐昌）、河源（和平）、梅州（梅县）、汕头、惠州（博罗）、清远（连南、连山、阳山、英德）、肇庆、阳江（阳春）、茂名（信宜）。

性味功效： 甘、苦，寒。补肺，止咳，清热解毒，生肌，敛疮。

绶草 Spiranthes sinensis（Pers.）Ames.

别　　名： 盘龙参。

药用部位： 全草。

习性生境： 草本。生于山坡草地上或沙地和田边。

产　　地： 韶关（乳源、新丰、乐昌）、河源、梅州（平远、丰顺、大埔）、潮州（饶平）、惠州（博罗、惠阳）、深圳、广州、清远（连南、连山、阳山、连州、英德）、肇庆（封开）、江门（台山、新会）、阳江（阳春）、茂名（信宜）。

性味功效： 甘、苦，平。益气养阴，清热解毒。

▼香荚兰 Vanilla planifolia Andr. *

别　　名： 香草兰。

药用部位： 全草。

习性生境： 草本。栽培。

产　　地： 广州（中国科学院华南国家植物园）有栽培。

性味功效： 苦，凉。清热解毒。

206. 灯心草科 Juncaceae

翅茎灯心草 Juncus alatus Franch. et Savat.

药用部位： 全草。

习性生境： 草本。生于河边、池旁、水沟、稻田旁、草地及沼泽湿处。

产　　地： 茂名（高州）、湛江（徐闻）。

性味功效： 淡、微苦，寒。清热泻火，息风镇痉。治感冒、惊风。

星花灯心草 Juncus diastrophanthus Buch.

别　　名： 扁秆灯心草。

药用部位： 全草。

习性生境： 草本。生于河边、池旁、水沟、稻田旁、草地及沼泽湿处。

产　　地： 韶关（乳源）、清远（阳山）。

性味功效： 苦，凉。清热利尿，消食。

灯心草 Juncus effusus L.［*Juncus effusus* L. var. *decipiens* Buch.］.

别　　名： 水灯草。

药用部位： 茎髓。

习性生境： 草本。生于河边、池旁、水沟、稻田旁、草地及沼泽湿处。

产　　地： 韶关（乳源、始兴、乐昌）、梅州（蕉岭、平远、大埔）、广州（增城）、清远（连山、英德）、肇庆（封开）、云浮（罗定）、阳江（阳春）、茂名（信宜）。

性味功效： 甘、淡，微寒。清心火，利小便。

野灯心草 Juncus setchuensis Buch. ex Diels

别　　名： 秧草、疏花灯心草。

药用部位： 全草。

习性生境： 草本。生于山谷、溪旁、道旁的浅水处。

产　　地： 韶关（始兴）、清远（连南、连山）。

性味功效： 苦，凉。利水通淋，泻热安神，凉血止血。

207. 莎草科 Cyperaceae

球柱草 Bulbostylis barbata（Rottb.）C.B. Clarke

别　　名： 油麻草、秧草、畎莎、龙爪草、旗茅。

药用部位： 全草。

习性生境： 草本。生于海边沙地或河滩沙地上，有时亦生于田边湿地上。

产　　地： 河源（连平）、汕头（南澳）、揭阳（惠来）、汕尾（陆丰）、惠州（博罗）、广州、清远（阳山）、江门（台山）、阳江（阳春）、茂名（高州）、湛江（徐闻）。

性味功效： 苦，寒。凉血止血。

浆果薹草 Carex baccans Nees

别　　名： 山稗子、山红稗。

药用部位： 根、种子。

习性生境： 草本。生于林缘、溪边、草丛和灌丛中。

产　　地： 广东中部和北部。

性味功效： 根（山稗子根）：苦、涩，微寒；凉血止血，调经。种子（山稗子）：甘、微辛，平；透疹止咳，补中利水。

短尖苔草 Carex brevicuspis C. B. Clarke *

别　　名： 山稗子、山红稗。

药用部位： 全草。

习性生境： 草本。生于林下、溪旁阴湿处。

产　　地： 韶关（始兴、乐昌）、河源（连平）、梅州（大埔）、清远（连山、连州）。

性味功效： 涩、苦，平。活血止痛。治跌打损伤。

十字薹草 Carex cruciata Wahlenb.

别　　名： 油草、羊胡须。

药用部位： 全草。

习性生境： 草本。生于林缘或沟边草地。

产　　地： 广东各地均有产。

性味功效： 辛、甘，平。解表透疹，理气健脾。

舌叶苔草 Carex ligulata Nee［*C. hongkongensis* Franch.；*C. nexa* Boott］*

别　　名： 香港苔草。

药用部位： 全草。

习性生境： 草本。生于林缘或沟边草地。

产　　地： 韶关（乳源、乐昌）、梅州（平远、五华）、惠州（惠东）、清远（阳山、佛冈、连州）、肇庆（封开）。

性味功效： 酸、苦，凉。行气止痛，清热消肿。治下焦气痛、痈疖。

套鞘薹草 Carex maubertiana Boott. *

别　　名： 密叶苔草。

药用部位： 全草。

习性生境： 草本。生于山坡林下或阴湿处。

产　　地： 韶关（乳源、南雄）、梅州（平远、五华）、清远（阳山、佛冈、连州）、肇庆（封开）、江门（新会）。

性味功效： 苦，凉。清热利尿。

条穗苔草 Carex nemostachys Steud.

药用部位： 全草。

习性生境： 草本。生于山谷水边。

产　　地： 广东各地均有产。

性味功效： 酸、苦，凉。祛风止痛，凉血止血，收敛。治外感发热、温病高热头痛、关节红肿疼痛、外伤出血。

镜子薹草 Carex phacota Spreng.

别　　名： 三棱马尾。

药用部位： 带根全草。

习性生境： 草本。生于沟边草丛中、林下阴湿处。

产　　地： 河源（连平）、梅州（蕉岭、平远）、潮州、惠州（惠阳、龙门）、广州（增城）、清远（连山、连州、英德）、肇庆（封开、鼎湖山）、阳江。

性味功效： 辛，平。解表透疹，催生。

花葶薹草 Carex scaposa C. B. Clarke

别　　名： 花茎苔草、花莛苔草。

药用部位： 全草。

习性生境： 草本。生于常绿阔叶林下、水旁、山坡阴处或石灰岩山坡峭壁上。

产　　地：除湛江地区外，广东其他地区均有产。

性味功效：苦，寒。清热解毒，活血散瘀。

大理苔草 Carex taliensis Franch. *

药用部位：全草。

习性生境：草本。生于路旁、田野、旷野。

产　　地：惠州（博罗）。

性味功效：苦，凉。清热利湿，消疮止痒。治痈疮、湿疹。

异型莎草 Cyperus difformis L.

别　　名：咸草、王母钗。

药用部位：全草。

习性生境：草本。常生于稻田中或水边潮湿处。

产　　地：韶关（乳源、翁源、仁化、乐昌）、梅州（五华）、汕头（南澳）、深圳、珠海（斗门）、广州、清远（阳山、连州、英德）、肇庆（封开、高要）、云浮（郁南）、江门（台山）、阳江（阳春）、茂名（高州）、湛江（廉江、徐闻）。

性味功效：咸、微苦，凉。利尿通淋，行气活血。

䅟穗莎草 Cyperus eleusinoides Kunth

药用部位：全草。

习性生境：草本。多生长于山谷湿地或疏林下潮湿处。

产　　地：韶关（乐昌）、梅州（平远）、广州、清远（阳山、英德）。

性味功效：苦，凉。活血，止血，散血。治外伤出血。

畦畔莎草 Cyperus haspanL.

别　　名：埃及红莎草、埃及莎草。

药用部位：全草。

习性生境：草本。多生于水田或浅水塘等多水的地方，山坡上亦能见到。

产　　地：韶关（翁源、始兴、乐昌）、梅州（平远、大埔）、惠州（惠东、博罗）、深圳、广州、清远（连南、阳山）、肇庆（高要）、云浮（郁南、罗定）、江门（台山）、阳江（阳春）、茂名（高州）、湛江（徐闻）。

性味功效：苦，平。息风止痉，解热。治婴儿破伤风。

碎米莎草 Cyperus iria L.

别　　名：三方草。

药用部位：茎叶。

习性生境：草本。生于田间、山坡、路旁。

产　　地：韶关（乳源、始兴、乐昌）、梅州（五华、大埔）、惠州（龙门、惠阳）、深圳、珠海、广州、清远（连南）、肇庆（封开、高要）、云浮、阳江（阳春）、茂名（高州）。

性味功效：辛，微温。行气，破血，消积，止痛，通经络。治慢性子宫炎、经闭、产后腹痛、消化不良、跌打损伤。

▼风车草 Cyperus involucratus Rottb.

别　　名：紫苏、旱伞草。

药用部位：茎叶。

习性生境：草本。栽培。

产　　地：韶关、深圳、珠海、广州。

性味功效：酸、甘、微苦，凉。行气活血，解毒。

茳芏 Cyperus malaccensis Lam.

别　　名：咸草。

药用部位：全草。

习性生境：草本。生于河边、沟边等潮湿地上。

产　　地：清远（连州、阳山）、深圳、珠海（斗门）、广州、江门（台山）、云浮、湛江（徐闻）。

性味功效：淡，寒。清热凉血，利尿。

短叶茳芏 Cyperus malaccensis Lam. var. **brevifolius** Bŏcklr. *

别　　名：箕草、蒲草、咸水草、野草席。

药用部位：全草。

习性生境：草本。生于河边、沟旁、近水处。

产　　地：韶关（乐昌）、梅州（丰顺）、汕头（南澳）、深圳、东莞、广州、江门（新会、台山）、阳江（阳春）、湛江（徐闻）。

性味功效：淡，寒。清热凉血，利尿。

旋鳞莎草 Cyperus michelianus（L.）Link.［*Scirpus michelianus* L.］

别　　名：护心草、旋颖莎草、护儿草。

药用部位：全草。

习性生境：草本。生于水边、路旁、潮湿的空旷处。

产　　地：广州、肇庆。

性味功效：辛、淡，平。行气活血，调经。治月经不调、痛经。

毛轴莎草 Cyperus pilosus Vahl

别　　名：紫穗毛轴莎草、少花毛轴莎草、白花毛轴莎草。

药用部位：全草。

习性生境：草本。生于田中或田边。

产　　地：韶关（乐昌）、惠州（龙门）、深圳、珠海、广州、清远（连州）、肇庆、云浮（罗定）、阳江（阳春）、湛江（徐闻）。

性味功效：辛，温。活血化瘀，利水消肿。

香附子 Cyperus rotundus L.

别　　名：香附、香头草、梭梭草、金门莎草。

药用部位：根茎。

习性生境：草本。生于旷野、草地、路旁、溪边。

产　　地：韶关（乳源、始兴、乐昌）、梅州（平远）、惠州（龙门、惠东、博罗）、深圳、清远（连南、连州）、肇庆、云浮（郁南）、江门（台山）、阳江（阳春）、茂名（高州）、湛江（徐闻）。

性味功效：微苦、微甘、辛，平。疏肝解郁，理气宽中，调经止痛。

牛毛毡 Eleocharis acicularis（L.）Roem. & Schult.［*E yokoscensis*（Franch. et Sav.）Tang et Wang］

药用部位：全草。

习性生境：草本。多生于水田中、池塘边或湿黏土上。

产　　地：韶关（乐昌）、深圳、广州、清远（连州）、肇庆（高要）、阳江（阳春）、茂名。

性味功效：辛，温。发表散寒，祛痰平喘。治感冒咳嗽、痰多气喘、咳嗽失音。

紫果蔺 Eleocharis atropurpurea（Retz.）J. Presl & C. Presl *

药用部位：全草。

习性生境：草本。多生于水田中、池塘边或湿黏土上。

产　　地：深圳、广州。

性味功效：辛、苦，凉。清热解毒。治疮疖，外用鲜品捣烂敷患处。

▼荸荠 Eleocharis dulcis（N. L. Burm.）Trinius ex Henschel *

别　　名：马蹄。

药用部位：球茎、地上部分。

习性生境：草本。栽培。

产　　地：广东各地均有栽培。

性味功效：球茎：甘，平；清热止渴，利湿化痰，降血压。地上部分：苦，平；清热利尿。

两歧飘拂草 Fimbristylis dichotoma（L.）Vahl *

别　　名：线叶两歧飘拂草。

药用部位：全草。

习性生境：草本。生于空旷草地上或田野中。

产　　地：韶关（翁源、乐昌）、梅州（大埔）、汕尾（陆丰）、深圳（宝安）、广州、清远（阳山）、肇庆（德庆、封开）、云浮（新兴）、江门（台山）。

性味功效：淡，寒。清热利尿，解毒。

暗褐飘拂草 Fimbristylis fusca（Nees）Benth.

别　　名：片角草。

药用部位：全草。

习性生境：草本。生于海拔100～230m的山谷草地、稻田湿地中。

产　　地：惠州（博罗、惠阳）、清远（阳山）、茂名。

性味功效：辛，凉。清热解表。

五棱飘拂草 Fimbristylis miliacea（L.）Vahl

别　　名：日照飘拂草。

药用部位：全草。

习性生境：草本。生于水边、田中及潮湿草地上。

产　　地：韶关（乳源）、梅州（蕉岭）、广州、清远（连南、连州）、肇庆（封开）、云浮、惠州（龙门）、阳江（阳春）。

性味功效：甘、淡，凉。清热利尿，凉血解毒。

注：《中国植物志》已修订该物种学名，正名为“水虱草 Fimbristylis littoralis Grandich.”。

结壮飘拂草 Fimbristylis rigidula Nees *

别　　名：毛蜂子、茅草箭、透骨风。

药用部位：根。

习性生境：草本。生于山坡上、路旁、草地、荒地或林下。

产　　地：韶关（乳源）、潮州（饶平）、云浮。

性味功效：甘，微寒。润肺止咳，补虚。

短叶水蜈蚣 Kyllinga brevifolia Rottb.

别　　名：水蜈蚣、金钮草。

药用部位：全草。

习性生境：草本。生于水边、路旁较肥沃潮湿的地方。

产　　地：广东各地均有产。

性味功效：辛、微苦、甘，平。疏风解表，清热利湿，活血解毒。

单穗水蜈蚣 Kyllinga nemoralis（J. R. Forst. & G. Forst.）Dandy ex Hutch. & Dalziel

别　　名：一箭球、水百足、猴子草。

药用部位：全草。

习性生境：草本。生于田边、水旁潮湿地上。

产　　地：韶关（乳源）、河源（连平）、梅州（蕉岭、大埔）、深圳、广州、肇庆（德庆）、阳江（阳春）、茂名。

性味功效：辛、苦，平。宣肺止咳，清热解毒，散瘀消肿，杀虫截疟。

三头水蜈蚣 Kyllinga triceps Rottb.

别　　名：护心草。

药用部位：全草。

习性生境：草本。多生于田边潮湿地上。

产　　地：广州。

性味功效：活血通经，行气止痛。治胃痛、痛经、风湿性关节炎、跌打肿痛、外伤出血。

湖瓜草 Lipocarpha microcephala（R. Br.）Kunth *

别　　名：七子关。

药用部位：全草。

习性生境：草本。生于水边和沼泽中。

产　　地：韶关（仁化）、河源（连平）、梅州

（丰顺）、惠州（惠东）、深圳、肇庆（封开、高要）、云浮（罗定）、阳江（阳春）、茂名（信宜）。
性味功效：微苦，平。清热止惊。

密穗砖子苗 Mariscus compactus Retz. *
别　　名：大密穗砖子苗。
药用部位：全草。
习性生境：草本。生于水田中或沼泽地里。
产　　地：广州、清远（英德）、云浮（郁南）。
性味功效：辛、苦，平。止咳化痰，宣肺解表。治风寒感冒、咳嗽痰多。

砖子苗 Mariscus umbellatus Vahl
别　　名：大香附子、三棱草。
药用部位：全草、根及根茎。
习性生境：草本。生于山坡阳处、路旁草地、溪边及松林下。
产　　地：深圳。
性味功效：全草（砖子苗）：辛、微苦，平；祛风止痒，化痰止咳，解郁调经。根及根茎（假香附）：辛，温；行气活血，调经止痛，祛风除湿。

球穗扁莎 Pycreus globosus（Retzius）T. Koyama
别　　名：扁莎、黄毛扁莎、球穗莎草。
药用部位：全草。
习性生境：草本。生于田边、沟旁潮湿处或溪边湿润的沙土上。
产　　地：韶关（仁化）、河源（连平）、梅州（梅县）、惠州（龙门、惠东）、深圳、广州、清远（阳山）、肇庆（封开、四会）、云浮（新兴）、江门、阳江（阳春）。
性味功效：破血行气，止痛。

刺子莞 Rhynchospora rubra（Lour.）Makino
别　　名：龙须草、绣球草。
药用部位：全草。
习性生境：草本。生于山坡灌丛或旷野草地上。
产　　地：广东各地均有产。
性味功效：甘、辛，平。疏风清热，利湿通淋。

萤蔺 Schoenoplectus juncoides（Roxb.）Palla［*Scirpus juncoides* Roxb.］
别　　名：野马蹄草。
药用部位：全草。
习性生境：草本。生于田边、塘边、溪边或沼泽中。
产　　地：韶关（新丰、翁源、南雄、仁化、始兴）、河源（和平、连平）、梅州（五华、梅县）、惠州（龙门、惠东、博罗）、深圳、广州、清远（阳山、英德）、肇庆（德庆、封开、怀集）、云浮（新兴）、江门（恩平）、茂名（信宜）。
性味功效：甘、淡，凉。清热凉血，解毒利湿，消积开胃。

水葱 Schoenoplectus tabernaemontani（C. C. Gmel.）Palla
别　　名：南水葱。
药用部位：地上部分。
习性生境：草本。生于水边潮湿地上。
产　　地：韶关（翁源、乐昌）、汕尾（陆丰）、珠海（金湾）、江门（台山）。
性味功效：甘、淡，平。利水消肿。

类头状花穗草 Scirpus subcapitatus Thw. *
别　　名：龙须草、类头状花序藨草、台湾藨草。
药用部位：全草。
习性生境：草本。生于海拔700～1 000m的溪边、林缘、灌丛湿地上。
产　　地：韶关（乳源）、惠州（博罗）、广州

（从化）、清远（阳山）、肇庆（封开）、茂名（信宜）。

性味功效： 淡，寒。利尿通淋，清热安神。治热病烦渴、热淋、尿路感染、目赤肿痛、糖尿病。

水毛花 Scirpus triangulatus L.

别　　名： 蒲草、三角草、水三棱草。

药用部位： 根或全草。

习性生境： 草本。生于水塘、沼泽、溪边等潮湿的地方。

产　　地： 韶关（乳源、翁源、曲江）、广州、清远（阳山、英德）、肇庆、云浮、阳江（阳春）、茂名（信宜）、湛江（徐闻）。

性味功效： 根（蒲草根）：淡、微苦，凉；清热利尿，解毒。全草（水毛花）：苦、辛，凉；清热解表，宣肺止咳。

猪毛草 Scirpus wallichii Nees

药用部位： 全草。

习性生境： 草本。生于海拔1 000m以下山谷、溪边草地、灌木丛下。

产　　地： 韶关（乳源、乐昌）。

性味功效： 清热利尿。治小便不利。

毛果珍珠茅 Scleria herbecarpa Nees［*Scleria levis* Retz.］

别　　名： 珍珠茅、三面锋、可角草、割鸡刀、三稔草。

药用部位： 根。

习性生境： 多年生草本。生于林下、沟旁、山地草丛中。

产　　地： 韶关（乳源、乐昌）、河源（龙川）、深圳、广州、江门（鹤山）、阳江（阳春）、茂名（高州）、湛江（徐闻）。

性味功效： 苦、辛，平。解毒消肿，消食和胃。治毒蛇咬伤、小儿消化不良。

黑鳞珍珠茅 Scleria hookeriana Böcklr.

别　　名： 毛果珍珠茅、割鸡刀、三角草。

药用部位： 全草。

习性生境： 草本。生于阴湿山坡、山沟、山脊灌丛中或草丛中。

产　　地： 韶关（乳源、仁化、乐昌）、广州、清远（阳山）。

性味功效： 辛、苦，凉。清肺化痰，散瘀消肿，止痛。治肺热咳嗽、跌打损伤、骨折。

高秆珍珠茅 Scleria terrestris（L.）Fass. *

别　　名： 宽叶珍珠茅。

药用部位： 全草。

习性生境： 草本。生于海拔1 000m以下山谷、溪边草地、灌木丛下。

产　　地： 韶关（乳源、乐昌）、河源、梅州（蕉岭）、深圳、广州、肇庆、阳江（阳春）。

性味功效： 苦、辛，平。祛风除湿，舒经活络，透疹。

208. 禾本科 Gramineae

看麦娘 Alopecurus aequalis Sobol.

别　　名： 棒棒草。

药用部位： 全草。

习性生境： 草本。生于低海拔田边、潮湿地。

产　　地： 韶关（乳源、新丰、翁源、乐昌）、河源（和平、连平）、梅州（蕉岭、平远、大埔）、深圳、广州（从化、增城）、清远（连南、连山、阳山、英德）、肇庆（高要）、阳江（阳春）、茂名（信宜）。

性味功效： 淡，凉。清热利湿，止泻，解毒。

水蔗草 Apluda mutica L.

别　　名： 假雀麦、崩疮草、野香草。

药用部位： 根、茎叶。

习性生境： 草本。生于海拔1 000m以下的田边、水旁湿地及山坡草丛。

产　　地： 广东各地均有产。

性味功效： 祛腐解毒，壮阳。根：治毒蛇咬伤。茎叶：治脚部糜烂。

荩草 Arthraxon hispidus（Trin.）Makino

别　　名： 绿竹、光亮荩草、匿芒荩草。

药用部位： 全草。

习性生境： 草本。生于草坡或阴湿地方。

产　　地： 韶关（乳源、乐昌）、河源（和平）、深圳、广州、清远（阳山、连州）、肇庆（封开、高要）、云浮（郁南、罗定）、江门（台山）、阳江（阳春）。

性味功效： 苦，平。止咳平喘，解毒杀虫。

芦竹 Arundo donax L.

别　　名： 花叶芦竹、毛鞘芦竹。

药用部位： 根状茎、嫩苗、茎竿烧炙后沥出的液汁。

习性生境： 草本。多生于河岸上或溪涧旁。

产　　地： 汕头（南澳）、深圳、广州、清远（英德）、云浮（郁南）、江门（台山、新会）、阳江（阳春）。

性味功效： 根状茎（芦竹根）：苦、甘，寒；清热泻火，生津除烦，利尿。嫩苗（芦竹笋）：苦，寒；清热泻火。茎竿烧炙后沥出的液汁（芦竹沥）：苦，寒；清热镇惊。

野燕麦 Avena fatua L.

别　　名： 燕麦草。

药用部位： 全草及种子。

习性生境： 草本。生于荒芜田野。

产　　地： 韶关（乳源、乐昌）、肇庆（高要）。

性味功效： 全草（燕麦草）：甘，平；收敛止血，固表止汗。种子（野麦子）：甘，温；补虚止汗。

毛臂形草 Brachiaria villosa（Ham.）A. Camus

别　　名： 髯毛臂形草。

药用部位： 全草。

习性生境： 草本。生于田野和山坡草地。

产　　地： 韶关（始兴、乐昌）、梅州（大埔、梅县）、汕尾（海丰）、清远（阳山、连州）、汕头（南澳）。

性味功效： 甘、淡，微寒。清热利尿，通便。

竹节草 Chrysopogon aciculatus（Retz.）Trin.

别　　名： 鸡谷草、粘人草。

药用部位： 全草或根。

习性生境： 草本。生于山坡草地或荒野。

产　　地： 广东各地均有产。

性味功效： 甘、微苦，凉。清热利湿，解毒。

▼薏米 Coix chinensis Todaro

别　　名： 苡米、川谷、六谷米、绿谷、马圆薏苡。

药用部位： 根、根状茎、种子。

习性生境： 草本。栽培。

产　　地： 广东有少量栽培。

性味功效： 根：利水，止咳。根状茎：甘、淡，微寒；清热，利湿，杀虫。种子：健脾补肺，清热利湿。

薏苡 Coix lacryma-jobi L.

别　　名： 回回米、感米、苡米。

药用部位： 根、根状茎。

习性生境： 草本。生于溪边、水边、塘边，常栽于屋前。

产　　地： 广东各地均有产。

性味功效： 甘、淡，凉。健脾止泻，利水渗湿。

治尿路感染、尿路结石、水肿、脚气、蛔虫病、白带过多。

青香茅 Cymbopogon caesius (Nees) Stapf *

别　　名： 橘香草、香花草。

药用部位： 全草。

习性生境： 草本。生于丘陵草坡上。

产　　地： 汕尾（海丰、陆丰）、惠州（惠东、博罗、惠阳）、深圳、中山、广州（番禺）、肇庆（高要）、阳江（阳春）、湛江（徐闻）。

性味功效： 辛，温。祛风除湿，消肿止痛。治风湿痹痛（寒证）、胃寒疼痛、月经不调、跌打损伤、瘀血肿痛、阳痿。

▼香茅 Cymbopogon citratus (DC.) Stapf *

别　　名： 香茅草、香麻。

药用部位： 全草、花。

习性生境： 草本。生于山坡草地，亦有栽培。

产　　地： 珠三角至广东西部各县。

性味功效： 全草：甘、辛，温；祛风通络，温中止痛，止泻。花：甘、微苦，温；温中和胃。

狗牙根 Cynodon dactylon (L.) Pers.

别　　名： 铁线草、绊根草。

药用部位： 全草。

习性生境： 草本。生于旷野、路旁及草地上。

产　　地： 广东各地均有产。

性味功效： 苦、微甘，凉。祛风通络，凉血止血，解毒。

龙爪茅 Dactyloctenium aegyptium (L.) Beauv.

药用部位： 全草。

习性生境： 草本。生于旷野、路旁及草地上。

产　　地： 韶关（翁源）、汕尾（海丰、陆丰）、惠州（惠阳、惠东、博罗）、深圳、中山、广州（番禺）、肇庆（高要、德庆）、江门（台山）、阳江（阳春）、湛江（徐闻）。

性味功效： 甘，平。补气健脾。治脾气不足、劳倦伤脾、气短乏力、纳食减少。

马唐 Digitaria sanguinalis (L.) Scop.

别　　名： 蹲倒驴。

药用部位： 全草。

习性生境： 草本。生于山坡草地、路旁和田野。

产　　地： 广东各地均有产。

性味功效： 甘，寒。消食调中，清肝明目。

光头稗 Echinochloa colona (L.) Link.

别　　名： 扒草。

药用部位： 根。

习性生境： 草本。生于田野、园圃、路边湿润地上。

产　　地： 韶关（翁源、乐昌）、深圳、广州、清远（英德）、肇庆（高要、德庆）、云浮（新兴）、江门（台山）、阳江（阳春）、湛江（徐闻）。

性味功效： 微苦，平。消肿利水，止血。

稗 Echinochloa crus-galli (L.) P. Beauv.

别　　名： 旱稗。

药用部位： 根、苗叶。

习性生境： 草本。生于沼泽地、沟边及水稻田中。

产　　地： 韶关（乐昌）、深圳、珠海（斗门）、广州、肇庆（高要）、江门（台山）、阳江（阳春）

性味功效： 甘、苦，微寒。止血生肌。

▼穇 Eleusine coracana (L.) Gaertn.

别　　名： 鸭距粟。

药用部位： 种仁。

习性生境： 草本。栽培。

产　　地： 韶关（乐昌）、清远（连州）、肇庆（怀集）。

性味功效：甘，温。补中益气。

牛筋草 Eleusine indica（L.）Gaertn.

别　　名：蟋蟀草。

药用部位：全草或根。

习性生境：草本。生于村前村后旷野、荒芜之地。

产　　地：广东各地均有产。

性味功效：甘、淡，凉。清热利湿，凉血解毒。

鼠妇草 Eragrostis atrovirens（Desf.）Trin. ex Steud.

别　　名：鱼串草、长穗鼠妇草。

药用部位：全草。

习性生境：草本。生于荒芜田野、草地和路边。

产　　地：梅州（蕉岭、五华）、汕尾（陆丰）、惠州（惠阳）、深圳、珠海、广州、清远（英德）、肇庆（德庆、怀集、高要）、阳江（阳春）、茂名（高州）、湛江（徐闻）。

性味功效：甘、淡，凉。清热利湿。

大画眉草 Eragrostis cilianensis（All.）Link. ex Vignolo-Lutati *

别　　名：星星草、西连画眉草。

药用部位：全草或花。

习性生境：草本。生于荒芜草地上。

产　　地：广东各地均有产。

性味功效：全草：甘、淡，凉；利尿通淋，疏风清热。花：淡，平；外用解毒止痒。

知风草 Eragrostis ferruginea（Thunb.）Beauv.

别　　名：梅氏画眉草。

药用部位：根。

习性生境：草本。生于路边、山坡草地。

产　　地：广东各地均有产。

性味功效：甘，平。舒筋散瘀。

乱草 Eragrostis japonica（Thunb.）Trin.

别　　名：碎米知风草。

药用部位：全草。

习性生境：草本。生于田野路旁、河边及潮湿地。

产　　地：韶关（翁源、仁化、始兴）、河源（连平）、广州（从化）、清远（阳山、连州、英德）、肇庆（高要）、云浮、茂名。

性味功效：咸，平。凉血止血。

小画眉草 Eragrostis minor Host.

别　　名：蚊蚊草。

药用部位：全草。

习性生境：草本。生于荒芜田野、草地和路旁。

产　　地：据《中国植物志》记载广东有产。

性味功效：淡，凉。疏风清热，凉血，利尿。

画眉草 Eragrostis pilosa（L.）Beauv.

别　　名：星星草。

药用部位：全草。

习性生境：草本。生于荒芜田野草地上。

产　　地：韶关（始兴）、河源（和平）、梅州（大埔）、广州、清远（连州）、肇庆（封开）、阳江（阳春）、茂名（高州）。

性味功效：甘、淡，凉。利尿通淋，清热活血。

无毛画眉草 Eragrostis pilosa（L.）Beauv. var. **imberbis** Franch.

药用部位：全草。

习性生境：草本。生于荒芜田野草地上。

产　　地：清远（阳山）。

性味功效：甘、淡，凉。利尿通淋，清热活血。治热淋、石淋、目赤肿痛、跌打损伤。

鲫鱼草 Eragrostis tenella（L.）Beauv. ex Roem. et Schult

别　　名：乱草。

药用部位：全草。

习性生境：草本。生于荒芜田野草地上。

产　　地：韶关（乐昌）、河源、汕头（南澳）、惠州（博罗）、广州、佛山（南海）、清远（连州、英德）、肇庆（封开、高要）、云浮、茂名（高州）、湛江（徐闻）。

性味功效：咸，平。清热凉血。治咳血、吐血。

假俭草 Eremochloa ophiuroides（Munro）Hack.

别　　名：爬根草。

药用部位：全草。

习性生境：草本。生于潮湿草地及河岸、路旁。

产　　地：韶关（乐昌）、惠州（龙门、惠东、博罗）、深圳、珠海、广州（花都）、清远（英德）、肇庆（高要）、江门（台山）、阳江、茂名（高州）、湛江（遂溪、徐闻）。

性味功效：辛、苦，凉。活血。治跌打损伤。

拟金茅 Eulaliopsis binata（Retz.）C. E. Hubb. *

别　　名：羊草、龙须草。

药用部位：全草或根茎。

习性生境：草本。生于向阳山坡草丛中。

产　　地：清远（连州）。

性味功效：甘、淡，凉。清热解毒，凉血散瘀。

球穗草 Hackelochloa granularis（L.）Kuntze

别　　名：珠穗草、亥氏草。

药用部位：全草。

习性生境：草本。生于路旁、田野、旷野。

产　　地：韶关（乳源、始兴、乐昌）、河源（连平）、汕尾（海丰）、广州（从化）、清远（连南、阳山、连州、英德）、肇庆（德庆、四会、高要）、云浮（新兴）。

性味功效：酸、苦，凉。清热利湿。治疮毒、肠炎。

扁穗牛鞭草 Hemarthria compressa（L. f.）R. Br.

别　　名：鞭草、牛草、牛仔蔗、马铃骨、牛鞭草。

药用部位：全草。

习性生境：草本。生于田边、路旁湿润处。

产　　地：韶关（乳源、始兴、曲江）、河源（连平）、惠州（惠阳、龙门）、广州、清远（英德）、肇庆（高要）、阳江（阳春）、茂名。

性味功效：甘、苦，平。解表，祛风，开胃。治久病体虚、食欲不振、感冒、风湿痹痛。

黄茅 Heteropogon contortus（L.）P.Beauv. ex Roem. et Schult.

别　　名：扭黄茅、地筋。

药用部位：根茎或全草。

习性生境：草本。生于山坡草地，尤其喜生于干热的草坡。

产　　地：韶关（乳源、南雄、乐昌、曲江）、梅州（五华）、汕头（南澳）、汕尾（海丰）、深圳、珠海、广州、清远（连州、英德）、肇庆（封开、高要）、阳江（阳春）、湛江（徐闻）。

性味功效：甘，寒。清热止渴，祛风除湿。

▼大麦 Hordeum vulgare L. *

别　　名：裸麦。

药用部位：果实、发芽的颖果。

习性生境：草本。栽培。

产　　地：广东各地均有栽培。

性味功效：甘，平。果实：行气消食，健脾开胃，回乳消涨。发芽的颖果（麦芽）：消食化积，回乳。

膜稃草 Hymenachne acutigluma（Steud.）Gill.［*H. pseudointerrupta* C. Muell.］*

别　　名：灯芯草。

药用部位：全草。

习性生境：草本。生于河边、沼泽浅水处。

产　　地：珠江口岛屿。

性味功效：淡，凉。清热利水。治感冒高热、小便不通、尿黄、尿痛、血尿、白浊、肾炎水肿、子宫颈炎等。

白茅 Imperata cylindrica（L.）Beauv.［*I. cylindrica*（L.）Beauv. var. *major* Nees.］

别　　名：茅根、苏茅。

药用部位：根状茎。

习性生境：草本。生于低山带平原河岸草地、沙质草甸、荒漠及海滨。

产　　地：广东各地均有产。

性味功效：甘，寒。清热利尿，凉血止血。

柳叶箬 Isachne globosa（Thunb.）Kuntze

别　　名：类黍柳叶箬。

药用部位：全草。

习性生境：草本。生于低海拔的缓坡、平原草地中，亦为稻田中的杂草。

产　　地：韶关（乳源）、河源（和平）、惠州（惠东、博罗）、深圳、广州、清远（连州）、肇庆（封开、高要）、江门（台山）、湛江（徐闻）。

性味功效：治小便淋痛、跌打损伤。

李氏禾 Leersia hexandra Swartz.

别　　名：游草。

药用部位：全草。

习性生境：草本。河沟、田岸、水边湿地。

产　　地：深圳、珠海、阳江（阳春）。

性味功效：辛，平。疏风解表，利湿，通络止痛。

千金子 Leptochloa chinensis（L.）Nees

别　　名：油草。

药用部位：全草。

习性生境：草本。生于海拔200～1 000m的潮湿草地。

产　　地：河源（连平）、深圳、广州、肇庆（高要）、茂名（高州）。

性味功效：辛、淡，平。行水破血，化痰散结。

淡竹叶 Lophatherum gracile Brongn

别　　名：碎骨子、山鸡米草、竹叶草、竹叶麦冬。

药用部位：根状茎和块根或全草。

习性生境：草本。生于山坡林下或荫蔽处。

产　　地：广东各地均有产。

性味功效：根状茎和块根（碎骨子）：甘，寒；清热利尿。全草：甘、淡，寒；清热泻火，除烦解渴，利尿通淋。

五节芒 Miscanthus floridulus（Lab.）Warb. ex Schum et Laut.

别　　名：芭茅、竿芒。

药用部位：茎、根茎部叶鞘内的虫瘿。

习性生境：多年生草本。生于低海拔撂荒地、丘陵潮湿谷地和山坡或草地。

产　　地：广东各地均有产。

性味功效：茎（芭茅）：甘、淡，平；清热通淋，祛风利湿。根茎部叶鞘内的虫瘿（芭茅果）：甘、辛，微温；解表透疹，行气调经。

芒 Miscanthus sinensis Anderss.

别　　名：花叶芒、黄金芒。

药用部位：根、茎、花。

习性生境：多年生草本。生于山地、丘陵和荒坡原野。

产　　地：广东各地均有产。

性味功效：甘，平。根：止咳，利尿，活血，止渴。茎：清热解毒，利尿，散血。花：活血通经。

类芦 Neyraudia reynaudiana（Kunth）Keng.

别　　名：假芦。

药用部位：嫩芽、叶。

习性生境：多年生草本。生于河边、草坡或石山上。

产　　地：广东各地均有产。

性味功效：甘、淡，平。清热利湿，消肿解毒。

▼稻 Oryza sativa L.

别　　名：水稻。

药用部位：发芽的颖果、种仁、果皮。

习性生境：草本。栽培。

产　　地：广东各地均有栽培。

性味功效：发芽的颖果（谷芽）：甘，平；消食和中，健脾开胃。种仁（粳米）：甘，平；补气健脾，除烦渴，止泻痢。种仁（籼米）：甘，温；温中益气，健脾止泻。果皮（米皮糠）：甘、辛，温；开胃下气。

▼糯稻 Oryza sativa L. var. **glutinosa** Matsum.

别　　名：糯米。

药用部位：根和根茎、种仁。

习性生境：草本。栽培。

产　　地：广东各地均有栽培。

性味功效：根和根茎（糯稻根）：甘，平；养阴除热，止汗。种仁（糯米）：甘，温；补中益气，健脾止泻，缩尿敛汗。

▼稷 Panicum miliaceum L. *

别　　名：黍、糜。

药用部位：根、茎、种子。

习性生境：草本。栽培。

产　　地：广州有栽培。

性味功效：根：辛，热；有小毒；利尿消肿，止血。茎：辛，热；有小毒；利尿消肿，止血，解毒。种子：甘，微温；补中益气，除烦止渴，解毒。

铺地黍 Panicum repens L.

别　　名：枯骨草、硬骨草。

药用部位：全草。

习性生境：草本。生于海边、溪边以及潮湿之处。

产　　地：韶关（仁化、乐昌）、河源（和平）、梅州（五华）、汕尾（陆丰）、惠州（惠东）、深圳、广州、清远（连州）、肇庆（怀集、高要）、云浮（郁南）、江门（台山）、阳江（阳春）、茂名（高州）、湛江（吴川、徐闻）。

性味功效：甘、微苦，平。清热平肝，通淋利湿。

两耳草 Paspalum conjugatum P. J. Bergius

药用部位：叶。

习性生境：草本。生于田野、林缘、潮湿草地上。

产　　地：深圳、广州、肇庆（高要）、江门（鹤山）。

性味功效：民间用于治疗眼疾。

双穗雀稗 Paspalum distichum L.［*P. paspaloides*（Michx.）Scribn.］

别　　名：红拌根草、过江龙。

药用部位：全草。

习性生境：草本。生于低海拔地区的荒坡、草地、路旁及田间。

产　　地：汕尾（海丰）、深圳、珠海、广州、肇庆（高要）、云浮（罗定）、江门（台山）、茂名（电白）、湛江（徐闻）。

性味功效：甘，平。活血解毒，祛风除湿。

圆果雀稗 Paspalum orbiculare Forst.

药用部位：全草。

习性生境：草本。生于低海拔地区的荒坡、草地、路旁及田间。

产　　地：广东各地均有产。

性味功效：清热利尿。治水肿。

雀稗 Paspalum thunbergii Kunth ex Steud.

药用部位：全草。

习性生境：草本。生于荒野潮湿草地。

产　　地：清远（连南）、河源（连平、紫金）、东莞。

性味功效：甘，平。活血解毒，祛风除湿。治跌打肿痛、骨折筋伤、风湿痹痛、痰火、疮毒等。

狼尾草 Pennisetum alopecuroides（L.）Spreng.

别　　名：大狗尾草。

药用部位：全草、根及根茎。

习性生境：草本。生于田岸、荒地、道旁及小山坡上。

产　　地：韶关（仁化、始兴、乐昌）、河源（连平）、梅州（大埔）、惠州（博罗）、深圳、广州、清远（阳山、连州、英德）、肇庆（封开、怀集、高要）、云浮（郁南、新兴、罗定）、阳江（阳春）、湛江（吴川、徐闻）。

性味功效：全草（狼尾草）：甘，平；清肺止咳，凉血明目。根及根茎（狼尾草根）：甘，平；清肺止咳，解毒。

显子草 Phaenosperma globosa Munro ex Benth.

别　　名：岩高粱。

药用部位：全草。

习性生境：草本。生于山坡林下、山谷溪旁及路边草丛。

产　　地：韶关（新丰）、广州（从化）。

性味功效：甘、微涩，平。补虚健脾，活血调经。

虉草 Phalaris arundinacea L. *

药用部位：全草。

习性生境：草本。生于村边、田野、路旁潮湿地上。

产　　地：韶关（乐昌）。

性味功效：微辛、苦，平。调经，止带。治月经不调、赤白带下。

芦苇 Phragmites australis（Cav.）Trin. ex Steud.［*P. communis* Trin.］

别　　名：苇根、芦头。

药用部位：根茎。

习性生境：草本。生于江河湖泽、池塘沟渠沿岸和低湿地。

产　　地：韶关（乳源、乐昌）、惠州（惠东）、深圳、珠海、广州、清远、肇庆（高要）、阳江（阳春）、湛江（徐闻）。

性味功效：甘，寒。清热泻火，生津止渴，除烦，止呕，利尿。

卡开芦 Phragmites karka（Retz.）Trin.

别　　名：水芦、过江芦荻、水芦荻。

药用部位：根状茎。

习性生境：草本。生于海拔1 000m以下的江河湖岸与溪旁湿地。

产　　地：韶关（新丰、乐昌）、梅州、惠州（龙门）、东莞、深圳、广州、清远（连州）、阳江（阳春）、茂名。

性味功效：苦，寒。清热解毒，利尿消肿。

早熟禾 Poa annua L.

别　　名：爬地早熟禾。

药用部位：全草。

习性生境：草本。生于平原、丘陵、路边、草地、田野、水沟、湿地。

产　　地： 韶关（乐昌）。

性味功效： 甘、淡，平。清热解毒，利尿通淋。

金丝草 Pogonatherum crinitum（Thunb.）Kunth

别　　名： 黄毛草、猫毛草。

药用部位： 全草。

习性生境： 草本。生于阴湿山坡、河边、石隙中。

产　　地： 广东各地均有产。

性味功效： 苦，寒。清热解毒，凉血止血，利湿。

金发草 Pogonatherum paniceum（Lam.）Hack.

别　　名： 竹蒿草。

药用部位： 全草。

习性生境： 草本。生于山坡、草地、路边、溪边草地的干旱向阳处。

产　　地： 韶关（翁源、仁化、乐昌、曲江）、梅州（蕉岭）、惠州（龙门、博罗）、深圳（宝安）、广州（从化）、清远（连州、英德）、肇庆（高要）、云浮、阳江（阳春）、茂名（高州、信宜）。

性味功效： 甘，凉。清热，利湿，消积。

鹅观草 Roegneria kamoji Ohwi

别　　名： 鹅观草。

药用部位： 全草。

习性生境： 草本。生长山坡和湿润草地。

产　　地： 韶关（乳源、南雄）、河源（龙川）、梅州（平远）、清远（英德）、阳江（阳春）。

性味功效： 甘，凉。清热凉血，镇痛。

注：《中国植物志》已修订该物种学名，正名为“柯孟披碱草 Elymus kamoji（Ohwi）S. L. Chen”。

筒轴草 Rottboellia exaltata L. f.

别　　名： 筒轴茅、粗轴草。

药用部位： 全草。

习性生境： 草本。生于山坡、路旁、草丛中。

产　　地： 韶关（新丰、始兴、南雄、乐昌）、河源（连平）、汕头、惠州（惠东、博罗）、深圳、广州、清远（连州、阳山）、肇庆（高要）、云浮（郁南）、茂名（高州）、湛江（徐闻）。

性味功效： 清热利尿。治小便不畅。

斑茅 Saccharum arundinaceum Retz.

别　　名： 大密、芭茅。

药用部位： 根、花序。

习性生境： 草本。生于山坡和河岸溪涧草地。

产　　地： 韶关（始兴、乐昌）、河源（连平）、惠州（惠东、惠阳）、深圳、广州（从化）、清远、肇庆（高要）、云浮（郁南）、江门（恩平）、阳江（阳春）、湛江（徐闻）。

性味功效： 根：甘、淡，平；活血通经，通窍利水。花序：止血。

▼甘蔗 Saccharum officinarum L.

别　　名： 紫叶蔗、糖蔗。

药用部位： 茎秆、茎皮、榨糖后的茎干渣滓、嫩芽。

习性生境： 草本。栽培。

产　　地： 广东各地均有栽培。

性味功效： 甘，寒。茎秆：清热生津，润燥和中，解毒。茎皮（甘蔗皮）和榨糖后的茎干渣滓（甘蔗渣）：清热解毒。嫩芽（蔗鸡）：清热生津。

▼竹蔗 Saccharum sinense Roxb.

别　　名： 芦蔗、友巴、草甘蔗。

药用部位： 茎秆。

习性生境： 草本。栽培。

产　　地：广东各地均有栽培。
性味功效：甘，寒。清热生津，润燥和中，解毒。

甜根子草 Saccharum spontaneum L. *
别　　名：甜茅、割手密。
药用部位：根茎及秆。
习性生境：草本。生于平原和山坡、河旁、溪流岸边、砾石沙滩、荒洲上。
产　　地：韶关（乐昌）、汕头（南澳）、深圳、广州、清远（连州、英德）、肇庆、云浮（罗定）。
性味功效：甘，凉。清热，止咳，利尿。

囊颖草 Sacciolepis indica（L.）A. Chase
别　　名：滑草。
药用部位：全草。
习性生境：草本。生于稻田中或水湿处。
产　　地：韶关（新丰、仁化、始兴、乐昌）、河源（连平）、梅州（大埔）、惠州（博罗）、深圳、珠海、广州、清远（连山、阳山）、肇庆（高要、怀集、封开、德庆）、云浮（罗定）、阳江（阳春）、茂名（信宜、高州）。
性味功效：收敛生肌，止血。治外伤出血。

大狗尾草 Setaria faberi R.A. W. Herrmann.
别　　名：狗尾巴。
药用部位：全草或根。
习性生境：草本。生于山坡、路旁、田园或荒野。
产　　地：韶关（乳源、始兴、乐昌）、河源（和平、连平）、汕尾（陆丰）、珠海、清远（连州）、肇庆（高要）。
性味功效：甘，平。清热消疳，祛风止痛。

莠狗尾草 Setaria geniculata（Lam.）Beauv.
别　　名：幽狗尾草。
药用部位：全草或根。
习性生境：草本。生于山坡、旷野或路边的干燥或湿地。
产　　地：韶关（乳源、乐昌）、河源（和平、连平、龙川）、梅州（五华、大埔）、惠州（惠东）、深圳、广州、清远（英德）、肇庆（德庆、高要）、江门（新会）、阳江（阳春）、茂名、湛江（徐闻）。
性味功效：淡，凉。清热利湿，解毒。

金色狗尾草 Setaria glauca（L.）Beauv.
别　　名：恍莠莠、硬稃狗尾草。
药用部位：全草。
习性生境：草本。生于林边、山坡、路边和荒芜的园地及荒野。
产　　地：韶关（乐昌）、河源（和平）、梅州（五华）、惠州（龙门、惠东、博罗、惠阳）、深圳、广州、清远（连南、连山、阳山、英德）、肇庆（封开、高要）、云浮、阳江（阳春）。
性味功效：甘、淡，平。清热，明目，止痢。

▼粱 Setaria italica（L.）Beauv. *
别　　名：小米、黄粟、狗尾草粟。
药用部位：种仁、全株。
习性生境：草本。栽培。
产　　地：广州、肇庆有栽培。
性味功效：甘、咸，凉。和中，益肾，除热，解毒。

棕叶狗尾草 Setaria palmifolia（Koen.）Stapf
别　　名：雏茅。
药用部位：全草。
习性生境：草本。生于山坡或山谷林下阴湿处。
产　　地：广东各地均有产。
性味功效：益气固脱。

皱叶狗尾草 Setaria plicata（Lam.）T.Cooke

别　　名：扭叶草。

药用部位：全草。

习性生境：草本。生于山坡林下、沟谷地阴湿处或路边杂草地上。

产　　地：韶关（乐昌）、河源、惠州（博罗、惠东）、深圳、广州、清远（阳山、英德、连州）、肇庆（封开）、阳江（阳春）、茂名（信宜）。

性味功效：淡，平。解毒、杀虫。

狗尾草 Setaria viridis（L.）Beauv.

别　　名：谷莠草、莠。

药用部位：全草。

习性生境：草本。生于荒野路边。

产　　地：韶关（始兴、南雄、乐昌）、深圳、广州、肇庆（高要）、阳江（阳春）。

性味功效：甘、淡，凉。清热利湿，祛风明目，解毒，杀虫。

▼高粱 Sorghum bicolor（L.）Moench

别　　名：蜀黍、荻粱、乌禾、稻秫、木稷。

药用部位：种仁、根。

习性生境：草本。栽培。

产　　地：韶关（乳源、乐昌、新丰、翁源）、河源（和平）、广州、清远（连山、连州）、肇庆（高要）。

性味功效：种仁：甘、涩，温；健脾止泻，化痰安神。根：甘，平；平喘，利水，止血，通络。

▼拟高粱 Sorghum propinquum（Kunth）Hitch. *

别　　名：水高粱、野高粱。

药用部位：根茎。

习性生境：草本。栽培。

产　　地：广州有栽培。

性味功效：甘、淡，凉。清肺止咳，健脾利湿，活血止血。

鼠尾粟 Sporobolus fertilis（Steud.）W. D.Glayt.

别　　名：狗屎草。

药用部位：全草或根。

习性生境：草本。生于田野路边、山坡草地及山谷湿处和林下。

产　　地：韶关（始兴、乐昌）、惠州、深圳、广州、清远（连州）、肇庆（怀集）、云浮（新兴）、阳江（阳春）、湛江（徐闻）。

性味功效：甘、淡，平。清热解毒，凉血，利尿。

钝叶草 Stenotaphrum helferi Munro ex Hook. f. *

别　　名：薏米草。

药用部位：全草。

习性生境：草本。生于湿润草地、林缘或疏林中。

产　　地：广州、阳江、湛江（徐闻）。

性味功效：甘，平。益气，催产。

苞子草 Themeda caudata（Nees）A. Camus

药用部位：根状茎。

习性生境：草本。生于山坡草地或河边。

产　　地：韶关（新丰、翁源、乐昌）、梅州（五华）、惠州（惠东、博罗）、深圳、广州（从化）、清远（阳山）、肇庆（封开）、阳江（阳春）。

性味功效：清热消炎。治热咳。

黄背草 Themeda japonica（Willd.）Tanaka

别　　名：黄麦秆。

药用部位：全草。

习性生境：草本。生于草地、路旁、林缘。

产　　地：韶关（乳源、新丰）、惠州（惠东、惠阳）、广州、肇庆（高要）。

性味功效：甘，温。活血通经，祛风除湿。

阿拉伯黄背草 Themeda triandra Forsk.
别　　名：黄麦秆、黄背草。
药用部位：全草、根、幼苗。
习性生境：草本。生于林缘草地。
产　　地：韶关（乳源、新丰、乐昌）、惠州（惠东）、广州、肇庆（四会）。
性味功效：全草：甘，温；活血调经，祛风除湿。根：甘，平；祛风湿。幼苗：甘，平；治高血压病。

菅 Themeda villosa（Poir.）A. Camus
别　　名：峨眉假铁秆草。
药用部位：根状茎。
习性生境：草本。生于山坡灌丛、草地或林缘向阳处。
产　　地：韶关（乐昌、新丰）、惠州（龙门）、深圳、广州、清远（连州、英德）、云浮（郁南）、阳江（阳春）。
性味功效：甘、辛，温。祛风散寒，除湿通络，利尿消肿。

粽叶芦 Thysanolaena latifolia（Roxb. ex Hornem.）Honda
别　　名：莽草、粽叶草。
药用部位：根或笋。
习性生境：草本。生于山坡、山谷、林下、灌丛。
产　　地：广东各地均有产。
性味功效：甘，凉。清热截疟，止咳平喘。

▼普通小麦 Triticum aestivum L. *
别　　名：冬小麦、小麦。
药用部位：种子、干瘪轻浮的颖果。
习性生境：草本。栽培。
产　　地：广东各地均有栽培。
性味功效：种子（小麦）：甘，凉；养心，益肾，除热，止渴。干瘪轻浮的颖果（浮小麦）：甘，凉；除虚热，止汗。

▼玉米 Zea mays L.
别　　名：玉蜀黍、苞米、苞芦、珍珠米、包谷。
药用部位：根、叶、苞片、种子、花柱和柱头、雄花穗、穗轴。
习性生境：草本。栽培。
产　　地：广东各地均有栽培。
性味功效：根：甘，平；利尿通淋，祛瘀止血。叶：微甘，凉；利尿通淋。苞片（玉蜀黍苞片）：甘，平；清热利尿，和胃。种子（玉蜀黍）：甘，平；调中开胃，利尿消肿。花柱和柱头（玉米须）：甘、淡，平；利尿消肿，清肝利胆。雄花穗（玉米花）：甘，凉；疏肝利胆。穗轴（玉米轴）：甘，平；健脾利湿。

▼菰 Zizania latifolia（Griseb.）Stapf.
别　　名：茭白、茭笋。
药用部位：嫩茎秆被菰黑粉菌刺激形成的肥大部分、根及根茎、果实。
习性生境：草本。栽培。
产　　地：广东各地均有栽培。
性味功效：甘，寒。嫩茎秆被菰黑粉菌刺激形成的肥大部分（茭白）：解热毒，除烦渴。根及根茎（菰根）：清热解毒，除烦止渴。果实（菰米）：除烦止渴，和胃理肠。

209. 竹亚科 Bambusaceae

粉单竹 Bambusa chungii McClure［*Lingnania chungii*（McClure）McClure］
别　　名：粉单。
药用部位：叶。

习性生境：大型竹种。栽培于河溪两岸及村边、屋旁。
产　　地：广东各地均有栽培。
性味功效：苦，寒。清心除烦，清暑止渴。治热病心烦、伤暑口渴、烫伤。

坭簕竹 Bambusa dissimulator McClure *
别　　名：簕竹、坭竹、猪𪘏脯。
药用部位：根、茎。
习性生境：乔木状、丛生。栽培于河溪两岸及村边、屋旁。
产　　地：清远、广州。
性味功效：清热止渴。根：治狂犬病。茎（竹茹）：治胃热呕吐。

慈竹 Bambusa emeiensis L. C. Chia & H. L. Fung *
别　　名：丛竹、绵竹。
药用部位：嫩叶、根、受病害的嫩苗（气笋）、茎用火烤后流出的液汁（竹沥）。
习性生境：乔木状、丛生。栽培。
产　　地：广州有栽培。
性味功效：嫩叶：甘、苦，凉；清心利尿，除烦止渴。根：甘、苦，微寒；通乳。气笋：苦、微甘，寒；清热解毒，止血。竹沥：甘，寒；清热化痰，定惊除烦。

凤尾竹 Bambusa multiplex（Lour.）Raeusch. ex J. A. et J. H. Schult. cv. **Fernleaf**
药用部位：全株。
习性生境：乔木状、丛生。栽培于河溪两岸及村边、屋旁。
产　　地：清远、广州有栽培。
性味功效：甘，凉。清热利尿，除烦。治热病心烦、伤暑口渴。

撑篙竹 Bambusa pervariabilis McClure
别　　名：白眉竹、油竹。
药用部位：叶或叶芽、茎皮。
习性生境：乔木状、丛生。栽培于河溪两岸及村边、屋旁。
产　　地：广东各地均有栽培。
性味功效：甘、苦，凉。清热，除烦，止血，止呕。

车筒竹 Bambusa sinospinosa McClure
别　　名：硬头犁、泥竹。
药用部位：叶。
习性生境：乔木状、丛生。栽培于河溪两岸及村边、屋旁。
产　　地：广东各地均有栽培。
性味功效：甘，凉。清热利尿、止血。治小儿高热、感冒风热、尿路感染、鼻衄。

青皮竹 Bambusa textilis McClure
别　　名：高竹、晾衣竹、广宁竹、小青竹、黄竹、地青竹。
药用部位：秆内的分泌液干燥后的块状物。
习性生境：乔木状、丛生。栽培于低海拔地区的河边、村落附近。
产　　地：广东各地均有栽培。
性味功效：甘，寒。清热豁痰，凉心定惊。

青竿竹 Bambusa tuldoides Munro
别　　名：水竹、硬生桃竹、硬散桃竹。
药用部位：茎秆的中间层。
习性生境：乔木状、丛生。生于低丘陵地或溪河两岸，也常栽于村落附近。
产　　地：广东各地均有产或栽培。
性味功效：甘，微寒。清热化痰，除烦，止呕。

方竹 Chimonobambusa quardrangularis（Fenzi）Makino *
别　　名：十方竹、四方竹。
药用部位：竹茹。
习性生境：灌木状、散生。生于低山、林缘。
产　　地：韶关（乳源、乐昌）有野生，广州有栽培。

性味功效：甘、微苦，平。解表退热，化痰。治感冒发热。

吊丝球竹 Dendrocalamopsis beecheyana (Munro) Keng f. [*Sinocalamus beecheyanus* (Mitf.) Stapf ex Rendle; *Bambusa beecheyana* Munro] *

别　　名：大头典竹。

药用部位：苗。

习性生境：乔木状、丛生。栽培。

产　　地：广州有栽培。

性味功效：甘，寒。清热消痰。

麻竹 Dendrocalamus latiflorus Munro

药用部位：竹笋。

习性生境：乔木状、丛生。生于村旁、溪边。

产　　地：韶关（乐昌、乳源、曲江）、梅州（兴宁、丰顺）、潮州、汕头、广州、清远（连州、阳山、英德）、肇庆（四会、高要、广宁、怀集）、云浮、阳江（阳春）、茂名。

性味功效：涩、苦，平。化痰止咳，解毒。治咳嗽。

阔叶箬竹 Indocalamus latifolius (Keng) McClure

别　　名：寮竹。

药用部位：叶。

习性生境：乔木状。生于山坡、山谷、疏林下。

产　　地：韶关（新丰）。

性味功效：甘，寒。清热解毒，止血消肿。

箬竹 Indocalamus tessellatus (Munro) Keng. f.

别　　名：长鞘茶竿竹。

药用部位：叶。

习性生境：灌木状、散生。生于山坡、路旁。

产　　地：韶关（新丰）、广州（从化）、清远（阳山）、阳江（阳春）、茂名（化州）。

性味功效：甘，寒。清热止血。治吐衄、下血。

水竹 Phyllostachys heteroclada Oliv.

药用部位：叶。

习性生境：乔木状、散生。生于山地、山坡、疏林。

产　　地：广州。

性味功效：淡，凉。清热除烦。治热病烦渴。

毛竹 Phyllostachys heterocycla (Carr.) Mitford cv. **Pubescens**

别　　名：五月季竹、轿杠竹。

药用部位：叶。

习性生境：乔木状、散生。生于山地、山坡、疏林。

产　　地：广东各地均有产。

性味功效：甘、淡、微涩，温。清热利尿，止吐。治烦热口渴、小儿疳积、小儿发热、高热不退、呕吐。

篌竹 Phyllostachys nidularia Munro

药用部位：嫩叶、竹茹。

习性生境：灌木状、散生。生于山地、山坡、疏林。

产　　地：韶关（乳源、乐昌）、惠州（惠东）、深圳、广州、清远（连山）、肇庆（高要）。

性味功效：苦，寒。清热解毒，利尿除烦，杀虫止痒。治烦热口渴、不眠、音哑、目赤肿痛、口疮、疥癣、疮毒。

紫竹 Phyllostachys nigra (Lodd.) Munro

别　　名：乌竹、黑竹、水竹子。

药用部位：根茎。

习性生境：灌木状或小乔木状、散生。生于山地、山坡、疏林。

产　　地：韶关（乳源、乐昌）、深圳、广州。

性味功效：淡，凉。清热利尿，解毒除烦。治高热、小儿夜啼、狂犬咬伤。

▼桂竹 **Phyllostachys reticulata**（Ruprecht）K.Koch. *

别　　名： 五月季竹、轿杠竹。

药用部位： 箨叶。

习性生境： 乔木状、散生。栽培。

产　　地： 韶关（乳源）、茂名（信宜）有栽培。

性味功效： 苦，寒。凉血透疹。

苦竹 **Pleioblastus amarus**（Keng）Keng f.

别　　名： 伞柄竹。

药用部位： 叶。

习性生境： 灌木状、散生。生于山谷疏林。

产　　地： 韶关（乳源）、茂名（信宜）有栽培。

性味功效： 苦，寒。清心，利尿，明目，解毒。治热病烦渴、失眠、小便短赤、口疮、目痛、失声、烫伤。

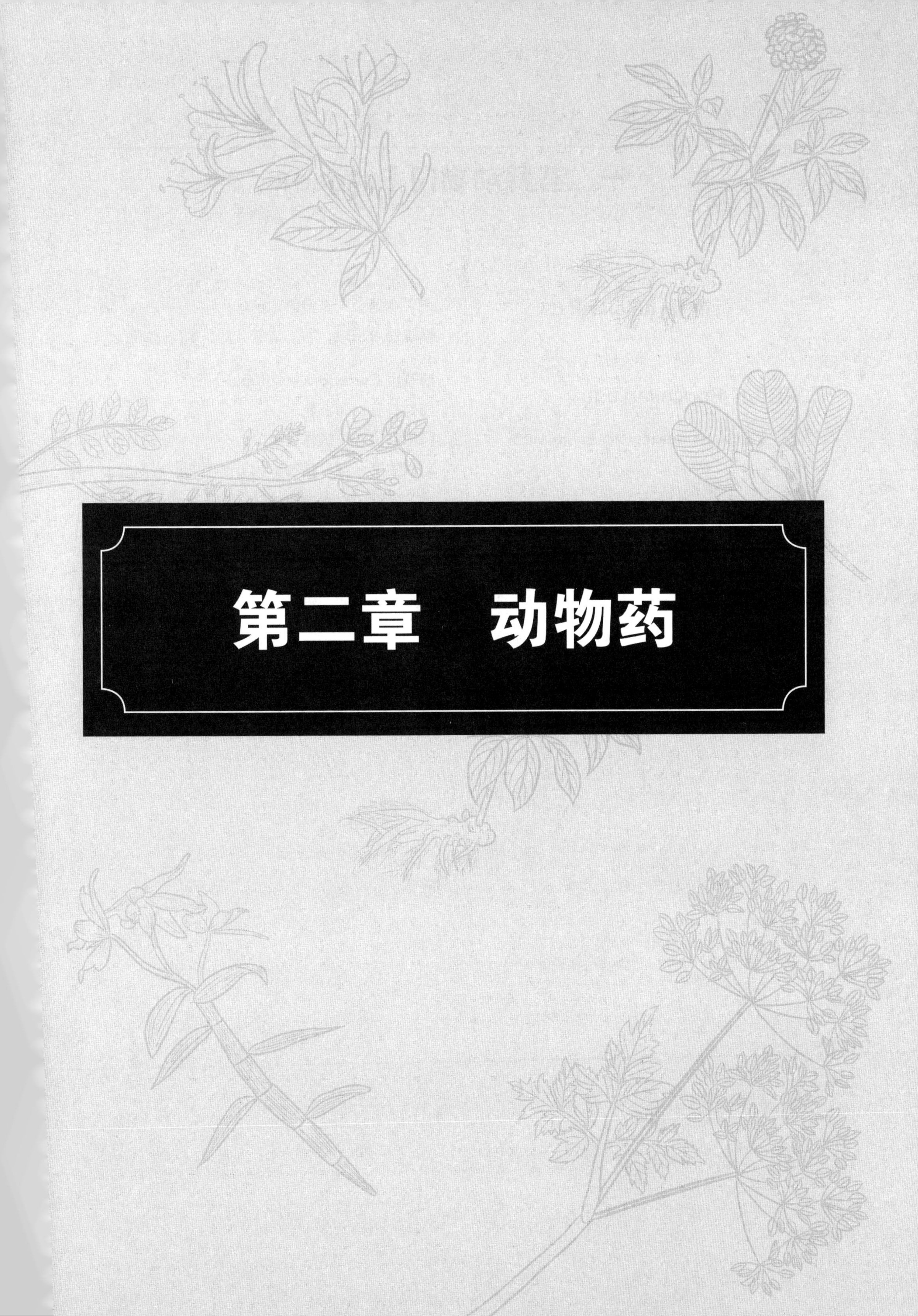

第二章　动物药

一、苔藓动物门 Bryozoa

裸唇纲 Gymnolaemata

孔胞苔虫科 Poricellariidae

突脊苔虫 Costazia culeata Canu et Bassler. *

药 材 名：海石花。

药用部位：干燥体骨骼。

习性生境：苔藓动物。附着于沿海的岩礁间。

产　　地：广东沿海地区。

性味功效：咸，寒。清肺化痰，软坚散结。

瘤苔虫 Costazia costazii Audouin. *

药 材 名：海石花。

药用部位：干燥体骨骼。

习性生境：苔藓动物。附着于沿海的岩礁间。

产　　地：广东沿海地区。

性味功效：咸，寒。清肺化痰，软坚散结。

二、刺胞动物门 Cnidaria

珊瑚虫纲 Actinozoa

1. 海底柏科 Melithaidae

鳞海底柏 Melitodes squamara Nutting *

药 材 名：海底柏。

药用部位：石灰质骨骼。

习性生境：刺胞动物。暖海水深2～8m的岩礁间或珊瑚丛中。

产　　地：广东湛江沿海和岛屿。

性味功效：甘、微咸，微寒。清肺止咳，凉血止血，安神镇惊。

2. 枇杷珊瑚科 Oculinidae

粗糙盔形珊瑚 Galaxea aspera Quelch *

药 材 名：鹅管石。

药用部位：石灰质骨骼。

习性生境：刺胞动物。栖息于潮下带到水深15m的礁石台上。

产　　地：广东沿海海域。

性味功效：甘，温。温肺化饮，降气平喘，温肾壮阳，通乳。

丛生盔形珊瑚 Galaxea fascicularis L. *

药 材 名：鹅管石。

药用部位：石灰质骨骼。

习性生境：刺胞动物。栖息于潮下带到水深10m的海底礁石上。

产　　地：广东沿海海域。

性味功效：甘，温。温肺化饮，降气平喘，温肾壮阳，通乳。

三、软体动物门 Mollusca

（一）腹足纲 Gastropoda

1. 蝾螺科 Turbinidae

节蝾螺 Turbo articulatus Reeve *

药 材 名：海螺厣。

药用部位：厣。

习性生境：软体动物。低潮线附近的珊瑚礁或岩石间。

产　　地：广东沿海地区均有产。

性味功效：咸，平。清热祛湿，利水通淋。

金口蝾螺 Turbo chrysostomus L.

药 材 名：海螺厣。

药用部位：厣。

习性生境：软体动物。低潮线附近的珊瑚礁或岩石间。

产　　地：广东沿海地区均有产。

性味功效：咸，平。清热祛湿，利水通淋。

蝾螺 Turbo cornutus Solander *

药 材 名：海螺厣。

药用部位：厣。

习性生境：软体动物。低潮线附近至水深10m处，一般为岩石底质的海底。

产　　地：广东东部沿海地区。

性味功效：咸，平。清热祛湿，利水通淋。

2. 鲍科 Haliotidae

耳鲍 Haliotis asinina L. *

药 材 名：石决明。

药用部位：贝壳。

习性生境：软体动物。潮下带水深10m左右的海底岩礁上。

产　　地：广东沿海地区均有产。

性味功效：咸，寒。平肝潜阳，清肝明目。

杂色鲍 Haliotis diversicolor Reeve *

药 材 名：石决明。

药用部位：贝壳。

习性生境：软体动物。潮下带水深10m左右的海底岩礁上。

产　　地：广东沿海地区均有产。

性味功效：咸，寒。平肝潜阳，清肝明目。

羊鲍 Haliotis ovina Gmelin *

药 材 名：石决明。

药用部位：贝壳。

习性生境：软体动物。潮下带水深10m左右的海底岩礁上。

产　　地：广东沿海地区均有产。

性味功效：咸，寒。平肝潜阳，清肝明目。

3. 宝贝科 Cypraeidae

环纹货贝 Mauritia annulus L. *

药 材 名：白贝齿。

药用部位：干燥贝壳。

习性生境：软体动物。潮流缓慢的潮间带珊瑚礁和岩石间。

产　　地：湛江沿海。

性味功效：咸，平。镇惊安神，清肝明目。

阿拉伯绶贝 Mauritia arabica L. *

药 材 名：紫贝齿。

药用部位：干燥贝壳。

习性生境：软体动物。热带和亚热带海区，潮间带低潮线附近有珊瑚礁及岩石的海底。

产　　地：广东沿海地区均有产。

性味功效：咸，平。镇惊安神，清肝明目。

货贝 Mauritia moneta L. *

药 材 名：白贝齿。

药用部位：干燥贝壳。

习性生境：软体动物。潮流缓慢的潮间带珊瑚礁和岩石间。

产　　地：湛江沿海。

性味功效：咸，平。镇惊安神，清肝明目。

4. 香螺科 Melongenidae

细角螺 Hemifusus ternatanus Gmelin *

药 材 名：响螺厣。

药用部位：干燥掩厣。

习性生境：软体动物。生活在10～70m深的泥沙质海底。

产　　地：广东西部沿海地区。

性味功效：甘，平。养阴清热，解毒敛疮。

管角螺 Hemifusus tuba Gmelin *

药 材 名：响螺厣。

药用部位：干燥掩厣。

习性生境：软体动物。近海约10m深的泥质或泥沙质的海底。

产　　地：广东西部沿海地区。

性味功效：甘，平。养阴清热，解毒敛疮。

（二）双壳纲 Bivalvia

1. 蚌科 Unionidae

背角无齿蚌 Anodonta woodiana Lea *

药 材 名：珍珠。

药用部位：受刺激形成的珍珠。

习性生境：软体动物。江河、湖泊中。

产　　地：广东各地均有产。

性味功效：甘、咸，寒。安神定惊，明目消翳，解毒生肌，润肤祛斑。

褶纹冠蚌 Cristaria plicata Leach *

药 材 名：珍珠。

药用部位：受刺激形成的珍珠。

习性生境：软体动物。水流较慢的河流、湖泊、池塘的泥沙底内。

产　　地：广东各地均有产。

性味功效：甘、咸，寒。安神定惊，明目消翳，解毒生肌，润肤祛斑。

三角帆蚌 Hyriopsis cumingii Lea

药 材 名：珍珠。

药用部位：受刺激形成的珍珠。

习性生境：软体动物。养殖。

产　　地：珠三角地区有养殖。

性味功效：甘、咸，寒。安神定惊，明目消翳，解毒生肌，润肤祛斑。

2. 蚶科 Arcidae

泥蚶 Arca granosa L. *

药 材 名：瓦楞子。

药用部位：贝壳。

习性生境：软体动物。浅海软泥滩中，潜入泥中深约7cm，常发现于有淡水注入处。

产　　地：广东沿海地区有产。

性味功效：甘，咸，温；有小毒。活血消痰，软坚散结，制酸止痛。

魁蚶 Arca inflata Reeve. *

药用部位：贝壳。

习性生境：软体动物。浅海10～30m深的软泥或泥沙质海底。

产　　地：广东沿海地区有产。

性味功效：甘，咸，温；有小毒。活血消痰，软坚散结，制酸止痛。

毛蚶 Arca subcrenata Lischke *

药 材 名：瓦楞子。

药用部位：贝壳。

习性生境：软体动物。潮间带至20m深的泥沙质海底，尤多见于稍有淡水流入的河口附近。

产　　地：广东沿海地区有产。

性味功效：甘，咸，温；有小毒。活血消痰，软坚散结，制酸止痛。

3. 砗磲科 Tridacnidae

大砗磲 Tridacna gigas L. *

药 材 名：砗磲。

药用部位：干燥贝壳。

习性生境：软体动物。低潮线附近的珊瑚礁间、水深数米的珊瑚砂底以及潟湖内。

产　　地：雷州半岛及沿海。

性味功效：甘、咸，寒。镇惊，安神，解毒。

鳞砗磲 Tridacna squamosa Lamarck *

药 材 名：砗磲。

药用部位：干燥贝壳。

习性生境：软体动物。常在潟湖中长成一大片，以足丝固定在珊瑚礁上或礁隙之间，终生不移动。

产　　地：雷州半岛及沿海。

性味功效：甘、咸，寒。镇惊，安神，解毒。

4. 帘蛤科 Veneridae

青蛤 Cyclina sinensis Gmelin *

药 材 名：蛤壳。

药用部位：干燥贝壳。

习性生境：软体动物。近海及潮间带泥沙质海底，河口较多；亦有养殖。

产　　地：广东沿海地区均有产。

性味功效：苦、咸，寒。清热化痰，软坚散结，制酸止痛。

文蛤 Meretrix meretrix L. *

药 材 名：蛤壳。

药用部位：干燥贝壳。

习性生境：软体动物。潮间带及浅海区的细沙表层；亦有养殖。

产　　地：广东沿海地区均有产。

性味功效：苦、咸，寒。清热化痰，软坚散结，制酸止痛。

5. 贻贝科 Mytilidae

翡翠贻贝 Perna viridis L. *

药 材 名：淡菜。

药用部位：干燥贝肉。

习性生境：软体动物。水流通畅处的岩石上或缝隙内；亦有养殖。

产　　地：广东沿海地区均有产。

性味功效：咸，温。滋养肝肾，补益精血。解热除烦。

6. 牡蛎科 Ostreidae

长牡蛎 Ostrea gigas Thunb. *

药 材 名：牡蛎。

药用部位：干燥贝壳。

习性生境：软体动物。盐度较低的海区，自潮间带至低潮线下水深几米范围内。

产　　地：广东沿海地区均有产或养殖。

性味功效：咸，微寒。重镇安神，潜阳补阴，软坚散结。

褶牡蛎 Ostrea plicatula Gould *

药 材 名：牡蛎。

药用部位：干燥贝壳。

习性生境：软体动物。潮间带的中、上区的岩礁上。

产　　地：广东沿海地区均有产或养殖。

性味功效：咸，微寒。重镇安神，潜阳补阴，软坚散结。

近江牡蛎 Ostrea rivularis Gould *

药 材 名：牡蛎。

药用部位：干燥贝壳。

习性生境：软体动物。多栖于低潮线附近水深7m以内，有时亦到达高潮线附近。

产　　地：广东沿海地区均有产或养殖。

性味功效：咸，微寒。重镇安神，潜阳补阴，软坚散结。

7. 珍珠贝科 Pteriidae

马氏珍珠贝 Pteria martensii Dunker *

药 材 名：珍珠、珍珠母。

药用部位：受刺激形成的珍珠、干燥贝壳。

习性生境：软体动物。水深约10m而波浪较为平静的内湾，有砂泥、岩礁或石砾的浅海底。

产　　地：广东沿海地区均有产。

性味功效：珍珠：甘、咸，寒；安神定惊，明目消翳，解毒生肌，润肤祛斑。珍珠母：咸，寒；平肝潜阳，安神定惊，明目退翳。

大珍珠贝 Pteria maxima Jameson *

药 材 名：珍珠、珍珠母。

药用部位：受刺激形成的珍珠、干燥贝壳。

习性生境：软体动物。珊瑚礁、岩礁、沙砾等处。水深20～50m处最多。

产　　地：雷州半岛。

性味功效：珍珠：甘、咸，寒；安神定惊，明目消翳，解毒生肌，润肤祛斑。珍珠母：咸，寒；平肝潜阳，安神定惊，明目退翳。

（三）头足纲 Cephalopoda

乌贼科 Sepiidae

金乌贼 Sepia esculenta Hoyle *

药 材 名：海螵蛸。

药用部位：干燥内壳体内骨块。

习性生境：软体动物。潮流缓慢，水质清澈海中。

产　　地：珠江口近海。

性味功效：咸、涩，温。收敛止血，涩精止带，制酸止痛，收湿敛疮。

曼氏无针乌贼 Sepiella maindroni de Rochebrune *

药 材 名：海螵蛸。

药用部位：干燥内壳体内骨块。

习性生境：软体动物。水清温暖、潮流缓慢、岩石高低不平、海藻繁茂之处。多生活在约1 000m的海底，繁殖期成群到浅海。

产　　地：广东沿海地区。

性味功效：咸、涩，温。收敛止血，涩精止带，制酸止痛，收湿敛疮。

四、棘皮动物门 Echinodermata

（一）海参纲 Holothuroidea

海参科 Holothuriidae

花刺参 Stichopus variegatus Semper *

药 材 名：花刺参。

药用部位：干燥全体。

习性生境：棘皮动物。潮间带珊瑚礁边或石块下的沙质海底。

产　　地：雷州半岛沿海。

性味功效：甘、咸，温。补肾益精，养血润燥。

（二）海胆纲 Echinoidea

1. 长海胆科 Echinometridae

紫海胆 Anthocidaris crassispina A. Agassiz *

药 材 名：海胆。

药用部位：干燥体骨壳。

习性生境：棘皮动物。海岸的岩石下或石缝内，有时栖息在由岩石形成的水洼中。

产　　地：广东沿海地区均有产。

性味功效：咸，平。软坚散结，化痰，消肿。

2. 刻肋海胆科 Temnopleuridae

细雕刻肋海胆 Temnopleurus toreumaticus Leske *

药 材 名：海胆。

药用部位：干燥体骨壳。

习性生境：棘皮动物。浅海潮间带到水深45m处的细沙泥底上。

产　　地：广东沿海地区均有产。

性味功效：咸，平。软坚散结，化痰，消肿。

（三）海星纲 Asteroidea

1. 海燕科 Asterinidae

闽粤海燕 Asterina limboonkengi G. A. Smith *

药 材 名：海燕。

药用部位：除去内脏的干燥体。

习性生境：棘皮动物。潮间带和沿岸浅海域的石底。

产　　地：广东沿海地区均有产。

性味功效：咸，温。补肾阳，祛风湿，制酸止痛。

2. 角海星科 Giniasteridae

骑士章海星 Stellaster equestris Retzius *

药 材 名：海星。

药用部位：干燥全体。

习性生境：棘皮动物。沿海低潮线到超过100m深的海底泥沙上。

产　　地：广东沿海地区均有产。

性味功效：咸，平。软坚散结，清热，平肝定惊，制酸止痛。

五、环节动物门 Annelida

（一）寡毛纲 Oligochaeta

钜蚓科 Megascolecidae

参环毛蚓 Pheretima aspergillum Perrier *

药 材 名：广地龙。
药用部位：除去内脏的干燥体。
习性生境：环节动物。田园、草地等潮湿、疏松、肥沃泥土中。
产　　地：广东各地均有产。
性味功效：咸，寒。清热定惊，通络，平喘，利尿。

（二）水蛭纲 Hirudinea

水蛭科 Hirudinidae

柳叶蚂蟥 Whitmania acranulata Whitman *

药 材 名：水蛭。
药用部位：干燥体。
习性生境：环节动物。溪流近岸处。
产　　地：广东各地均有产。
性味功效：咸、苦，平；有毒。破血通经络，逐瘀消癥。

宽体蚂蟥 Whitmania pigra Whitman *

药 材 名：水蛭。
药用部位：干燥体。
习性生境：环节动物。水田和溪流中。
产　　地：广东各地均有产。
性味功效：咸、苦，平；有毒。破血通经络，逐瘀消癥。

日本医蛭 Hirudo nipponica Whitman *

药 材 名：水蛭。
药用部位：干燥体。
习性生境：环节动物。水田、沟渠、污水塘等处。
产　　地：广东各地均有产。
性味功效：咸、苦，平；有毒。破血通经络，逐瘀消癥。

六、节肢动物门 Arthropoda

（一）唇足纲 Chilopoda

蜈蚣科 Scolopendridae

少棘巨蜈蚣 Scolopendra subspinipes mutilans L. Koch. *

药 材 名：蜈蚣。

药用部位：干燥体。

习性生境：节肢动物。丘陵地带温暖的地方，常见于林中岩石底或石隙、墙缝中，亦常见于厨房等阴湿处。

产　　地：广东各地均有产。

性味功效：辛，温；有毒。息风镇痉，攻毒散结，通络止痛。

（二）昆虫纲 Insecta

1. 蝉科 Cicadidae

华南蚱蝉 Cryptotympan mandarina Dist. *

药 材 名：蝉蜕。

药用部位：若虫羽化时所蜕落的干燥皮壳。

习性生境：节肢动物。平原树林中。

产　　地：广东各地均有产。

性味功效：甘，寒。疏风散热，透疹，利咽，明目退翳，解痉。

黑蚱蝉 Cryptotympan pustulata Fabricius *

药 材 名：蝉蜕。

药用部位：若虫羽化时所蜕落的干燥皮壳。

习性生境：节肢动物。平原树林中。

产　　地：广东各地均有产。

性味功效：甘，寒。疏风散热，透疹，利咽，明目退翳，解痉。

黑翅红蝉 Huechys sanguinea De Gteer. *

药 材 名：红娘子。

药用部位：干燥虫体。

习性生境：节肢动物。丘陵地带的草丛。

产　　地：广东各地均有产。

性味功效：苦、辛，平；有大毒。攻毒，祛瘀，破积。

2. 兜蝽科 Dinidoridae

九香虫 Aspongopus chinensis Dallas *

药 材 名：九香虫。

药用部位：干燥全虫。

习性生境：节肢动物。河边石隙间和石下。成虫越冬，惊蛰后飞出活动。

产　　地：广东各地均有产。

性味功效：咸，温。温中助阳，理气止痛。

3. 蜚蠊科 Blattidae

澳洲蜚蠊 Blatta australasiae Fabricius *

药 材 名：蟑螂、游虫珠。

药用部位：干燥虫体、干燥粪便。

习性生境：节肢动物。家室内，特别是温暖、有食物的地方，如厨房、饭馆、轮船、仓库等处。

产　　地：广东各地均有产。

性味功效：蟑螂：咸，寒；活血散瘀，解毒消积，利水消肿。游虫珠：苦、咸，寒；健脾消积。

东方蜚蠊 Blatta orientalis L. *

药 材 名：蟑螂、游虫珠。

药用部位：干燥虫体、干燥粪便。

习性生境：节肢动物。家室内，特别是温暖、有食物的地方，如厨房、饭馆、轮船、仓库等处。

产　　地：广东各地均有产。

性味功效：蟑螂：咸，寒；活血散瘀，解毒消积，利水消肿。游虫珠：苦、咸，寒；健脾消积。

4. 匍蠊科 Blaberidae

金边土鳖 Opisthoplatia orientalis Burmeister *

药 材 名：金边土鳖。

药用部位：干燥虫体。

习性生境：节肢动物。有机质丰富、阴暗潮湿的地方。

产　　地：广东各地均有产或饲养。

性味功效：咸，寒；有小毒。破瘀血，续筋骨。

5. 鳖蠊科 Polyohagidae

地鳖 Eupolyphaga sinensis Walker *

药 材 名：土鳖虫。

药用部位：干燥雌虫体。

习性生境：节肢动物。阴暗潮湿的粮仓底下，油坊屋角或其他墙角地下。

产　　地：广东各地均有产。

性味功效：咸，寒；有小毒。破血逐瘀，续筋接骨。

6. 蚕蛾科 Bombycidae

家蚕 Bombyx mori L. *

药 材 名：僵蚕、蚕砂。

药用部位：4～5龄的幼虫因感染白僵菌后发病致死的干燥虫体、蛾幼虫的干燥粪便。

习性生境：节肢动物。饲养。

产　　地：广东各地均有饲养。

性味功效：僵蚕：咸、辛，平；息风止痉，祛风止痛，化痰散结。蚕砂：甘、辛，微温；祛风除湿，和胃化浊。

7. 蚁蛉科 Myrmeleontidae

蚁蛉 Hagenomyia formicarius L. *

药 材 名：金沙牛。

药用部位：干燥幼虫。

习性生境：节肢动物。石下或草地的干燥幼沙地上。

产　　地：广东各地均有产。

性味功效：咸、辛，温；有小毒。利水通淋，消肿拔毒，截疟。

黄足蚁蛉 Hagenomyia micans Mac Lachlan *

药 材 名：金沙牛。

药用部位：干燥幼虫。

习性生境：节肢动物。石下或草地的干燥幼沙地上。

产　　地：广东各地均有产。

性味功效：咸、辛，温；有小毒。利水通淋，消肿拔毒，截疟。

8. 胡蜂科 Vespoidea

梨长脚蜂 Polistes hebraeus Fabr. *

药 材 名：蜂房。

药用部位：蜂巢。

习性生境：节肢动物。常营巢于树木、屋檐或房屋附近的裂缝内。

产　　地：广东各地均有产。

性味功效：甘，平；有毒。祛风止痛，解毒杀虫。

黄星长脚蜂 Polistes mandarinus Saussure *

药 材 名：蜂房。

药用部位：蜂巢。

习性生境：节肢动物。常营巢于树木上或屋檐下。

产　　地：广东各地均有产。

性味功效：甘，平；有毒。祛风止痛，解毒杀虫。

9. 蜜蜂科 Apidae

意大利蜂 Apis mellifera L. *

药 材 名：蜂蜜、蜂蜡、蜂胶。

药用部位：在蜂窝中酿成的蜜；工蜂分泌的蜡质；工蜂采集的植物树脂与其上颚腺、蜡腺等分泌物混合形成的具有黏性的固体胶状物。

习性生境：节肢动物。饲养。

产　　地：广东各地均有饲养。

性味功效：蜂蜜：甘，平；补中，润燥止痛，清热。蜂蜡：甘，微温；收涩，敛疮，止痛，生肌。蜂胶：苦、辛，寒；补虚弱，化浊脂，止消渴。

中华蜜蜂 Apis cerana Fabr. *

药 材 名：蜂蜜、蜂蜡。

药用部位：在蜂窝中酿成的蜜、工蜂分泌的蜡质。

习性生境：节肢动物。蜜源植物较多的环境中；亦有饲养。

产　　地：广东各地均有产。

性味功效：蜂蜜：甘，平；补中，润燥止痛，清热。蜂蜡：甘，微温；收涩，敛疮，止痛，生肌。

木蜂 Xylocopa dissmilis Lepel *

药 材 名：竹蜂。

药用部位：干燥全体。

习性生境：节肢动物。钻穴营巢于竹的茎杆中。

产　　地：广东各地均有产，以梅州（梅县）、东莞、广州郊区、佛山（顺德）、清远、肇庆（怀集、广宁）产出较多。

性味功效：甘、酸，寒。清热化痰，利咽止痛，祛风定惊。

10. 芫菁科 Meloidae

黄黑小斑蝥 Mylabris cichorii L. *

药 材 名：斑蝥。

药用部位：干燥虫体。

习性生境：节肢动物。草丛和灌丛。

产　　地：广东各地均有产。

性味功效：辛，热；有大毒。破血消癥，攻毒蚀疮，散结消癥。

南方大斑蝥 Mylabris phalerata Pall. *

药 材 名：斑蝥。

药用部位：干燥虫体。

习性生境：节肢动物。草丛和灌丛。

产　　地：广东各地均有产。

性味功效：辛，热；有大毒。破血消癥，攻毒蚀疮，散结消癥。

11. 丽蝇科 Calliphoridae

大头金蝇 Chrysomyia megacephala Fabr. *

药 材 名：五谷虫。

药用部位：干燥幼虫体。

习性生境：节肢动物。成蝇通常居于户外。幼虫孳生在稀的人粪、垃圾、腐败物质中，食粪及腐烂动物。主要在粪坑附近的土表下以蛹越冬。

产　　地：广东各地有产，惠州（龙门、博罗、惠阳）、广州产较多。
性味功效：咸，寒。清热消痞。

12. 虻科 Tabanidae

复带虻 Tabanus bivittatus Matsum. *
药 材 名：虻虫。
药用部位：干燥雌虫体。
习性生境：节肢动物。稻田、沼泽、池塘边。
产　　地：广东各地均有产。
性味功效：苦，微寒；有小毒。逐瘀，破积，通经。

13. 螳科 Mantidae

广腹螳螂 Hierodula patellifera Serville *
药 材 名：桑螵蛸。
药用部位：干燥卵鞘。
习性生境：节肢动物。树木的枝干或墙壁上。
产　　地：广东各地均有产。
性味功效：甘、咸，平。补肾助阳，固精缩尿。

薄翅螂 Mantis relogiosa L. *
药 材 名：桑螵蛸。
药用部位：干燥卵鞘。
习性生境：节肢动物。草丛、瓜藤及树枝上。
产　　地：广东各地均有产。
性味功效：甘、咸，平。补肾助阳，固精缩尿。

小刀螂 Statilia maculata Thunb. *
药 材 名：桑螵蛸。
药用部位：干燥卵鞘。
习性生境：节肢动物。草丛、灌木丛间。
产　　地：广东各地均有产。
性味功效：甘、咸，平。补肾助阳，固精缩尿。

中华刀螂 Tenodera sinensis Saussure *
药 材 名：桑螵蛸。
药用部位：干燥卵鞘。
习性生境：节肢动物。草丛、瓜藤及树枝上。
产　　地：广东各地均有产。
性味功效：甘、咸，平。补肾助阳，固精缩尿。

14. 蟋蟀科 Gryllidae

花生大蟋蟀 Brachytrupus potentosus Lichtenstein *
药 材 名：蟋蟀。
药用部位：干燥虫体。
习性生境：节肢动物。田埂、杂草丛、枯枝烂叶及砖石之下。
产　　地：广东各地均有产。
性味功效：辛、咸，温；有毒。利水消肿，温肾助阳。

小油葫芦 Scapsipedus mamdicularis Saussure *
药 材 名：蟋蟀。
药用部位：干燥虫体。
习性生境：节肢动物。杂草丛、枯枝烂叶及砖石之下。
产　　地：广东各地均有产。
性味功效：辛、咸，温；有毒。利水消肿，温肾助阳。

（三）肢口纲 Merostomata

鲎科 Limulidae

中国鲎 Tachypleus tridentatus Leach *
药 材 名：鲎壳。
药用部位：干燥后壳腹甲。
习性生境：节肢动物。沙质浅海底。
产　　地：广东沿海各市县。
性味功效：咸，温。止咳止血，活血止痛。

（四）蛛形纲 Arachnida

钳蝎科 Buthidae

东亚钳蝎 *Buthus martensi* Karsch *

药 材 名：全蝎。

药用部位：干燥虫体。

习性生境：节肢动物。石隙或枯叶下；亦有饲养。

产　　地：韶关、湛江所属各县有养殖。

性味功效：辛，平；有毒。息风镇痉，攻毒散结，通络止痛。

七、脊索动物门 Chordata

（一）软骨鱼纲 Chondrichthyes

鲼科 Myliobatidae

双吻前口蝠鲼 Manta birostris Walbaum *

药 材 名：膨鱼鳃。

药用部位：干燥鳃。

习性生境：脊索动物。海中。

产　　地：广东海域均有产。

性味功效：咸，寒。清热解毒，透发痘疹，催乳。

无刺蝠鲼 Mobula diabolus Shaw *

药 材 名：膨鱼鳃。

药用部位：干燥鳃。

习性生境：脊索动物。海中。

产　　地：广东海域均有产。

性味功效：咸，寒。清热解毒，透发痘疹，催乳。

日本蝠鲼 Mobula japonica Muller et Henle *

药 材 名：膨鱼鳃。

药用部位：干燥鳃。

习性生境：脊索动物。海中。

产　　地：广东海域均有产。

性味功效：咸，寒。清热解毒，透发痘疹，催乳。

（二）辐鳍鱼纲 Actinopterygii

1. 海龙科 Syngnathidae

刺海马 Hippocampus histrix Kaup *

药 材 名：海马。

药用部位：干燥体。

习性生境：脊索动物。沿海内湾的中潮线至低潮线一带海藻中，底为砂石或沙泥。

产　　地：广东沿海地区。

性味功效：甘、咸，温。温肾壮阳，散结消肿。

日本海马 Hippocampus japonicus Kaup

药 材 名：海马。

药用部位：干燥体。

习性生境：脊索动物。沿海内湾的中潮线至低潮线一带海藻中，底为砂石或沙泥。

产　　地：广东沿海水域。

性味功效：甘、咸，温。温肾壮阳，散结消肿。

克氏海马 Hippocampus kelloggi Jordan et Snyder *

药 材 名：海马。

药用部位：干燥体。

习性生境：脊索动物。沿海内湾的中潮线至低潮线一带海藻中，底为砂石或沙泥。

产　　地：广东沿海地区。

性味功效：甘、咸，温。温肾壮阳，散结消肿。

大海马 Hippocampus kuda Bleeker *

药 材 名：海马。

药用部位：干燥体。

习性生境：脊索动物。沿海内湾的淡水流入少、风浪平静、水清的海底石砾或海藻上；亦有养殖。
产　　地：广东沿海地区。
性味功效：甘、咸，温。温肾壮阳，散结消肿。

三斑海马 Hippocampus trimaculatus Leach *
药 材 名：海马。
药用部位：干燥体。
习性生境：脊索动物。浅海内湾水质较清、藻类较多的低潮区。
产　　地：广东沿海地区。
性味功效：甘、咸，温。温肾壮阳，散结消肿。

刁海龙 Solenognathus hardwickii Gray *
药 材 名：海龙。
药用部位：干燥体。
习性生境：脊索动物。近海或外海泥沙底质的近底层。
产　　地：广东东部、东南部沿海地区。
性味功效：甘、咸，温。温肾壮阳，散结消肿。

尖海龙 Syngnathoides acus L. *
药 材 名：海龙。
药用部位：干燥体。
习性生境：脊索动物。近海泥沙底质的近底层。
产　　地：广东沿海近陆海域。
性味功效：甘、咸，温。温肾壮阳，散结消肿。

拟海龙 Syngnathoides biaculeatus Bloch *
药 材 名：海龙。
药用部位：干燥体。
习性生境：脊索动物。近海泥沙底质的近底层。
产　　地：广东沿海近陆海域。
性味功效：甘、咸，温。温肾壮阳，散结消肿。

2. 海蛾鱼科 Pegasidae

海蛾 Pegasus laternarius Cuvier *
药 材 名：海麻雀。
药用部位：干燥体。
习性生境：脊索动物。大陆架内深海区底层。
产　　地：广东沿海地区均有产。
性味功效：甘，平。化痰止咳，止泻，解毒消肿。

飞海蛾 Pegasus volitans Cuvier *
药 材 名：海麻雀。
药用部位：干燥体。
习性生境：脊索动物。大陆架内深海区底层。
产　　地：广东沿海地区均有产。
性味功效：甘，平。化痰止咳，止泻，解毒消肿。

3. 鳢科 Channidae

月鳢 Channa asiatica L. *
药 材 名：山斑鱼。
药用部位：鲜活鱼体。
习性生境：脊索动物。在溪涧多水草的清水中，或在堤岸田埂边钻洞穴居。
产　　地：广东各地均有产。
性味功效：甘，平。滋养肝肾，壮筋健骨。

斑鳢 Ophiocephalus maculatus Lacepede *
药 材 名：生鱼。
药用部位：鲜活鱼体。
习性生境：脊索动物。河溪水草丛生的沿岸和有淤泥的河湖池塘等浅水区底层。
产　　地：广东各地均有产。
性味功效：甘，寒。补脾利水，除湿消肿，养阴益肾。

4. 石首鱼科 Sciaenidae

大黄鱼 **Pseudosciaena crocea** Richardson *

药 材 名：鱼脑石。

药用部位：头盖骨中的耳石干燥品。

习性生境：脊索动物。深约60m近海的中、下层。

产　　地：自琼州海峡、雷州半岛以东沿海均有产。以硇州岛及南澳岛附近为主。

性味功效：咸，平。利尿，通淋，排石。

（三）两栖纲 Amphibian

蟾蜍科 Bufonidae

黑眶蟾蜍 **Bufo melanostictus** Schneider *

药 材 名：蟾酥、蟾蜍干。

药用部位：耳后腺及皮肤毒腺所分泌的白色乳状浆液经加工而成的干燥品、除去内脏或带内脏的干燥品。

习性生境：脊索动物。白天隐匿在洞穴内、石隙下或草丛中，黄昏时在草地、园圃、路旁活动。

产　　地：广东各地均有产。

性味功效：蟾酥：甘，温；有大毒；解毒，止痛，开窍醒神。蟾蜍干：甘、辛，凉；有小毒；破癥结，行水湿，解毒消肿，止痛利尿。

（四）爬行纲 Reptilia

1. 鳖科 Trionychidae

鳖 **Trionyx sinensis** Wiegmann *

药 材 名：鳖甲。

药用部位：干燥背甲。

习性生境：脊索动物。江河、湖沼、水库、鱼塘水中。

产　　地：广东各地均有产。

性味功效：咸，微寒。滋阴潜阳，软坚散结，退热除蒸。

2. 龟科 Emydidae

乌龟 **Chinemys reevesii** Gray *

药 材 名：龟甲、龟甲胶。

药用部位：干燥背甲及腹甲、背甲及腹甲；水煎液熬制浓缩而成的胶块。

习性生境：脊索动物。山溪、江河、湖沼、水田等岸边草丛或洞穴中；亦有饲养。

产　　地：广东各地均有饲养。

性味功效：龟甲：咸、甘，微寒；滋阴潜阳，益肾健骨，养血补心，固经止崩。龟甲胶：咸、甘，凉；滋阴，养血，止血。

3. 海龟科 Cheloniidae

玳瑁 **Eretmochelys imbricata** L. *

药 材 名：玳瑁。

药用部位：背甲上的角质盾鳞。

习性生境：脊索动物。热带及亚热带海洋中。

产　　地：广东沿海地区均有产。

性味功效：甘，寒。清热解毒，潜阳息风，平肝镇惊。

4. 壁虎科 Gekkonidae

壁虎 Gekko chinensis Gray *

药 材 名：盐蛇干。

药用部位：干燥全体。

习性生境：脊索动物。屋檐、墙隙等隐僻处。

产　　地：广东各地均有产。

性味功效：咸，寒；有小毒。祛风，定惊，散结，解毒。

蹼趾壁虎 Gekko subpalmatus Guenther *

药 材 名：盐蛇干。

药用部位：干燥全体。

习性生境：脊索动物。屋檐、墙隙等隐僻处。

产　　地：广东各地均有产。

性味功效：咸，寒；有小毒。祛风，定惊，散结，解毒。

蛤蚧 Gekko gecko L. *

药 材 名：蛤蚧。

药用部位：除去内脏的干燥体。

习性生境：脊索动物。石灰岩的小洞、缝隙或树洞中；亦有饲养。

产　　地：广东各地均有产。

性味功效：咸，平。补肺益肾，纳气定喘，益精助阳。

5. 石龙子科 Scincidae

石龙子 Eumeces chinensis Gray *

药 材 名：铜石龙子。

药用部位：干燥体。

习性生境：脊索动物。生活于海拔200～1 000m的山区、平原耕作区、开阔地、住宅、路旁杂草乱石堆中。

产　　地：广东各地均有产。

性味功效：咸，寒；有小毒。利水通淋，破解散瘀，解毒。

6. 海蛇科 Hydrophiidae

青环海蛇 Hydrophis cyanocinctus Daudin *

药 材 名：海蛇。

药用部位：除去内脏的干燥体。

习性生境：脊索动物。生于深度30m以下的浅海中。下潜深度可达140m。

产　　地：广东海域均有产。

性味功效：甘、咸，温；有毒。祛风通络，强筋壮骨。

长吻海蛇 Pelamis platurus L. *

药 材 名：海蛇。

药用部位：除去内脏的干燥体。

习性生境：脊索动物。生于深度30m以下的浅海中。下潜深度可达140m。

产　　地：广东海域均有产。

性味功效：甘、咸，温；有毒。祛风通络，强筋壮骨。

7. 眼镜蛇科 Elapidae

金环蛇 Bungarus fasciatus Schneider *

药 材 名：黄花蛇。

药用部位：除去内脏的干燥体。

习性生境：脊索动物。丘陵、山野、林缘，常出没于水边潮湿草丛、耕地间。

产　　地：广东各地均有产。湛江、梅州出产较多。

性味功效：甘、咸，温；有毒。祛风除湿，通利关节。

银环蛇 Bungarus multicinctus multicinctus Blyth *

药 材 名：广东白花蛇。

药用部位：除去内脏的干燥体。

习性生境：脊索动物。丘陵、坡地、田埂、路旁等近水的地方；亦有家养。

产　　地：揭阳（普宁）、潮州（饶平）、汕尾（陆丰）等地有饲养。
性味功效：甘、咸、温；有小毒。祛风，通络，止痉，攻毒。

8. 蝰蛇科 Viperidae

尖吻蝮 **Agkistrodon acutus** Guenther *
药 材 名：蕲蛇。
药用部位：除去内脏的干燥体。
习性生境：脊索动物。生于海拔300～700m的山地森林的溪涧附近，常在岩石、草地间活动。
产　　地：粤北地区。
性味功效：甘、咸，温；有毒。祛风，通络，止痉。

9. 游蛇科 Colubridae

王锦蛇 **Elaphe carinata** Guenther *
药 材 名：蛇蜕。
药用部位：蜕下的干燥表皮膜。
习性生境：脊索动物。山地、丘陵、荒地草丛中或平原田野间。
产　　地：广东各地均有产。
性味功效：咸、甘，平。祛风定惊，解毒退翳。

黑眉锦蛇 **Elaphe taeniura** Cope *
药 材 名：蛇蜕。
药用部位：蜕下的干燥表皮膜。
习性生境：脊索动物。田园、丘陵草地间。
产　　地：广东各地均有产。
性味功效：咸、甘，平。祛风定惊，明目退翳，杀虫止痒。

乌梢蛇 **Zaocys dhumnades** Cantor *
药 材 名：蛇蜕、乌梢蛇。
药用部位：蜕下的干燥表皮膜、除去内脏的干燥体。
习性生境：脊索动物。丘陵及山区的田野间，亦见于平原、城镇附近田野、耕地间。
产　　地：广东各地均有产。
性味功效：蛇蜕：咸、甘，平；祛风定惊，解毒退翳。乌梢蛇：甘，平；祛风，通络，止痉。

（五）鸟纲 Aves

1. 鸠鸽科 Columbidae

家鸽 **Columba livia domestica** Gmelin *
药 材 名：白鸽屎。
药用部位：干燥粪便。
习性生境：脊索动物。饲养。
产　　地：广东各地均有饲养。
性味功效：辛、微苦，温。祛风消肿，杀虫止痒。

2. 雉科 Phasianidae

家鸡 **Gallus gallus domesticus** Brisson *
药 材 名：鸡内金。
药用部位：干燥沙囊内壁。
习性生境：脊索动物。饲养。
产　　地：广东各地均有饲养。
性味功效：甘，平。健胃消食，涩精止遗，通淋化石。

乌骨鸡 **Gallus gallus domesticus** Brisson *
药 材 名：竹丝鸡。
药用部位：肉或除去毛和内脏的全体。
习性生境：脊索动物。饲养。
产　　地：广东各地均有饲养。
性味功效：甘，平。补肝肾，益气血，退虚热。

3. 鸦鹃科 Cuculidae

褐翅鸦鹃 Centropus sinensis Stephens *

药 材 名：毛鸡。

药用部位：除去内脏后的干燥全体。

习性生境：脊索动物。山岗灌木丛、草丛、簕竹林或溪旁芦苇丛中。

产　　地：广东各地均有产。湛江、雷州一带较多。

性味功效：甘，温。补血调经，祛风除湿。

4. 鸭科 Anatidae

家鹅 Anser cygnoides domestica Brisson *

药 材 名：鹅胆。

药用部位：胆囊。

习性生境：脊索动物。饲养。

产　　地：广东各地均有饲养。

性味功效：苦，寒。清热解毒，润燥杀虫。

（六）哺乳纲 Mammalia

1. 猬科 Erinaceidae

刺猬 Erinaceus europaeus clealbatus Swinhoe *

药 材 名：刺猬皮。

药用部位：干燥带刺外皮。

习性生境：脊索动物。山林、平地草丛、菜园等处的石堆，树根枯木间。

产　　地：广东中部以北地区。

性味功效：苦，平。收敛止血，固精缩尿，化瘀止痛。

2. 穿山甲科 Manidae

穿山甲 Manis pentadactyla L. *

药 材 名：穿山甲。

药用部位：干燥鳞甲。

习性生境：脊索动物。山丘腐殖质较丰富的杂树林中的潮湿地带；亦有饲养。

产　　地：广东山区。

性味功效：咸，微寒。通经下乳，活血消癥，消肿排脓，搜风通络。

3. 蝙蝠科 Vespertilionidae

管耳彩蝠 Kerivoula picta bellissima Thomas *

药 材 名：夜明沙。

药用部位：干燥粪便。

习性生境：脊索动物。岩洞、树洞、石缝或建筑物顶层缝隙间。

产　　地：广东各地均有产。

性味功效：辛，寒。清肝明目，散血消肿，消疳积。

4. 菊头蝠科 Rhinolophidae

华南大蹄蝠 Hipposideros armiger swinhoei Peter *

药 材 名：夜明沙。

药用部位：干燥粪便。

习性生境：脊索动物。栖息于大岩洞内。

产　　地：广东各地均有产。

性味功效：辛，寒。清肝明目，散血消肿，消疳积。

华菊头蝠 Rhinolophus rouxi sinicus Anders. *

药 材 名：夜明沙。

药用部位：干燥粪便。

习性生境：脊索动物。山洞或洞穴的缝隙中。

产　　地：广东各地均有产。

性味功效：辛，寒。清肝明目，散血消肿，消疳积。

5. 兔科 Leporidae

华南野兔 Lepus sinensis Gray *

药 材 名：望月砂。

药用部位：干燥粪便。

习性生境：脊索动物。农田附近的山坡上。

产　　地：粤北山区。

性味功效：辛，微寒。清肝明目，解毒，杀虫。

6. 洞角科 Bovidae

水牛 Bubalus bubalis L. *

药 材 名：水牛角。

药用部位：角。

习性生境：脊索动物。饲养。

产　　地：广东各地均有饲养。

性味功效：苦，寒。清热凉血，解毒，定惊。

黄牛 Bos taurus domesticus Gmelin *

药 材 名：牛黄。

药用部位：干燥的胆囊结石。

习性生境：脊索动物。饲养。

产　　地：广东各地均有饲养。

性味功效：甘，凉。清心，豁痰，开窍，凉肝，解毒，息风。

7. 鹿科 Cervidae

马鹿 Cervus elaphus L. *

药 材 名：鹿茸。

药用部位：未骨化密生绒毛的幼角。

习性生境：脊索动物。饲养。

产　　地：粤北地区有饲养。

性味功效：甘、咸，温。壮肾阳，益精血，调冲任，托疮毒。

梅花鹿华南亚种 Cervus nippon kopschi Swinhoe *

药 材 名：鹿茸。

药用部位：未骨化密生绒毛的幼角。

习性生境：脊索动物。山地草原和森林边缘地带。

产　　地：广东乳源、仁化有少量产。亦有饲养。

性味功效：甘、咸，温。壮肾阳，益精血，调冲任，托疮毒。

水鹿 Cervus unicolor Kerr *

药 材 名：水鹿茸。

药用部位：未骨化密生绒毛的幼角。

习性生境：脊索动物。热带、亚热带山地。亦有饲养。

产　　地：广东北回归线以北的地区有产。

性味功效：甘、咸，温。壮肾阳，益精血，调冲任，托疮毒。

8. 麝科 Moschidae

林麝 Moschus berezovskii Flerov *

药 材 名：麝香。

药用部位：成熟雄体香囊中的干燥分泌物。

习性生境：脊索动物。多岩石的混交林中。

产　　地：广东北部、西北部地区。

性味功效：辛，温。开窍醒神，活血散结，消肿止痛。

9. 猪科 Suidae

猪 Sus scrofa domestica Brisson *

药 材 名：猪胆汁、猪胆粉、猪蹄甲。

药用部位：胆囊或胆汁、胆汁的干燥品、蹄爪甲壳。

习性生境：脊索动物。饲养。

产　　地：广东各地均有饲养。

性味功效：猪胆汁：苦，寒；清热，燥湿，解毒。猪胆粉：苦，寒；清热润燥，止咳平喘，解毒。猪蹄甲：咸，微寒；化痰定喘，解毒生肌。

10. 犬科 Canidae

狗 *Canis familiaris* L. *

药 材 名：狗鞭。

药用部位：干燥阴茎及睾丸。

习性生境：脊索动物。养殖。

产　　地：广东各地均有家养。

性味功效：咸，温。温肾壮阳，补精益髓，强筋健骨。

11. 熊科 Ursidae

黑熊台湾亚种 *Selenarctos thibetanus formosanus* Swinhoe *

药 材 名：熊胆。

药用部位：干燥胆（人工饲养引流取胆汁）。

习性生境：脊索动物。混交林、阔叶林、季雨林等大幅森林中。

产　　地：广东北部地区。

性味功效：苦，寒。清热解毒，止痉，明目。

12. 猴科 Cercopithecidae

短尾猴 *Macaca speciosa* F. Cuvier *

药 材 名：猴骨、猴子肉。

药用部位：干燥骨骼、干燥肌肉。

习性生境：脊索动物。石山乔木与灌木相杂的丛林中。

产　　地：粤北山区。

性味功效：猴骨：甘、酸，平；祛风湿，通经络。猴子肉：甘、酸，温；补肾助阳，消疳除积。

猕猴 *Macaca mulatta* Zimm. *

药 材 名：猴骨、猴子肉。

药用部位：干燥骨骼、干燥肌肉。

习性生境：脊索动物。石山乔木与灌木相杂的丛林中。

产　　地：广东北部山区和珠江口的某些岛屿。

性味功效：猴骨：甘、酸，平；祛风湿，通经络。猴子肉：甘、酸，温；补肾助阳，消疳除积。

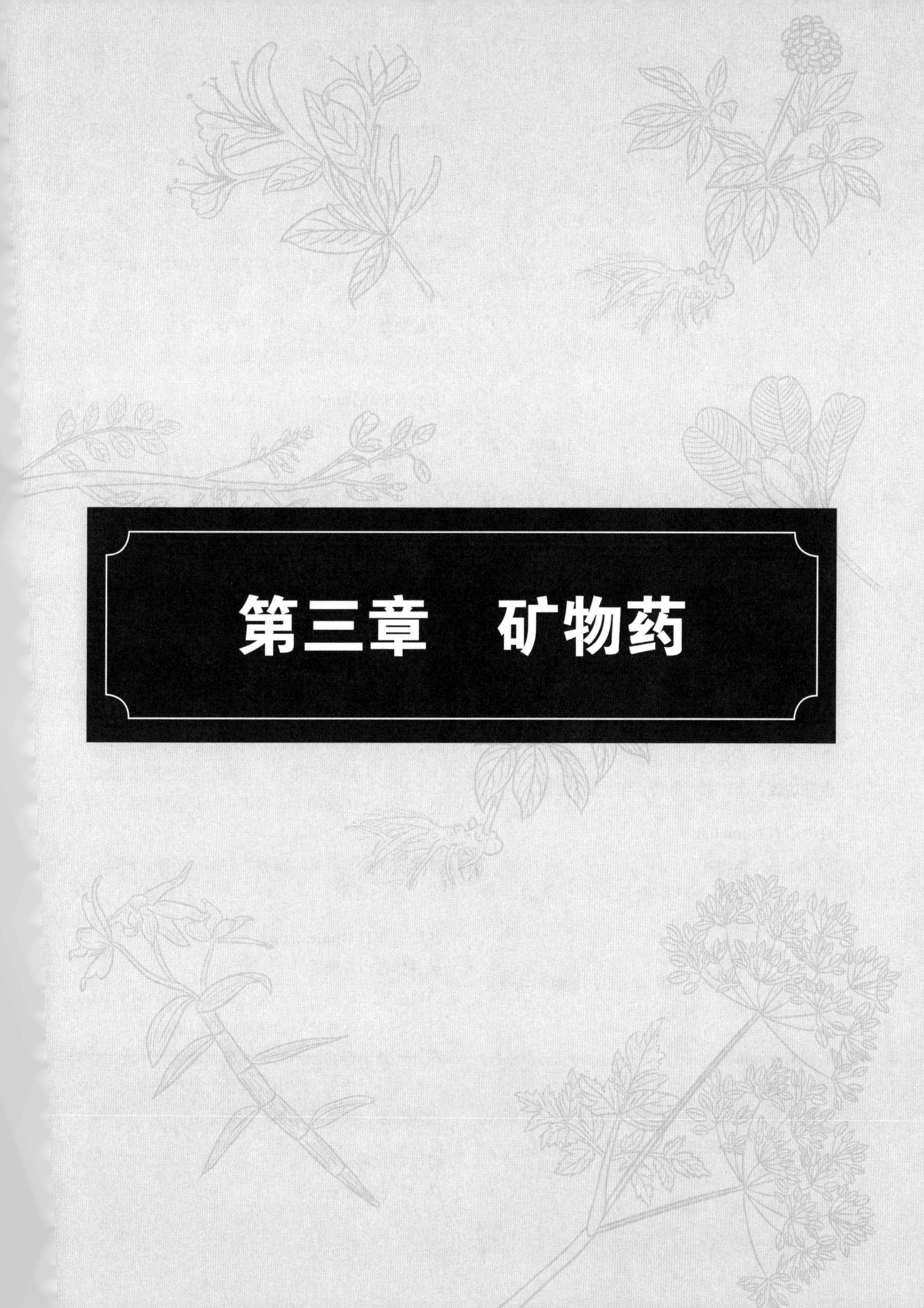

第三章　矿物药

黄铁矿 Pyrite *

药 材 名：自然铜、人造清矾。

习性生境：矿物。生于各种岩石和矿中。

产　　地：梅州（兴宁、梅县）、江门（恩平、开平）、阳江（阳春）。

性味功效：自然铜：辛，平；散瘀止痛，续筋接骨。人造清矾：酸、涩，微寒；解毒燥湿，杀虫止痒，止血补血。

自然硫 Sulphur *

药 材 名：硫黄。

习性生境：矿物。生于温泉、火山口或沉积岩中。

产　　地：韶关、梅州（梅县）、云浮、阳江（阳春）。

性味功效：酸，温；有毒。外用杀虫疗疮解毒。

白云母 Muscovitum *

药 材 名：云母石。

习性生境：矿物。生于伟晶岩、云母片岩及花岗岩中。

产　　地：梅州（蕉岭）、肇庆（怀集）、茂名（高州、信宜）、湛江（廉江）。

性味功效：辛，平。散瘀止痛，续筋接骨。

辰砂矿石 Cinnabar *

药 材 名：水银。

习性生境：矿物。产生于石灰岩、板岩、砂岩中。

产　　地：韶关（乳源）。

性味功效：辛，寒；有大毒。外用治恶毒顽癣、梅毒、恶疮、痔瘘。

石膏 Gypsum *

药 材 名：石膏。

习性生境：矿物。产于海湾盐湖和内陆湖泊形成的沉积岩中，常与石灰岩、黏土、岩盐共生。

产　　地：梅州（兴宁）、佛山（三水）。

性味功效：甘、辛，大寒。清热泻火，除烦止渴。

毒砂 Arsenopyrite *

药 材 名：砒霜。

习性生境：矿物。常为多金属矿床中伴生矿物。

产　　地：清远（英德）、阳江（阳春）。

性味功效：辛、酸，热；有毒。祛痰，蚀疮去腐，截疟，杀虫。

方解石 Calcitum *

药 材 名：寒水石。

习性生境：矿物。产生于沉积岩和变质岩中。

产　　地：韶关（始兴、曲江）、河源（和平）、梅州（蕉岭）、清远（阳山）、茂名（高州、信宜）、湛江（廉江）。

性味功效：辛、咸，寒。清热降火，除烦止渴。

钟乳石 Stalactitum *

药 材 名：钟乳石。

习性生境：矿物。生于石灰岩山洞中。

产　　地：韶关（始兴、南雄、乐昌、曲江）、河源（和平）、梅州（蕉岭）、清远（英德）、肇庆（封开、怀集）、阳江（阳春）。

性味功效：甘，温。温肺，助阳，平喘，制酸，通乳。

蛇纹大理石 Ophicalcite *

药 材 名：花蕊石。

习性生境：矿物。产于基性和超基性岩体内，由这些岩石经热液蚀变而成。

产　　地：粤北和西北部地区，以清远（连山、连南、阳山、英德）出产较多。

性味功效：酸、涩，平。化瘀止血。

磁铁矿 Magnetite *

药 材 名：磁石。

习性生境：矿物。生于岩浆岩、变质岩及海滨沙中。

产　　地：韶关（新丰）、河源（和平）、清远（佛冈）、阳江（阳春）。

性味功效：咸，寒。镇惊安神，平肝潜阳，聪耳明目，纳气平喘。

褐铁矿 Limonite *

药 材 名：禹余粮。

习性生境：矿物。现代风化壳中聚集。

产　　地：粤北、粤中地区。

性味功效：甘、涩，微寒。涩肠止泻，收敛止血。

软锰矿 Pyrolusite *

药 材 名：无名异。

习性生境：矿物。生于沉积矿床中。

产　　地：粤北、粤西地区。

性味功效：甘，平。祛瘀生肌，消肿止痛。

石英 Quartz *

药 材 名：白石英。

习性生境：矿物。生于岩石晶洞中或热矿脉中。

产　　地：粤北、粤东、粤西。

性味功效：甘，温。温肺肾，安心神，利小便。

浮石 Pumice *

药 材 名：浮海石。

习性生境：矿物。火山喷发出的岩浆形成的石块。

产　　地：广东沿海地区。

性味功效：咸，寒。清肺化痰，软坚散结。

芒硝 Mirabilite *

药 材 名：芒硝、玄明粉。

习性生境：矿物。蕴藏于碱土地、矿泉、盐场附近以及潮湿的山洞中。

产　　地：湛江（吴川）。

性味功效：芒硝：甘，平；润燥通便，养血祛风。玄明粉：咸、苦，寒；泻下通便，润燥软坚，清火消肿。

多水高岭土 Halloysite *

药 材 名：赤石脂。

习性生境：矿物。生于岩石的风化带和黏土层中。

产　　地：广东各地均有产。

性味功效：甘、酸、涩，温。涩肠，止血，生肌敛疮。

荧石 Fluorite *

药 材 名：紫石英。

习性生境：矿物。生于热液脉中。

产　　地：韶关（曲江）、潮州、汕尾（海丰）、河源、惠州（博罗）、清远（佛冈、英德）、茂名。

加　　工：挖取后除去泥土杂石。

性味功效：甘，温。温肾暖宫，镇心安神，温肺平喘。

滑石 Talc *

药 材 名：滑石。

习性生境：矿物。生于变质岩、白石岩及页岩中。

产　　地：茂名（化州、高州）、湛江（廉江）。

性味功效：甘、淡，寒。利尿通淋，清热解暑。外用祛湿敛疮。

参考文献

［1］ 国家药典委员会．中华人民共和国药典（2020年版一部）［S］．北京：中国医药科技出版社，2020.

［2］ 中国科学院中国植物志编辑委员会．中国植物志［M］．北京：科学出版社，2004.

［3］ 中国科学院华南植物园．广东植物志（第一卷至第十卷）［M］．广州：广东科技出版社，1991–2011.

［4］ 艾铁民．中国药用植物志（第1～13卷）［M］．北京：北京大学医学出版社，2005.

［5］ 王国强．全国中草药汇编［M］．3版．北京：人民卫生出版社，2014.

［6］ 国家中医药管理局《中华本草》编委会．中华本草［M］．上海：上海科学技术出版社，1999.

［7］ 南京中医药大学．中药大辞典［M］．上海：上海科学技术出版社，2006.

［8］ 《广东中药志》编辑委员会．广东中药志（第一卷）［M］．广州：广东科技出版社，1992.

［9］ 广东省药品监督管理局．广东省中药材标准（第三册）［M］．广州：广东科技出版社，2019.

［10］江纪武．药用植物辞典［M］．天津：天津科学技术出版社，2005.

［11］丁恒山．中国药用孢子植物［M］．上海：上海科学技术出版社，1982.

［12］叶华谷，曾飞燕，叶育石，等．华南药用植物［M］．武汉：华中科技大学出版社，2013.

［13］叶华谷，邹滨，曾燕飞，等．中国药用植物（一至三十）［M］．北京：化学工业出版社，2014–2020.

［14］李玉，包海鹰．中国菌物药［M］．郑州：中原农民出版社，2020.

［15］李军德，黄璐琦，曲晓波．中国药用动物志［M］．2版．福州：福建科学技术出版社，2013.

中文名索引

一画

二画

三画

四画

五画

六画

七画

八画

九画

十画

十一画

十二画

十三画

十四画

十五画及以上

拉丁名索引

A

B

C

D

E

F

G

H

I

J

K

L

M

N

O

P

Q

R

S

U

V

W

X

Y

Z